May Loo

Akupunktur bei Kindern

May Loo

Akupunktur bei Kindern

ELSEVIER
URBAN & FISCHER

URBAN & FISCHER
München · Jena

Zuschriften und Kritik an:
Elsevier GmbH, Urban & Fischer Verlag, Lektorat Komplementäre und Integrative Medizin, Karlstraße 45, 80333 München

Titel der Originalausgabe:
Pediatric Acupuncture
ISBN: 0-433-07032-6
Erschienen bei Churchill Livingstone
An Imprint of Elsevier Science Limited

Wichtiger Hinweis für den Benutzer
Die Erkenntnisse in der Medizin unterliegen laufendem Wandel durch Forschung und klinische Erfahrungen. Herausgeber und Autoren dieses Werkes haben große Sorgfalt darauf verwendet, dass die in diesem Werk gemachten therapeutischen Angaben dem derzeitigen Wissensstand entsprechen. Das entbindet den Nutzer dieses Werkes aber nicht von der Verpflichtung, anhand weiterführender Literatur zu überprüfen, ob die dort gemachten Angaben von denen in diesem Buch abweichen und seine Verordnung in eigner Verantwortung zu treffen.

Wie allgemein üblich wurden Warenzeichen bzw. Namen (z.B. bei Pharmapräparaten) nicht besonders gekennzeichnet.

Bibliografische Information der Deutschen Nationalbibliothek
Die Deutsche Nationalbibliothek verzeichnet diese Publikation in der Deutschen Nationalbibliografie; detaillierte bibliografische Daten sind im Internet unter http://dnb.d-nb.de abrufbar.

1. Auflage 2007

Der Urban & Fischer Verlag ist ein Imprint der Elsevier GmbH.

07 08 09 10 11 5 4 3 2 1

Planung und Lektorat: Christl Kiener, München
Projektmanagement: Petra Münzel-Kaiser, München
Redaktion: Dr. med. Carola Geuzel, München
Übersetzung: Sigrid Kuntz, München
Herstellung: Antje Arnold, München
Register: Dr. Ursula Osterkamp-Baust
Satz: Kösel, Krugzell
Druck und Bindung: Legoprint, Lavis, Italien
Fotos/Zeichnungen: s. Originalausgabe
Umschlaggestaltung: SpieszDesign, Büro für Gestaltung, Neu-Ulm
Titelfotografie: Harcourt
Gedruckt auf 100 g Nopacoat Edition, 1,1-faches Volumen

ISBN-13: 978-3-437-57360-6
ISBN-10: 3-437-57360-8

Aktuelle Informationen finden Sie im Internet unter **www.elsevier.de** und **www.elsevier.com**

With love for my daughters
Alyssa and Alexandra
and my aging Mother

Geleitwort

Der Beginn des 21. Jahrhunderts bringt auch für die Schulmedizin eine Reihe von Veränderungen mit sich, welche die Gesundheitsfürsorge verbessern und auf ein neues Qualitätsniveau heben werden. Es gibt ausgefeilte Technologien, mit denen man durch gezielte Verhaltenstests überprüfen kann, wie gut das Gehirn arbeitet. Für die unterschiedlichsten Anwendungsgebiete wurden synthetische Medikamente entwickelt: das Spektrum reicht vom Offenhalten arterieller Shunts bis zur Optimierung neuronaler Synapsen und der möglichen Umkehr einer Demenz. Zu diesen Neuerungen gesellt sich allerdings noch eine Vielzahl medizinischer Ansätze hinzu, deren Ursprünge Jahrtausende zurückliegen und die als „ganzheitliche, alternative oder komplementäre Medizin, Natur- oder Pflanzenheilkunde“ wieder an Bedeutung gewinnen. Viele derartige Therapien werden a) von Patienten in den USA und anderen Ländern zunehmend genutzt, b) von den Versicherungsgesellschaften anerkannt und erstattet, und c) weltweit viel von Politikern erörtert, die sich um eine optimale Gesundheitsfürsorge für ihre Wähler bemühen. Der Gegenstand dieses Buches, die medizinische Akupunktur, ist ein solches Therapieverfahren. Die Patienten, um die es in diesem Buch geht, sind die Kinder. Dieser pädiatrische Ansatz bietet eine einzigartige Gelegenheit, medizinische Methoden, die eine ausgewogenere, gründlichere und potenziell wirksamere Behandlung ermöglichen, auf klinischer und – was noch wichtiger ist – integrativer Ebene besser kennen zu lernen.

Im Laufe ihrer Geschichte wurde die Akupunktur bereits bei zahlreichen Erkrankungen angewandt. Bis vor kurzem ging es nicht primär darum, zu verstehen, wie oder warum sie wirkt; entscheidend war vielmehr, dass sie dem Patienten half. Mit dem Aufkommen der modernen Medizin und ihrer Forderung nach wissenschaftlich fundierten Aussagen muss man nun für alle Therapien, ob konventionelle oder nicht konventionelle, genau beweisen, dass sie auch das leisten, was sie versprechen, und darf gleichzeitig die Frage nach den Kosten und der Sicherheit nicht aus den Augen verlieren. Obwohl kaum vorstellbar war, wie es mit dem westlichen medizinischen Denken in Einklang zu bringen sein könnte, dass man eine Nadel in die Haut einsticht und dabei eine energetische Kraft, das so genannte „Qi“, aktiviert und reguliert, um Funktionsstörungen im Körper zu beseitigen, hat sich in der neueren vorklinischen Forschung gezeigt, dass diese Stimulation tatsächlich bestimmte Signalwege und Hirnzentren aktiviert, die wiederum mit dem autonomen und dem peripheren Nervensystem verbunden sind – Bereiche, die mit vielen Körperfunktionen eng verknüpft sind und unmittelbaren Einfluss auf sie ausüben. Daher ist Akupunktur mehr als nur eine Volksmedizin oder ein Plazebo. Ihre Wirksamkeit, insbesondere zur Behandlung bestimmter krankhafter Störungen wie Übelkeit und Schmerzen, wurde auf etlichen Konferenzen der NIH (National Institutes of Health) von hochangesehenen Wissenschaftlern bestätigt. Dennoch wird ein Punkt stets strittig bleiben: während die westlichen Wissenschaftlern für jedes Verfahren klinische Versuche mit einer großen Anzahl an Patienten fordern, legen die Ärzte im Osten vor allem Wert darauf, die Behandlung auf den Einzelnen zuzuschneiden. Beide Gruppen müssen einander zuhören und voneinander lernen.

Medizinische Lehrpläne wie die an der University of Arizona vermitteln inzwischen viele Integrationsprinzipien, die in diesem Buch besprochen werden. Die konventionelle Medizin hat erkannt, dass eine Angleichung nicht ausreicht. Da sich die wissenschaftlichen Anhaltspunkte dafür mehren, dass sich Akupunktur wie andere „alternative oder komplementäre“ Techniken als medizinisch sinnvoll und sicher erweist, fordert man nun von allopathischen Ärzten und Medizinern, dass sie deren grundlegende Prinzipien verstehen – und sei es nur aus dem einen Grund, ihre Patienten vernünftig beraten und überweisen zu können. Heutzutage achten die Menschen sehr viel mehr auf ihre Gesundheit und haben so hohe Erwartungen an ihre Ärzte und Behandler, dass man alle verfügbaren Möglichkeiten nutzen sollte, um ihnen eine gute und umfassende Gesundheitsfürsorge angedeihen zu lassen. Neben der fachlichen Kompetenz besteht ein weiteres wichtiges Ziel darin, mithilfe einer ethnisch orientierten Medizin den Patienten eine mehr an ihren Forderungen und Bedürfnissen ausgerichtete Medizin zu bieten.

Vor diesem Hintergrund hält das Buch „Akupunktur bei Kindern“ von May Loo, MD, genau die richtige Balance in der Darstellung der konventionellen und der chinesischen Medizin. Alle Kapitel sind gut gegliedert und leicht verständlich. Besonders wichtig ist Kapitel 7 über „Methoden und Vorgehen bei der Akupunkturbehandlung von Kindern,“ das detaillierte Informationen über Akupunkturnadeln und verwandte Techniken wie die Anwendung elektrischer Stimulatoren, Magnete und Laser sowie die aktuelle Stellungnahme der Food and Drug Administration hierzu enthält. Der Abschnitt über diätetische Maßnahmen beschreibt ebenfalls aus der Sicht zweier verschiedener Kulturen prägnant die Rolle der Ernährung als entscheidendes Bindeglied zwischen Gesundheit und Prävention. Dem aufmerksamen Leser wird bald klar sein, dass er viel von dem hier vorgestellten Material zur Integration beider medizinischer Ansätze in der eigenen Praxis benutzen kann. Im gesamten Buch werden die entscheidenden Unterschiede zwischen der westlichen und chinesischen Medizin herausgearbeitet und deutlich gemacht, wie man damit im Gesamtzusammenhang von Untersuchung – Diagnostik – Behandlung umgehen sollte. In den gut gegliederten Tabellen und Abbildungen werden Informationen verdeutlicht und Zielorgane und Akupunkturpunkte so verbunden, dass der Leser auch komplizierte Zusammenhänge einprägsam vor Augen hat.

Wer ist – mit Rudyard Kipling – der Ansicht: „Osten ist Osten und Westen ist Westen – und niemals werden beide zusammenkommen?“ Das vorliegende Buch vertritt in dieser Frage eindeutig eine andere Position. Schulmedizin und chinesische Medizin können und sollten, wenn es klinisch notwendig ist, die jeweiligen Stärken des anderen nutzen. Die Akupunktur ließe sich beispielsweise in die allopathische Medizin integrieren. Auf diese Weise könnte man die Einnahme von Medikamenten verringern (um bei bestimmten Patienten unerwünschte Nebenwirkungen zu vermeiden oder zu reduzieren) oder sie allmählich auslaufen lassen und die Behandlung stattdessen durch eine Akupunktur ersetzen, die genauso wirksam, preiswert und sicher ist. Bei manchen Patienten könnte man die Akupunktur auch gleich einfach zur angemessenen Standardbehandlung machen. Das Ziel bleibt auch in der Zukunft, mit der Behandlung einen größtmöglichen Nutzen zu erzielen.

Jeder engagierte Arzt oder im Gesundheitswesen Tätige, der an einer möglichst guten und umfassenden Behandlung für seine Patienten interessiert ist, sollte in seiner Bibliothek das Buch „Akupunktur bei Kindern“ stehen haben und nutzen. Es ist für die medizinische Praxis eine ebenso wichtige Ergänzung wie für Studenten, um ein gleichzeitig neues und altes, aber in jedem Fall wichtiges Element der Gesundheitsfürsorge kennen zu lernen: die integrative Medizin. Ich kann das Buch nicht nur für diesen Zweck sehr empfehlen.

John Spencer

Danksagungen

Mein Dank gilt meinen zahlreichen Lehrern in Ost und West, die mir ihr Wissen und ihre Weisheit vermittelt haben, ferner Gail Wright und Inta Ozols für ihre Geduld und ihre Unterstützung, meiner Schwester Margaret für ihre Hilfe bei den unzähligen Literaturhinweisen. Ich danke meiner Familie für ihre Liebe, die mich beim Schreiben des Manuskripts unterstützt hat.

Inhaltsverzeichnis

1 Einführung

Schau – und es ist nicht zu sehen.
Horch – und es ist nicht zu hören.
Greif – und es ist nicht zu fassen.

Oben – ist es nicht hell.
Unten – ist es nicht dunkel.
Saum- und nahtlos, unnennbar,
Kehrt es ins Reich des Nichts zurück.
Form, die alle Formen in sich schließt,
Bild ohne Bilder,
Subtil, jenseits aller Begriffe.

Nähere dich ihm – und da ist kein Anfang;
Folge ihm – und da ist kein Ende.
Du kannst es nicht kennen, aber es ist sein.
Lebe gelassen dein Leben,
erkenne nur klar, wo du herkommst:
das ist die Essenz der Weisheit.

(zitiert nach Laotse, Tao Te King.
Eine zeitgemäße Version für westliche Leser.
Wilhelm Goldmann Verlag, 2003)

Die chinesische Kinderheilkunde ist eine alte Heilkunst, die bereits im ersten Jahrhundert vor Christus im „Inneren Klassiker des Gelben Kaisers" (*Huang Di Nei Jing*) erwähnt wurde. Die Wurzeln der westlichen Kinderheilkunde liegen zwar in den Schriften von Platon und Aristoteles, doch erst im 20. Jahrhundert wurde die Pädiatrie ein bedeutendes medizinisches Fachgebiet. In China folgt man bei der Behandlung von Kindern immer noch den Lehren der Traditionellen Chinesischen Medizin (TCM), die auf dem daoistischen Bild vom Menschen beruht; demnach ist der Mensch ein Geschöpf der Natur, das den Naturgesetzen unterliegt. Das Kind ist wie der Erwachsene eine individuelle Gesamtpersönlichkeit, die aus energetischen, physikalischen, emotionalen und spirituellen Entitäten besteht. Viele dieser Entitäten haben keine feste Form und man kann sie selbst mit den besten technischen Mitteln weder sichtbar noch hörbar machen. Die westliche Kinderheilkunde hat zusammen mit der westlichen Medizin phänomenale wissenschaftliche Fortschritte gemacht und es hat viele wichtige Erkenntnisse hinsichtlich der Anatomie und Biochemie von Kindern gegeben. Dadurch ist der Blick auf das Kind immer mehr eingeengt worden und es sind über ein Dutzend Spezialgebiete der Pädiatrie entstanden, die sich jeweils einem Aspekt des kindlichen Körpers widmen.

Das vorliegende Buch basiert auf meiner über 25-jährigen Erfahrung im Umgang mit Kindern. Aufgrund meiner Ausbildung als westliche Kinderärztin und chinesische Ärztin konnte ich die immensen Vorteile erkennen, die beide medizinischen Schulen jeweils zu bieten haben. Zwar besitzt keine der beiden Schulen ein vollständiges Bild vom Kind, doch ihre Ansätze ergänzen sich. Das Buch soll das Wissen und die moderne Technologie des Westens mit der Weisheit des alten China vereinen und damit ein umfassenderes Verständnis der Krankheiten von Kindern ermöglichen. Aktuelle wissenschaftlich fundierte Befunde werden vor dem Hintergrund alter Denkansätze interpretiert. Da ich mich als Post-Doc vor allem mit Entwicklungsfragen in der Kinderheilkunde beschäftigt habe, habe ich außerdem noch eine eigene Theorie der kindlichen Entwicklung aufgestellt, in der die Lehren von Freud und Piaget mit der Lehre von den Fünf Elementen verschmolzen werden.

Dieses Buch ist für den praktizierenden Kinderarzt geschrieben, der entweder in TCM oder in westlicher Kinderheilkunde oder in beidem ausgebildet ist. Der chinesische Akupunkteur kann von den westlichen Fachkenntnissen profitieren, die ihm das Buch vermittelt. Der westliche Pädiater hat die Möglichkeit, das Kind einmal aus einer anderen Perspektive zu betrachten, vor allem im Hinblick auf Krankheitszustände, die der westlichen Wissenschaft noch ein Rätsel sind. Dem medizinischen Akupunkteur wird erstmals die Integration zweier bedeutender Schulen der Kinderheilkunde vor Augen geführt. Um den verschiedenen Ausgangspositionen der Leser gerecht zu werden, gibt es einen Überblick über die Grundlagen der Physiologie und Pathophysiologie sowohl der westlichen als auch der chinesischen Kinderheilkunde. Da ich außerdem in meinen Unterrichtsstunden für Ärzte und Therapeuten aus allen Teilen des Landes gelernt habe, dass viele grundlegende Theorien der chinesischen Medizin für den westlichen, an der Wissenschaft orientierten Verstand schwierig zu begreifen sind, sind einige Kapitel möglichst einfach, leicht verständlich und anschaulich geschrieben; gelegentlich werden auch einfache Metaphern verwendet, um wichtige Begriffe zu veranschaulichen. Da in West und Ost die gleichen Begriffe für verschiedene Organe benutzt werden, werden die chinesischen Organe in Großbuchstaben geschrieben, um den Leser nicht zu verwirren. Im Anhang findet man Abbildungen der Meridianverläufe. Ich möchte dem Leser die Lektüre weiterer grundlegender Lehrbücher empfehlen, damit er mehr Hintergrundinformationen erhält und mehr darüber erfährt, wie und wo Akupunkturpunkte zu finden sind.

Indem wir gemäß dem Tao Te King „dem alten Dao folgen, uns weiterbewegen mit dem Gegenwärtigen", erweitern wir unser pädiatrisches Wissen und ermöglichen es, gesündere und glücklichere Kinder aufzuziehen.

Die Hintergrundinformationen aus diesem Buch zur chinesischen Medizin bestehen zum einen aus Material aus der Zeit, in der die Autorin ausgebildet wurde, sowie aus Material, das sie ihren eigenen Erfahrungen zu verdanken hat, und zum anderen aus Texten und Literaturhinweisen zur allgemeinen und chinesischen Medizin, die in der Bibliographie im Anschluss an Kapitel 10 aufgeführt sind.

2 Die Geschichte der Kinderheilkunde in Ost und West

Die Behandlung von Kindern hat sich sowohl in der chinesischen als auch in der westlichen Medizin immer wieder verändert. Die Ursprünge der chinesischen Kinderheilkunde liegen zwar etliche Jahrtausende zurück, doch haben sich in all diesen Jahren viele der grundlegenden Prinzipien erhalten. Im Gegensatz dazu ist die westliche Pädiatrie ein relativ neuer Fachbereich, der aber rasch sehr komplex wurde und sich in zahlreiche Spezialgebiete aufgegliedert hat.

Im „Inneren Klassiker des Gelben Kaisers" (*Huang Di Nei Jing*)[1], dem klassischen Akupunkturlehrbuch aus dem 1. Jahrhundert v. Chr., wurde *Tui Na*, eine Massage für Kinder, erwähnt. Bis zur Han-Dynastie gegen Ende des 2. Jahrhunderts n. Chr., als medizinische Lehrbücher erstmals eigene Kapitel zur Behandlung von Kindern enthielten, wurden Kinder jedoch allgemein als Erwachsene betrachtet. Im 12. Jahrhundert zur Zeit der Song-Dynastie (1031–1113 n. Chr.) schrieb der berühmte Kinderspezialist *Qian Yi* das erste Lehrbuch der Kinderheilkunde, das Kinder als eigene Wesen mit charakteristischer Physiologie, Pathophysiologie und Erkrankungen beschrieb, die eine andere Diagnostik und Behandlung als Erwachsene erfordern.

In der Ming-Dynastie vom 14. bis zum 17. Jahrhundert erlebte die Kinderheilkunde eine Blütezeit, in der spezielle Rezepturen mit pflanzlichen Arzneien und Akupunkturbehandlungsprotokolle für Kinder aufgestellt und Präventivmaßnahmen eingeführt wurden. 1534 beschrieb Wang Luan in seinem umfassenden Werk *You Ke Lei Cui* (Eine Sammlung kinderheilkundlicher Fälle) das Verhalten des Pulses, die Behandlungsprinzipien, Akupunkturprotokolle und Rezepturen für ausgewählte Erkrankungen im Kindesalter. Der hochangesehene kaiserliche Arzt Xue Liang-Wu verfasste 1556 das Buch *Bao Ying Cuo Yao* (Die wichtigsten Punkte, die bei der Pflege und dem Schutz von Kleinkindern zu beachten sind), in dem er besonders hervorhob, wie wichtig es ist, die Dosierung der Arzneirezepturen auf das Alter und die Größe des Kindes abzustimmen. Wan Mi-zhai, einer der berühmtesten Kinderärzte der Ming-Dynastie, führte präventive Maßnahmen in die Kinderheilkunde ein. So sollte man das Kind beispielsweise in die Sonne und an die frische Luft bringen, es vor Angst und Schrecken schützen und eine Überfütterung ebenso vermeiden wie eine zu stark dosierte Medikation.

Während der letzten Dynastie, der Qing-Dynastie 1644–1911, wurden viele berühmte Lehrbücher der Kinderheilkunde geschrieben. Einige von ihnen werden auch heute noch als Nachschlagewerke verwendet: *You Ke Liang Fang* (Die besten Rezepturen für die Kinderheilkunde) sowie *Dou Zhen Liang Fang* (Die besten Rezepturen gegen Pocken und Hautausschläge).

Im 20. Jahrhundert entstanden Hunderte von Lehrbüchern zur Kinderheilkunde; außerdem wurden in den TCM-Krankenhäusern pädiatrische Abteilungen eingerichtet. 1999 und 2000 wurde ich eingeladen, am Xinhua-Hospital in Shanghai und der Universitätsklinik in Peking Vorlesungen zu geben. Außerdem hatte ich die Gelegenheit, weitere TCM-Kinderkliniken und Krankenhausstationen zu besuchen. Ich war beeindruckt, wie sehr sich die alten diagnostischen Prinzipien zur Untersuchung von Kindern erhalten hatten. So untersuchte man beispielsweise die Vene auf dem Zeigefinger, um Rückschlüsse auf die Schwere der Erkrankung zu ziehen. Ich hörte jedoch auch von neueren Behandlungsmethoden für Kinder und war besonders erfreut darüber, dass man sich bemühte, westliche Kinderheilkunde mit chinesischer zu verbinden. Einige Kinder im Krankenhaus bekamen neben Akupunktur und chinesischen Arzneien auch eine westliche Behandlung; sie erhielten beispielsweise intravenös Antibiotika. Bei der präventiven Kinderheilkunde folgt man der altbewährten Regel „Winter Krankheit, Sommer Heilung“, der zufolge saisonbedingte Erkrankungen wie etwa Asthma im Sommer behandelt werden sollten, bevor die Jahreszeiten beginnen, in der normalerweise die Symptome auftreten. In China und vielen asiatischen Ländern wird die Akupunktur gegen ein breites Spektrum an Kinderkrankheiten eingesetzt, das von leichten Atembeschwerden bis zu neurologischen Störungen wie einer zerebraler Kinderlähmung und Autismus reicht. Die pädiatrische Akupunktur setzt sich allerdings erst allmählich in Europa und den USA durch.

Die westliche Kinderheilkunde dominiert dagegen überall auf der Welt, auch wenn sie im Vergleich zur chinesischen Pädiatrie nur eine sehr kurze Geschichte aufzuweisen hat. Während man in der chinesischen Medizin schon 200 v. Chr. damit begonnen hat, Kinder als eigenständige Geschöpfe zu betrachten, die sich von Erwachsenen unterscheiden, hielt die westliche Medizin das Kind noch bis in die 1920er Jahre hinein für einen Homunkulus, einen kleinen Erwachsenen. 1934 wurde die Pädiatrie ein eigenes Fachgebiet, das sich seitdem in rasantem Tempo entwickelt hat. In den letzten drei Jahrzehnten sind über ein Dutzend Spezialgebiete wie die pädiatrische Nephrologie (1974), die Neonatologie und Perinatalmedizin (1975), die pädiatrische Hämatologie und Onkologie (1974) sowie die pädiatrische Gastroenterologie (1990) hinzugekommen.[2] Die Präventivmedizin bleibt die tragende Säule der allgemeinen Kinderheilkunde: das gesunde Kind wird vor allem in den ersten beiden Lebensjahren regelmäßig zu festen Terminen dem Arzt vorgestellt. Bei diesen Vorsorgeuntersuchungen und körperlichen Untersuchungen überprüft der Kinderarzt vor allem die Ernährung, das Wachstum und die Entwicklungsschritte, führt Routine- und Laboruntersuchungen durch und impft. Aufgrund des technischen und medizinischen Fortschritts können angeborene und ererbte Erkrankungen wie das Down-Syndrom oder eine Hypothyreose bereits vor oder kurz nach der Geburt diagnostiziert werden, können winzige Frühchen von nur einigen hundert Gramm überleben und die Patienten bei Erkrankungen, die von zystischer Fibrose bis zu Krebs im Kindesalter reichen, länger leben. In der alltäglichen Praxis hat es der Kinderarzt vor allem mit der Behandlung viraler Erkrankungen, bakterieller Infektionen und verschiedener Hautausschläge zu tun. Obwohl es spezielle Medikationen für Kinder gibt, bei denen die Dosis entsprechend dem Alter und Körpergewicht zunimmt, bietet das Gros der Medikamente nur sehr wenig

Anhaltspunkte für die Behandlung von Kindern unter 12 Jahren. Als Dosierung wird häufig die Hälfte oder ein Drittel der Erwachsenendosis angegeben.

Die zunehmend belastende Lebensweise der letzten Jahrzehnte hat dazu geführt, dass mittlerweile schon bei Kindern vermehrt Krankheiten des Erwachsenenalters wie Bluthochdruck und Depression auftreten. Komplexe neurologische Entwicklungsstörungen wie die Aufmerksamkeits- und Hyperaktivitätsstörung erfordern häufig einen multidisziplinären Behandlungsansatz unter Beteiligung eines Kinderarztes, Psychologen, Verhaltenstherapeuten und Erziehungsberaters. Trotz der Fortschritte der modernen Technologie und der enormen Datenflut über die körperlichen Aspekte von Krankheitsbildern, steht die westliche Medizin bei vielen Kinderkrankheiten noch immer vor einem Rätsel. Neueren statistischen Erhebungen zufolge gewinnt die alternative und komplementäre Medizin, einschließlich der Akupunktur, auch bei der Behandlung von Kindern zunehmend an Bedeutung.[3] Dieses Buch wird hoffentlich dazu beitragen, in der Kinderheilkunde einen integrativen Ansatz einführen, in dem die anatomischen und biochemischen Kenntnisse des Westens mit dem alten bioenergetischen Wissen kombiniert wird, um sämtliche Aspekte des Kindes – energetische, körperliche, emotionale und spirituelle – besser und umfassender verstehen zu können.

Literatur

1. Nei Jing (The Yellow Emperor's Classic of Internal Medicine), translated by Ilza Veith (1949). University of California Press, Berkeley, CA.
2. The American Board of Medical Specialties (2000) The Official ABMC Directory of Board Certification 2000.
3. Spiegelblatt L.S. (1994) The use of alternative medicine by children. Pediatrics 94, 811.

3 Der Beginn des Lebens

Die Frage, wann das Leben beginnt, ist überall auf der Welt umstritten. Es handelt sich dabei um ein komplexes Problem mit medizinischen, philosophischen, sozialen, ethischen, religiösen und sogar politischen Dimensionen. Westliche und chinesische Medizin haben zwar einige fundamentale Vorstellungen gemeinsam, sind aber in Bezug auf Empfängnis, Schwangerschaft, Geburt und Beginn des Lebens grundlegend verschiedener Ansichten. Die Unterschiede beruhen darauf, dass einer von anatomischen und biochemischen Daten geprägten Vorstellung vom Leben das bioenergetische Paradigma eines individuellen und universellen *Qi* gegenübersteht.

3.1 Empfängnis

Nach westlichem Verständnis kommt es zur Empfängnis, wenn das Spermium des Vaters ein Ei der Mutter befruchtet und dabei eine Zygote entsteht. Das befruchtete Ei, das sich in der Gebärmutter einnistet, besitzt zwei Chromosomensätze, die jeweils die genetische Information eines Elternteils enthalten. Man lernt bereits im Biologieunterricht an höheren Schulen die mendelschen Vererbungsregeln dominanter und rezessiver Merkmalen kennen, nach denen genetische Information weitergegeben wird, sowie das Watson-Crick-Modell für die räumliche Struktur der DNA-Moleküle. Das Geschlecht des Kindes hängt von den X- und Y-Chromosomen ab – XX bei Mädchen, XY bei Jungen, – während die körperlichen Merkmale, die Intelligenz, das Temperament und die Veranlagung für bestimmte körperliche und emotionale Erkrankungen von der genauen Sequenz und Anordnung der Nukleotide der 22 Autosomenpaare bestimmt werden. Man weiß zwar schon bei vielen Erkrankungen, welche genetischen Fehler ihnen zugrunde liegen – beispielsweise die Trisomie 21 beim Down-Syndrom –, bei den meisten Erkrankungen mit familiärer Belastung wie etwa Migräne und Depression fehlt jedoch noch eine exakte genetische Kartierung. Einige Erkrankungen sind mit dem Alter der Mutter assoziiert, etwa ein vermehrtes Auftreten von Down-Syndrom bei Kindern, die von älteren Frauen geboren werden. Die genetische Information hat aber insgesamt nichts mit der körperlichen und emotionalen Verfassung der Eltern zum Zeitpunkt der Empfängnis zu tun.

In der chinesischen Medizin werden bei der Empfängnis sowohl individuelle als auch universale Einflüsse berücksichtigt. Das bioenergetische Korrelat zur genetischen Vererbung ist die Weitergabe von Essenz oder *Jing* von Mutter und Vater, das die Grundlage für das Vorhimmels-*Jing* des Kindes bildet. Die qualitative Potenz dieses *Jings*, der dichtesten Form des *Qi*, hängt nicht nur von der Essenz der Vorfahren ab, die von Generation zu Generation weitergegeben wird, sondern auch von der körperlichen und psychischen Gesundheit der Eltern sowie den klimatischen und allgemeinen Umständen zum Zeitpunkt der Empfängnis. Während die westliche Medizin der körperlichen Gesundheit der

Mutter bei der Empfängnis und im Laufe der Schwangerschaft besondere Bedeutung beimisst, ist der chinesischen Medizin die körperliche und psychische Gesundheit beider Elternteile wichtig.

Da die Essenz von Natur aus mit dem Alter abnimmt, können ältere Eltern dem Fetus nur weniger oder ein schwächeres *Jing* mitgeben. Die westliche Medizin empfiehlt, bei Frauen über 35 eine Fruchtwasseruntersuchung (Amniozentese) durchzuführen, um ein mögliches Down-Syndrom auszuschließen; sie berücksichtigt allerdings nicht das Alter des Vaters. Die chinesische Medizin postuliert dagegen, dass das *Jing* vom Alter beider Elternteile beeinflusst wird. Darüber hinaus sind für die Qualität der fetalen Essenz auch körperliche Faktoren wie chronische Erkrankungen, Müdigkeit, Drogen- oder Alkoholmissbrauch sowie die emotionale Verfassung beider Elternteile entscheidend; so bleibt es beispielsweise nicht ohne Folgen, wenn die Eltern unter Stress oder Depressionen leiden oder äußerst wütend sind.

Auf individueller Ebene wird das *Jing* des Vaters darüber hinaus von seinem bisherigen Sexualleben beeinflusst, während das *Jing* der Mutter davon abhängt, wie ihre Menstruationen verlaufen sind und wie viele Schwangerschaften oder Fehlgeburten sie bereits hatte. Der Mann verliert mit jeder Ejakulation *Jing*. Ein promiskuitiver Vater besitzt daher nicht mehr so viel *Jing* für sein Kind. Bei der Frau hängt das *Jing* vom Blutverlust bei der Menstruation, den Schwangerschaften und Fehlgeburten ab. Eine Frau mit starker Monatsblutung verliert jeden Monat immer mehr *Jing*. Geburten schwächen, vor allem, wenn sie dicht aufeinander folgen, erheblich die Leber, die Niere sowie das Konzeptionsgefäß, wodurch wiederum das *Jing* beeinflusst wird.

Bei einer Fehlgeburt wird das *Jing* nach chinesischer Auffassung aufgrund des stärkeren Blutverlustes und der abrupten Änderung des Hormonspiegels oft noch mehr aufgezehrt als bei einer Geburt. Außerdem ist eine Fehlgeburt, insbesondere wenn sie spät auftritt, eine sehr starke emotionale Belastung für die Mutter, die häufig unter dem Gefühl eines schweren Verlusts leidet oder der Ansicht ist, versagt zu haben. Zahlreiche Erkrankungen im Kindesalter können einem schwachen Vorhimmels-*Jing* zugeschrieben werden, das mit der Gesundheit der Eltern bei der Empfängnis zu tun hat. So können sich beispielsweise bei Kindern von älteren Eltern Kopfschmerzen aufgrund einer Nieren-Schwäche, Bettnässen oder eine Tendenz zur Ängstlichkeit einstellen. Wenn die Eltern überarbeitet und erschöpft sind, kann dies zu einer Milz-Schwäche beitragen, die an den Fetus weitergegeben wird und beim Kind zu Verdauungsproblemen führt.

Zusätzlich zu den familiären und elterlichen Faktoren berücksichtigt die chinesische Medizin auch globale Bedingungen wie beispielsweise das Klima und die politische Lage zur Zeit der Empfängnis. So wird es etwa als ungünstig angesehen, ein Kind während eines Gewitters zu zeugen. Dagegen gilt ein Tag, an dem zwischen verschiedenen Ländern ein Friedensabkommen abgeschlossen wird, als günstig für die Empfängnis. Diese Vorstellung basiert auf dem Grundsatz, dass der Mensch als Geschöpf zwischen Himmel und Erde steht, mit allen anderen Menschen und Lebewesen eng verbunden ist und stark vom universellen *Qi* beeinflusst wird. Jeder ist davon betroffen, was in irgendeinem Teil der Welt geschieht. In der westlichen Kultur wächst das Bewusstsein dafür, dass der Mensch mit der Natur verbunden ist, dass sich beispielsweise die Zerstörung des Regenwaldes auf die Erderwärmung auswirkt und zu massiven Veränderungen im ökologischen Gleichgewicht führt. Dieses Bewusstsein erstreckt sich allerdings nicht auf die individuelle Empfängnis und Geburt eines Menschen.

3.2 Schwangerschaft

Der westlichen Medizin zufolge sind für die Entwicklung des Fetus im wesentlichen die körperliche Gesundheit und das Wohlbefinden der Mutter während der Schwangerschaft ausschlaggebend. Eine psychische Belastung, gleich welcher Art, wird nicht als schädlich erachtet, solange sie nicht zu körperlichen Folgen wie dem Anstieg des Blutdrucks führt.

Die Zygote durchläuft eine rasche Folge von Zellteilungen. Die ersten drei Monate – die ersten 13 Schwangerschaftswochen – sind für die Organbildung entscheidend. In dieser Phase ist der Embryo besonders anfällig. Jede Beeinträchtigung der Mutter, ob sie krank ist, Medikamente oder Drogen nimmt, Alkohol trinkt oder Röntgenstrahlen ausgesetzt ist, kann zu einer Fehlbildung des Fetus führen. Im ersten Lebensmonat beginnt die Entwicklung des Gehirns und des peripheren Nervensystems, des Herzens und des Magendarmsystems ebenso wie die Entwicklung der Augen und Ohren. Ab dem zweiten Monat beginnen sich alle anderen inneren Organe, Arme und Beine und das Muskelskelettsystem auszubilden.

Ab dem dritten und vierten Schwangerschaftsmonat nehmen die äußeren Genitalien und die Gesichtszüge allmählich Gestalt an. Während des nun folgenden Größenwachstums reifen die Organe allmählich aus, wobei der Fetus bei der Atmung, Ernährung sowie der Ausscheidung von CO_2 und Abbauprodukten über die Plazenta völlig von der Mutter abhängig ist.

Für die chinesische Medizin ist sowohl die körperliche als auch die psychische Gesundheit der Mutter während der Schwangerschaft entscheidend. Im Gegensatz zur westlichen Medizin ist man in China der Ansicht, dass emotionale Belastungen den Fetus direkt energetisch schädigen können, auch wenn es nicht zu konkreten körperlichen Folgen bei der Mutter kommt. Dadurch steigt die Verantwortung des Vaters während der Schwangerschaft, da die eheliche Beziehung einen großen Einfluss auf die Psyche der Mutter in einer Zeit hat, in der sie emotional leicht verletzlich ist. Sorgen und Ängste lassen beispielsweise das *Qi* ansteigen. Wenn dies während der Schwangerschaft bei der Mutter der Fall ist, steht weniger *Qi* für den Fetus zur Verfügung. Überschießende Emotionen – gleich welcher Art – können das Herz beeinträchtigen, so dass möglicherweise ein Kind mit einer Herzschwäche geboren wird.

3.3 Lebensbeginn

Die westlichen Vorstellungen zu Empfängnis und Embryologie haben, besonders im Hinblick auf das Thema Abtreibung, zu heftigen Debatten darüber geführt, wann das Leben tatsächlich beginnt. Wann ist es medizinisch unbedenklich und moralisch gerechtfertigt,

Abtreibungen durchzuführen? Zur Zeit darf in den ersten 72 Stunden des Lebens mit der Pille für „den Morgen danach" und bis zur siebten Schwangerschaftswoche mit einer Kombination von Präparaten abgetrieben werden. Chirurgische Eingriffe wie eine Dilatation und Kürettage sind innerhalb der ersten drei Monaten noch problemlos durchzuführen. Im zweiten und vor allem im letzten Drittel der Schwangerschaft sind schon riskantere Operationen nötig, die eine stationäre Aufnahme erfordern. Seit Anfang der 70er Jahre des 20. Jahrhunderts hat der oberste Gerichtshof der USA ein Urteil bestätigt, wonach Frauen bis zur 24. Schwangerschaftswoche das Recht haben, aus welchem Grund auch immer abzutreiben. Zur Zeit werden in den USA etwa 1,3 Millionen Abtreibungen pro Jahr vorgenommen und weltweit haben jährlich etwa 46 Millionen Frauen eine Abtreibung.[1] Abgesehen vom Problem der Sicherheit und der medizinischen Indikation sind bei der Frage, wann ein Fetus ein lebensfähiges menschliches Wesen ist, auch stets moralische, ethische, religiöse und politische Zusammenhänge mit zu bedenken. Die chinesische Medizin bietet lediglich eine andere Sicht der Dinge und keinesfalls eine einfache Lösung für das Problem an.

Der chinesischen Medizin zufolge sind die drei Schätze – *Qi*, Geist und Essenz – schon bei der Empfängnis vorhanden. Die Vorhimmels-Essenz beider Eltern bildet in der Tat die ursprüngliche und biologische Basis des Geistes: „Das Leben entsteht durch die Essenz; wenn die beiden Essenzen (von Mutter und Vater) sich vereinigen, bilden sie den Geist" – die spirituelle Achse.[2] Da Geist wie Essenz Formen des *Qi* sind – wobei der Geist das feinste und nicht materielle *Qi*, die Essenz dagegen die dichteste Form von *Qi* darstellt –, ist bereits im Moment der Zeugung ein Gesamtwesen aus Energie, Geist und Essenz vorhanden. Im Folgenden entwickeln sich dann mit den Organen auch die mit ihnen assoziierten Schätze: *Qi* mit der Lunge, dem Magen und der Milz; der Geist mit dem Herzen und die Essenz mit der Niere.

Man kann die westliche Embryologie noch weiter mit der chinesischen Energielehre verschmelzen und auf die Entwicklung der Meridiane und der menschlichen Emotionen schließen. Schon im Vierzell-Stadium der Zygote zeigen sich die außerordentlichen Meridiane *Chong Mai* und *Dai Mai*, die die vertikalen und horizontalen Körperebenen festlegen.[3] Da die Zygote weiter durch Zellteilung wächst, kann man annehmen, dass die *Qi*-Kanäle in den ersten beiden Schwangerschaftsmonaten zusammen mit den Organen entstehen.

Abgesehen von der energetischen und körperlichen Entwicklung ist auch die Frage, wann die menschlichen Emotionen entstehen, äußerst wichtig. Es sind die Emotionen, die unser Verhalten bestimmen, die für unsere zwischenmenschlichen Beziehungen entscheidend sind, die uns motivieren, unsere Ziele zu erreichen. Da Emotionen ein Teil des Geistes und mit den Organen assoziiert sind, können wir folgern, dass menschliche Emotionen auch schon bei der Empfängnis vorhanden sind und sich mit den Organen entwickeln. Dabei sind sie wie folgt mit bestimmten Organen assoziiert: das Herz, Sitz des Geistes und aller Gefühle, ist vor allem mit Freude und Leidenschaft verbunden, Milz/Pankreas (Verdauungssystem) mit Mitgefühl/Sorge, die Lunge mit Traurigkeit, Niere mit Furcht und die Leber mit Zorn/Frustation/Gereiztheit. Diese organbezogene emotionale Entwicklung bezieht sich auf die Ausbildung des normalen menschlichen Gefühlsspektrums, das jeder unabhängig von seinen ererbten Anlagen empfinden kann. Eine ererbte Organschwäche kann beim Kind zu einer Prädisposition für das Überwiegen einer bestimmten psychischen Verfassung führen; so gibt es beispielsweise eine familiäre Veranlagung zur Depression bei einer Lungen-Schwäche oder zur Ängstlichkeit bei einer Nieren-Schwäche. Das bedeutet auch, dass es – je nachdem, in welchem emotionalen Zustand die Eltern sich bei der Zeugung befunden haben und in welcher seelischen Verfassung die Mutter während der Schwangerschaft war – beim Fötus zu angeborenen emotionalen Tendenzen kommen kann, die sich im Säuglingsalter und in der Kindheit in bestimmten Verhaltensmustern widerspiegeln können.

Dies alles unterscheidet sich stark von der westlichen Medizin, die sich vor allem mit den intellektuellen Fähigkeiten und nur am Rande mit der angeborenen emotionalen Entwicklung der Kinder beschäftigt. Entwicklungspsychologen haben lange über die Frage diskutiert, ob Natur oder Erziehung, Vererbung oder Umwelteinflüsse die Emotionen von Kindern prägen. An der aus dem 19. Jahrhundert stammenden Vorstellung von Kindern als „tabula rasa", leeren Tafeln, auf denen sich dann die Einflüsse der Umwelt abzeichnen können, hielten die Psychologen noch bis 1950 fest. 1956 begann man, die emotionale und psychologische Veranlagung von Kleinkindern wissenschaftlich zu untersuchen, indem man in einer auf 30 Jahre angelegten Longitudinalstudie neun Temperamentsmerkmale von Kleinkindern erfasste. Dr. Chess und Dr. Thomas kamen darin zu dem Schluss, dass diese Merkmale vorwiegend vererbte und angeborene Eigenschaften sind, wobei die Kategorien Aktivität, biologische Rhythmik, erste Annäherung/Sich-Zurückziehen, Anpassungsfähigkeit, Intensität, Stimmung, Beharrlichkeit/Aufmerksamkeitsspanne, Ablenkbarkeit und sensorische Schwelle unterschieden werden.[4] Diese Temperamentsmerkmale kann man bereits im Alter von vier Monaten erkennen und einschätzen. Einige neuere Studien schreiben sie auch schon dem Fötus zu; so wird möglicherweise aus einem Baby, das im Bauch der Mutter sehr rege ist, ein aktiver Säugling und ein lebhaftes Kind.[5]

3.4 Geburt

Die Geburt markiert zweifellos den Zeitpunkt, an dem der Mensch ins Leben tritt. Die westliche Medizin beurteilt die Gesundheit des Babys unmittelbar nach der Entbindung mit Hilfe des APGAR-Index, einem 10-Punkte-System, bei dem jeweils ein Maximum von zwei Punkten für Atmung, Farbe, Muskeltonus, Herzfrequenz und Reflexe vergeben wird. Zur Zeit können zu früh geborene Babys schon ab der 22. Schwangerschaftswoche am Leben erhalten werden, obwohl Komplikationen wie etwa das Atemnotsyndrom des Neugeborenen, zerebrale Blutungen und Infektionen häufig einen längeren Aufenthalt auf der Neugeborenen-Intensivstation nötig machen und eine künstliche Beatmung, intravenöse Ernährung und die Verabreichung diverser Medikamente erfordern.

Für die chinesische Medizin bedeutet die Geburt ebenfalls, dass *Qi*, Geist und Essenz in der äußeren Welt erscheinen. Nach der Geburt speichert die Niere die pränatale Essenz, die den Geist auch weiterhin mit Nahrung versorgt. Dies ist mit der westlichen Vorstellung von einer angeborenen Intelligenz oder angeborenen Emotionen vergleichbar, die sich im gesamten weiteren Leben eines Menschen immer wieder zeigen. Der Geist wird auch durch postnatale Essenz versorgt, die von den Lungen, dem Magen und der Milz gebildet wird, so dass unsere Ernährung und unsere Lebensweise Einfluss auf unsere Gefühlslage und unsere geistigen Fähigkeiten haben.

Genauso wie universale Einflüsse bei der Zeugung eine wichtige Rolle spielen, berücksichtigen die Chinesen auch die günstigen Aussichten zur Zeit der Geburt. Während die Empfängnis den Zeitpunkt markiert, an dem die drei Schätze *Qi*, Geist und Essenz zu existieren beginnen, entspricht die Geburt dem Einzug der Seelen, dem entscheidenden Ereignis, dass aus einem Menschen erst ein energetisch, körperlich, emotional und spirituell vollständiges Wesen macht.

Der chinesischen Medizin zufolge hat jeder Mensch zwei Seelen: die Körper-Seele, *Po*, und die Geist-Seele, *Hun*. Die Körper-Seele tritt bei der Geburt in den Körper ein und kehrt beim Tod des Menschen zur Erde zurück. Sie hat ihren Sitz in der Lunge und bezieht sich auf den Körper, die körperliche Verfassung und alle physiologischen Prozesse des Menschen. *Po* ermöglicht dem Menschen das Atmen, körperliche Empfindungen und Bewegungen. Es ist interessant, dass der APGAR-Index des Westens gewissermaßen misst, wie gut die Körper-Seele in den Körper gelangt ist. *Po* ist *Yin* und bewegungslos. Es steht in Verbindung mit *Qi* und *Yang*. Ein disharmonisches *Po* bereitet Vitalitätsprobleme und führt zu Symptomen, die tagsüber auftreten.

Die Körper-Seele bringt die Geist-Seele *Hun* mit. Im Gegensatz zu *Po*, der individuellen Seele des jeweiligen Menschen, kommt *Hun* aus der Seelenwelt und kehrt beim Tod des Menschen dorthin zurück. Die Geist-Seele hat ihren Sitz im Leberblut und -*Yin*, ist aber *Yang* und *Qi* des Geistes. Sie ist eng mit dem universellen Geist verbunden. Durch *Hun* erhalten wir eine Vorstellung von der ewigen Welt. Das chinesische Konzept von *Hun* ist vergleichbar mit dem Begriff des „individuellen und kollektiven Unbewussten" von C. G. Jung. Die ewig währende Seelenwelt entspricht dem kollektiven Unbewussten, das sich aus dem individuellen Unbewussten zusammensetzt.[2]

Obwohl die Vorstellung von einer Seele westlichen Kinderärzten fremd ist, kommt sie doch in gebräuchlichen Redewendungen wie „die Augen sind das Fenster zur Seele" und „Seelenverwandte" zum Ausdruck. *Hun* ist Teil des chinesischen Alltagslebens. So ruft beispielsweise eine Mutter ihrem lebhaften Sohn zu: „Was ist los mit dir? Hast du dein *Hun* verloren?" oder man sagt: „Ich bin so erschrocken, dass mich mein *Hun* verlassen hat." Die Augen spiegeln tatsächlich den Zustand wider, in dem sich das *Hun* einer Person befindet. Durch die Geist-Seele können wir außerdem miteinander in Verbindung treten, wenn wir uns in die Augen schauen. In diesem Zusammenhang können einige Erkrankungen im Kindesalter als Seelenprobleme eingestuft werden. Autismus beispielsweise zeigt sich vor allem daran, dass kaum Augenkontakt möglich ist und keine soziale Interaktion stattfindet. Er kann daher als ein Problem der Geist-Seele betrachtet werden; während man bei Babys, deren APGAR-Index bei der Geburt niedrig ist, von einem unzulänglichen Eintritt der Körper-Seele sprechen kann.

Wenn wir das pädiatrische Wissen des Westens und des Ostens vereinen, könnten wir nicht nur die Empfängnis, Entwicklung des Fetus und Geburt besser verstehen, sondern auch mehr über körperliche und emotionale Schwachstellen sowie Verhaltenstendenzen von Säuglingen und Kleinkindern erfahren.

Literatur

1. US Census Bureau (1999), Statistical Abstract of the United States, 119th edition. Washington, DC.
2. Maciocia G. (1989) The Foundations of Chinese Medicine, A Comprehensive Text for Acupuncturists and Herbalists. London, Churchill Livingstone.
3. Helms J. (1995) Acupuncture Energetics, A Clinical Approach for Physicians. Berkeley, Medical Acupuncture Publishers.
4. Carey W.B. (1990) Temperament risk factors in children: a Conference Report. Developmental and Behavioral Pediatrics, 11 (1).

4 Physiologie und Pathophysiologie von Erkrankungen im Kindesalter

In der westlichen Kinderheilkunde gilt ebenso wie in der chinesischen Medizin, dass sich die Körperfunktionen und Krankheiten von Säuglingen und Kindern von denen der Erwachsenen unterscheiden. In diesem Kapitel wird zunächst die pädiatrische Physiologie und Pathophysiologie allgemein vorgestellt und dann anschließend bei jedem einzelnen Organ genauer beschrieben. Dabei stehen vor allem die Eigenarten der jeweiligen Organe als gekoppelte *Yin-Yang*-Organe desselben Elements sowie der Zusammenhang zwischen dem einzelnen Organ und den einzelnen kindlichen Entwicklungsphasen im Vordergrund. Soweit wie möglich wird die westliche Kinderheilkunde mit den chinesischen Theorien zu Gesundheit und Erkrankungen im Kindesalter verbunden.

4.1 Allgemeine Physiologie und Pathophysiologie

Man kann die allgemeine Physiologie und Pathophysiologie von Kindern und Kinderkrankheiten folgendermaßen unterteilen:

- Allgemeine Physiologie des Kindes
  - „Reines *Yang*"/maximales *Yang*
  - „Junges *Yang* und junges *Yin*"
  - „Klares viszerales *Qi*"
- Allgemeine Pathophysiologie von Kinderkrankheiten
  - Die Erkrankung kann leicht ausbrechen – schwache, noch nicht voll entwickelte Organe, Pathogene haben leichtes Spiel
  - Rasche Transformation – die Erkrankung schreitet rasch voran und verändert sich schnell
  - Rasche Erholung
- Modifizierte Physiologie und Pathophysiologie des heutigen Kindes
  - Ein Leben voller Stress
  - Bioenergetische Nachwirkungen von Krankheit, Toxinen und Medikamenten
  - Umweltgifte
  - Einwirken elektromagnetischer Felder
  - Technologie und Phantasie
  - Ernährung.

4.2 Spezifische Physiologie und Pathophysiologie der Organe

Tabelle 4.1 zeigt die Verbindung zwischen den *Yin*-Organen und der körperlichen Verfassung von Kindern.

Konstitution	*Yin*-Organe
Lungen-Schwäche	Lunge
Milz-Schwäche	Milz
Mangel an Blut und Körpersäften	Herz
Junges *Yin* und junges *Yang*	Niere
Anfälligkeit der Leber	Leber

Tabelle 4.1 Die *Yin*-Organe und ihr Zusammenhang mit der kindlichen Konstitution

Bevor wir uns näher mit der Physiologie und Pathophysiologie im Kindesalter befassen, müssen wir uns kurz die grundlegenden Gesundheits- und Heilkonzepte der Traditionellen Chinesischen Medizin (TCM) vergegenwärtigen. (Lesern ohne Kenntnisse der chinesischen Medizin sei für detailliertere Erläuterungen die Lektüre entsprechender Lehrbücher empfohlen.) Die fundamentalen Theorien der TCM beziehen sich auf das *Qi*, die Gegensätze von *Yin* und *Yang* und die Zuordnung der fünf Elemente oder Wandlungsphasen zu den Organsystemen.

Das *Qi* ist das grundlegende Prinzip der chinesischen Medizin. Es gibt dafür in westlichen Ländern kein sprachliches Äquivalent. Man könnte es in etwa mit „Lebensenergie" oder „Lebenskraft" übersetzen. *Qi* kreist immer in einer Richtung in den Meridianen. Es ist auch ein Teil des Blutes und fließt in den Blutgefäßen. Es durchströmt Organe und Gewebe und liegt allen physiologischen Prozessen zugrunde. Gesundheit ist gleichbedeutend mit dem harmonischen, ungehinderten Fließen von *Qi*; wenn dieser Fluss gestört wird, treten Krankheiten auf.

Ein konstanter, im Gleichgewicht befindlicher *Qi*-Fluss sorgt auch für ein Gleichgewicht der dynamischen Gegensätze des menschlichen Körpers: dem *Yin* und dem *Yang*. Die chinesische Medizin betrachtet den Menschen als verkleinertes Abbild der Natur, einen Mikrokosmos, in dem sich der Makrokosmos der Natur wiederfinden lässt. In der Natur und im Menschen steht alles unter den wechselseitigen, gegensätzlichen Einflüssen von *Yin* und *Yang*. Zu den vielen Entsprechungen für *Yin* zählen Frau, Weiblichkeit, Erde, Mond, Dunkelheit, Gefühle, Ruhe; während *Yang* für Mann, Männlichkeit, Himmel, Sonne, Licht, Intellekt und Aktivität steht. Die Gegensätze von *Yin* und *Yang* schließen einander jedoch nicht aus, sondern bilden eine untrennbare Einheit, die ständig im Fluss ist, um sich gegenseitig auszubalancieren, so dass es kein absolutes *Yin* oder *Yang* gibt, sondern im *Yin* immer auch *Yang* und im *Yang* immer auch *Yin* vorhanden ist. Frauen können feminin und intellektuell sein, Männer emotional und maskulin. Die Morgendämmerung setzt tief in der Nacht ein, und der Abend beginnt im hellsten Tageslicht. Das dynamische Ausbalancieren der Gegensätze hält die gesamte Natur im Gleichgewicht und sorgt dafür, dass sie nicht im Chaos versinkt. In Bezug auf Krankheiten zeigen sich *Yin* und *Yang* am häufigsten als Fülle- und Schwächezustände. Gesundheit ist als Gleichgewicht von *Yin* und *Yang* definiert.

Von den „Bausteinen" oder Grundsubstanzen des Lebens gelten *Qi* und Nieren-*Yang* als *Yang* und Essenz, Blut und Körpersäfte als *Yin*.

- *Yang*:
  - *Qi*
  - Nieren-*Yang*
- *Yin*:
  - Essenz
  - Blut
  - Körpersäfte

Das Nieren-*Yang* bildet die Basis für das gesamte *Yang*; es ist das physiologische Feuer im Körper. Um dies zu veranschaulichen, vergleicht Maciocia das Nieren-*Yang* mit brennendem Feuerholz, das den Topf und damit das Wasser mit dem Nieren-*Yin* erwärmt. Der Dampf, der vom kochenden Wasser aufsteigt, entspricht dem *Qi*.[1] Die *Yin*-Bestandteile im „Topf" sind Nieren-Essenz, Blut und Körpersäfte.

Bei den Körperorganen unterscheidet man sechs *Yin-Yang*-Paare. *Yin*-Organe haben die Aufgabe, *Qi* zu produzieren und umzuwandeln, während die hohlen *Yang*-Organe mit der Speicherung und dem Transport von *Qi* nachgeordnete Aufgaben haben. Die Organpaare werden entsprechend den fünf Elementen Wasser, Holz, Feuer, Erde und Metall weiter unterteilt (Tabelle 4.2).

Elemente	*Yin*-Organ	*Yang*-Organ
Wasser	Niere	Blase
Holz	Leber	Gallenblase
Feuer	Herz und Perikard (Meister des Herzens)	Dünndarm und Dreifacher Erwärmer
Erde	Milz	Magen
Metall	Lunge	Dickdarm

Tabelle 4.2 Die fünf Elemente

Die Meridiane der *Yin-Yang*-Organe sind jeweils miteinander verbunden, so dass auf den letzten Punkt des Lungen-Meridians der erste Punkt des Dickdarm-Meridians folgt und sich an den letzten Punkt des Magen-Meridians der erste Punkt der Milz-Leitbahn anschließt. Zu jedem Element gibt es zahlreiche körperliche und metaphorische Entsprechungen wie beispielsweise Gefühle, Stimme, Geschmack und bevorzugte Farben, sowie Entsprechungen im Universum, die den Menschen mit der Welt der Natur verbinden wie Jahreszeiten, Richtungen und Klimaverhältnisse. In Tabelle 4.1 sind die wichtigsten Entsprechungen der fünf Elemente aufgelistet.

Gemäß den Naturgesetzen des Entstehens und Vergehens beeinflussen sich die Elemente gegenseitig. Jedes Element nährt und unterstützt bevorzugt ein nachfolgendes Element und kontrolliert oder zerstört gleichzeitig ein anderes. Abbildung 4.1 veranschaulicht diesen Zyklus der fünf Elemente.

Beim Produktionszyklus nährt und unterstützt jedes Element das folgende. Das nährende ist das Mutterelement des genährten Elements, des „Sohns":

- Feuer erzeugt Asche, aus der wiederum Erde wird.
- Erde speichert Metall.
- Metall kann in Wasser umgewandelt werden (das gilt physikalisch für Metalle, die beim Schmelzen flüssig werden, sowie für den biologischen Stoffwechsel, bei dem als Endprodukt des Zitratzyklus Wasser entsteht).
- Wasser nährt Holz, da alle Bäume Wasser brauchen, um zu wachsen.
- Holz liefert den Brennstoff für Feuer.

Bei dem zerstörerischen Zyklus kontrolliert oder reguliert jedes Element ein anderes. Das kontrollierende Element ist die „Großmutter" und das kontrollierte der „Enkel":

- Feuer schmilzt Metall.
- Metall zerstört Holz – etwa, wenn ein Baum mit einer Axt gefällt wird.
- Holz bricht die Erde auf, zum Beispiel, wenn eine Wurzel in die Erde eindringt.
- Erde kontrolliert Wasser, weil die Erde bestimmt, welche Form die Meere und Seen haben und in welche Richtung die Flüsse fließen.
- Wasser löscht das Feuer.

Gesundheit und Krankheit beruhen auf der Wechselwirkung der fünf Elemente innerhalb des menschlichen Körpers. Gesundheit entspricht dem Gleichgewicht zwischen Erhalt und Kontrolle der Organe. Die Mutter-Organe nähren die Sohn-Organe und sorgen so dafür, dass sie nicht zu schwach werden und ihre Funktion erfüllen können:

- Herz (Feuer) nährt Milz/Pankreas (Erde).
- Milz/Pankreas (Erde) nährt Lunge (Metall).
- Lunge (Metall) nährt Niere (Wasser).
- Niere (Wasser) nährt Leber (Holz).
- Leber (Holz) nährt Herz (Feuer).

Der Kontrollzyklus entspricht einer Art Regulationssystem, das gewährleistet, dass kein Element überhand nimmt oder zu stark wird:

- Herz (Feuer) reguliert Lunge (Metall).
- Lunge (Metall) reguliert Leber (Holz).
- Leber (Holz) reguliert Milz/Pankreas (Erde).
- Milz/Pankreas (Erde) reguliert Niere (Wasser).
- Niere (Wasser) reguliert Herz (Feuer).

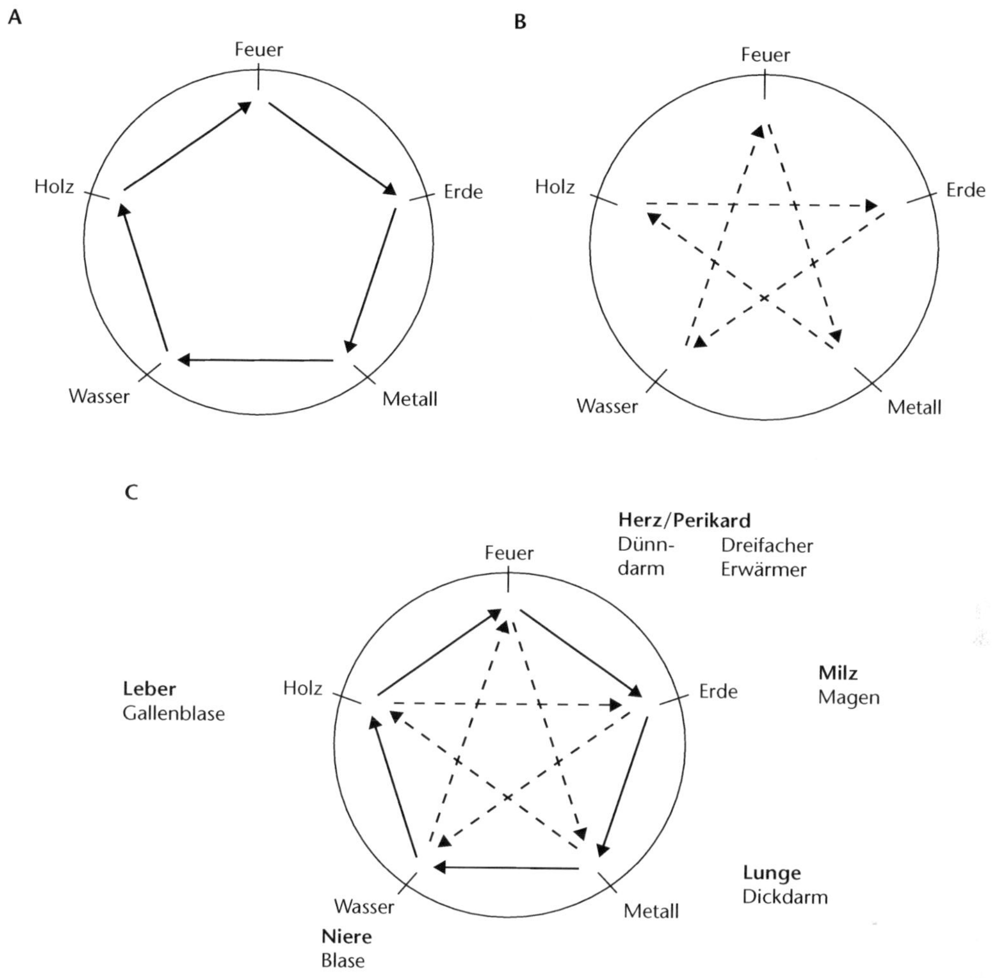

Abbildung 4.1 Der Zyklus der fünf Elemente. (A) Produktionszyklus (Mutter-Kind-Reihe). (B) Zerstörungs-/Kontrollzyklus. (C) Kombination beider Zyklen.

4.3 Allgemeine Physiologie des Kindes

4.3.1 „Reines *Yang*"

In allen chinesischen Lehrbüchern zur Kinderheilkunde gilt „reines *Yang*" als das erstes Merkmal von Kindern. Der Ausdruck ist irreführend, da das Wort „rein" nicht bedeutet, dass im Kind überhaupt kein *Yin* vorhanden ist.

Yang steht sowohl für *Yang* oder das Feuer physiologischer Prozesse als auch für *Qi*. Das Nieren-*Yang*, die Basis allen *Yangs*, ist am stärksten *Yang*. Obwohl die Essenz eine *Yin*-Substanz ist, ist sie das stärkste *Yang* des *Yin*. Sie wird oft als „brennendes Wasser" bezeichnet. Das Neugeborene hat ein Maximum an Nieren-*Yang* und Vorhimmels-Essenz, die dann beide mit zunehmendem Alter abnehmen. Das Kind würde daher nach der gewöhnlichen Einteilung von *Yin* und *Yang* ein maximales *Yang* haben.

In ihm ist jedoch ein anderes *Yang*, das bei Erwachsenen nicht mehr vorkommt: der Wachstums- und Entwicklungsprozess. Der Ausdruck „reines *Yang*“ bezieht sich auf die Tatsache, dass das Kind ein reines oder maximales Wachstumspotential besitzt. Genauso wie Samen oder ein junger Baum das volle Potential besitzen, ein voll ausgewachsener Baum zu werden, hat die Zygote das größte Potential, ein menschliches Wesen zu werden. Je jünger das Kind ist, umso rascher schreitet das Wachstum und die Entwicklung voran. Das ist besonders auffallend im ersten Lebensjahr, wenn das Kind mit sechs Monaten das doppelte Geburtsgewicht erreicht hat und aufrecht sitzt, und sich dann das Geburtsgewicht verdreifacht und das Kind aufrecht steht. Daher ist mit „reinem *Yang*“ nicht absolutes *Yang* oder *Yang* ohne *Yin* gemeint, sondern ein Kind voller Lebenskraft und Energie, das ein maximales Potential hat, sich zu einem Lebewesen zwischen Himmel und Erde zu entwickeln. *Yin* und *Yang* sollten daher bei Kindern eher so unterteilt werden, wie das in Tabelle 4.3 geschehen ist.

	Yang	*Yin*
Maximales *Yang*	Nieren-*Yang*	Essenz = das stärkste *Yang* des *Yin*
Reines *Yang*	Wachstum und Entwicklung	
Junges *Yang*	*Yang*-Funktionen	Blut
Junges *Yin*	*Qi*	Körpersäfte

Tabelle 4.3 *Yin* und *Yang* bei Kindern

4.3.2 „Junges *Yang*“ und „junges *Yin*“

Hier bezieht sich das *Yang* auf *Qi*- und *Yang*-Funktionen und das *Yin* auf Blut und Körpersäfte. Die Haut des Kindes ist sehr zart und *Wei Qi*, das schützende Abwehr-*Qi*, das unter der Haut zirkuliert, ist schwach. Die inneren Organe sind empfindlich und nicht voll entwickelt; sie enthalten noch nicht genug *Qi*. Die physiologischen Funktionen – sowohl *Yin*- als auch *Yang*-Prozesse des inneren Organs – sind noch nicht gut ausgebildet. Das entspricht in der westlichen Medizin dem Grundsatz, dass Immunsystem und Körperfunktionen des Kindes noch nicht voll ausgereift sind.

Das Kind hat zu wenig *Yin*, was bedeutet, dass Blut und Körpersäfte noch nicht voll funktionstüchtig und leicht aus dem Gleichgewicht zu bringen sind. Diese Vorstellung findet man auch in der westlichen Medizin. Lehrbüchern der Kinderheilkunde zufolge sind kleine Kinder besonders anfällig für die Folgen von Krankheiten, die den Flüssigkeitshaushalt betreffen. Bei der Geburt macht Wasser 78 Prozent des Körpergewichts aus, sinkt jedoch im ersten Lebensjahr auf einen Anteil von etwa 60 Prozent, was dem Wert bei Erwachsenen entspricht. Doch der tägliche Wasserumsatz liegt beim Kleinkind in der Regel bei etwa 25 Prozent des gesamten Wassergehalts des Körpers, beim Erwachsenen dagegen bei ungefähr 6 Prozent. Daher sind die Auswirkungen von Erkrankungen, die wie etwa Erbrechen die Flüssigkeitsaufnahme verringern oder durch die sich wie etwa bei Durchfall (Diarrhoe) die Verluste erhöhen, bei Kleinkindern sehr viel eher zu spüren als bei Erwachsenen. Im Blut von Kindern ist der Hämoglobingehalt (Hb) niedriger: im Alter von drei Monaten bis zu sechs Jahren liegt der Hb-Wert im Durchschnitt bei 120 g/l, bei sieben- bis zwölfjährigen Kindern bei 130 g/l, bei erwachsenen Frauen bei 140 g/l und bei erwachsenen Männern bei 160 g/l. Kinder werden sehr viel schneller anämisch. Der Wachstumsprozess des Kindes ist – wie *Wu Jutong*, der berühmte Arzt der *Qing*-Dynastie, es in seinem Werk „Heilung von Erkrankungen im Kindesalter – Abhandlungen über die Differenzierung und Behandlung bei epidemisch auftretenden fiebrigen Erkrankungen" formulierte – gleichbedeutend mit „der Entwicklung von *Yang* und *Yin*".

4.3.3 „Klares viszerales *Qi*"

Nach der klassischen chinesischen Kinderheilkunde haben Kinder ein „klares viszerales *Qi*"; in den alten Zeiten war damit ein reines und starkes *Qi* gemeint, das noch nicht durch eine falsche Ernährung und unechte Gefühle verunreinigt ist. Leider trifft dies auf heutige Kinder nicht mehr zu. Da Kinder schon im Mutterleib, als Neugeborene und in der Kindheit Medikamente erhalten, Nahrungsmittel mit Zusätzen essen und oft falsch ernährt werden, weil sie Umweltgiften ausgesetzt sind und unter erhöhtem emotionalen Stress leiden, verliert das „viszerale *Qi*" seine Klarheit, was sich daran zeigt, dass bei Kindern vermehrt Erkrankungen von Erwachsenen wie beispielsweise Herzkreislauferkrankungen und Diabetes II auftreten. Aber auch wenn Kinder kein „klares viszerales *Qi*" mehr besitzen, kann man im Vergleich zum heutigen Erwachsenen, der durch so viele Giftstoffe und auch emotional so stark belastet ist, bei Kindern immerhin noch von einem „relativ klaren viszeralen *Qi*" sprechen.

4.4 Allgemeine Pathophysiologie von Erkrankungen im Kindesalter

Durch das Zusammenspiel aller physiologischen Faktoren zeigen Erkrankungen im Kindesalter besondere pathophysiologische Merkmale.

4.4.1 Rascher Verlauf

Kinderhaut ist zart und empfindlich, die Poren sind weiter geöffnet. Das *Wei Qi* ist niedrig, so dass Pathogene leicht über die Haut eindringen können und dadurch den Fluss des *Wei Qi* noch mehr blockieren. Erreger können auch über Nase und Mund direkt in das Atem- und Verdauungssystem gelangen und ungehindert die schwachen und noch nicht ausgereiften Organe befallen.

4.4.2 Rascher Symptomwechsel

Erkrankungen im Kindesalter sind durch einen raschen Ausbruch und rasche Veränderungen gekennzeichnet. Sobald der Erreger eingedrungen ist, weil *Qi* und die Körpersäfte wegen des „jungen *Yang* und des jungen *Yin*" leicht aus dem Gleichgewicht zu bringen sind, wechselt der Krankheitsprozess leicht und schnell von kalt zu heiß, heiß zu kalt, Fülle zu Mangel, Mangel zu Fülle; unter Umständen können *Yin* und *Yang* sogar gleichzeitig aufgebraucht werden. Nehmen wir als Beispiel den Fall einer – nach westlicher Diagnose – Infektion des Nasen-Rachen-Raums beziehungsweise eines Eindringens von Wind-Kälte nach chinesischer Diagnose. Zunächst zeigt das Kind die Symptome einer einfachen Erkältung. Weil jedoch der Körper so viel *Yang* und damit so viel „Feuer" hat, reagiert er auf die Kälte durch einen Anstieg der Körpertemperatur, wodurch wiederum *Yin* verbraucht wird, so dass der Körper infolgedessen weniger Flüssigkeit zur Verfügung hat und das Kind hohes Fieber bekommt. Da das *Qi* des Kindes niedrig ist, reicht es nicht aus, um den Einfluss des Erregers einzudämmen, der ein normales *Qi* rasch aufbraucht, so dass es schnell zu einem *Qi*-Mangel kommt. Dem Kind wird gleichzeitig *Yin* und *Yang* entzogen. Westliche Kinderärzte haben gelernt, bei zwei Wochen alten Säuglingen mit Symptomen einer Infektion der oberen Luftwege besonders aufzupassen, weil ein solches Kind in einer Minute noch gesund und kräftig aussehen kann, dann aber rasch eine Sepsis mit Fieber und Lethargie – ein durch das Absinken von *Yang* entstehendes Krankheitsbild, das mit Meningitis einhergehen kann – und sogar Krampfanfälle mit hohem Fieber bekommen kann. Wenn die Kinder älter werden, besitzen sie nach und nach auch mehr *Yin* und *Qi*, so dass die Körpertemperatur bei Fieber nicht so hoch steigt und sich aus einer Infektion des Nasen-Rachen-Raums nicht mehr so schnell eine Meningitis entwickeln kann.

4.4.3 Zurückbleibendes pathogenes *Qi*

Der chinesischen Medizin zufolge bleibt selbst, nachdem die Krankheitssymptome zurückgegangen sind, im Körper noch pathogene Energie zurück, die dazu führt, dass das Kind weiter geschädigt wird und weitere Veränderungen stattfinden. Die akute Erkrankung schwächt den Körper des Kindes, verringert das *Qi* und schädigt das *Yin*, so dass das Kind noch leichter eine akute Erkrankung bekommt. Wenn Symptome wie ein anhaltender trockener Husten oder eine immer wiederkehrende Halsentzündung bestehen bleiben, obwohl keine Streptokokken nachgewiesen werden können, deutet dies auf energetische Überreste der Pathogene hin.

4.4.4 Rasche Erholung

Trotz der drei eben genannten pathophysiologischen Merkmale genesen Kindern im Allgemeinen rasch. Erkrankungen im Kindesalter sind überwiegend akut und werden durch einen Befall von exogenen Erregern oder eine falsche Ernährung hervorgerufen; sie sind eher mit oberflächlichen Körperreaktionen verbunden, ohne dass Organe oder Emotionen groß daran beteiligt wären. Außerdem befähigt das relativ klare *Qi* in den *Yin*- und *Yang*-Organen das Kind dazu, sich schnell zu erholen.

4.5 Änderungen in der Physiologie und Pathophysiologie des heutigen Kindes

Die genannten allgemeinen physiologischen und pathophysiologischen Merkmale, die aus längst vergangenen Zeiten stammen, werden seit der Ming-Dynastie dazu benutzt, Kinder zu beschreiben. Für ein Kind, das im 21. Jahrhundert lebt, müssen etliche Punkte des traditionellen pädiatrischen Konzepts für Gesundheit und Krankheit abgewandelt werden.

4.5.1 Belastungen

Heutige Kinder leben in einer hektischen Zeit und sind zuhause wie in der Schule enormem Stress ausgesetzt. Die Scheidungsrate liegt bei annähernd 50 Prozent und die Anzahl der Haushalte mit alleinerziehenden Eltern steigt ständig. Die Kinder werden schon sehr früh in ihrem Leben während eines Großteils des Tages in Kindertagesstätten betreut. Der Leistungsdruck, der auf ihnen lastet, damit sie ein College besuchen können, ist so hoch wie nie zuvor. In einigen Fällen beginnen die Eltern ihre Kinder schon in der Vorschule darauf vorzubereiten. Ausgezeichnete schulische Leistungen allein reichen schon nicht mehr aus, um garantiert vom College aufgenommen zu werden, in das der Schüler gehen will. Die Kinder müssen sich außerdem noch beim Sport und bei außerschulischen Aktivitäten auszeichnen und sich bei sozialen und politischen Aufgaben engagieren. Die zunehmende Anzahl von Scheidungen erzeugt Wut, Traurigkeit oder ein Gefühl der Verlassenheit, was durch ein Gefühl der Unsicherheit und das Gefühl, entwurzelt zu sein, noch verschlimmert wird; alles zusammen beeinträchtigt die schulischen Leistungen und persönlichen Beziehungen der Kinder. Die zunehmenden psychischen Probleme zeigen sich in der pädiatrischen Praxis durch einen Anstieg von Verhaltens- und Gefühlsstörungen wie der Aufmerksamkeits- und Hyperaktivitätsstörung und Depressionen im Kindesalter und beeinträchtigen darüber hinaus auch die normale Organtätigkeit.

Technologie und modische Zwänge untergraben den Sinn für Werte und Tradition und „entwurzeln" die Kinder auf diese Weise noch zusätzlich, so dass den Kindern eine neue Armbanduhr voll technischer Spielereien lieber ist als die vom Großvater geerbte Uhr. Stress schadet besonders der Leber, die schon bei Kindern anfällig ist.

4.5.2 Medikationen und ihre Folgen

Pädiatrische Patienten aller Altersstufen, darunter auch Frühgeburten und Kleinkinder, erhalten industriell hergestellte Medikamente. Einige Präparate sind zweifellos notwendig, um das Leben der kleinen Patienten zu retten, viele andere werden aber oft wahllos verschrieben und schädigen das Kind energetisch und körperlich. Zunehmend bekommen schon Kleinkinder sehr starke Medikamente wie etwa Antidepressiva. Der chinesischen Medizin zufolge zehren diese hochwirksamen chemischen Substanzen das Nieren-*Yang* auf. Breitbandantibiotika sind für den menschlichen Körper energetisch „kalt", zerstören häufig die normale Flora und schädigen Magen und Milz. Antipyretika sollen das Fieber senken, das aber oft nur ein notwendiges Ventil für die Hitze ist, die durch den Krankheitsprozess erzeugt wird. Durch die Medikation wird die Hitze daher paradoxerweise im Körper „eingeschlossen" und festgehalten, so dass das *Yin* weiter Schaden leidet. Während bei manchen Medikamenten sorgfältig mithilfe des Blutspiegels überwacht wird, wie viel der Körper davon aufnimmt, werden lokal aufzutragende Cremes, die etwa Hydrocortison enthalten, auch Säuglingen und Kleinkindern in großen Mengen und ohne weitere Kontrolle verschrieben. Der chinesischen Medizin zufolge haben Kinder eine sehr zarte Haut mit weit offenen Poren. Man weiß daher nicht, wie viel von den lokal angewandten Medikationen durch die Haut aufgenommen wird und in die inneren Organen gelangt.

4.5.3 Bioenergetische Folgen von Krankheit, Toxinen und Medikamenten

Selbst wenn die Laborwerte wieder im Normbereich und im Blut keine Spuren von Medikamenten mehr nachzuweisen sind, können Toxine und Medikamente noch wochen- und monatelang bioenergetische Nachwirkungen haben, die die nächste Medikamentendosis oder die Erkrankung beeinflussen oder verstärken können.

4.5.4 Umweltgifte

Früher lebten die Kinder in einer Umgebung, die frei von industriellen Schadstoffen war. Heutige Kinder sind dagegen vom ersten Tag ihres Lebens an Toxinen ausgesetzt, deren Spektrum von Verunreinigungen im Wasser bis zu Auto- und Industrieabgasen reicht. Schon bei ihrer ersten Fahrt mit dem Auto aus dem Krankenhaus nach Hause kommen sie mit Smog in Berührung. Während man bei einigen Toxinen wie Quecksilber und Blei häufig die Blutwerte von Kindern bestimmt, geschieht dies bei den meisten Toxinen nicht.

4.5.5 Elektromagnetische Felder

Wie die Forschung gezeigt hat, besitzt *Qi* elektromagnetische Eigenschaften, die mit den elektromagnetischen Feldern technischer Geräte wie Fernseher, Computer und Videospiele vergleichbar sind. Da Energie weder erzeugt noch zerstört wird, kann die Energie der elektromagnetischen Felder in den Körper des Kindes eindringen und dort in Hitze umgewandelt werden. Dadurch verringert sich das *Yin* der Kinder, die sowieso schon zu wenig *Yin* haben. Wenn sich die Kinder bewegen, herumtollen und turnen, kann diese Hitze in kinetische Energie umgewandelt werden, die dann Lunge und Milz stärkt. Heutige Kinder sitzen jedoch eher stundenlang vor dem Fernseher oder vertreiben sich die Zeit mit Videospielen, so dass sich noch mehr Hitze ansammelt, die weder verbraucht noch umgewandelt werden kann, so dass sie sich weiter anstaut und das *Yin* schädigt.

Elektromagnetische Felder üben außerdem eine starke Wirkung auf das autonome Nervensystem aus. Wenn sich elektronische Apparate wie Computer oder Videospiele direkt vor dem Gesicht befinden, kann das elektromagnetische Feld direkt in das so genannte „dritte Auge", den wichtigen Akupunkturpunkt *Yintang* eindringen, der auf das autonome Nervensystem einwirkt. Elektromagnetische Wellen regen das *Yang* oder den Sympathicus an und können so zu einer empfindlichen Störung des vegetativen Gleichgewichts führen.

4.5.6 Technologie und Phantasie

Die kognitive Entwicklung des Kindes geht von einer vorkonkreten Phase des anschaulichen, praktischen Denkens in die Phase des konkreten Denkens über. Die Jahre vor der konkreten Phase sind durch eine lebhafte Vorstellungskraft und ein nicht an Realitäten gebundenes Denken gekennzeichnet: Das Kind spielt mit imaginären Freunden und interpretiert die Welt entsprechend seinen eigenen Erfahrungen. Erst mit dem Übergang in die konkrete Phase beginnt sich mit etwa sieben Jahre, das rationale Denken zu entwickeln. Phantasie zu haben, ist sehr wichtig. Um etwa durch Meditation eine höhere Bewusstseinsstufe zu erreichen und sich selbst zu erkennen, muss man Phantasie haben die dabei häufig als dem Intellekt überlegen angesehen wird. Selbst in der modernen Psychologie wird sehr viel Wert darauf gelegt, mit dem „inneren Kind" Kontakt aufzunehmen, indem sich der erwachsene Patient in Phantasiereisen in das Alter zurückversetzt, in dem er als Kind ein körperliches oder emotionales Trauma erlitten hat.

Kinder beginnen heutzutage schon sehr früh – im Alter von drei bis vier Jahren oder noch früher – damit, sich mit Computerspielen zu beschäftigen. Diese haben zwei Charakteristika: (1) die Kinder brauchen keine Vorstellungskraft für diese Spiele und die darin enthaltenen Actionszenen; (2) die Kinder werden an schnell aufeinanderfolgende Reize gewöhnt, auf die sie unmittelbar reagieren müssen; so hüpft beispielsweise ein Objekt auf dem Bildschirm zehn Mal in der Sekunde auf und ab und das Kind muss daraufhin jedes Mal einen Knopf drücken. Immer, wenn das Objekt getroffen wird, gibt es dazu entsprechende Geräusche. Die negativen Folgen sind, (1) dass sich die Phantasie der Kinder nicht richtig entwickeln kann und (2) dass die Kinder daran gewöhnt werden, in so rascher Folge von visuellen Reizen und Geräuschen bombardiert zu werden, wie es in der Realität kaum möglich ist, so dass sie sich in einer realen Umgebung wie einem Klassenzimmer rasch langweilen.

4.5.7 Ernährung

Sowohl die Ernährung als auch die Art, wie heutzutage gegessen wird, haben nachteilige Folgen für den Energiehaushalt des Kindes. Es überwiegen süße und Schleim produzierende Nahrungsmittel wie Milchprodukte und Erdnüsse, die für die Milz schädlich sind. Gebratene Nahrungsmittel schaden der Leber. Der Mangel an frischen Nahrungsmitteln und damit verbunden der Verzehr von Fertigprodukten, die Farbstoffe, Zusätze und Konservierungsstoffe enthalten, beeinträchtigen insgesamt die Bildung von nährendem *Qi*. In Kapitel 8 wird näher erläutert, welche entscheidende Rolle die Ernährung für die Gesundheit der Kinder und bei Erkrankungen im Kindesalter spielt.

4.6 Physiologie und Pathophysiologie der Organe

Obwohl die meisten inneren Organe in der westlichen und der chinesischen Medizin die gleichen Namen tragen, unterscheiden sie sich doch erheblich hinsichtlich ihrer körperlichen Merkmale, ihrer physiologischen Funktionen sowie ihrer emotionalen und geistigen Attribute (Tabelle 4.4). Für die westliche Medizin bestehen die Grundstrukturen der Organe anatomisch und biochemisch aus Molekülen, Zellen, Geweben, Organen und Organsystemen mit umfassender Blut- und Nervenversorgung. In der chinesischen Medizin bilden *Qi*, Blut und Körpersäfte die Grundelemente der Organe. Die einzelnen Organe werden nicht als konkrete Strukturen mit bestimmten anatomischen Grenzen und Eigenschaften angesehen, sondern als energetische Organe, deren *Qi*-Kanäle weit über das jeweilige Organ hinausreichen und durch das Verhältnis von *Yin* und *Yang* sowie durch die Beziehungen zwischen den fünf Elementen eng untereinander vernetzt sind.

Organe aus chinesischer Sicht	Organe aus westlicher Sicht
Körperliche und energetische Einheiten	Primär körperliche Entitäten
Zuordnung von emotionalen Attributen	Keine direkte Beziehung zu Emotionen
Zuordnung von geistigen Attributen	Keine spirituellen Korrelationen
Bestimmte anatomische Merkmale	Detaillierte anatomische Merkmale
Keine biochemischen Merkmale	Detaillierte biochemische Merkmale
Enge Verbindung zur Natur	Unabhängig von der Natur
Funktionen unterliegen Naturgesetzen	Funktionen unterliegen den Gesetzen der Biochemie
Kopplung an *Yin* und *Yang*, wechselseitige Beziehung entsprechend der fünf Elemente	Anatomische und physiologische Beziehungen untereinander
Organe können nicht unabhängig arbeiten	Weitgehend unabhängig, segmentalisiert
Allgemeine ererbte Schwäche	Spezifische angeborene Anomalien
Kein Nervensystem: Gehirn als Sonderorgan, das zum Mark gehört	Nervensystem: das hochspezialisierte Gehirn ist ein wichtiges Organ
Keine Nerven	Nervenversorgung aller Organe

Tabelle 4.4 Organe aus chinesischer und westlicher Sicht

Die chinesischen und westlichen Vorstellungen von den Organen ergänzen einander. Beide zu kennen, ermöglicht ein umfassenderes Verständnis der normalen und krankheitsbedingten Lebensvorgänge im Menschen. Im Folgenden werden beide Auffassungen von den einzelnen Organen erläutert. Im Vordergrund steht dabei ihre Bedeutung für Gesundheit und Krankheit von Kindern. Die Organe sind als *Yin-Yang*-Paare angeordnet und werden entsprechend der Abfolge der Hauptmeridiane vorgestellt, wobei mit den wichtigeren *Yin*-Organen begonnen wird. Die jeweiligen *Yin*- und *Yang*-Organe sind in Tabelle 4.5 aufgelistet.

Yin-Organe	*Yang*-Organe
Lunge	Dickdarm
Milz	Magen
Herz	Dünndarm
Niere	Blase
Perikard	Dreifacher Erwärmer
Leber	Gallenblase

Tabelle 4.5 *Yin*- und *Yang*-Organe

4.6.1 Lunge

Die Lunge aus westlicher Sicht

In der westlichen Medizin gehören die Lungen zu den Atemwegen, die sich von den Nasenlöchern über die Luftröhre, die Bronchien bis zu den Bronchiolen der Lunge erstreckt. Das Lungengewebe besteht aus den dünnwandigen Lungenbläschen (Alveolen), in denen der Austausch von Sauerstoff und Kohlendioxid stattfindet.

Ab der sechsten Woche kann man beim Embryo deutlich die Luftröhre, Bronchien und Lungenknospen erkennen. Gegen Ende des dritten Monats ist die Lunge bereits ausgebildet. Im Mutterleib sind die Lungen des Fetus mit Flüssigkeit gefüllt und die Atmung erfolgt über die Plazenta. Bei der Geburt kommt es durch das Abklemmen der Nabelschnur zu einem Sauerstoffmangel, der wiederum zu einer Azidose führt; das Absinken des pH-Wertes erzeugt dann den Reiz, der das Atemzentrum in der Medulla oblongata aktiviert. Das Einsetzen der Atmung und die damit verbundenen Veränderungen gehören mit zu den wichtigsten Ereignissen bei der Geburt. Das Gewicht der Lungen verdoppelt sich in den ersten sechs Lebensmonaten, verdreifacht sich bis zum Ende des ersten Lebensjahres und erhöht sich bis zum Erwachsenenalter um das 20fache.

Bei Säuglingen findet man bis zum siebten Lebensmonat meist eine Zwerchfell- oder Bauchatmung. Die Atmung ist anfänglich unregelmäßig; die Atemfrequenz sinkt von 30 bis 80 Atemzügen pro Minute beim Neugeborenen auf 20 bis 40 beim einjährigen Kind, 20 bis 25 beim Fünfjährigen und 15 bis 20 beim 15-Jährigen. Die normale Atmung gewährleistet einen arteriellen Sauerstoff- und Kohlendioxidgehalt und pH-Wert, die allesamt für die physiologische Funktionen optimal sind. Die Zellpopulation in den Lungen ist heterogen: Über 40 verschiedene Zelltypen erfüllen unterschiedliche Aufgaben, synthetisieren beispielsweise Lipide und Proteine und schützen die Lungen vor äußeren Krankheitsursachen.

Da die Nase die wichtigste Öffnung nach außen ist, sind die Atemwege besonders leicht infektiösen und toxischen Substanzen aus der Umgebung ausgesetzt. Im Atemsystem haben sich daher ausgeklügelte Verteidigungsmechanismen entwickelt, um die Lungen zu schützen und sicherzustellen, dass die Atemwege unterhalb des Kehlkopfs frei von Erregern bleiben. Es gibt vier allgemeine Verteidigungsmechanismen:

- Die mukoziliäre Klärfunktion
- Erwärmung und Befeuchtung der Atemwege
- Phagozytose
- Zelluläre Abwehr

Mukoziliäre Klärfunktion

Die Nase hat eine relativ große Oberfläche, die von einem reichlich mit Blutgefäßen und Zilien ausgestatteten Epithel überzogen ist. Partikel, die größer als 10 bis 15 µm sind, werden von den stärkeren Haaren an den Nasenöffnungen grob gefiltert, die meisten eingeatmeten Partikel über 5 µm hält dann das Nasenepithel fest.[2] Die Luftröhre und die Bronchien enthalten Drüsen, die Schleim absondern, und mit Flimmerhärchen versehene Zellen, die den Schleim in Richtung des Schlundes transportieren. Die mukoziliäre Klärfunktion kann durch Husten unterstützt werden, der überschüssigen Schleim mit einem Druck von bis zu 300 mmHg und einer Fließrate von bis zu 56 l/s höchst effektiv die Luftwege hochtreibt. Kleine Kindern schlucken in der Regel den Schleim, der durch den Hustenmechanismus nach oben befördert worden ist, sie können ihn aber auch ausspucken. Der Schleim der Atemwege besteht zu etwa 95 Prozent aus Wasser und zu 2 Prozent aus Glykoproteinen (Muzinen), ein Prozent sind Kohlenhydrate und noch nicht einmal ein Prozent bestehen aus Lipid, DNA und anderen Substanzen.

Wenn sich die Körpertemperatur verändert und zwar sowohl, wenn sie ansteigt (Hyperthermie), als auch, wenn sie sinkt (Hypothermie), kann die mukoziliäre Klärfunktion nachlassen. Kalte Luft kann zu einer Reizung der Luftröhre und des Bronchialbaums führen. Durch Reizstoffe aus der Umwelt und eine Entzündung aufgrund von Infektionen können die Epithelzellen, die die Atemwege auskleiden, geschädigt werden.

Erwärmung und Befeuchtung der Atemwege

Wenn die Luftsäule die Bifurkation der Trachea erreicht hat, hat sich die eingeatmete Luft schon bis auf 70 Prozent des Endwerts erwärmt und befeuchtet. Für die letzten 30 Prozent sorgen die untere Tracheaabschnitte und die Bronchien. Bei der Ausatmung werden dem Luftstrom dann wieder Wärme und Feuchtigkeit entzogen.

Phagozytose

Mithilfe der mukoziliären Klärfunktion und durch die Absorption schädlicher Dämpfe und Gase im vaskularisierten oberen Luftweg bleibt der unterhalb des Kehlkopfes gelegene Atemtrakt keimfrei. Aufgrund eines reflektorischen Laryngo- oder Bronchospasmus können infektiöse Erreger und Fremdkörper nur bis zu einer bestimmten Tiefe und in begrenzter Menge eindringen. Falls diese Schutzmechanismen versagen, können die Fremdpartikel bis in die Alveolen des Lungengewebes gelangen. Dort werden die Partikel von den alveolären Makrophagen aufgenommen und dann von Lymphozyten in die regionalen Lymphknoten oder die Blutbahn transportiert und entsorgt.

Zelluläre Abwehr

Phagozytose und mukoziliäre Klärfunktion reichen unter Umständen nicht aus, um vor lebenden Mikroben wie Bakterien und Viren zu schützen. Um besser mit den Pathogenen fertig zu werden, gibt es weitere Abwehrmaßnahmen wie Zellen, die die Organismen abtöten, und Immunreaktionen. Durch ihren hohen Gehalt an Hydrolasen wie etwa Lysozym, saure Phosphatase und Kathepsin können bestimmte spezialisierte Zellen Bakterien abbauen. Die Immunantwort besteht aus der Produktion von Antikörpern wie dem Immunglobulin A (IgA), die im Respirationstrakt sezerniert werden, bestimmte Viren und Toxine neutralisieren und Bakterien lysieren. Obwohl kurz nach der Geburt nur wenig Serum-IgA vorhanden ist, erreicht es innerhalb der ersten Lebensmonate den Wert von Erwachsenen. IgA kann auch verhindern, dass antigene Substanzen in das Epithel eindringen. Bei einer Lungenentzündung werden in den Sekreten darüber hinaus auch IgG und IgM gefunden.

Die Pathophysiologie der Lunge aus westlicher Sicht

Kinder sind sehr anfällig für Infektionen der Atemwege: in den USA und der gesamten industrialisierten Welt sind Erkältungen die häufigsten akuten Erkrankungen im Kindesalter. Ein Vorschulkind ist im Durchschnitt vier- bis zehnmal pro Jahr erkältet. Die häufigste Komplikation ist die Mittelohrentzündung. Der Kehlkopf ist bei kleinen Kindern relativ eng, so dass es dort leicht zu einer Verlegung der Atemwege kommen kann, vor allem wenn Gewebe infolge einer Entzündung anschwellen. Durch die Blockade entsteht bei der Einatmung das charakteristische pfeifende Atemgeräusch (Stridor) eines Krupp aufgrund einer Laryngotracheobronchitis. Weit verbreitet sind auch immer wiederkehrende Entzündungen im Rachenbereich (Pharyngitis) sowie Rachenmandelhyperplasien.

Die häufigste Erkrankung des unteren Atemtrakts ist bei Kindern Asthma, das durch Infektionen oder Allergene ausgelöst werden kann. Die Infektionen werden überwiegend durch Viren und Bakterien verursacht. Das respiratorische System reagiert auf Allergene besonders empfindlich, was in den oberen Atemwegen zu einer verstopften Nase und Niesen und in den unteren Atemwegen zu asthmatischen Rasselgeräuschen führt.

Aspirierte Fremdkörper findet man vor allem bei Kleinkindern recht oft. Eine Ösophagotrachealfistel ist die häufigste, schwerwiegende Fehlbildung des Respirationstrakts mit klinischer Relevanz. Weitere seltene angeborene Fehlbildungen sind die Nichtanlage oder unvollständige Entwicklung einer Lunge und kongenitale Lungenzysten.

Die Behandlung ist in der Regel symptomatisch: man verschreibt abschwellende und hustenlindernde Mittel, rät zu einer größeren Flüssigkeitsaufnahme sowie zu einem Atemluftbefeuchter. Bei bakteriellen Infektionen – viel zu oft aber auch bei Virusinfektionen – werden Antibiotika verabreicht.

Die Lunge aus chinesischer Sicht

Die chinesische Sicht der Lunge ergänzt die wichtigen physiologischen Funktionen der Lunge in der westlichen Medizin, indem sie nicht nur energetische, sondern auch emotionale und geistig-seelische Elemente in das Lungen-System einbringt. Die Lunge lenkt das *Qi* und die Atmung, steuert die Verteilung von *Qi*, schützt den Körper, reguliert den Wasserhaushalt durch Schwitzen und kontrolliert Haut und Haar.

Bei der Atmung wird reines *Qi* aus der Luft – vom Himmel – aufgenommen und unreines *Qi* aus dem Körper ausgeschieden, was der Einatmung von Sauerstoff und Ausatmung von Kohlendioxid ähnelt. Das reine *Qi* aus der Luft und das *Qi* aus der Nahrung bilden zusammen das nährende *Qi*, das in den Meridianen und Organen zirkuliert. Diese enge *Qi*-Beziehung zwischen Lunge und Verdauungssystem untermauert die diversen Verbindungen zwischen dem Atmungs- und Verdauungssystem, wie sie der Westen kennt. IgA und andere Antikörper sind Proteinmoleküle und der Schleim im Respirationstrakt ist vor allem eine proteinhaltige Substanz. Selbst in der westlichen Kinderheilkunde wird den Eltern geraten, dem Kind keine schleimbildenden Nahrungsmittel wie Milchprodukte zu geben, wenn es Symptome einer Infektion des Nasen-Rachen-Raums zeigt oder hustet.

Nach chinesischer Auffassung überwacht die Lunge, wie sich das Abwehr-*Qi*, *Wei Qi*, überall in der zwischen Haut und Muskeln gelegenen oberflächlichen Körperschicht verteilt. *Wei Qi* wärmt den Respirationstrakt, die Haut und die Muskeln und schützt den Körper vor äußeren Erregern – es hat damit eine ähnliche Funktion wie die Erwärmung der Atemluft in der westlichen Medizin. Gleichzeitig sorgt die Lunge auch dafür, dass Körperflüssigkeiten in Form eines feinen „Nebels" zur Haut gelangen; dadurch wird die Haut befeuchtet, das Öffnen und Schließen der Poren sowie das Schwitzen reguliert.[1] In der westlichen Medizin wird zwar ebenfalls anerkannt, dass die Haut „atmet", sie wird aber trotzdem als ein von den Lungen gesondertes Organ angesehen. Nach chinesischer Auffassung ist die Haut die Außenseite der Lunge. Die enge Beziehung zwischen Haut und Lunge zeigt sich daran, dass – wie auch in westlichen Diagnosen – respiratorische und Hautsymptome häufig gleichzeitig auftreten; so haben Asthmapatienten oft gleichzeitig auch ein Ekzem. Weitere Ähnlichkeiten zwischen westlicher und chinesischer Medizin findet man in den jeweiligen funktionellen Erklärungsansätzen. Nach westlicher Vorstellung fungiert die Haut als ein schützendes Organ und reguliert die Temperatur. Die Haut bildet eine Barriere gegen die Außenwelt, gegen chemische Substanzen und Infektionen. Die Schweißdrüsen in der Haut regulieren die Körpertemperatur. Ist die Temperatur im Innern des Körpers hoch, öffnen sich die Hautporen, damit der Schweiß auf die Hautoberfläche austreten und dort verdunsten kann, um den Körper abzukühlen.

Als oberstes Körperorgan wird die Lunge oft als „Deckel" bezeichnet. Sie steuert die absteigende Bewegung von *Qi* und Körpersäften zum Herzen und den Blutgefäßen, zu den Nieren, der Blase und zum Dickdarm, durch die wiederum der Kreislauf, die Urinausscheidung, die Ansammlung von Flüssigkeit und die Darmbewegung beeinflusst werden. Die Nase ist die Öffnung der Lunge nach außen; das Lungen-*Qi* beeinflusst daher auch den Geruchssinn.

In der westlichen Medizin besteht zwischen Lungen und Nieren eine enge Beziehung, da beide dafür sorgen, dass im Säure-Basen-Haushalt ein Gleichgewicht aufrechterhalten wird, das für die physiologischen Aktivitäten von Zellen und Geweben optimal ist. Der Beitrag der Lungen besteht darin, bei der Ausatmung Kohlendioxid auszuscheiden. Hypoventilation kann zu einer respiratorischen Azidose führen, Hyperventilation eine Alkalose hervorrufen. Die Nieren scheiden Wasserstoffionen (H^+) aus. Hier kann ein Ungleichgewicht eine metabolische Azidose oder Alkalose verursachen.

Die chinesische Medizin sieht ebenfalls eine enge Beziehung zwischen Lunge und Niere. Dabei geht es jedoch um die richtige Bewegung und den Fluss des *Qi*. Die Lunge lenkt das *Qi* nach unten und die Niere „ergreift es", um es daran zu hindern, regelwidrig nach oben zu steigen. Wenn *Qi* fälschlich nach oben steigt, kommt es zu pfeifenden oder keuchenden Atemgeräuschen und Erbrechen. Biochemisch gesehen kann die behinderte Atmung und der daraus resultierende unzureichende Gasaustausch ein respiratorisches, das Erbrechen dagegen ein metabolisches Säure-Basen-Ungleichgewicht zur Folge haben.

Die Lunge entspricht dem Element Metall. Metall steht symbolisch für Organisation, wie sie etwa im regelmäßigen Atemrhythmus oder dem spezifischen molekularen Aufbau von Metallen zu erkennen ist. Der zugeordnete Geschmack ist scharf oder beißend wie der Rauch, der von brennendem Metall aufsteigt. Die entsprechenden Emotionen sind Traurigkeit und Kummer. Über das Lungen-*Qi* kann die chinesische Medizin den Anstieg respiratorischer Erkrankungen wie Asthma mit dem gehäuften Auftreten von Depressionen in Zusammenhang bringen.

Die chinesische Lunge hat darüber hinaus noch eine andere wichtige Funktion, für die es in der westlichen Medizin keine Parallelen gibt. Sie beherbergt die Körper-Seele *Po*, das *Yin* oder den Gegenspieler der Geist-Seele *Hun*. Bei der Geburt gelangt die Körper-Seele mit dem ersten Atemzug in unseren Körper und am Ende „stirbt" sie mit uns. *Po* beeinflusst die Atmung; es ist die physische Manifestation von Empfindungen und Gefühlen. Durch *Po* fühlen wir den Juckreiz, den ein Ekzem auslöst, oder die „Herzschmerzen", wenn wir abgrundtief traurig sind. *Po* ist eng mit der Essenz verbunden, die ihren Sitz in den Nieren hat und unter anderem die Funktion hat, ererbtes Wissen weiterzugeben. Der Gegenspieler von *Po* ist *Hun*, die Geist-Seele, die im Leber-*Yin* zu Hause ist und ebenfalls bei der Geburt in unseren Körper eintritt; die Geist-Seele gehört jedoch zu den Ewigen Seelen und bleibt mit allen anderen Seelen verbunden. Sie kehrt beim Tod des Körpers wieder in die Welt der Seelen zurück. Wenn die Körper-Seele von einer Störung betroffen ist, empfindet man das unter Umständen als ein unbestimmtes, allgemeines körperliches Unwohlsein, ein Gefühl, als kribbele es unter der Haut.

Die Pathophysiologie der Lunge aus chinesischer Sicht

In der chinesischen Medizin wird die Lunge des Kindes als „unreif" erachtet und gilt als anfällig für Kälte und Trockenheit; daher sind Kinder dafür prädisponiert, häufig Probleme mit dem Atemsystem zu haben. Das Lungen-*Qi* ist nach Auffassung der Pädiater noch „jung", das heißt, schwach und unzureichend; daher kann die Lunge oft nicht ihre Aufgabe erfüllen, das *Qi* nach unten zu bewegen. Eine Umkehr des *Qi*-Flusses zeigt sich als Husten oder keuchende Atmung. Diesen *Qi*-Mangel könnte man in der biochemischen Terminologie des Westens als ein Absinken des Enzym- und IgA-Spiegels sowie eine verringerte Abwehr der Lungen beschreiben, da alle physiologischen Funktionen beeinträchtigt würden, wenn es an *Qi* fehlt. Wenn das *Qi* nicht ausreicht, um das Blut zu bewegen, kann die Atemnot noch von Zyanose, Unruhe, kalten Extremitäten begleitet sein – insgesamt das klinische Bild eines Status asthmaticus.

Wenn Infektionen und Störungen der Lunge diagnostiziert wurden, untermauert man diesen Befund in der konventionellen Kinderheilkunde mit entsprechenden Laborbefunden und/oder Röntgenbildern der Brust. In der Regel geht man dann davon aus, dass die Krankheit geheilt ist, sobald alle Laborwerte wieder im Normbereich sind. Für die chinesische Medizin kann pathogenes *Qi* jedoch noch sehr viel länger energetische Folgen im Körper haben und sich als anhaltender trockener Husten mit minimalem Auswurf manifestieren; eine ständige Schädigung des *Yin* kann sich als Mundtrockenheit und trockene Zunge, zu geringe Speichelmenge, Schwitzen und rote Wangen zeigen; eine anhaltende *Qi*-Leere macht sich als Müdigkeit bemerkbar.

Das Verdauungssystem ist eng mit dem respiratorischen System verbunden – Kinder mit Milz-Schwäche (siehe unten) sind vor allem angesichts der ungesunden modernen Lebensweise und Ernährung im Teufelskreis der Milz-Lungen-Schwäche gefangen.

4.6.2 Dickdarm

Der Dickdarm aus westlicher Sicht

Der Dickdarm wird im Embryo schon ab der vierten Schwangerschaftswoche angelegt. Seine Hauptfunktion ist es, die Abfallprodukte aus dem Dünndarm aufzunehmen und dem verbliebenen Darminhalt noch mehr Wasser zu entziehen, um den Kot teilweise oder vollständig zu verfestigen. Die rhythmische Kontraktion der Darmmuskeln treibt die unverdaulichen Nahrungsreste durch den Dickdarm.

Die Pathophysiologie des Dickdarms aus westlicher Sicht

Die häufigsten Symptome in der pädiatrischen Praxis sind Bauchschmerzen und Durchfall, die meist auf Infektionen mit Viren, Bakterien oder Parasiten zurückgeführt werden. Verstopfung kommt ebenfalls oft vor und hängt meist mit der Ernährung zusammen. Colitis ulcerosa ist eine chronische, meist in Schüben verlaufende Erkrankung mit Entzündungen und Geschwüren der Dickdarmwand. Zu den Symptomen zählen Durchfall, Blutungen, Stuhl mit Schleim und Schmerzen. Die häufigste angeborene Fehlbildung ist die Hirschsprung-Krankheit, bei der in den betroffenen Darmabschnitten die Nervenzellen fehlen (Aganglionose), so dass es zu einer Kotstauung und Dickdarmerweiterung oberhalb der ganglionfreien Darmabschnitte kommt. Diese Erkrankung ist für etwa ein Drittel der Darmverschlüsse von Neugeborenen verantwortlich. Weitere Anomalien sind Stenosen, Nichtanlagen (Agenesien) und Fisteln.

Der Dickdarm aus chinesischer Sicht

Nach der chinesischen Medizin hat der Dickdarm dieselbe Ausscheidungsfunktion wie sein westliches Gegenstück.

Die Pathophysiologie des Dickdarms aus chinesischer Sicht

Dickdarm-Symptome werden allgemein einem Ungleichgewicht oder Ursachen in anderen Systemen zugeschrieben. Die Umwandlung und der Transport von Nahrung und Flüssigkeit durch das gesamte Verdauungssystem, darunter auch den Dickdarm, wird vom Milz/Pankreas-System gesteuert. Viele der Symptome wie etwa Durchfall oder Bauchschmerzen, die vom Westen dem Dickdarm zugeschrieben werden, sind in der Regel auf eine Milz/Pankreas-Schwäche zurückzuführen. Andere Symptome wie Verstopfung sind sekundäre Symptome infolge eines *Qi*-Mangels oder eines Kälte-Staus.

Der Dickdarm ist ein *Yang*-Organ und mit der Lunge gekoppelt. Bei einem Mangel an Lungen-*Qi* wird weniger *Qi* zum Dickdarm geschickt und der Betroffene kann eine Verstopfung bekommen. Andererseits staut sich die Nahrung im Körper an, wenn der Dickdarm nicht funktioniert. Dann kann das Lungen-*Qi* nicht heruntersteigen und als Folge stellen sich Symptome wie Husten oder Atemnot ein. Das könnte erklären, warum Kinder oft Grippe-Symptome entwickeln, die sowohl die Atmung als auch den Magen-Darm-Trakt betreffen. Mental und emotional spielt der Dickdarm keine Rolle.

4.6.3 Milz – Milz/Pankreas

Die Milz aus westlicher Sicht

Für die westliche Medizin ist die Milz hauptsächlich ein hämatologisch und immunologisch wichtiges Organ. Intrauterin ist die Milz für die Hämatopoese oder aktive Blutbildung des Fetus verantwortlich. Nach der Geburt werden die Erythrozyten im Knochenmark gebildet und, wenn sie überaltert oder beschädigt sind, im wesentlichen in der Milz abgebaut. Die Milz spielt auch für die Immunabwehr eine entscheidende Rolle und zwar sowohl für die lymphatischen Bestandteile als auch für die Synthese von humoralen Antikörpern.

Die Pathophysiologie der Milz aus westlicher Sicht

Die häufigsten Erkrankungen der Milz im Kindesalter sind eine Milzschwellung oder Vergrößerung der Milz (Splenomegalie) aufgrund von Virusinfektionen, eine traumatisch bedingte Milzruptur und hämolytische Anämien. Seltener findet man Speicherkrankheiten, angeborene Anomalien und ganz selten Neoplasmen. Bei einem Milzriss und als Therapie bei bestimmten hämolytischen Erkrankungen wie etwa einer Sphärozytose ist manchmal eine Splenektomie angezeigt.

Das Pankreas aus westlicher Sicht

Anatomisch liegt die Milz in unmittelbarer Nähe zur Bauchspeicheldrüse oder Pankreas, die sowohl über ihre exokrine als auch ihre endokrine Funktion zur Verdauung beiträgt. Die exokrinen Zellen sezernieren Verdauungsenzyme, Verdauungssäfte und Elektrolyte, die endokrinen Zellen Insulin, das den Glukosestoffwechsel reguliert.

Die Pathophysiologie des Pankreas aus westlicher Sicht

Bei Kindern schwankt der Appetit enorm. Wenn sie in ihrer Säuglings- und Jugendzeit Phasen haben, in denen sie schnell wachsen, ist ihr Appetit in der Regel unersättlich. In den dazwischen liegenden Zeiten hat man bei manchen Kindern den Eindruck, sie essen so gut wie nichts, obwohl sie ganz normal wachsen und Gewicht zulegen. Die häufigsten Verdauungsstörungen sind Obstipation, Bauchschmerzen, Erbrechen und Durchfall. Die Ursachen sind meist Virusinfektionen, die sogenannten „Darmgrippen". Seltener sind angeborene Fehlbildungen, entzündliche Darmkrankheiten und ganz selten Tumore dafür verantwortlich. Bis zum Alter von neun Monaten oder einem Jahr ist bei Säuglingen sehr oft eine Regurgitation von Mageninhalt anzutreffen (was die westliche Medizin der Lagerung zuschreibt und die chinesische Medizin mit Milz-Schwäche erklärt). Gastrointestinale Symptome können auch sekundär als Folge von Problemen in anderen Systemen auftreten, wie etwa ein Erbrechen, das mit einer Harnweginfektion verbunden ist.

Bei Kindern ist die Milz nach westlicher Auffassung an Infektionen aller Art beteiligt, seien es virale, bakterielle, von Parasiten ausgelöste oder andere Infektionen. Sie wird beim Sport oder bei Unfällen leicht verletzt und manchmal aufgrund einer exzessiven Blutung chirurgisch entfernt.

Die Milz aus chinesischer Sicht

In der chinesischen Medizin ist die Milz faktisch eine Einheit aus Milz und Pankreas. Es wäre daher angemessener, sie als Milz/Pankreas zu bezeichnen. Diese Organeinheit erfüllt die hämatologischen und verdauungsfördernden Funktionen, die den beiden Einzelorganen des Westens zugeschrieben werden. Milz/Pankreas ist das *Yin*-Organ, das mit dem Magen als *Yang*-Organ gekoppelt ist; beide Organe zusammen bilden das Verdauungspaar. Die Nahrung „fault und reift" im Magen; dies entspricht der westlichen Vorstellung vom Abbau der Nahrungsstoffe durch die Magensäure und die Enzyme. Die Organeinheit Milz/Pankreas hat sechs wesentliche physiologische Funktionen.

Umwandlung und Transport von *Qi*

Eine wichtige Aufgabe der Milz ist die Umwandlung der Nahrung in *Gu Qi*, das zusammen mit dem Lungen-*Qi* das nährende *Qi* (*Rong Qi*) und damit die Basis für *Qi* und Blut bildet. Die Milz leitet zunächst *Gu Qi* zum Herzen, um dort das Blut zu bilden, und transportiert das *Gu Qi* dann zusammen mit anderen verfeinerten Nahrungsteilen, der sogenannten „Nahrungsessenz", zu den Organen und allen Teilen des Körpers, den Muskeln und Gliedmaßen. Weil das Nahrungs-*Qi*, das von der Milz extrahiert wird, die materielle Basis für die Bildung von *Qi* und Blut darstellt, wird die Milz zusammen mit dem Magen oft als „Wurzel des Nachhimmels-*Qi*" bezeichnet.

Die Milz trennt darüber hinaus „klare" von „unreinen" Körperflüssigkeiten und sorgt dafür, dass erstere über die Lunge zur Haut gelangen, während die „unreinen" Flüssigkeiten in Richtung Darm geleitet werden. Da die Milz das *Qi* in der Regel aufwärts schickt, hat sie eine „anhebende" Wirkung, um Organe an ihrem Platz zu halten und einen Prolaps zu verhindern.

Milz/Pankreas entsprechen dem Element Erde, da Mutter Erde alle Lebewesen mit Nahrung versorgt. Die zugeordnete Jahreszeit ist der Spätsommer – die Erntesaison.

Produktion und Regulation des Bluts

Die Milz steuert die Bildung des Blutes und verhindert Blutungen. Unterstützt vom Ursprungs-*Qi* aus den Nieren bildet Nahrungs-*Qi* das Blut im Herzen. Das Blut kreist in den Blutgefäßen; die Milz hält es dort und verhindert so Blutungen.

Geschmackssinn

Die Milz hat eine Öffnung zum Mund und wird in den Lippen manifest. Sie ist für den Geschmackssinn und das Kauen verantwortlich und sorgt dafür, dass die Nahrung für die weitere Verarbeitung vorbereitet wird und die Lippen feucht sind. Der mit den Erdorganen Milz und Magen assoziierte Geschmack ist „süß". Kinder haben schon im Alter von einem Monat eine natürliche Vorliebe für Süßes. Die vorherrschende Geschmacksrichtung in Obst und Gemüse ist das Süße. In der modernen Medizin wird geraten, das Kind ab dem sechsten Monat mit fester Nahrung zu füttern, wobei zunächst Obst und Gemüse bevorzugt werden sollen. Ein frühes Füttern mit fester Nahrung ist mit Darmbeschwerden und allergischen gastrointestinalen Symptomen assoziiert worden. Normale Mengen von natürlich gesüßter Nahrung zu essen, ist gesund, werden jedoch zu viele süße Nahrungsmittel – vor allem, wenn sie künstlich gesüßt sind, wie es bei der heutigen Kindernahrung meistens der Fall ist – verzehrt, kann dies ein Ungleichgewicht im Verdauungssystem auslösen.

Die Milz ist der „Sitz" der Gedanken

Die Milz hat Einfluss darauf, wie gut wir uns selbst erkennen, denken, lernen, uns konzentrieren und Daten einprägen können. Durch Überarbeitung wird das Milz-*Qi* geschädigt. Bei einem Mangel an Milz-*Qi* findet das Kind nicht seine Mitte, kann nicht klar denken, sich nur schwer konzentrieren und in der Schule nur mit Mühe folgen.

Gefühle

Die mit dem Element Erde assoziierten Emotionen sind Zuneigung, Mitgefühl und Sorge, Gefühle, die für eine Mutter kennzeichnend sind. Wenn das Milz-*Qi* ausgeglichen ist, ist das Kind fähig, abzugeben und Anteilnahme zu zeigen. Bei einem Ungleichgewicht des Milz-*Qi* macht sich das Kind viel zu viele Sorgen und kann im schlimmsten Fall zwanghaft werden.

Schleim

Die Milz ist das Hauptorgan für die Produktion von stofflichem und nicht stofflichem, beziehungsweise materiellem und energetischen Schleim. Die Milz liebt „Trockenheit" und wird von „Feuchtigkeit" und „Kälte" beeinträchtigt.

Die Pathophysiologie der Milz aus chinesischer Sicht

Die Organeinheit Milz/Pankreas ist beim Kind noch „unreif“ und daher konstitutionell bedingt schwach. Daher sind alle oben genannten sechs Funktionen gestört, besonders jedoch die Umwandlung und der Transport von Nahrung und Flüssigkeiten. Es wird daher neben einer Tendenz zur Anhäufung von Schleim nur unzulängliches nährendes *Qi* und Blut gebildet. Dies ist der Grund, warum bei Kindern Symptome überwiegen, die die Verdauung betreffen. Die heute übliche Ernährung der Kinder trägt noch zusätzlich zu einem Milz-Schwäche bei: sie enthält reichlich schleimproduzierende Nahrungsmittel wie beispielsweise Milchprodukte, außerdem eiskalte Getränke und Lebensmittel wie Fruchteis und Eiscreme sowie zu viele künstlich gesüßte Nahrungsmittel wie Süßigkeiten, Kekse und Kuchen. Der stressige Alltag der Kinder und der übermäßige Druck in der Schule kann die Funktion der Milz noch weiter beeinträchtigen. Der Teufelskreis von Milz-*Qi*-Mangel und Verdauungsproblemen beginnt mit Koliken im Säuglingsalter und umfasst ein breites Spektrum an Symptomen: schlechter Appetit, Magenverstimmung, Bauchschmerzen, Blähbauch und Durchfall, Müdigkeit, Blässe und Blutarmut beziehungsweise Anämien. Während westliche Mediziner schlechten Appetit bei Kleinkindern für eine normale Phase halten, schreiben ihn chinesische Ärzte einem unzulänglichen und unreifen Milz-*Qi* zu.

Milz kontra Lunge

Erkrankungen des Atem- und Verdauungssystems sind die häufigsten Störungen bei Kindern. Beide Systeme besitzen Öffnungen, die in direktem Kontakt mit der Außenwelt stehen. Pathogene können über die Nase und den Mund leicht und unmittelbar in das Atem- und Verdauungssystem gelangen und in die empfindlichen inneren Organe eindringen. In der Lunge sammelt sich Flüssigkeit an und wandelt sich in Schleim um, der wiederum die Luftwege – Bronchien und Bronchiolen – blockiert. Das Kind kann dadurch nur noch erschwert ein- und ausatmen, so dass sich Anzeichen für eine Atemnot einstellen wie Nasenflügelatmen, beschleunigtes Atmen (Tachypnoe) und interkostale Einziehungen durch verstärkte Aktivierung der Atemmuskeln am Brustkorb. Aufgrund ihres „jungen *Yins*“ leiden Kinder ohnehin schnell unter Flüssigkeitsmangel, verdicktem Schleim und höherem Fieber, was wiederum den *Yin*-Mangel weiter verstärkt. Da die Lunge bei der Einatmung Himmels-*Qi* aufnimmt, um nährendes *Qi* zu bilden, sind bei einer Störung der Lungenfunktion alle anderen Organe, vor allem aber die Milz, mitbetroffen.

Leber und Milz haben im Zyklus der fünf Elemente eine kontrollierende oder zerstörerische Beziehung zueinander. Milz-Schwäche kann im Gegenzug zu Leber-Fülle führen. In den folgenden Abschnitten werden wir näher darauf eingehen, welche Bedeutung die Anfälligkeit der Leber und die Holzphase der Entwicklung für eine Milz-Schwäche haben.

4.6.4 Magen

Der Magen aus westlicher Sicht

Die Entwicklung des Magens setzt ein, wenn der Embryo vier Wochen alt ist. Der Magen hat die Funktion eines Nahrungsspeichers und weist Zellen auf, die Schleim, Magensäure und Verdauungsenzyme absondern. Er gibt die Nahrung dann langsam in verflüssigten, durchmischten, aber nur minimal angedauten Portionen an den Darm ab.

Die Pathophysiologie des Magens aus westlicher Sicht

Die häufigste gastrointestinale Erkrankung ist die „Magendarmgrippe", die sich klinisch als Bauchschmerz, Erbrechen und Durchfall äußert und von der Anatomie und den biochemischen Grundlagen her die Eingeweide als Ganzes betrifft.

Bei Kindern ist der Großteil der Magenerkrankungen auf angeborene Anomalien zurückzuführen wie Atresien, Hypoplasien oder eine Doppelanlage des Magens. Die häufigste Krankheit ist die Magenausgangstenose des Säuglings (hypertrophe Pylorusstenose), eine Verdickung der Pylorusmuskulatur, die den Magenausgang einengt oder blockiert. Sie muss meist chirurgisch korrigiert werden. Peptische, durch Salzsäure und Pepsin entstandene Geschwüre (Ulcus pepticum) findet man bei Kindern öfter im Zwölffingerdarm als im Magen. Sie können bei Säuglingen auf eine angeborene übermäßige Sekretion von Magensäure hinweisen. Bei älteren Kindern können akute Geschwüre durch den Stress bei Trauma, Sepsis, Schock oder einer gefährlichen Krankheit entstehen.

Der Magen aus chinesischer Sicht

Bei den Chinesen gilt der Magen, ein Erdorgan, das mit der Milz gekoppelt ist, als wichtigstes *Yang*-Organ. In ihm „verrottet und reift" die Nahrung, was mit der westlichen Vorstellung vergleichbar ist, dass die Nahrungsstoffe durch Säure und Enzyme abgebaut werden. Um dies zu erreichen, braucht der Magen genügend Flüssigkeit, die aus der Nahrung und den zugeführten Getränken stammt. Der Magen baut einen Teil dieser Flüssigkeit in Nahrungsessenzen ein, der Rest wird kondensiert, um Körpersäfte zu bilden. Der Magen reagiert daher besonders empfindlich auf Trockenheit. Das steht in Einklang mit der biochemischen Erklärung für den Verdauungsvorgang, nach der Makromoleküle oder Polymere durch eine hydrolytische Reaktion, die Wasser erfordert, zu Monomeren abgebaut werden.

Das Paar Milz-Magen wird oft als „Wurzel des Nachhimmels-*Qi*" bezeichnet, da beide zusammen für das gesamte nach der Geburt produzierte *Qi* verantwortlich sind. Von allen *Yin-Yang*-Paaren sind sie am engsten miteinander verbunden: Sie arbeiten eng zusammen, um die Nahrung zu verdauen, um aus der Nahrung *Qi* zu gewinnen und um das nährende *Qi* durch den Körper, beispielsweise die Muskeln der Arme und Beine, zu transportieren.

Die Pathophysiologie des Magens aus chinesischer Sicht

Wie im westlichen Modell gibt der Magen Nahrung und Flüssigkeit an den Dünndarm weiter; daher muss sich das Magen-*Qi* nach unten bewegen. Wenn der Magen gesund ist, bewegen sich Nahrung und *Qi* vom Magen aus zum Dünn- und dann zum Dickdarm. Ist der Magen nicht im Gleichgewicht, wird die Abwärtsbewegung des *Qi* nicht richtig gesteuert und das *Qi* beginnt, nach oben zu kommen. Das kann zu Symptomen wie Aufstoßen, Reflux, Übelkeit, Erbrechen und Völlegefühl führen. Reflux ist ein häufiges Symptom bei Säuglingen. In der westlichen Medizin wird es dadurch behandelt, dass der Säugling in eine mehr senkrechte/aufrecht sitzende Position gebracht wird, damit die Nahrung mit Hilfe der Schwerkraft nach unten gezogen wird. Für die chinesische Medizin ist das unreife und unzulängliche *Qi* von Magen und Milz für dem Reflux verantwortlich und die aufrechte Position des Kindes sorgt im wesentlichen dafür, dass der *Qi*-Fluss durch die Schwerkraft nach unten gelenkt wird. In der chinesischen Medizin wird er daher mit der Stärkung von Magen und Milz behandelt.

Anders als die höchst einflussreiche Organeinheit Milz/Pankreas spielt der Magen im geistig-emotionalen Bereich eine eher untergeordnete Rolle. Ein Ungleichgewicht des Magens kann Verwirrung auslösen. Das steht in scharfem Kontrast zur westlichen Medizin, die meist gerade im Magen das Organ sieht, an dem sich „psychosomatische" Probleme manifestieren. Da man bei Magenbeschwerden, wie sie – besonders bei Kindern – häufig vorkommen, in der Regel keine körperlichen oder biochemischen Ursachen findet, spricht man gern von „funktionellen Abdominalbeschwerden" oder einem „funktionellen Magen-Darm-Syndrom". Mithilfe der chinesischen Medizin kann man diese funktionellen Erkrankungen möglicherweise als Auftreten energetischer Störungen einstufen. Bei Kindern kann eine Vielzahl von Magen-Symptomen, die für die westliche Medizin schwer zu erklären sind, auch durch eine ungeeignete Ernährung und Essweise hervorgerufen werden.

4.6.5 Herz

Das Herz aus westlicher Sicht

Das Herz wird im Westen als eine mechanisch arbeitende Pumpe angesehen, die dafür verantwortlich ist, dass Blut im Körper kreist. In der Kinderheilkunde handelt es sich bei Herzproblemen meist um angeborene Fehlbildungen. In etwa acht von 1000 Lebendgeburten[2] findet man angeborene Herzfehler wie einen Ventrikelseptumdefekt, einen Vorhofseptumdefekt oder eine Pulmonalstenose. Arrhythmien sind bei Kindern selten, kardiovaskuläre Erkrankungen dagegen heutzutage auf dem Vormarsch.

Das Herz aus chinesischer Sicht

Für die chinesische Medizin ist das Herz das wichtigste innere Organ. Es ist der „Kaiser", der über alle Aspekte des körperlichen, emotionalen und geistigen Seins herrscht. Auf der körperlichen Ebene steuert das Herz die Bewegung des Blutes in den Blutgefäßen, was mit der westlichen Vorstellung von der Herzfunktion vergleichbar ist; außerdem steht das Herz in enger Beziehung zur Lunge, weil *Qi* und Blut einander nähren. Der chinesischen Medizin zufolge findet im Herzen jedoch die Umwandlung von Nahrungs-*Qi* in Blut statt und das Blut wird von der Lebenskraft des *Qi* in den Blutgefäßen bewegt statt von einer Pump-Funktion des Herzens. Die Gesichtsfarbe spiegelt die Verfassung des Herzens wider: rosige Wangen zeigen einen guten Blutfluss und ein gesundes Herz an, während ein blasser Teint für Anämie, einen schlechten Blutfluss und ein krankes Herz spricht. Durch die wechselseitigen Beziehungen zwischen Flüssigkeiten und Blut, beeinflusst das Herz auch den Schweiß und andere Körperflüssigkeiten.

Die Herz mündet oben auf der Zunge und beeinflusst daher das Sprechen. Ein Kind mit einem ruhigen Herzen ist fähig, sich klar und deutlich auszudrücken. Kindern mit Herz-Störungen fällt es mitunter schwer, die richtigen Worte zu finden, sie stottern oder vergessen, was sie sagen wollten.

Als wichtigste Funktion beherbergt das Herz das *Shen*, das sowohl für das Seelenleben als auch für den Geist steht. Darin zeigt sich die Nähe der Geist-Seele (die im Abschnitt über die Leber näher erläutert wird) zum Seelenleben und zum Verstand. Durch die Seele reichen Geist und Verstand nach chinesischer Ansicht über das individuelle Bewusstsein hinaus bis zu den ewigen Gedanken und Ideen in der Welt der Seelen. Auf diese Weise sind alle über ihr Bewusstsein und Denken miteinander verbunden. Ein Herz, das sich im Gleichgewicht befindet, gilt als angemessener Sitz für das *Shen*. Dann ist die Herrschaft des Kaisers weise. Das Kind kann klar und schöpferisch denken, es kann sich gut ausdrücken und deutlich sprechen, es kann sich freuen und sich leidenschaftlich für etwas begeistern, es lebt im Einklang mit sich selbst und kann eine Verbindung zu anderen aufbauen. Wenn das Herz aus dem Gleichgewicht geraten ist, wird das *Shen* nicht angemessen beherbergt; das Kind wird unruhig, ist leicht zerstreut, kann sich schlecht ausdrücken, ist irrational, hat ein schlechtes Gedächtnis und isoliert sich immer mehr von anderen. In schweren Fällen kann das Kind sogar hysterisch und verrückt werden oder auch wie in einem Koma völlig das Bewusstsein verlieren. Das emotionale Herz ist sehr verwundbar und kann von allen Emotionen leicht aus dem Gleichgewicht gebracht werden.

Das Herz entspricht dem Element Feuer. Die vorrangig mit dem Herzen verbundenen Emotionen sind – kaum überraschend – Freude oder Leidenschaft. Das Teenageralter ist die Feuerphase der Entwicklung; daher werden Herz-Erkrankungen in der chinesischen Pädiatrie meist mit dem veränderten Verhalten im Teenageralter in Verbindung gebracht (näheres dazu in Kapitel 5). Die Gefühle sind unbeständig, wie ein Funke, der eine Explosion auslöst, oder voll glühender Leidenschaft. Da alle anderen Emotionen – Traurigkeit, Wut, Furcht und Sorge – möglicherweise ebenso das Herz betreffen, kann Herz-Feuer bei chronischen emotionalen Problemen auch außer Kontrolle geraten; dann kommt es zu Fülle-Symptomen wie Aufregung, Rastlosigkeit und körperlichen Folgen eines Übermaßes an Hitze. Daher steht das Herz im Mittelpunkt unseres Gefühllebens. Dem Teenager fehlt die Motivation für etwas, weil er nicht mit dem Herzen dabei ist, oder er wird möglicherweise verbittert und rebellisch, was metaphorisch dem bitteren Geschmack entspricht. Wenn das Herz verletzt wird, kann sich glühende Leidenschaft in Bitterkeit verwandeln.

Die dem Herzen zugeordnete Farbe ist „rot" – die Farbe des Blutes, der Leidenschaft und des Feuers.

4.6.6 Dünndarm

Der Dünndarm aus westlicher Sicht

Beim Menschen beginnt die Entwicklung des Dünndarms in der vierten Schwangerschaftswoche. Die Nahrungsaufnahme im Darm hängt weitgehend von der exokrinen Funktion des Pankreas ab. Die Verdauungsenzyme werden im Dünndarm als Reaktion auf die im Darm enthaltene Nahrungs- und Flüssigkeitsmenge abgesondert. Die Verdauung wird durch die Gallensalze erleichtert und ist in der Regel im oberen Abschnitt des Dünndarms beendet. Dort werden Zucker, Proteine und Kohlenhydrate sowie Fette zu kleineren Molekülen abgebaut, die dann absorbiert werden. Elektrolyte, Mineralien und Flüssigkeiten werden selektiv aufgenommen und die unverdaulichen Reste dann weiter nach unten in den Dickdarm transportiert.

Die Pathophysiologie des Dünndarms aus westlicher Sicht

Zu Erkrankungen des Dünndarms im Kindesalter zählen verschiedene Infektionen, beispielsweise infolge eines Befalls mit Viren, Bakterien, *Giardia lamblia* und anderen Parasiten; Malabsorptionssymptome, Morbus Crohn, eine Entzündung des Dünndarms (Enteritis regionalis Crohn), Stressulzera und Motilitätsstörungen.

Zu den angeborenen Fehlbildungen zählen Atresien, Doppelanlagen und verschiedene anatomische Defekte. Die Symptome zeigen sich meist schon bald nach der Geburt, doch manchmal werden kongenitale Dünndarmdefekte auch erst im Erwachsenenalter entdeckt. Zu den Symptomen gehören Durchfall, Bauchschmerzen, Gewichtsverlust und Fieber.

Der Dünndarm aus chinesischer Sicht

Auf der körperlichen Ebene erfüllt der chinesische Dünndarm ebenfalls Verdauungsfunktionen und trennt „Reines" von „Unreinem". Nach der Verdauung durch Magen und Milz gelangen Nahrung und Flüssigkeiten in den Dünndarm, wo klare, reine Nahrungsstoffe abgetrennt und dann von der Milz weitertransportiert werden, um alle Körpergewebe zu ernähren. Die Auftrennung der Flüssigkeiten wird vom Nieren-*Yang* gesteuert, das für diesen Prozess *Qi* und Wärme bereitstellt.

Im Gegensatz zu den anderen *Yang*-Organen spielt der Dünndarm eine wichtige Rolle für die Emotionen und die Psyche. Während das Herz als Sitz des Geistes die mentalen Kapazitäten steuert, trennt der Dünndarm als das mit dem Herzen gekoppelte *Yang*-Organ das „Reine" vom „Unreinen". So kann das Richtige vom Falschen, das Nötige vom Unnötigen getrennt und auseinandergehalten werden, um sich bei wichtigen Entscheidungen Klarheit zu verschaffen und Lösungen zu finden.

Die Pathophysiologie des Dünndarms aus chinesischer Sicht

Bei Kindern sind körperliche, mit dem Dünndarm assoziierte Symptome häufig sekundär; so ist etwa Durchfall die Folge einer Milz-Schwäche und zu einer unzureichenden Trennung der Flüssigkeiten, die sich als übermäßige oder unzureichende Urinausscheidung manifestiert, kommt es nach einer Funktionsstörung der Nieren. Wenn Herz-Feuer in den Dünndarm gelangt, leidet der Patient unter Geschwüren an der Zunge, einem bitteren Geschmack, Durst oder Blut im Urin. Da der Dünndarm ein Feuerorgan ist und dementsprechend mit der Entwicklung im Teenageralter korrespondiert, hat das Gleichgewicht des Dünndarms Einfluss auf die Fähigkeit der Jugendlichen, das Richtige vom Falschen zu trennen, was, insbesondere, wenn das Herz-Feuer nicht ausbalanciert ist, erhebliche Folgen für ihr Verhalten hat.

4.6.7 Niere

Die Niere aus westlicher Sicht

In der westlichen Medizin sind die Nieren für vieles zuständig. Sie bilden den Urin und scheiden ihn aus. Sie sezernieren das Hormon Renin, das den Blutdruck reguliert, und Erythropoetin, das die Produktion von roten Blutkörperchen (Erythrozyten) anregt. Nieren und Lungen sind gemeinsam dafür verantwortlich, dass das Gleichgewicht des Säure-Basen-Haushalt gewahrt bleibt. Die Nieren sorgen für den richtigen pH-Wert, indem sie die Ausscheidung von Salz und Wasserstoffionen regulieren. Eine unzureichende Nierenfunktion kann zu einer metabolischen Azidose oder Alkalose führen, während eine gestörte Lungenfunktion eine respiratorische Azidose oder Alkalose zur Folge haben kann.

Die Pathophysiologie der Niere aus westlicher Sicht

Nierenerkrankungen bei Kindern können Infektionen wie eine Glomerulonephritis oder Pyelonephritis sein, ferner Störungen der Nierenfunktion beispielsweise der Filtrierung und Konzentrierung des Harns, angeborene Fehlbildungen wie Zystennieren und eine sekundäre Beeinträchtigung der Nieren bei einer systemischen Erkrankung wie Lupus oder Diabetes oder bei einem Trauma. Die Nierensymptome entstehen dadurch, dass die Urinbildung und -ausscheidung gestört ist und sich giftige Abfallprodukte anhäufen. Wenn beide Nieren versagen, ist eine Dialyse erforderlich, um die giftigen Stoffwechselprodukte zu entfernen. Nierentransplantate, die von lebenden oder toten Spendern stammen können, sind bei Kindern selten.

Die Niere aus chinesischer Sicht

Die chinesische Niere hat mit der Niere nach westlicher Vorstellung einige Attribute gemeinsam. Anatomisch liegen die Nieren in Höhe des ersten bis vierten Lendenwirbels. Die auf dem Rücken vorhandenen *Shu*-Akupunkturpunkte der Nieren, Bl-23, und *Mingmen*, das Tor des Lebens und der Lebenskraft, Du4, das zwischen den Bl23 liegt, befinden sich auf Höhe des zweiten Lumbalwirbels. Die Nieren sind Wasserorgane und daher die wichtigsten physiologischen Organe für die Regulierung des Flüssigkeitshaushalts. Die chinesische Medizin hält die Nieren allerdings für wesentlich bedeutender als der Westen und schreibt ihnen Merkmale zu, für die es in der westlichen Medizin keine Parallelen gibt.

Die Niere ist die Grundlage des Lebens. Sie ist der Ursprung für Wasser und Feuer, für das primäre *Yin* und *Yang* und für alle Organe. Nieren-*Yin* bildet die Basis für alle *Yin*-Energien des Körpers, vor allem der Leber, des Herzens und der Lunge, Nieren-*Yang* entsprechend für alle *Yang*-Energien oder das Feuer des Körpers, vor allem der Milz, des Herzens und der Lunge.

Maciocia vergleicht das Nieren-*Yang* mit brennendem Feuerholz, das einen Kessel mit Wasser erhitzt, in dem Nieren-*Yin* und Nieren-Essenz enthalten sind (Abbildung 4.2).[1] Der Dampf, der von dem kochenden Wasser aufsteigt, entspricht dem *Qi*. Abbildung 4.3 geht noch einen Schritt weiter, um die Beziehung zwischen Nieren-*Yang* und -*Yin* zu dem *Yang* und *Yin* aller anderen Organe zu verdeutlichen. Das Nieren-*Yang* bildet den größten

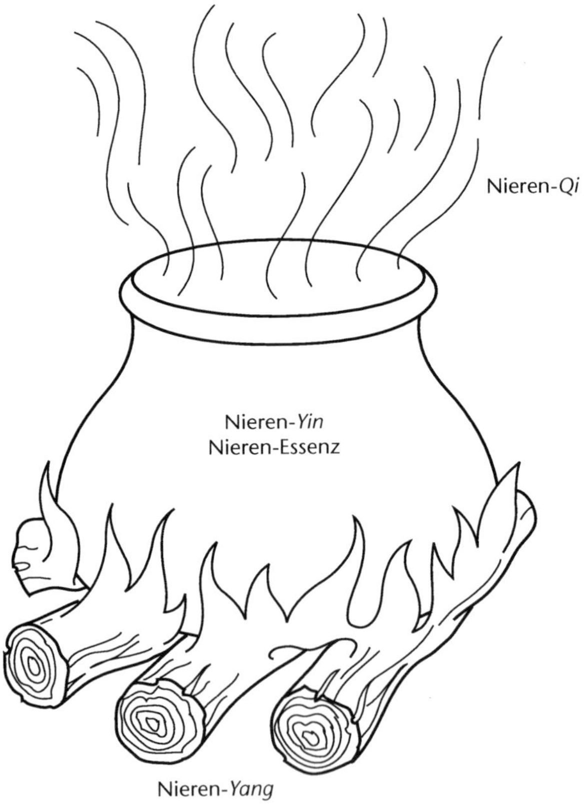

Abbildung 4.2 Die Beziehung zwischen Nieren-*Yin*, Nieren-Essenz, Nieren-*Yang* und Nieren-*Qi*. (Modifiziert mit freundlicher Genehmigung aus 1).

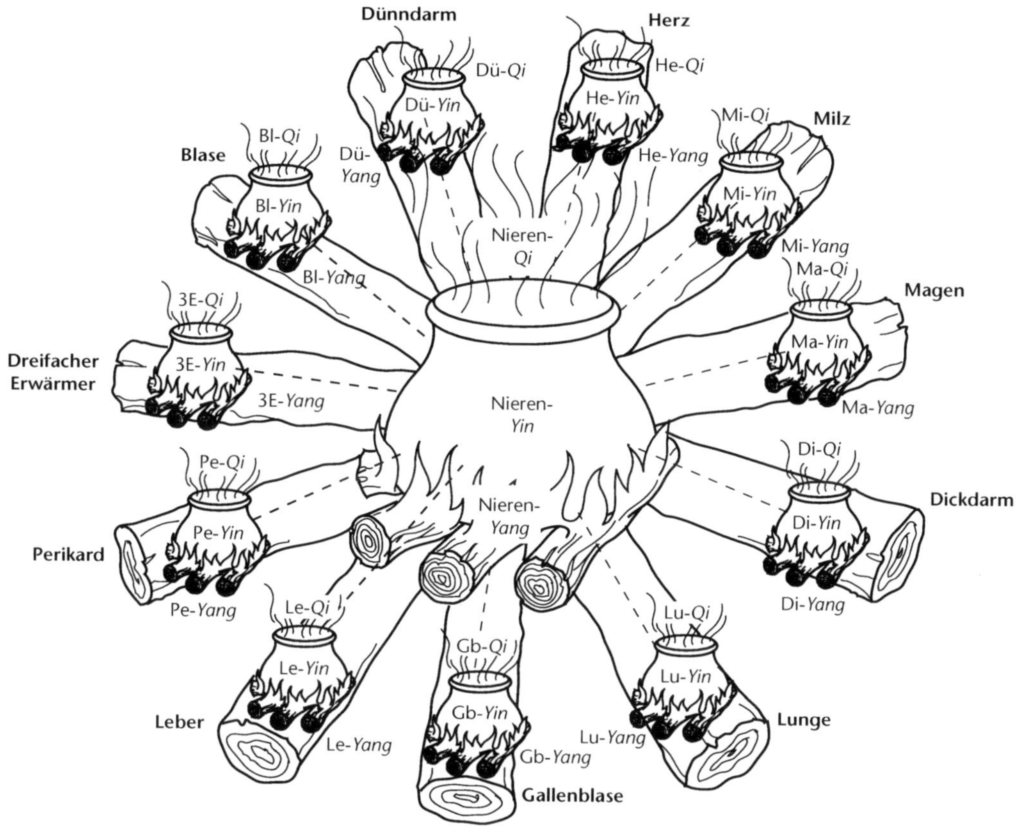

Abbildung 4.3 Die Beziehung der Niere zu den anderen Organen. Wenn Nieren-*Yang* und *Yin* gestärkt werden, werden auch alle anderen Organe gestärkt. Das *Qi* jedes Organs ist mit dem Nieren-*Yang* und -*Yin* genauso unmittelbar verbunden wie mit seinem eigenen *Yang* und *Yin*.

und zentralen Feuerholzstapel, auf dem ein sehr großer Kessel mit Nieren-*Yin* steht. Die anderen Organe haben ihre eigenen, kleineren Feuerholzstapel, die auf Ausläufern von Hölzern aus dem zentralen Nieren-Stapel sitzen, so dass das Nieren-*Yang* dem gesamten anderen *Yang* zugrunde liegt. Wenn zu wenig Nieren-*Yang* vorhanden ist, dann ist es belanglos, wie viel Holz jedes einzelne Organ zur Verfügung hat, es wäre auf jeden Fall unzureichend, weil der Basisstapel, der das Feuer unterhält, unzureichend ist. Wird andererseits das Nieren-*Yang* gestärkt – was immer bedeutet, dass das zentrale Feuer angefacht wird, indem mehr von dem vorhandenen Holz verbrannt wird, denn das Nieren-*Yang* kann nicht vermehrt werden (das heißt, es kann nicht weiteres Feuerholz hinzugefügt werden) – dann würden auch die anderen Organe mit gestärkt, weil sie von der Niere mehr Feuer erhalten. In jedem Organ kann sich ein eigener Mangel entwickeln, also ein zu kleiner, individueller Feuerholzstapel vorhanden sein. Jedes Organ hat auch einen eigenen „Kessel“, der mit dem zentralen Nieren-*Yin*-Kessel verbunden ist. Wenn der Nieren-Kessel voll ist, kann er die kleineren „Kessel“ mit füllen. Ist zu wenig im zentralen Kessel, dann ist auch in allen anderen Kesseln weniger „Suppe“.

Die Niere speichert Essenz (*Jing*), eine Substanz, für die es in der westlichen Medizin kein Äquivalent gibt. *Jing* wird als „brennendes Wasser" und „dichteste Form von *Qi*" bezeichnet. In westlicher Terminologie entspräche dies einem Energie-Teilchen-Dualismus, das heißt, es ist ausgeschlossen, dass sich *Jing* gleichzeitig wie Partikel (flüssige Wassermoleküle) und Energie (*Qi*) verhält. Abbildung 4.4 kann vielleicht dazu beitragen, dieses für das wissenschaftliche Denken verwirrende Konzept zu erklären. Im Grundkurs für Physik lernt man, dass es drei verschiedene Aggregatzustände eines Stoffes gibt: fest, flüssig und gasförmig. Im festen Zustand liegen die Moleküle eng verbunden und dicht zusammen, im flüssigen Aggregatzustand sind sie gegeneinander verschiebbar und nicht mehr so nah beieinander und im gasförmigen Zustand haben sie die größte kinetische Energie, bewegen sich weitgehend unabhängig voneinander und verteilen sich frei im Raum. Die vom Feuer erzeugte Hitze wird auf die Wassermoleküle übertragen und dadurch zur kinetischen Energie, die die Bewegung der Moleküle verstärkt. Der heißeste Bereich des Wasser oder

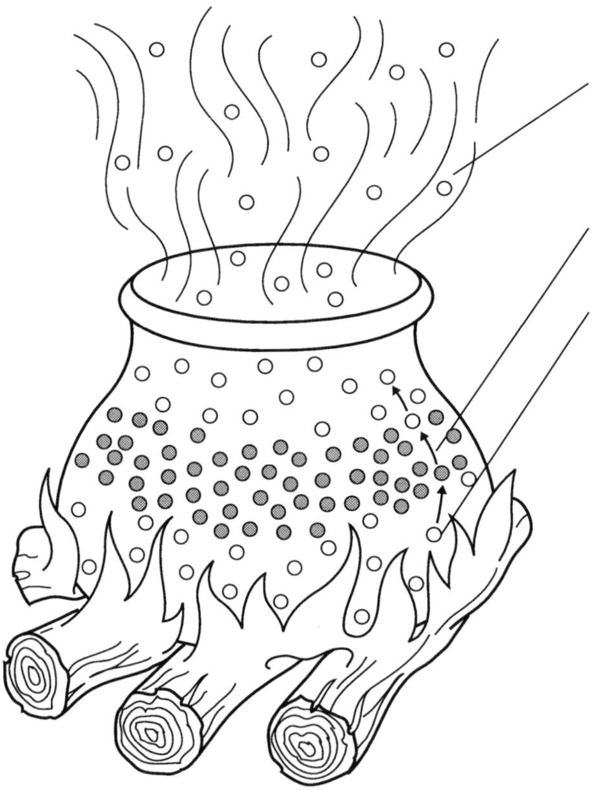

Abbildung 4.4 *Jing* ist die dichteste Form von *Qi*. Die „Suppen"-Moleküle am Boden des Kessels haben die meiste kinetische Energie, die mit der Bewegungsenergie des *Qi* vergleichbar ist. Weil sie sich aber auf dem Boden des Kessels befinden, können sie nicht verdampfen. Die kinetische Energie wird nach oben übertragen, so dass die Moleküle an der Oberfläche genügend Energie erhalten, um wie Dampf aus dem Topf zu entweichen, was der Aktion des *Qi* ähnelt.

der „Suppe in dem Kessel" ist die Schicht, die sich direkt auf dem Boden des Kessels befindet. Wenn diesen Molekülen mehr kinetische Energie zugeführt wird und sie sich freier bewegen, wird die Hitze oder Energie von den Molekülen am Boden des Kessels nach oben weitergeleitet und erhitzt dort den Rest der „Suppen"-Moleküle, was schließlich dazu führt, dass die oberste Molekülschicht genügend kinetische Energie besitzt, um zu verdampfen, sich also in den gasförmigen Aggregatzustand des Wassers zu verwandeln, das *Qi*. Man kann sich die Essenz als die Moleküle auf dem Boden des Kessels vorstellen: Sie sind die „heißesten" mit der größten Hitze, die zu kinetischer Energie werden kann, aber sie sind immer noch im flüssigen Zustand und werden von den Molekülen, die sich im Kessel über ihnen befinden, daran gehindert, sich in Dampf zu verwandeln. Die Essenz ist daher sowohl „brennendes Wasser" als auch das „dichteste *Qi*."

Aufgrund dieser Bilder kann man sich auch vorstellen, welche Kraft in der Essenz (*Jing*) steckt. Genauso wie alle Moleküle im Kessel davon abhängig sind, wie viel Hitze oder Energie die Moleküle besitzen, die sich ganz unten im Kessel befinden, so übt auch *Jing* einen starken Einfluss auf das *Yin* (Blut und Flüssigkeiten, „die Suppe") und das *Qi* (den Dampf) aus, die zusammen die *Yin-Yang*-Bausteine des Lebens bilden. Daher schreibt man dem *Jing* eine Wirkung auf alle Bereiche des Lebens zu: Empfängnis, Schwangerschaft, Geburt, Wachstum, Entwicklung, Reife, Sexualfunktion, Fruchtbarkeit und Altwerden. Das Vorhimmels-*Jing* ist, ähnlich wie die Chromosomen, Träger der von den Vorfahren stammenden genetischen Informationen. Bei der Geburt ist das *Jing* am höchsten und nimmt dann von Natur aus mit dem Alter ab. *Jing* wird bei Stress, beim Altersprozess, bei Männern mit der Ejakulation, bei Frauen durch die Menstruation rasch verbraucht. Man kann es durch *Qi*-Übungen wie *Qigong* oder *Tai Chi*, durch eine bessere Ernährung und eine gesündere Lebensweise bewahren.

Die Niere produziert Mark, wozu sowohl das Knochenmark zählt als auch das sogenannte „Meer des Markes", das dem Gehirn und dem Rückenmark entspricht. Für die westliche Medizin ist das Mark für die Produktion von Antikörpern, roten und weißen Blutkörperchen (Erythrozyten und Leukozyten) sowie Blutplättchen verantwortlich – Blutbestandteilen, die der chinesischen Medizin zufolge zwar von Milz und Herz beeinflusst werden, aber vom Nieren-*Yang* abhängig sind. Während in der westlichen Medizin das Gehirn das wichtigste Organ ist, dass den Menschen als überlegenes, vernunftbegabtes Wesen vom Tier unterscheidet, ist es für die chinesische Medizin nur ein Sonderorgan, das von Nieren-*Qi* und Nieren-Essenz abhängig ist. Da die Niere das Gehirn nährt, hat sie Einfluss auf das Gedächtnis, die Konzentration und das Denken.

Die Niere nährt auch die Ohren und ermöglicht so das normale Hören. In der westlichen Medizin sieht man das Ohr und die Nieren als getrennte Organe an und kann sich die vielen Verbindungen zwischen den beiden nicht erklären. So haben beispielsweise Kinder, die mit Ohrfehlbildungen wie Aurikulargehängen auf die Welt kommen, oft angeborene Nierenanomalien. Bei einigen Erbkrankheiten ist wie bei dem Alport-Syndrom eine Nephritis mit Schwerhörigkeit gekoppelt. Einige Antibiotika wie Gentamicin, die zu früh geborenen Babys und Neugeborenen bei Sepsis gerne intravenös verabreicht werden, können sowohl Ohren- als auch Nierenschäden verursachen.

Die Niere nährt das Haar. Ein Mangel an Nieren-*Jing* kann sich als brüchiges, stumpfes und grauwerdendes Haar manifestieren. Das Haar wird daher im Alter langsam grau, weil sich die Essenz mit der Zeit erschöpft. Das erklärt auch ein plötzliches Weißwerden der Haare bei Menschen, die einen schweren körperlichen oder emotionalen Schock erlitten haben, der rasch das *Jing* verbraucht. Dies ist am auffallendsten bei Kindern mit Krebs, die kahlköpfig werden, wenn sie eine Chemotherapie erhalten – starke Medikamente, die das Nieren-*Jing* und *Yang* erschöpfen.

Die Nieren lenken wie ein „Schleusentor" den Fluss der Körperflüssigkeiten. Das Nieren-*Yin* „öffnet", das Nieren-*Yang* „schließt" das Tor, um eine optimale Ausscheidung und Retention der Flüssigkeiten zu ermöglichen. Das Nieren-*Yang* steuert die Trennung von reinen und unreinen Flüssigkeiten im Dünn- und Dickdarm und die Niere liefert der Blase das *Qi*, um den Urin speichern und umwandeln zu können. Die Niere ist außerdem eng mit der Milz und der Lunge verbunden: Das Nieren-*Yang* versorgt die Milz mit der notwendigen Hitze, um Flüssigkeiten umzuwandeln und zu transportieren. Und von der Lunge erhält die Niere Flüssigkeiten, die zum Teil als Nebel wieder zur Lunge zurückkehren, um sie feucht zu halten, zum Teil ausgeschieden werden. Die Niere hält auch das *Qi* unten, das die Lunge nach unten schickt. Wenn die Niere dabei versagt, fließt das *Qi* fälschlich nach oben, was sich als Keuchen und Husten manifestieren und biochemisch zu einer respiratorischen Azidose oder Alkalose führen kann. Eine Funktionsstörung der Niere kann auch ein metabolisches Ungleichgewicht auslösen; wenn die Ausscheidung von Salz, Wasserstoff und Wasser beeinträchtigt ist, kann eine metabolische Azidose oder Alkalose entstehen, die dann wiederum die Atmung beeinflussen kann.

Die Niere ist mit dem Element Wasser verbunden. Der mit Wasser/Nieren-*Qi* korrespondierende Geschmack ist „salzig". Salz hat eine weitreichende Wirkung auf die Flüssigkeitsmenge im Körper. Der Geschmackssinn für Salz entwickelt sich bei den Kindern schon im ersten Lebensmonat während der Wasserphase ihrer Entwicklung.

Die der Niere zugeordneten Gefühle sind Willenskraft und Angst. Wenn die Niere schwach ist, fehlt den Kindern der Ansporn, sie sind ängstlich und ohne Willenskraft. Eine gesunde Portion Angst kann sie davon abhalten, unsinnige Risiken einzugehen. Ein Übermaß an Angst wird sie jedoch daran hindern, Entscheidungen zu treffen. Anders als bei der Unentschlossenheit aufgrund eines Führungsmangels, die mit einer Gallenblasen-Schwäche assoziiert ist, ist die Unentschlossenheit aus Angst von einem Hin und Her geprägt, das dem Wechsel von Ebbe und Flut beim Element Wasser ähnelt. Das beste Beispiel hierfür bietet ein Kleinkind in der Wasserphase seiner Entwicklung. In dieser Zeit ist es normal, dass die Kinder unabhängiger werden wollen, aber trotzdem noch die Bindung an die Mutter brauchen: einerseits quengeln sie, weil sie nicht mehr an der Hand ihrer Mutter gehen wollen, andererseits bekommen sie Angst und rufen nach der Mutter, wenn sie sie aus den Augen verlieren. Die aus einem Nieren-Schwäche resultierende Angst kann bei älteren Kindern so überhandnehmen, dass ein normales emotionales Reifen verhindert wird oder die Kinder sich viel zu viele Sorgen über Unwichtiges machen.

Die Pathophysiologie der Niere aus chinesischer Sicht

Erkrankungen der Nieren betreffen in der chinesischen Medizin die energetischen, körperlichen und emotionalen Merkmale der Niere.

Die Wasserphase der kindlichen Entwicklung reicht von der pränatalen Periode bis zur frühen Kindheit. In dieser Altersgruppe ist die Niere besonders anfällig, was sich daran zeigt, dass das Gehirn schnell Schaden nimmt. So können Infektionen leicht zu einer Meningitis oder Enzephalitis und Stoffwechselstörungen häufig zu Krampfanfällen oder sogar einer verzögerten geistigen Entwicklung führen.

Angeborene und vererbte Erkrankungen werden einem Mangel des Nieren-*Jing* zugeschrieben. Starke Medikamente versetzen dem System, besonders wenn sie sehr kleinen Kindern gegeben werden, einen starken „*jolt*", was etwa einem „Schock" entspricht. Als Reaktion darauf wird Nieren-*Yang* freigesetzt und dadurch vorzeitig aufgebraucht. Weil Kinder reichlich Nieren-*Yang* haben, macht sich die Wirkung möglicherweise erst Jahre oder sogar Jahrzehnte später bemerkbar. Die meisten Abbauprodukte von Medikamenten werden über die Nieren ausgeschieden – so kommt es zu einer verstärkten renalen Belastung, was in chinesischer Terminologie einer Schwächung der Niere entspricht.

Für Einnässen oder Bettnässen kann primär ein Mangel an Nieren-*Yang* oder sekundär eine Milz- und Lungen-Schwäche und als Folge ein Ungleichgewicht im Flüssigkeitshaushalt oder ein allgemeiner *Yin*-Mangel und eine daraus resultierende Hitze in der Blase verantwortlich sein. Für die westliche Medizin steht ein nächtliches Bettnässen (Enuresis nocturna) in enger Beziehung zu Emotionen, insbesondere Angst. Da Angst mit den Nieren assoziiert ist, kann sie einen anomalen *Qi*-Fluss verursachen, das sogenannte „Absinken von *Qi*" in die Blase, was sich als Bettnässen äußert. Genauso wie die Niere die Wurzel für alle anderen Organe ist, kann sie andersherum auch von allen chronischen Erkrankungen der anderen Organe mitbetroffen werden.

4.6.8 Blase

Westliche wie chinesische Medizin sehen in der Blase das Organ für die Speicherung und Ausscheidung des von der Niere gebildeten Urins. Es gibt daher eine starke Korrelation zwischen den Symptomen und auch den Ursachen der Erkrankungen von Blase und Niere.

Die häufigste pädiatrische Erkrankung ist die Blaseninfektionen oder Harnweginfektion, die meist von Bakterien, manchmal auch von Viren verursacht wird. Zu den angeborenen Fehlbildungen gehört eine Verdopplung des Harnleiters oder auch der Blase (Doppel- oder Sanduhrblase). Als *Yang*-Organ des Organpaares Blase-Niere treten Blasen-Erkrankungen in der Regel sekundär als Folge eines Ungleichgewichts der Niere auf und führen zu einer veränderten Urinausscheidung. Blasen-Infektionen werden gewöhnlich einem Übermaß an feuchter Hitze in der Blase zugeschrieben.

4.6.9 Perikard

Das Perikard aus westlicher Sicht

In der westlichen Kinderheilkunde ist das Perikard, der so genannte Herzbeutel, die Hülle des Herzens. Dort kann, wenn auch selten, eine Infektion auftreten, in der Regel eine virale oder bakterielle Perikarditis. Das Perikard kann auch sekundär von chronischen Erkrankungen betroffen sein, etwa einer rheumatoiden Arthritis, einem Lupus erythematodes oder anderen systemischen Erkrankungen.

Das Perikard aus chinesischer Sicht

In der chinesischen Medizin wird das Perikard auch Meister des Herzens genannt und spielt eine wichtige Rolle für den Schutz des Herzens. Als Schützer des Kaisers wehrt das Perikard schädigende äußere Einflüsse und Erreger ab. Das Perikard entspricht dem Sympathikus des autonomen oder vegetativen Nervensystems, das die nicht dem Willen oder Bewusstsein untergeordneten Funktionen wie Herzfrequenz und Schwitzen steuert. Der Sympathikus stimuliert das Herz, während der Parasympathikus das Gegenteil bewirkt.

Die Pathophysiologie des Perikards aus chinesischer Sicht

Zwischen dem Herzen und dem Perikard gibt es viele Überschneidungen, da beide mit dem Element Feuer assoziiert sind. Der Perikard-Meridian verläuft auf der Innenseite des Arms gleich neben dem Herz-Meridian. Das Perikard wird als „Zentrum des Brustkorbs"[1] angesehen und hat daher großen Einfluss auf die Brust. Während das Herz von allen Emotionen in Mitleidenschaft gezogen wird, ist das Perikard mehr von Schwierigkeiten in Beziehungen betroffen. Der Perikard-Meridian ist daher bei Teenagern wichtig, die sich in der Feuerphase der Entwicklung befinden und gerade damit beginnen, die Höhen und Tiefen sexueller Beziehungen auszuloten.

Die Assoziation von Perikard und Sympathikus ist hilfreich, um Herzrhythmusstörungen bei Kindern zu behandeln, die entweder mit einer angeborenen Herzerkrankungen zusammenhängen oder iatrogen durch Medikamente ausgelöst wurden.

4.6.10 Der Dreifache Erwärmer

Der Dreifache Erwärmer ist für westliche Mediziner nicht so leicht zu verstehen. Er ist kein wirklich vorhandenes Organ, sondern eine Kennzeichnung für drei Körperabschnitte, so dass ihm im Westen keine Krankheitsbilder zugeordnet werden.

Der Dreifache Erwärmer wird als *Yang*-Organ betrachtet, obwohl er keine spezifische Form aufweist. Er ist der *Yang*-Partner für das *Yin*-Organ Perikard/Meister des Herzens, mit dem er gekoppelt ist. Allgemein hat er die Funktion, die Körperflüssigkeiten zu regulieren und deren Kreislauf zu steuern. Mit den Flüssigkeiten nährt, befeuchtet, wärmt und kühlt er Gewebe. Er agiert als Gesamtsumme aller *Yang*-Organe und verbindet verschiedene

Organe zu einer Einheit. Die Flüssigkeiten können in jedem Abschnitt des Körpers unterschiedliche Formen annehmen, je nachdem, welche Funktionen die darin enthaltenen Organe haben.

So wie das Perikard dem sympathischen Nervensystem mit seiner allgemein stimulierenden Wirkung auf die Organfunktionen zugeordnet wird, entspricht der Dreifache Erwärmer dem parasympathischen Nervensystem mit einer insgesamt beruhigenden physiologischen Wirkung.

Die drei Abschnitte des Dreifachen Erwärmers:

- Oberer Erwärmer
  - Lokalisation: Thorax oder Brustbereich, oberhalb des Zwerchfells
  - Organe: Herz, Lunge, Perikard
  - Flüssigkeitsform: Nebel, Dampf oder Dunst – die Lunge teilt der Haut, den Muskeln und dem Flüssigkeitskreislauf die Flüssigkeiten in Form eines feinen Nebels oder Dunstes zu
- Mittlerer Erwärmer
  - Lokalisation: Bauchhöhle oberhalb des Nabels
  - Organe: Milz/Pankreas, Magen, Gallenblase
  - Flüssigkeitsform: Schaum, dickflüssige Lache – aufgenommene Nahrung und Getränke während der Verdauung
- Unterer Erwärmer
  - Lokalisation: untere Bauchhöhle unterhalb des Nabels
  - Organe: Dünn- und Dickdarm, Leber, Niere, Blase
  - Flüssigkeitsform: „Sumpf" oder „Entwässerungsgraben" – trennt Reines von Unreinem

Die Pathophysiologie des Dreifachen Erwärmers

Es gibt keine spezifischen Krankheitsbilder, die dem dreifachen Erwärmer zugeordnet werden können. Die Akupunkturpunkte auf dem Meridian des dreifachen Erwärmers werden dazu verwendet, die drei verschiedenen Erwärmer mitsamt den entsprechenden Körperabschnitten auszubalancieren und um diverse Störungen des Flüssigkeitshaushaltes zu behandeln. Bei Kindern hat sich eine routinemäßige Stimulation der Meisterpunkte des Dreifachen Erwärmers als sinnvolle Prophylaxe erwiesen, um das allgemeine Wohlbefinden zu erhalten.

4.6.11 Leber

Die Leber aus westlicher Sicht

Die Leber ist ein wichtiges Stoffwechselorgan. Sie gehört zu den Organen, die in der Kindheit am häufigsten geschädigt werden oder mitbetroffen sind. Das Leber- und Gallensystem beginnt sich schon am 18. Tag nach der Empfängnis auszubilden und wird zum größten inneren Organ des Körpers. Aufgrund seiner zahlreichen metabolischen und sekretorischen Funktionen ist es das Hauptorgan zur Aufrechterhaltung eines stabilen inneren Milieus. Die Leber erhält vom Herzen sauerstoffreiches Blut und Nährstoffe vom Verdauungssystem. Sie absorbiert noch nicht verarbeitete Substanzen und wandelt sie in metabolisch nutzbare Verbindungen oder nicht weiter verwertbare Endprodukte um. Sie gibt erstere selektiv in das Blut oder die Galle und die Endprodukte ausschließlich an die Galle ab. Die Leber speichert Kohlenhydrate in Form von Stärke oder Glykogen, ein Polymer, das leicht zu monomerer Glukose abgebaut werden kann. Das neugeborene Kind ist völlig vom Glykogen der Leber abhängig, um die Versorgung mit Glukose zu sichern, deren Nachschub plötzlich unterbrochen wurde.

Die Leber ist die wichtigste Proteinquelle für den Kreislauf, beispielsweise für Plasmaproteine, Enzyme und Gerinnungsfaktoren. Manche Proteine erreichen schon in der postnatalen Entwicklung die Werte von Erwachsenen, während andere dafür ein bis zwei Jahre brauchen. Die Leber speichert außerdem Vitamine, Eisen und Mineralien.

Die Leber ist mit oxidativen, reduktiven, hydrolytischen und konjugativen Reaktionen an der Umwandlung und Eliminierung von Stoffwechselprodukten beteiligt; dazu gehört der Abbau von Bilirubin, die Absonderung der Galle, der Kohlenhydrat- und Fettstoffwechsel sowie die Umwandlung von Pharmaka und Hormonen. Die Leber ist außerdem an der Immunabwehr und der Entgiftung des Körpers beteiligt. Sie synthetisiert Cholesterin. Viele dieser Prozesse erzeugen außerdem Wärme, um die Körpertemperatur aufrechtzuerhalten.

Die Leber enthält 10 Prozent des gesamten Blutes und bekommt Blut von Pankreas und Milz.

Die Pathophysiologie der Leber aus westlicher Sicht

Zu den Lebererkrankungen, unter denen das Kind bereits von Geburt und früher Kindheit an leiden kann, gehören angeborene Fehlbildungen, Atresien und Hypoplasien, Gallengangzysten und Stoffwechselstörungen wie beispielsweise die Galaktosämie. Eine schwere Erkrankung, die das Kind in jedem Alter bekommen kann, ist die Leberentzündung (Hepatitis). Sie wird in der Regel durch eine Virusinfektion verursacht, kann aber auch durch Bakterien, Parasiten, chemische Substanzen oder Medikamente ausgelöst werden. Bei den meisten Hepatitis-Fällen tritt zwar eine Heilung ein, aber ein kleiner Prozentsatz kann chronisch werden und zu einer Leberzirrhose führen.

Häufig ist die Leber sekundär betroffen, wie beispielsweise bei einer zystischen Fibrose oder einer chronischen entzündlichen Darmerkrankung. Als das Organ, das hauptsächlich für den Abbau von Medikamenten verantwortlich ist, ist die Leber besonders anfällig für Schäden durch Medikamente, Drogen und Umweltgifte. Die Gefahr, einen Leberschaden zu erleiden, nimmt zu, wenn zwei Substanzen zusammen verabreicht werden, da das eine Medikament mikrosomale Leberenzyme hemmen oder aktivieren kann, die für den Metabolismus des anderen notwendig sind. Darüber hinaus können vorhersagbare dosisabhängige oder unerwartete dosisunabhängige (idiosynkratische) Nebenwirkungen von Medikamenten die Leber schädigen.

Wenn die Leber erkrankt ist, kann Bilirubin nicht abgebaut werden, so dass es zu einer Gelbsucht kommt. Beim Neugeborenen kann eine Gelbsucht noch physiologisch sein, bei Frühgeburten als Folge einer noch unvollständigen Entwicklung der Leber auftreten, durch das Stillen verursacht oder auf eine Blutgruppeninkompatibilität zurückzuführen sein. Eine Lebertransplantation hat sich bei Kindern in den letzten zwei Jahrzehnten als vielversprechendes Verfahren erwiesen.

Die Leber aus chinesischer Sicht

Die Bedeutung der Leber wird in der chinesischen Medizin genauso hoch eingeschätzt. Dort gilt die Leber als „General“ des *Qi*-Systems. Sie ist dafür verantwortlich, dass das *Qi* reibungslos und angemessen in alle Richtungen befördert wird, und hat großen Einfluss auf die Verdauung, die Sekretion der Galle und die Gefühle. Wenn das Leber-*Qi* reibungslos fließt, können Magen und Milz harmonisch zusammenarbeiten und ihre Verdauungsfunktionen erfüllen, wobei das Magen-*Qi* abwärts und das Milz-*Qi* nach oben fließt. Das Leber-*Qi* beeinflusst auch den Gallenfluss. In der chinesischen Medizin wird ein Stau des Leber-*Qi* mit Frustation, Reizbarkeit und Angstgefühlen assoziiert – den Gefühlen eines ungeduldigen Kindes. Wenn das Leber-*Qi* aus dem Gleichgewicht geraten ist, kommt es zu übertriebenen Gefühlen. Schwelender Ärger ist besonders bezeichnend für die Leber und kann von Verstimmung und sogar einem Zurückziehen begleitet sein. Die damit einhergehenden körperlichen Symptome können ein Schweregefühl in der Brust, ein „Kloß“ im Hals und ein aufgeblähter Bauch sein.

Die chinesische Leber speichert Blut, reguliert entsprechend der Aktivität die Blut- und Flüssigkeitsmenge und auch die Menstruation.

Die biochemische Beschreibung der Leber wird von der metaphorischen und symbolischen chinesischen Beschreibung der Leber ergänzt. Demnach ist die Leber ein Holzorgan, das für Jugend und Frühlingszeit steht; sie ist außerdem das Organ, das die längste Phase der kindlichen Entwicklung beherrscht. Alle Stoffwechselprozesse sind für das kindliche Wachstum und Heranreifen genauso essentiell wie das Gedeihen eines Triebes, der zum Baum heranwachsen soll.

Eine weitere sehr wichtige Aufgabe der Leber besteht darin, dass das *Yin* oder Blut der Leber die Geist-Seele *Hun* beherbergt. Diese Seele tritt zusammen mit der Körper-Seele *Po* bei der Geburt in den Körper ein. Während jedoch die Körper-Seele mit dem Körper „stirbt“, kehrt die Geist-Seele *Hun* in die Welt der Ewigen Seelen zurück, um dann wieder in einen anderen Körper einzutreten. Wenn der Mensch träumt, wird dies als ein Besuch der Geist-Seele *Hun* im Reich der Ewigen Seelen interpretiert; und von diesem Besuch bringt die Geist-Seele dann Bilder von der Welt der Seelen mit. Während sich die Körper-Seele mit dem körperlichen Sein befasst, entspricht *Hun* dem Geist, der mit der Psyche und der Persönlichkeit assoziiert ist. *Hun* ist daher eng mit dem Herzen, dem Sitz des *Shen*, verbunden, das sowohl Geist als auch Seelenleben repräsentiert. *Hun* beeinflusst das Denken und die Emotionen. Durch die Geist-Seele sind die Menschen geistig und seelisch miteinander verbunden und haben Zugang zur Welt der Gedanken, Ideen und ewigen

Wahrheiten. Hier ergeben sich enge Beziehungen zu C. G. Jungs Theorie vom kollektiven Unbewussten, an dem jedes individuelle Unbewusste teilhat.[1]

Die mit der Leber assoziierten äußeren Öffnungen sind die Augen. Die Geschmacksrichtung, die dem Holz/der Leber zugeordnet wird, ist das Saure – der Geschmack der Galle. Unter den äußeren Klimafaktoren ist die Leber besonders für Wind anfällig, etwa so wie ein junger Baum im Sturm hin- und herschwankt.

Die Pathophysiologie der Leber aus chinesischer Sicht

In allen chinesischen Lehrbüchern zur Kinderheilkunde wird darauf hingewiesen, dass die Leber bei Kindern besonders empfindlich und krankheitsanfällig ist. Die Leber ist ein Holzorgan, und da die Holzphase in der kindlichen Entwicklung den längsten Zeitraum einnimmt, untermauert dies die These, dass die Leber in der Kindheit leicht verletzlich ist.

Generell spricht die Anfälligkeit der Leber dafür, dass in der Leber zu wenig *Yin* und ein *Qi*-Stau vorliegt oder zu viel *Yang* vorhanden ist. Da Kinder schon von ihrer Konstitution her zu wenig *Yin* haben, sind sie in der Holzphase ihrer Entwicklung doppelt anfällig für einen Leber-*Yin*-Mangel. Ein Mangel an Leber-Blut und -Flüssigkeit kann sich in Form von Schwindel, Muskelkrämpfen und Schwäche manifestieren. Da das Leber-*Yin* Sehnen und Bänder nährt und schmiert, ist bei einem Mangel die Koordination sowohl der Grob- als auch der Feinmotorik gestört, so dass das Kind beim Sport und manuellen Tätigkeiten beeinträchtigt ist. Die chinesische Leber reagiert empfindlich auf Wind. Wenn Wind und ein Mangel an Leber-Flüssigkeit zusammenkommen, neigen kleine Kinder leicht zu Fieberkrämpfen, denn sobald die Hitze aus einer fieberhaften Erkrankung das Leber-*Yin* austrocknet und den Leber-Wind entfacht, stellen sich Muskelkontraktionen und -zittern ein.[1] Ein gravierenderer Mangel an Leber-*Yin* würde zu *Hun*-Störungen führen. Wenn die Geist-Seele nicht angemessen beherbergt wird, wird *Shen* beeinträchtigt und das Kind macht einen verwirrten Eindruck, reagiert impulsiv und kann sich nicht konzentrieren. Wenn in China ein Kind etwas impulsiv und ohne groß nachzudenken tut, etwa plötzlich auf die Straße rennt, hört man von der Mutter oft den folgenden gängigen Ausruf: „Was ist los mit dir? Hast du dein *Hun* verloren?“ Die Ursache für Verhaltensprobleme sieht man daher häufig darin, dass es der Geist-Seele *Hun* an Ruhe fehlt.

Beim Leber-*Qi* und Leber-*Yang* findet man dagegen in der Regel einen Stau und keinen Mangel. Wenn dies der Fall ist, zeigen sich beim Kind körperliche Symptome wie etwa Kopfschmerzen (*Yang*, das in den Kopf hochgestiegen ist) und eine Veränderung im Verhalten beispielsweise in Form einer niedrigen Frustationsschwelle, einer Neigung zu Wutanfällen und Aggression. Wenn das Kind zu viele Medikamente erhalten hat, die in der Leber abgebaut werden, kann dies dort ebenfalls verschiedene Störungen des Gleichgewichts auslösen. Die Leber öffnet sich in den Augen. Das erklärt, warum die bei einer Erkrankung der Leber auftretende Gelbsucht als erstes an einer Gelbfärbung der Augen zu erkennen ist (Sklerenikterus).

4.6.12 Gallenblase

Die Gallenblase aus westlicher Sicht

Die Gallenblase ist ein mit glatter Muskulatur durchsetzter Schleimhautsack, in dem das Sekret der Leber, die Galle, gespeichert wird. Wenn für die Verdauung Galle benötigt wird, entleert sich die Gallenblase in den Zwölffingerdarm. Die Gallenblase ist zwar bei Erwachsenen ein häufiger Grund für Beschwerden, zum Beispiel wenn sich Gallensteine gebildet haben, bei Kindern verursacht sie jedoch nur selten Krankheiten.

Die Gallenblase aus chinesischer Sicht

Nach chinesischer Sicht hat die Gallenblase ebenfalls die Aufgabe, Galle zu speichern und abzugeben, hinzu kommen jedoch noch weitere wichtige physiologische und mentale/emotionale Funktionen. Zusammen mit der Leber, dem *Yin*-Organ, mit dem die Gallenblase gekoppelt ist, steuert sie die Bewegung von Sehnen und Muskeln. Die Leber nährt die Sehnen mit Blut, die Gallenblase nährt sie mit *Qi*. Als Holzorgan hat auch die Gallenblase in der Holzphase der kindlichen Entwicklung einen großen Einfluss auf das Kind. Im mentalen-emotionalen Bereich gibt die Leber als General die Richtung vor und verleiht die Fähigkeit, zu planen, während die Gallenblase dafür sorgt, dass das Kind Entscheidungen treffen kann und den Mut hat, sein Leben zu verändern. Wenn Leber und Gallenblase harmonisch zusammenarbeiten, fasst das Kind Entschlüsse und setzt sie in die Tat um, um sich immer wieder mutig den Wechselfällen des Lebens zu stellen.

Die Pathophysiologie der Gallenblase aus chinesischer Sicht

Die Gallenblase kann auch bei Kindern schon beeinträchtigt sein, vor allem, wenn die Leber im Ungleichgewicht ist. Zusammen mit der Leber sorgt die Gallenblase dafür, dass das Kind behende ist und eine gut koordinierte Grob- und Feinmotorik entwickelt. Das hat Einfluss auf die sportlichen Leistungen, die beim Schulkind eine wichtige Rolle spielen. Das unbeholfene, schwerfällige oder ungeschickte Kind ist oft Spott und Hänseleien ausgesetzt, seine Selbstachtung ist gering, es ist leicht entmutigt, wird zu ängstlich, um beim Sport mitzumachen und hat Schwierigkeiten, Entscheidungen zu treffen; dies alles schadet wiederum der Gallenblase.

Literatur

1. Maciocia G. (1989) The Foundations of Chinese Medicine: A Comprehensive Treatise for Acupuncturists and Herbalists. Edinburgh, Churchill Livingstone.
2. Nelson W.E. et al. (eds) (1996) Nelson's Textbook of Pediatrics, 15th edition. Philadelphia, W.B. Saunders, Co.

5 Die Entwicklung des Kindes anhand der fünf Elemente oder Wandlungsphasen

5.1 Einführung

Dieses Kapitel könnte folgenden Untertitel tragen: „Vorschlag für einen völlig neuen theoretischen Ansatz: Der Gelbe Kaiser trifft Piaget und Freud."

Die Kindheit ist eine Zeit außerordentlicher Entwicklungsfortschritte, in der das Kind neue Fähigkeiten erwirbt, vor allem aber sich selbst und seine Beziehung zur Welt, zur Natur und zum Universum kennen lernt. Die Kinder nehmen dabei die Welt anhand ihres eigenen geistigen und körperlichen Bezugsrahmens wahr, der sich dann im Verlauf der verschiedenen Entwicklungsstadien entsprechend ändert. Wer etwas von Kindern verstehen will, sollte sich gründlich mit ihrer Entwicklung auseinandersetzen. Im letzten Jahrhundert wurden zahlreiche wissenschaftliche Theorien entwickelt, um alle Facetten der kindlichen Entwicklung zu erfassen: kognitive, psychologisch/emotionale, soziale, körperlich/motorische Theorien. Den größten Einfluss auf das westliche Denken haben nach wie vor die kognitive Theorie von Piaget und die psychoanalytische von Freud.

Wie eine umfassende Recherche in chinesischer und westlicher Literatur ergab, wird die Sicht der chinesischen Medizin zur Kindheitsentwicklung bis heute nicht in der Wissenschaft diskutiert. Dr. Maurice Mussat befasste sich in einer seiner Vorlesungen kurz mit diesem Thema, stellte jedoch keinen Bezug zu den Entwicklungsstadien der Schulmedizin her. Im folgenden Kapitel sollen daher erstmals konventionelle Entwicklungstheorien mit den Theorien von den fünf Elementen oder Wandlungsphasen zusammengebracht werden. Es wird ein Ansatz vorgestellt, bei dem Ost und West, der Gelbe Kaiser mit Piaget und Freud, zusammentrifft. Mithilfe dieser Theorie können dann die Organe gefunden werden, die in verschiedenen Altersstufen jeweils besonders empfindlich sind, sowie das Organ, von dem chronische Erkrankungen ausgehen.

5.2 Die Entwicklung des Kindes

Man kann die Kindheit in etwa in vier Entwicklungsstadien unterteilen, die den fünf Elementen oder Wandlungsphasen entsprechen. Es ist wichtig, darauf hinzuweisen, dass der Übergang von einem Stadium zum anderen nicht abrupt stattfindet oder scharf abgegrenzt ist. In jeder Phase ist ein Element vorherrschend, das dann allmählich einem anderen Element Platz macht, jedoch nie völlig verschwindet, so dass in jeder Phase gleichzeitig die Merkmale von mindestens zwei Elementen zu finden sind:

1. Säuglingsalter bis frühe Kindheit: Geburt bis 2–3 Jahre Übergang von der Metall- (Mutter des Wassers) zur Wasserphase

2. Frühe Kindheit: 2–3 Jahre bis 6–7 Jahre Übergang von der Wasser- zur Holzphase
3. Frühe Kindheit bis kurz vor dem Jugendalter: 6–7 Jahre bis 12 Jahre Holzphase, Übergang zur Feuerphase
4. Jugendalter und frühe Erwachsenenphase Feuerphase, Übergang zur Erdphase
5. ErwachsenenalterErdphase, Übergang zur Metallphase (mittleres Alter), Wasserphase (Alter)

5.2.1 Säuglingsalter bis frühe Kindheit (Geburt bis 2–3 Jahre) – Übergang von der Metall- zur Wasserphase

Kognitive und psychoemotionale Merkmale

Piaget bezeichnet die Zeit von der Geburt bis zum Alter von zwei Jahren als die sensomotorische Entwicklungsphase.[1,2] Kinder dieses Alters nehmen die Realität durch das wahr, was sie sehen, greifen, berühren oder in den Mund stecken können. Objekte werden zunächst als Erweiterung ihrer selbst angesehen, das heißt räumlich auf den Körper bezogen. Die Mutter, das am intensivsten und häufigsten wahrgenommene „Objekt", ist ein Teil von ihnen selbst. In einem positiven emotionalen Umfeld geht das Kind dann zur Vorstellung der Objektpermanenz über: es lernt, dass Objekte – von der Mutter angefangen – auch dann noch weiter existieren, wenn es sie nicht mehr im Blick hat.

Freud definierte dieses Stadium als ein monadisches, in sich geschlossenes psychologisches System, als Symbiose.[3] Die Identität des Kindes ist fest mit der Mutter verbunden; Mutter und Kind werden als eine Einheit wahrgenommen. Mit fortschreitender motorischer Entwicklung beginnt sich das Kind, körperlich von der Mutter zu entfernen; dennoch bleibt die Mutter der Orientierungs- und Bezugspunkt, bei dem sich das Kind immer wieder „rückversichert".[3]

Freud spricht hier von der oralen Phase der Entwicklung. Vom psychoanalytischen Standpunkt aus brauchen Säugling und Kleinkind die psychologische orale Befriedigung, da sich der Sexualtrieb zuerst über den Mund manifestiert.[4] Das Baby ist in diesem Stadium hauptsächlich das „Es", die Verkörperung unwillkürlicher und impulsiver Triebe.[3]

Ein erster Ausdruck von Gefühlen ist das Schreien des Babys im Moment der Geburt. Das Schreien wird für das Kind zum umfassenden Ausdrucksmittel, über das es alle seine instinktiven Bedürfnisse äußert: es schreit, wenn es Hunger hat, Wärme und Trost braucht, sich fürchtet oder sich körperlich unwohl fühlt, etwa wegen einer nassen Windel. Mit etwa zwei Monaten beginnt das Kind, einen anderen Menschen anzulächeln, mit 3 Monaten lacht es und mit 4 Monaten kann es Angst zum Ausdruck bringen. Wenn ein Säugling etwa von einem lauten Geräusch geängstigt wird, verzieht er sein Gesicht zu einer angstvollen Miene, bevor er in Tränen ausbricht.

Die kindliche Entwicklung anhand der fünf Elemente: Übergang von der Metall- zur Wasserphase

In der chinesischen Medizin wird dieses Entwicklungsstadium metaphorisch als Übergang von der Metall- in die Wasserphase charakterisiert. Metall ist das „Mutterelement" des Wassers. Die Geburt markiert den Zeitpunkt, an dem die Körper-Seele in den Körper eintritt. Tatsächlich ist der APGAR-Index ein guter Indikator für die „Gesundheit oder Stärke" der Körper-Seele: ein hoher Wert zeigt ein gesundes, kräftiges Baby an, ein niedriger spricht für einen schlechten körperlichen Zustand des Neugeborenen (s. Kapitel 3). Die Körper-Seele sitzt in der Lunge, dem Metallorgan. Der Lunge ist die Haut zugeordnet; das Baby nimmt Empfindungen wie Berührung, Nässegefühl, Kälte oder Wärme größtenteils über seine Haut wahr. Die Vorstellung der Körper-Seele ist gut mit Piagets sensomotorischer und Freuds psychoanalytischer Interpretation in Einklang zu bringen. Wenn Babys schreien, um ihre Bedürfnisse zum Ausdruck zu bringen, können sie dies mit oder ohne Tränen tun. Schreien mit Tränen ist mit der Lunge assoziiert, Schreien ohne Tränen mit dem Wasserorgan Niere.

Wasser ist der Beginn allen Lebens. Säugling und Kleinkind sind mit einem Samenkorn zu vergleichen, mit dem ein Baum seinen Anfang nimmt. Es wird mit Wasser überschwemmt und in der Erde vergraben. Es hat noch keine eigene Identität; es ist eins mit Mutter Erde. Säugling und Kleinkind haben einen Körperbau, der dem Element Wasser entspricht: dicke Händchen, kurze Arme und Beine. Dem Element Wasser wird hauptsächlich das Gefühl Angst, und zwar in allen Spielarten, zugeordnet; dazu gehört auch die instinktive Furcht zu verhungern, und die psychologische Angst, verlassen zu werden.

Die in dieser Phase besonders anfälligen Organe sind Lunge und Niere, da Erkrankungen der Atemwege bei Säuglingen und Kleinkindern die vorherrschenden Krankheiten sind und das Mark beziehungsweise Gehirn sehr empfindlich auf eine Unterversorgung mit Nährstoffen und jede Art von Verletzung reagiert. Da die Mutter in einer symbiotischen Beziehung mit dem Kind lebt, ist auch das Verdauungssystem, die Milz, leicht zu schädigen oder zu verletzen.

5.2.2 Frühe Kindheit: 2–3 Jahre bis 6–7 Jahre (präoperationale oder präoperative Phase) – Übergang von der Wasser- zur Holzphase

Kognitive und psychoemotionale Merkmale

Piaget zufolge befinden sich Kinder im Alter von ungefähr zwei bis sechs oder sieben Jahren in einem präoperationalen/präoperativen oder vorkonkreten Stadium. In dieser Zeit zeigt das Kind spezifische kognitive Merkmale: Egozentrismus, unlogische Transformationen, lebhafte Vorstellungskraft oder Phantasie und Animismus.[1,2,5]

In dieser Phase ist das Kind ganz auf sich bezogen und wähnt sich im Zentrum des Universums. Alles passiert seinetwegen und für es. Wenn beispielsweise ein vierjähriger Junge gefragt wird: „Warum schneit es jetzt?", dann antwortet er vielleicht: „Es schneit, weil ich einen Schneemann bauen möchte", oder auf die Frage „Warum scheint draußen die Sonne?" „Es ist sonnig, weil ich gerne draußen spielen will." Das egozentrische Kind rechnet sich alles Gute, was passiert, als Verdienst an, übernimmt aber auch die „Verantwortung" für alles Schlechte und gibt sich die Schuld daran: „Mama und Papa streiten sich, weil ich ungezogen bin."

Diese Vorstellung, im Mittelpunkt des Universums zu stehen, geht mit dem Gefühl einher, magische Kräfte zu besitzen: „Wenn ich gehe, folgt mir die Sonne." Das Kind meint, dass alles von ihm Notiz nimmt: Wind, Sterne und Wolken.[2] Es interpretiert daher die Welt, die es umgibt, von einem unlogischen, verdrehten Standpunkt aus, der auf seiner eigenen Zeit- und Raumempfindung und Erfahrung basiert.[5] Wenn sich beispielsweise der Vater nicht wohl fühlt und schon um zwei Uhr nachmittags von der Arbeit nach Hause kommt, sagt der fünf Jahre alte Jonathan: „Papa ist zu Hause, es ist Zeit, zu Abend zu essen," weil er weiß, dass es in der Regel Abendessen gibt, kurz nachdem sein Vater zurückgekommen ist. Wenn sich der Vater dann hinlegt, um sich auszuruhen, will Jonathan ihn wieder aus dem Bett holen, um „zu Abend zu essen", und kann überhaupt nicht verstehen, dass „Papa sich nicht wohl fühlt und es noch nicht Zeit für das Abendessen ist."

Durch dieses unlogische Denken fällt es dem Kleinkind auch schwer, Wirklichkeit und Phantasie auseinander zu halten,[5] so dass Fernsehshows, Filme und Werbespots einen sehr nachhaltigen Eindruck in seinem kindlichen Gemüt hinterlassen. So besteht Jessica darauf, dass ihre Mutter ihr eine bestimmte sprechende Puppe kauft, weil es im Fernsehen hieß, dass jedes kleine Mädchen gerne diese Puppe hätte. Und Anna fürchtet sich vor der bösen Hexe aus dem „Zauberer von Oz" und will wissen, wann die Hexe kommt, um sie mit zu nehmen.

Diese Verzerrung der Realität wird noch zusätzlich durch eine lebhafte Phantasie und Animismus verstärkt. Das Vorschulkind spielt mit imaginären Freunden und unsichtbaren Spielzeugen. Wenn die Mutter der vier Jahre alten Amanda sagt, sie soll ins Auto einsteigen, rennt Amanda zurück ins Haus, um ihren Freund „Dino" zu holen, „ich würd' dich doch nie allein lassen, Dino", teilt sie Dino mit, der für Erwachsene unsichtbar ist. Die imaginären Freunde können auch unbelebte Objekte sein, die mit menschlichen Eigenschaften ausgestattet werden. Für Kinder haben Stofftiere oder Objekte die Fähigkeit zu sprechen, zu lachen und zu spielen. Der Cartoon „Calvin and Hobbes" zeigt dies sehr anschaulich. Wenn ein Erwachsener im Bild zu sehen ist, ist Hobbes lediglich ein Stofftiger, der auf der Couch sitzt; ist Calvin jedoch alleine mit Hobbes, so ist das Stofftier ein perfekter Spielkamerad, der singt, läuft und spielt.

Dieses magische, egozentrische, unlogische Denken ist eindimensional: alles dreht sich ausschließlich um das Kind, das eigene Ich. Die Sicht auf die Wirklichkeit ist verzerrt, wenn sie nur von einem einzigen Standort aus gesehen wird und alle anderen Perspektiven nicht in Betracht gezogen werden.

Die anale Phase der Entwicklung beginnt nach Freud etwa im Alter von zwei bis drei Jahren, wenn sich die Libido, eine der elementaren Komponenten des Sexualtriebs, auf die

Analregion richtet.[5,6] Darm und Blase kontrollieren zu lernen, gehört zu den wichtigsten Meilensteinen in der Entwicklung des Kleinkindes. Ist dieser Prozess mit traumatischen Erfahrungen verbunden, so hat dies weitreichende seelischen Folgen, die bis ins Erwachsenenalter spürbar sein können.[3] Die Neofreudianerin Dr. Margret Mahler charakterisiert die Kleinkindzeit als Kampf mit dem Problem der Separation – Individuation:[3] Das Kleinkind will von der Mutter unabhängig sein, entwickelt zunehmend ein Gefühl für das eigene Ich als einzelnes Individuum, ist aber immer noch sehr an die Mutter gebunden und hat Schwierigkeiten, sich von ihr zu lösen. Ein drei Jahre altes Kind weigert sich beispielsweise trotzig, an der Hand der Mutter zu gehen, und bekommt deswegen einen regelrechten Wutanfall, schreit und weint dann jedoch untröstlich, wenn die Mutter den Raum verlässt. Mit drei bis vier Jahren hat das Kind dann die Wahrnehmung der Mutter verinnerlicht und damit Objektpermanenz erreicht, das heißt, es hat ein inneres Bild der Mutter, selbst wenn sie gerade nicht anwesend ist.[3] Amanda beginnt plötzlich in der Vorschule zu weinen und ruft nach „Mama", weil sie jetzt in der Lage ist, an ihre Mutter zu denken, und sie vermisst.

Solange sich das Kind in der präoperationalen Phase befindet, dominiert beim Streben nach Befriedigung und Vergnügen noch das Es. Sein Verhalten kann meist durch instinktive Angst erklärt werden: Angst vor Trennung, Angst, verlassen zu werden, Angst, die Liebe der Mutter zu verlieren. Angst ist das Gefühl, dass der Enuresis zugrunde liegt, dem anhaltenden Bettnässen, das auftritt, wenn die Reinlichkeitserziehung versagt hat.

Sowohl die Reinlichkeits- oder Sauberkeitserziehung als auch das Problem der Separation–Individuation sind von einem Hin und Her, einem Schwanken von einem zum anderen geprägt. Das Kind muss lernen, wann es festhalten und wann es loslassen soll. (Diese Worte benutzen Hypnotiseure der Schule von Milton Erickson, wenn sie Bettnässer behandeln.) Dieses Paradigma des „Festhaltens, Loslassens" trifft auch auf das Problem der Separation–Individuation zu: Das Kind strebt von der Mutter weg, kehrt aber dennoch immer wieder zurück, um sich rückzuversichern, weil es fürchtet, ihre Liebe zu verlieren.

Die kindliche Entwicklung anhand der fünf Elemente: Wasserphase, Übergang von der Wasser- zur Holzphase

Wie das Samenkorn und der junge Trieb weist das präoperationale Kind metaphorisch viele Merkmale der Elemente Wasser und Holz auf. Die Identität des „Wasser"-Kinds definiert sich noch sehr über die Mutter, so wie alle Gewässer, seien es Seen, Meere oder Flüsse, von Mutter Erde begrenzt und definiert werden. Die Verbindung zwischen Wasser und Erde veranschaulicht gut das Hin und Her sowie das Streben nach Separation–Individuation in der Beziehung zwischen Kleinkind und Mutter. Überall, wo Wasser und Erde aufeinandertreffen, gibt es Ebbe und Flut, ein Hin- und Herfließen des Wassers. Wellen schlagen gegen die Küste und ziehen sich dann wieder ins Meer zurück; mit dem Wechsel der Gezeiten steigt und fällt das Wasser. Selbst an Flussufern findet man eine ständige Hin- und Herbewegung des Wassers in Richtung Land und wieder zurück. Die Reinlichkeitserziehung ist sowohl ein Meilenstein im „Wasserbereich" als auch ein Festhalten und Loslassen von Nahrung, die die Mutter und damit die Erde zur Verfügung stellt.

„Wasser"-Kinder zeigen eindeutig die kognitiven Merkmale der präoperationalen Phase Piagets. Der Egozentrismus wird durch das Spiegelbild im Wasser deutlich: Wenn Kleinkinder ins Wasser schauen, sehen sie sich in erster Linie selbst. Alles andere um sie herum definieren sie in Bezug auf ihre Person: Wie weit ist es von ihnen entfernt, links von ihnen, rechts von ihnen? Während ihr eigenes Spiegelbild klar ist, ist alles andere verzerrt – der weit entfernt liegende Berg scheint rechts hinter ihnen zu sein, die nahegelegenen Bäume haben verschwommene Umrisse. Die Welt ist ebenso verzerrt, wenn das Kind wie das Samenkorn in Wasser eintaucht – die Sicht auf die Außenwelt über der Wasseroberfläche ist undeutlich und verschwommen. Sie ändert sich außerdem, je nachdem, wo und in welcher Tiefe sich das Kind befindet. Daher sehen „Wasser"-Kinder die Welt so, wie sie sie interpretieren: nur aus ihrer eigenen Perspektive heraus, verzerrt und unrealistisch.

Im Wasser fühlen sich alle Kinder stark. Sie brauchen nur die Arme zu bewegen, schon entstehen Strudel im Wasser, zu denen Fische hinschwimmen und durch die sich die Unterwasserpflanzen hin- und herwiegen, als ob sie „animiert" worden wären.

Diese Omnipotenz wird allerdings durch Angst eingeschränkt, denn „Wasser"-Kinder müssen den festen Grund von Mutter Erde unter ihren Füßen spüren. Sie können nur für eine kurze Zeit dahintreiben, dann bekommen sie Angst, fürchten sich und brauchen festen Boden unter ihren Füßen. Sie zeigen die von Freud postulierte Angst, die Liebe der Mutter zu verlieren, verlassen zu werden oder loszulassen.

Das entsprechende Wasserorgan ist die Niere, die Grundlage für alles *Yin* und *Yang* des Körpers, für das Mark beziehungsweise Gehirn, für die Essenz – die Kraft, die letztlich das Leben definiert, indem sie Entwicklung, Sexualfunktion und Alterung bestimmt. Das Leben beginnt mit dem Wasser, mit der Niere. Angst ist die Emotion, die der Niere zugeordnet ist. Wenn das Kind nicht verängstigt ist, hilft ihm seine Willenskraft – das gesunde Niere-Gefühl – bei der Entscheidung, wann es loslassen und wann festhalten soll.

Bei diesem Übergang von der Wasser- in die Holzphase sind besonders Niere und Leber anfällig. Die wichtigste Person im Leben des „Wasser"-Kindes ist die Mutter. Wenn die Mutter dominant ist, fühlt sich das Kind nach den Vorstellungen Mussats eingeschränkt, und es kann zu einer verzögerten Ablösung und Persönlichkeitsentwicklung kommen[7] – vergleichbar einem Erdwall, der ein Gewässer „abschließt", so dass sich stehende Gewässer oder Sümpfe bilden, in denen keine Keime gedeihen können. Wenn das Kind zu stark an die Mutter gebunden ist, führt diese alles beherrschende Beziehung zur Mutter wie der Blick aus der Tiefe eines stehende Gewässers heraus zu einer weiteren „Verzerrung" der Realität.

Mussat bezeichnet diesen Muttertyp als Mütter „mit zu großen Brüsten."[7] Das Bild, das damit heraufbeschworen werden soll, ist das eines Kindes, das beim Stillen Erstickungsgefühle hat. Das Kind nimmt schließlich zu viel Nahrung auf und kann nicht mehr wahrnehmen, was um es herum geschieht, da die Brust seine gesamten sensomotorische Welt ausfüllt. Wie Mussat weiter ausführt, ist das Kind dadurch zur Fettleibigkeit, ferner zu Magendarmerkrankungen wie Kolitis sowie zu Zwangsneurosen prädisponiert.[7]

Wenn die Mutter dagegen das Kind schlecht versorgt, wird das Wasser nicht eingegrenzt und die Saat wird weggeschwemmt. Nach Mussat sucht das Kind in diesem Fall ständig zwanghaft nach seiner Mutter, der Brust, der Erde. Das ist so, als wenn Wasser überallhin fließt, ohne ein definiertes Bett zu finden, die Suche nach Erde, nach Grenzen, nach Identität.

In Erkrankungen im Kindesalter kann sich die Bedeutung der Erde widerspiegeln. Respiratorische Symptome wie Husten mit Auswurf beziehungsweise Schleim beginnen häufig mit einem *Qi*-Mangel der Milz. Gastrointestinale Symptome können eine Kolik, Erbrechen oder Diarrhö sein. Ernährungsstörungen umfassen ein Spektrum, das von schlechtem Gedeihen (manchmal Zeichen für eine zu schwache Mutter-Kind-Bindung) bis zur Fettsucht (der ständigen Suche nach der Brustwarze) und zu Essstörungen (das charakteristische „Hin und Her" bei Essen/Ausscheiden) reicht. Angeborene Anomalien und Entwicklungsstörungen sind oft genetisch bedingt und werden durch Niere-*Jing* weitergegeben. Das Gehirn ist von der Niere gesteuertes Mark, so dass in diesem Stadium auch die Entwicklung des Zentralnervensystems stark gefährdet ist. Eine schwerwiegende Erkrankung kann daher leicht zu einer Verzögerung der geistigen Entwicklung führen.

5.2.3 Kindheit bis kurz vor dem Jugendalter (6–7 Jahre bis 12 Jahre) – Holzphase, Übergang zur Feuerphase

Kognitive und psychoemotionale Merkmale

Nach Piaget geht das Kind im Alter von sechs bis elf oder zwölf Jahren von der präoperationalen oder präoperativen Phase in das Stadium der konkreten Operationen über. In dieser Entwicklungsphase lernt das Kind, seinen Verstand rational zu nutzen. Das Kind ist nun soweit, dass es das Richtige vom Falschen unterscheiden kann und einen Bezug zur Welt findet, der auf einer realeren, durch Zeit und Raum definierten Ebene basiert.[1, 2, 5] Der neun Jahre alte Jason weiß jetzt, dass es falsch ist, seinen Freund Tommy so zu schlagen, wie er es im Alter von vier Jahren getan hat, weil er Tommys Spielzeugroboter haben wollte. Er weiß auch, dass er dienstags und donnerstags in den Kinderhort gehen muss, weil seine Mutter an diesen Tagen länger arbeitet und ihn nicht vor 18.00 Uhr abholen kann. Dinge, die das Kind gedanklich erfassen soll, müssen allerdings noch auf einer konkreten Ebene liegen und viel mit den Alltagserfahrungen der Kinder zu tun haben. Bei mathematischen Problemen wäre dies beispielsweise das Addieren oder Multiplizieren der Anzahl an Bleistiften oder Notizbücher, nicht das Auflösen abstrakter Gleichungen mit einem unbekannten Faktor x. Das Denken ist mittlerweile linear, zweidimensional und erfasst Ursache und Wirkung, richtig und falsch. Das eindimensionale imaginäre Denken des präoperationalen Kindes ist somit der Vorläufer des zweidimensionalen rationalen Denkens des operationalen Kindes.

In der konkret-operationalen Phase muss dem Kind, das diese neuen kognitiven Fähigkeiten erworben hat, eine Richtung vorgegeben und Kenntnisse vermittelt werden, damit es lernt, sich in der realen Welt zu behaupten. Die elterliche Fürsorge, Anleitung und Erziehung bringen das Kind auf den moralisch und ethisch richtigen Weg. Der Schulunterricht vermittelt dem Kind ein Faktenwissen, das es auf die Zukunft vorbereitet. Die Kinder werden nun zunehmend damit konfrontiert, Entscheidungen treffen zu müssen; das fängt mit der Wahl des Schulfrühstücks an und reicht bis zu der Frage, welche elterlichen Regel sie befolgen und gegen welche sie sich auflehnen wollen. Da ihre motorischen Fähigkeiten nun weiter entwickelt sind, sind die Kinder körperlich in der Lage, nicht nur die Mutter ohne Probleme zu verlassen, sondern auch kompliziertere Bewegungsabläufe wie etwa beim Fahrradfahren oder beim Sport zu bewältigen.

Auch psychologisch gesehen wird das Kind jetzt unabhängiger, weil sich sein Ich weiter entwickelt hat, nach Freud die an der Wirklichkeit orientierte Facette der Persönlichkeit.[1,3,4] Das Ich vermittelt dem Kind ein Bewusstsein seiner selbst; es kann sich als eine von der Mutter und anderen getrennte eigenständige Person erleben. Daher kann das Kind sich jetzt selber beschreiben oder mit anderen vergleichen. Im Zentrum stehen dabei jedoch vor allem konkrete, körperliche Merkmale. So sagt Jason von sich selbst, dass er groß ist, braune Augen hat und dass Tyler zwar größer ist als er, er aber dafür schneller rennen kann. Um als Person wahrgenommen zu werden und mit anderen auskommen zu können, muss das Ich die Impulse des Es kontrollieren, die das Kind früher dazu gebracht haben, sich auf der Stelle Genuss und Befriedigung zu verschaffen. Das Verhalten von Schulkindern orientiert sich an der Realität, statt dem Lustprinzip zu folgen. Dass Jason seinen Freund jetzt nicht mehr schlägt, liegt nicht nur daran, dass er mittlerweile erkannt hat, was richtig und was falsch ist, sondern hat auch einen psychologischen Grund: Sein Ich ist nun soweit gereift, dass es das Es unter Kontrolle hat. Während das Es von einer instinktiven Angst bestimmt wurde, liegt der Ausformung des Ichs eine Ängstlichkeit zugrunde, die auf eine wahrgenommene Gefahr oder existenzielle Bedrohung hin verschiedene Verteidigungsmechanismen in Gang setzt.[1,3,4]

Die kindliche Entwicklung anhand der fünf Elemente: Holzphase und Übergang von der Holz- zur Feuerphase

Wenn man von den fünf Elementen oder Wandlungsphasen ausgeht, entspricht das Kind in der konkret-operationalen Phase einem jungen Baum, dessen Trieb schon den Boden durchstoßen hat und darüber weiter wächst. Noch befindet sich der größte Teil unter der Erde, wo er fest mit Mutter Erde verbunden und daher eins mit ihr ist. Der Teil über dem Erdboden bekommt wie das Ich nach und nach eine eigene Identität mit eindeutigen körperlichen Merkmalen, die mit anderen verglichen werden können: ein größerer Baum, Blüten mit leuchtenderen Farben.

Der Baum ist das daoistische Symbol für den Menschen: er ist in der Erde verwurzelt, reicht weit nach oben in den Himmel hin und wird so zu einem Wesen zwischen Himmel und Erde. Der Himmel symbolisiert den Vater, der das Kind wie den Baum anleitet und ihm vorgibt, gerade nach oben zu wachsen. Genährt von Mutter Erde und geleitet vom

Himmelsvater lernt das Kind *Yin* und *Yang* kennen und das Richtige vom Falschen zu unterscheiden, was mit dem Rationalisierungsprozess des konkreten Denkens verglichen werden kann.

Das zugeordnete Holzorgan ist die Leber. Die mit der Leber einhergehenden Emotionen sind Enttäuschung, Reizbarkeit, schwelende Wut, Unruhe und Ängstlichkeit – die Gefühle eines ungeduldigen, operationalen Kindes beziehungsweise des Ichs. Ein gesundes Leber-*Qi* befähigt das Kind, zu verstehen und die richtige Wachstumsrichtung einzuschlagen, so dass der Baum gerade nach oben wachsen kann. Die zunehmenden motorischen Aktivitäten sind ebenfalls mit der Leber assoziiert, die die Sehnen und Muskeln beherrscht und die Bewegung steuert.

Das Leber-*Yin* ist der Sitz des *Huns*, der Geist-Seele. *Hun* stammt aus der ewigen Seelenwelt und tritt zusammen mit der Körper-Seele bei der Geburt in unseren Körper ein. Während die Körper-Seele in der Lunge sitzt und für den Körper zuständig ist, befindet sich die Geist-Seele im Leber-*Yin* und ist die Seele des Geistes oder *Shen*. *Hun* beeinflusst daher unser Denken, unser Urteilen, unsere geistigen Fähigkeiten und unsere Gefühle. Wenn wir träumen, besucht die Geist-Seele die Seelenwelt und bringt Bilder von dort zurück. Die Geist-Seele verbindet die Menschen geistig und seelisch miteinander und ermöglicht uns den Zugang zu ewigen Gedanken und Ideen. In der Psychologie ist *Hun* mit C. G. Jungs Theorie vom kollektiven Unbewussten vergleichbar, das aus dem individuellen Unbewussten von allen und jedem einzelnen von uns besteht. Während die Körper-Seele mit dem Körper zugrunde geht, kehrt *Hun* in die Seelenwelt zurück und wird die Geist-Seele eines anderen Körperwesens.[8]

In dieser Entwicklungsphase ist die Leber das anfällige Organ. Sie reagiert besonders empfindlich auf Wind, so wie ein junger Baum im Wind hin- und herschwankt und durch einen starken Wind sogar entwurzelt werden kann. Für chinesische Kinderärzte haben Kinder eine „empfindliche Leber",[9] was vor allem bedeutet, dass das Leber-*Yin* bei Kindern noch unausgereift und anfällig ist, während es beim Leber-*Yang* selbst bei Erwachsenen in der Regel eher zu einem Stau und niemals zu einem Mangel kommt. Kleine Kinder unter sechs Jahren bekommen leicht Krämpfe, die als „innere Wind"-Störungen angesehen werden. Wenn Leber-*Yin* fehlt, kann das Leber-*Yang* überhand nehmen, so dass körperliche Fülle-Symptome wie Hyperaktivität auftreten oder emotionale Fülle-Symptome wie eine zunehmende Reizbarkeit, Enttäuschung und Wut. Wenn die Geist-Seele nicht angemessen beherbergt wird, arbeiten Geist und Psyche nicht mehr richtig, so dass sich beim Kind kognitive Probleme einstellen können und es impulsiv und außer sich zu sein scheint. Ein alt hergebrachter chinesischer Ausdruck beschreibt diesen Zustand als Handeln, als ob „kein *Hun* vorhanden wäre". Das Kind ist unaufmerksam, kann sich nicht konzentrieren, keine Anweisung befolgen und nicht mehr klar denken. Ein Kind mit einer gut ausbalancierten Leber kann Entscheidungen treffen, sein Leben verstärkt selber in die Hand nehmen, sein eigener „General" werden.

Mussat bezeichnet dies als den entscheidenden Moment, an dem sich ein Gleichgewicht zwischen *Yin* und *Yang* einstellt.[7] Der Vater bildet ein wichtiges Gegengewicht zur Mutter.

Das Kind bekommt von beiden Elternteilen männliche und weibliche Sichtweisen und nimmt von ihnen *Yin* und *Yang* auf. Das „Holz"-Kind hat noch eine sehr enge Beziehung zur Mutter; es braucht noch Fürsorge und eine Grundlage, damit seine Wurzeln weiter wachsen. Gleichzeitig erwartet es vom Vater, dem Himmel, dass er eine Richtung vorgibt und das Kind führt. Aus einer in sich abgeschlossenen, symbiotischen Einheit wird eine Dyade aus Mutter/Kind und Vater, „die Eins bringt die Zwei hervor".

Wenn die Mutter in dieser Entwicklungsphase schwach ist, kann das Kind nicht richtig Wurzeln schlagen, es findet seine Mitte nicht und unterliegt wie ein Baum, der von Sturm und Regen gebeugt oder sogar umgestürzt wird, leicht äußeren Einflüssen. Das Kind hat Schwierigkeiten, das Richtige vom Falschen zu unterscheiden, wird ängstlich, weil es nicht weiß, wohin es sich wenden soll. Mussat spricht hier von einer „Ängstlichkeit gepaart mit Desorientierung."[7] Die Holzeigenschaften, entschlussfreudig zu sein und einer Richtung folgen zu können, werden nicht richtig ausgebildet. In leichten Fällen zeigt das Kind Verhaltensstörungen, wobei ein schlechtes Benehmen im Wesentlichen bedeutet, dass das Kind nach Hilfe, Fürsorge und Lenkung schreit. In gravierenderen Fällen kann die Entwurzelung auch dazu führen, dass aus dem Kind ein schwer verhaltensgestörter krimineller Jugendlicher wird. Da Milz/Erde für den Wissenserwerb zuständig sind, Niere/Wasser dagegen dafür, dass Lebenserfahrung gewonnen wird, könnte ein Kind mit einer schwachen Milz/Erde/Mutter Probleme haben, Gedanken und Theorien zu begreifen und etwa eine Lernschwäche ausbilden.

Ist der Vater schwach oder abwesend, fehlt dem Kind die *Yang*-Lenkung. Das entspricht einem Baum, der nicht in der Sonne steht; durch seine Suche nach Sonnenlicht wächst er krumm. Ein solches Kind wird leicht von allen möglichen Meinungen beeinflusst und ist ständig auf der Suche nach etwas, an dem es sich orientieren kann. Mussat zufolge wird ein Kind, dem die Orientierung fehlt, anfangen, jeder Marotte oder Laune zu folgen. Außerdem besteht bei einem solchen Kind die Gefahr, dass sich eine Borderline-Störung entwickelt.[7] Eine übermächtige Mutter ist dagegen allzu bestimmend und lässt dem Kind keine Wahlmöglichkeiten. Das Kind hat Angst, Fragen zu stellen, wird nervös, ängstlich und ist schnell entmutigt.

Ein despotischer Vater ist ein dogmatischer „General", der kaum oder überhaupt nicht zulässt, dass man seinen Bestimmungen nicht folgt. Das Kind folgt strengen Regeln, darf keine Fragen stellen und hat keine Chance, sein eigener „General" zu werden. Nach Mussat sind solche Kinder ängstlich, weil sie sich nicht selbst verwirklichen dürfen.[7] Das Kind wird unterdrückt, weiß aber noch nicht, was richtig oder falsch ist, da es keine eigenen Erfahrungen machen darf.

5.2.4 Jugendalter und frühe Erwachsenenphase: Feuerphase, Übergang zur Erdphase

Kognitive und psychoemotionale Merkmale

Nach Piaget ist dies das Stadium der formalen Operationen, in dem die Kinder vom linearen zum abstrakten Denken übergehen.[1,2,5] Sie können jetzt über hypothetische Probleme wie Ideen, Philosophien und Abstraktionen nachdenken, die über ihren konkreten Erfahrungshorizont hinausgehen. Sie werden sich zunehmend ihrer möglichen Rolle in der Gesellschaft bewusst und schmieden Pläne für ein Studium, ihre Karriere, die Zukunft, eine eventuelle Heirat und Familie.

Psychologisch gesehen tritt das Kind nach Freud in die genitale Entwicklungsphase ein. Teenager durchleben gravierende hormonelle und körperliche Veränderungen und entdecken nach und nach ihre sexuelle Identität. Damit ändert sich auch deutlich ihr Verhalten: Sie distanzieren sich von ihren Eltern und suchen bevorzugt den Umgang mit Gleichaltrigen und deren Anerkennung. Sie sind furchtlos und fahren leichtsinnig Auto. Sie fühlen sich unbesiegbar und experimentieren unbefangen mit Sex, Drogen und Alkohol. Sie erleben Momente ungeheurer Gefühlsaufwallungen, die dann jäh in eine Identitätskrise und Selbstmordgedanken umschlagen können.

Andererseits engagieren sich emotional ausgeglichene Jugendliche auch im sozialen und gesellschaftlichen Bereich und schmieden Zukunftspläne. Sie übernehmen Aufgaben in der Gemeinde und beginnen, ihre Identität als Erwachsene zu finden, entscheiden sich für eine höhere Schule oder Ausbildung und eine berufliche Karriere.

Die Entwicklung anhand der fünf Elemente: Feuerphase und Übergang von der Feuer- zur Erdphase

Teenager und junge Erwachsene von Anfang zwanzig entsprechen metaphorisch dem Feuerelement. Das Feuerorgan ist das Herz, der Sitz des *Shen*, das sowohl für den Geist als auch für die Psyche steht. Durch die Geist-Seele können wir auch abstrakte Ideen begreifen, die weit über die konkreten Grenzen unserer menschlichen Erfahrungsmöglichkeiten hinausreichen: das Unendliche, das Ewige, das Allumfassende. In Bezug auf die Emotionen ist mit dem Herzen vor allem die Leidenschaft verbunden. Wenn die Jugendlichen nach und nach zu ihrer sexuellen Identität finden, gehen sie enge Beziehungen ein, die in Wirklichkeit von glühender Leidenschaft erfüllte Verliebtheiten sind. Das ist der Archetypus, das Urbild der romantischen Liebe, wofür beispielhaft das Schicksal von Tristan und Isolde oder Romeo und Julia steht: eine junge, leidenschaftliche und heftige Liebe auf Leben und Tod.

„Feuer"-Jugendliche setzen sich selbst als „Kaiser" ihres Daseins ein, die nicht mehr von Himmel oder Erde, Vater oder Mutter abhängig sind. Sie sind aufsässig, rücksichtslos gegen Mutter Erde und folgen ihren eigenen Gesetzen, wobei sie die Richtung zum Himmel ablehnen.

Wenn „Feuer"-Kinder außer Kontrolle geraten, verhalten sie sich leichtsinnig, senden Funken aus, die überall hinfliegen, setzen alles in Brand, was sie anfassen. Sie fühlen sich furchtlos, unzerstörbar, als das genaue Gegenteil des angstvollen „Wasser"-Kindes. Wenn sie sich in einem ausgeglichenen Zustand befinden, können sie anderen Wärme geben. Ihr Beitrag zur Zukunft ist es, für Asche zu sorgen, die die Erde nährt.

Während das „Wasser"-Kind eine symbiotische Einheit mit der Mutter bildet und sich beim „Holz"-Kind die Dyade von Mutter/Kind und Vater zeigt, lebt das „Feuer"-Kind in einer Triade aus Mutter, Vater und Kind. So entsteht aus der Eins die Zwei, aus der Zwei die Drei und aus der Drei gehen alle Dinge hervor.

In dieser Phase ist vor allem das Herz anfällig. Wenn jedoch die vorausgegangenen Entwicklungsphasen harmonisch verlaufen sind, gibt es eine Holzmenge, die für ein warmes Feuer genau richtig ist, eine angemessene rationale Vorbereitung für das Stadium der formalen Operation, so dass der Jugendliche, obwohl er von der Leidenschaft getrieben wird, richtig und falsch unterscheiden kann. Waren die vorausgegangenen Phasen allerdings nicht ausgewogen, dann gerät das „Feuer"-Kind außer Kontrolle, sexuelle Ausbeutung und Leichtsinn können dann zu gefährlichen Situationen mit ernsten Folgen führen.

5.2.5 Erwachsenenalter: Erdphase, Übergang zur Metallphase (mittleres Alter) und zur Wasserphase (Alter)

Von der Feuerphase gelangen die Jugendlichen in die Erdphase des Erwachsenenalters, in der sie ernähren und erziehen. Die mittleren Jahre entsprechen der Metallphase, während die späteren Jahre wieder zur Wasserphase zurückführen und der Lebenszyklus wieder von vorne beginnt. In Tabelle 5.1 wird die Entwicklungstheorie anhand der fünf Elemente oder Wandlungsphasen zusammengefasst.

Alter	Kognitive Phase	Psychoemotionale Phase	Entwicklungsphase entsprechend der fünf Elemente	Anfällige Organe	Entsprechung im Daoismus
Geburt – 2 Jahre	Sensomotorische Stufe: Objektpermanenz	Orale Phase: symbiotische Beziehung zur Mutter	Metall – Körper-Seele: Sinne, Glieder, Bewegung, „Mutter" des Wassers Wasser – Beginn des Lebens (Samen) Enge Bindung an die Mutter (Erde) = Gleichheit von Mutter und Kind	**Lunge** **Niere** Milz	Das Tao bringt die Eins hervor; ...

Tabelle 5.1 Entwicklungstheorie anhand der fünf Elemente oder Wandlungsphasen und ihr Bezug zu kognitiven und psychoemotionalen Entwicklungsstadien

Alter	Kognitive Phase	Psychoemotionale Phase	Entwicklungsphase entsprechend der fünf Elemente	Anfällige Organe	Entsprechung im Daoismus
2–6 Jahre	Präoperationales Stadium: eindimensionales Denken Egozentrismus unlogische Transformationen lebhafte Phantasie Animismus	Anale Phase: Separation/ Individuation Es – instinktives Handeln, Lustprinzip Angst: Loslassen, Festhalten	„Wasser"-Kind: verzerrte Wahrnehmung der Wirklichkeit; Angst Wasser-Erde-Verbindung: Hin- und Herfließen, Loslassen/Festhalten Noch Identität von Mutter und Kind (Keim noch unter Wasser) Übergang von Wasser zu Holz	**Niere** **Leber** Lunge Milz	... die Eins bringt ...
6 Jahre bis kurz vor dem Jugendalter	Stadium der konkreten Operationen: Rationalisieren zweidimensionales, lineares Ursache-Wirkungs-Denken	Entstehung des Ichs: Realitätsprinzip Zunehmend unabhängiger, braucht Führung Noch starke Identifikation mit der Mutter, erwartet vom Vater Rat und Anleitung	„Holz"-Kind – Baum als daoistisches Symbol für Mensch: in der Erde verwurzelt, nach oben gen Himmel wachsend Himmel und Erde = Vater/ Mutter, richtig/falsch, *Yin/ Yang* -Entscheidungen treffen Zweiheit aus Mutter/Kind und Vater *Hun* – Geist-Seele, Sitz im Leber-*Yin* Übergang von Holz zu Feuer	**Leber** Herz Milz	... die Zwei hervor; die Zwei bringt ...
Jugend bis frühes Erwachsenenalter	Stadium der ormalen Operationen: Abstraktes Denken	Genitale Phase, sexuelle Identität: Drastische hormonelle, körperliche und emotionale Veränderungen Bevorzugung Gleichaltriger Furchtloses, leichtsinniges, rebellisches Verhalten Sexuelle Identität; Leidenschaft	„Feuer"-Kind – erlangt seine eigene Identität Dreiheit: Vater, Mutter, Kind *Shen* – Geist, Psyche, durch Geist-Seele – begreift Unendlichkeit Glühende Leidenschaft Rücksichtsloses Versprühen von Funken Rebellisch – versengt Erde, folgt eigener Richtung Übergang Feuer zur Erde	**Herz** Milz Leber	... die Drei hervor; die Drei bringt ...
Erwachsenenalter			Erde = Zentrum, Mutter: ernährt sich selbst und andere Identität = alles Übergang zu Metall = Lebensabend, Wasser = Alter	**Milz** **Herz** Leber Niere Lunge	... alle Dinge hervor.

Tabelle 5.1 Fortsetzung

5.3 Einflüsse auf die Entwicklung, die sich bis ins Erwachsenenalter hinein auswirken

Folgt man der modernen Psychologie, dann sind Erwachsene häufig nicht über bestimmte Kindheitserlebnisse oder Zeiten hinausgekommen, in denen sie körperliche oder seelische Traumen erlitten haben. Bei den Anhängern der Freudschen Psychologie gelten die ersten fünf Lebensjahre als entscheidend für das Verhalten des Erwachsenen und die Ausbildung der Persönlichkeit.[1, 3, 6, 10]

Die Entwicklungstheorie anhand der fünf Elemente oder Wandlungsphasen liefert eine andere Sichtweise, wie körperliche und seelische Störungen entstanden sein könnten. Nach der Erfahrung der Autorin haben Erwachsene, die bestimmte Elementmerkmale zeigen, in der entsprechenden Entwicklungsphase häufig eine traumatische Erfahrung gemacht. So hat beispielsweise ein 30 Jahre alter Mann Bindungsängste: Einerseits sucht er Nähe und Intimität, andererseits hat er Angst davor; an einem Tag macht er seiner Partnerin den Vorschlag zu heiraten, am nächsten Tag zieht er sich wieder zurück. Er benimmt sich wie das Wasser, das sich am Ufer bricht und wieder zurückfließt. Später erzählt er, dass sich eine Eltern scheiden ließen, als er drei Jahre alt war. Erwachsene, die in der Holzphase ihrer Entwicklung ein Trauma erlitten haben, haben mitunter Probleme, richtig und falsch zu unterscheiden, und entwickeln leichter eine Angstneurose.

5.4 Praktische Anwendung der auf den fünf Elementen oder Wandlungsphasen basierenden Entwicklungstheorie

Die an den fünf Elementen orientierten Entwicklungsphasen spielen bei chronischen Erkrankungen in zweifacher Hinsicht eine wichtige Rolle: zum einen lässt sich anhand des Alters und der Entwicklung des Kindes das Element herausfinden, das besonders verletzlich ist; zum anderen bieten sie eine Möglichkeit, das Element aufzuspüren, in dessen Phase die chronische Erkrankung entstanden ist. Dies ist besonders hilfreich, wenn man sich bei komplexen Erkrankungen mit multiplen Symptomen wie etwa der Aufmerksamkeits- und Hyperaktivitätsstörung (ADHD) darüber klar werden will, welches Element behandelt werden muss.[11–14]

Man geht dabei folgendermaßen vor:

1. Man identifiziert und behandelt das entsprechend der Entwicklungsphase besonders anfällige Element, beispielsweise Holz bei einem Schulkind.
2. Man findet und behandelt den Ursprung der Erkrankung anhand der Entwicklungsphase, in der sie einsetzte. Wenn beispielsweise ein Kind schon als Säugling Asthma bekommt, muss man außer den Lungen-Punkten noch Wasserpunkte behandeln, entwickelt sich das Asthma dagegen im schulpflichtigen Alter, nimmt man zu den Lungen-Punkten noch Leber-Punkte hinzu (zwischen Leber und Lunge besteht im Kontrollzyklus eine hemmende Verbindung). Da auf ein Element immer ein anderes folgt, müssen im Produktionszyklus alle Elemente vom Ursprung bis zur Manifestation der Symptome

behandelt werden. Bei einem älteren asthmatischen Kind, das im Alter von drei Monaten eine Bronchiolitis hatte, müssen daher Lungen-, Niere- und Leber-Punkte ausbalanciert werden. Das erklärt, warum die Behandlung bei älteren Kindern, bei denen es in mehr Elementen ein Ungleichgewicht gibt, immer schwieriger wird. Daher gilt: je älter das Kind, umso komplexer die Erkrankung und die Behandlung.
3. Man findet heraus, welches Element der Zeit zugeordnet ist, in der das Trauma hervorgerufen wurde. Ein aufsässiger Junge im Teenageralter wurde beispielsweise in der zweiten Klasse missbraucht. Seine Feuersymptome sind daher auf die Holzphase der Entwicklung und damit auf eine Schädigung des Leber-*Yin* zurückzuführen.
4. Zur Behandlung von Kindern gehört auch eine gute Betreuung des Kindes und die Vorsorge. Wenn das entsprechende anfällige Element ausbalanciert wird, trägt dies dazu bei, das Wohlbefinden des Kindes zu erhalten und Krankheiten zu verhindern.
5. Die Erkrankungen von Kindern sind häufig eine Reaktion darauf, was sich in der Familie abspielt. Wenn man etwa ein Kind mit immer wiederkehrenden Verdauungsstörungen behandelt, das zu Hause von einer Person versorgt wird, auf die Mussats Kennzeichnung „Mutter mit zu großen Brüsten“ passt, tut man gut daran, sich einmal die Beziehungen innerhalb der Familie anzusehen und die Eltern gleich mit zu behandeln.

5.5 Behandlung von Kindern heute

Zum Abschluss dieses Kapitels sei noch vor den Schwierigkeiten gewarnt, denen man bei der Behandlung heutiger Kinder und Familien gegenüber steht. Durch falsche Ernährung und Einnahme zu vieler Medikamenten können Milz und Leber geschwächt werden, so dass zu einer medikamentösen Behandlung unabhängig vom Alter immer auch eine Ernährungsberatung gehört und Milz- und Leber-*Yin* gestärkt werden sollten, um die Nebenwirkungen der Medikamente in den Griff zu bekommen. Die Familienstrukturen werden immer diverser und komplizierter; alleinerziehende Eltern und Scheidungshaushalte sind häufig eher die Regel als die Ausnahme. Der alleinerziehende Elternteil muss beide Rollen übernehmen, die leitende des Vaters und die nährende Rolle der Mutter, während ein Kind, das zwischen zwei Elternpaaren hin- und herwechselt, möglicherweise mit Regeln und Vorschriften konfrontiert wird, die einander widersprechen. Durch die Computerspiele, die immer mehr überhand nehmen und die Koordination von Auge und Hand fördern, verkümmert die Phantasie, das kognitive Merkmal des „Wasser“-Kindes, der Vorläufer des rationalen Denkens.

5.6 Schlussfolgerung

Die herkömmlichen kognitiven und psychoemotionalen Theorien von Piaget und Freud lassen sich gut mit dem Modell der fünf Elemente der chinesischen Medizin in Einklang bringen. Die kindliche Entwicklung kann in verschiedene, den einzelnen Elementen zugeordnete Phasen unterteilt werden, über die man das in einem bestimmten Alter besonders anfällige Element/Organ und das für eine chronische Erkrankung ursächliche Element/Organ herausfinden kann.

Literatur

1. Lecture Notes, Postdoctoral Fellowship in Behavioral and Developmental Pediatrics. UCSF, 1989.
2. Piaget J. (1930) The Child's Conception of Physical Causality. New York, Harcourt.
3. Mahler M.S. (1970) On Human Symbiosis and the Vicissitudes of Individuation. New York, International Universities Press, Inc.
4. Kline P. (1972) Facts and Fantasy in Freudian Theory. London, Methuen & Co. Ltd.
5. Flavel J.H. (1963) The Developmental Psychology of Jean Piaget. Princeton, D. Van Nostrand Company, Inc.
6. Freud S. (1908) Character and Anal Eroticism, Vol. 9.
7. Mussat M. Acupuncture Energetics Lecture – part of video film library for UCLA Acupuncture course (no date).
8. Maciocia G. (1994) The Practice of Chinese Medicine, The Treatment of Diseases with Acupuncture and Chinese Herbs. London, Churchill Livingstone.
9. Cao J. et al., (1990) Essentials of Traditional Chinese Pediatrics. Beijing, Foreign Language Press.
10. MacIntyre A.C. (1958) The Unconscious, A Conceptual Analysis. New York, Humanities Press.
11. American Psychiatric Association (1994) Diagnostic and Statistical Manual of Mental Disorders, 4th edition, DSM – IV. Washington DC, American Psychiatric Association.
12. Shaywitz B., Fletcher J.M. & Shaywitz S.E. (1997) Attention deficit hyperactivity disorder. Advances in Pediatrics 44, 331.
13. Levine M.D. et al. (eds) (1999) Developmental and Behavioral Pediatrics, 3rd edition. Philadelphia, W.B. Saunders, Co.
14. Meninger W.C. (1943) Characterologic and symptomatic expressions related

6 Befunderhebung bei Kindern

Westliche Kinderärzte folgen bei der Befundaufnahme einem Schema, nach dem nicht nur durch Befragung der Patienten und ihrer Angehörigen subjektive Informationen zur Krankengeschichte gewonnen, sondern auch durch eine allgemeine körperliche Untersuchung und gezielte Laboruntersuchungen objektive Befunde erhoben werden. In der chinesischen Kinderheilkunde achtet man besonders auf bestimmte körperliche Befunde, in denen sich die physiologischen und pathophysiologischen Gegebenheiten des Kindes spiegeln; zur Untermauerung wird noch die Krankengeschichte erfragt, apparative oder Laboruntersuchungen unterbleiben jedoch.

Zu einer umfassenden Befunderhebung bei Kindern können beide Heilsysteme miteinander verbunden werden, indem man eine detaillierte Anamnese erhebt, eine körperliche Untersuchung durchführt, die sich vor allem auf signifikante, nur bei Kindern vorhandene Merkmale konzentriert, und Eindrücke wiedergibt, die speziell der pädiatrischen Pathognomik für akute und chronische Erkrankungen folgen.

6.1 Anamnese

Einer Behauptung der Schulmedizin zufolge können nach einer regelrechten Anamnese bereits 80–90 Prozent der Diagnosen gestellt werden. In der westlichen Medizin konzentriert man sich dabei auf bestimmte betroffene Körperabschnitte, Organe oder Systeme, während sich die chinesische Medizin vor allem mit dem insgesamt im Kind vorherrschenden Ungleichgewicht beschäftigt. Obwohl viele der bei der Anamnese angesprochenen Punkte bei beiden Disziplinen gleich sind – etwa die Frage nach der Ernährung, die perinatale und die Familienanamnese –, unterscheiden sie sich inhaltlich doch erheblich.

Im folgenden werden die für beide Anamneseformen entscheidenden Punkte aufgelistet, anhand derer man das Kind umfassend beurteilen kann:

- Hauptbeschwerden
- Verlauf und Vorgeschichte der aktuellen Erkrankung
- Detaillierte Angaben zur bisherigen Ernährung
- Schlaf
- Aktivitäten
- Pränatale und perinatale Vorgeschichte
- Medizinische Vorgeschichte
- Überprüfung der Organsysteme: Symptome anderer als der aktuell betroffenen Organe
- Familienanamnese
- Soziale Anamnese

6.1.1 Hauptbeschwerden

Bei diesem Punkt geht es um das wichtigste Symptom oder den Hauptgrund für den Arztbesuch, beispielsweise Husten oder Magenschmerzen, sowie die Frage, wie lange diese Symptome bereits anhalten. Dabei sollten sich die Angaben auf ein oder höchstens ein paar Worte beschränken, die Dauer jedoch so präzise wie möglich angeben werden, zum Beispiel: Husten seit drei Tagen. Damit wird dem Arzt sofort klar, um welches spezifische Problem es sich handelt und welches Organ/System betroffen ist.

6.1.2 Verlauf und Vorgeschichte der aktuellen Erkrankung

Hier werden ausführlichere Informationen zu den Hauptbeschwerden gegeben.

- Symptome: eingehendere Beschreibung der Symptome, etwa trockener Husten im Gegensatz zu Husten mit viel Schleim.
- Verlauf: es geht um die Art des Krankheitsverlaufs. Fühlt sich das Kind mal schlechter, mal besser? Verschlimmert sich die Erkrankung zusehends? Treten Komplikationen auf?
- Auslösende Ereignisse:
  Wodurch entstanden die Symptome? Wurden die Schmerzen im Knie bemerkt, nachdem das Kind der Kälte ausgesetzt war? Begannen die Ohrenschmerzen nach einer Infektion des Nasen-Rachen-Raums, die Kopfschmerzen bei einer Schulprüfung? (Schmerzen an Knie, Ohr und Kopf sind die Hauptgründe, weshalb Kinder zur Behandlung kommen). Ebenso wichtig ist die Art der Nahrungsmittel, die das Kind in der Zeit zu sich nahm, als die Beschwerden einsetzten.
- Bisherige Behandlung:
  Medikationen, pflanzliche Heilmittel, Akupunktur usw.; trat dadurch eine Besserung ein?
- Gab es vorher ähnliche Symptome oder Erkrankungen?
  Wie oft kam es zu ähnlichen Vorfällen? In welchem Alter? Wie schwer waren die vorausgegangenen Erkrankungen? Wurden sie zu Hause, ambulant oder als Notfall behandelt oder war ein Krankenhausaufenthalt erforderlich? Kam es zu Komplikationen? Sind noch Folgeerscheinungen vorhanden, etwa Krämpfe oder anhaltende Bauchschmerzen?
- Derzeitige synthetische oder natürliche Arzneimittel:
  alle Mittel, die regelmäßig eingenommen werden.

6.1.3 Detaillierte Angaben zur bisherigen Ernährung

In Kapitel 8 werden die verschiedenen Aspekte der Ernährung und die Auswirkungen, die Nahrungsmittel auf die Gesundheit haben, noch ausführlich erörtert werden. Wenn die Angaben zur bisherigen Ernährung der Kinder erfragt werden, sollte man sich auf die folgenden Punkte konzentrieren:

- Art der Lebensmittel:
  - Nimmt das Kind täglich vorwiegend frische oder tiefgefrorene, abgepackte Lebensmittel zu sich?

- Welche der folgenden im allgemeinen ungesunden Nahrungsmittel verzehrt das Kind regelmäßig: Nahrungsmittel, die energetisch „kalt", fett oder frittiert sind? Solche, die Schleim produzieren, künstlich gesüßt oder extrem salzig sind?
- Geschmacksrichtung:
  Gibt es eine oder zwei vorherrschende Geschmacksrichtungen, die auf ein bestimmtes Organungleichgewicht hinweisen würden?
- Nahrungsmittelangebot entsprechend der Jahreszeiten:
  Isst das Kind in der Regel Nahrungsmittel der Saison?
- Thermoregulatorische Eigenschaften der Nahrungsmittel:
  Man erstellt eine Liste von Nahrungsmitteln mit verschiedenen thermoregulatorischen Eigenschaften. Das Kind oder die Eltern können dann dort Lebensmittel ankreuzen, so dass man Hinweise darauf erhält, ob in der Ernährung des Kindes, energetisch heiße, warme, neutrale, kühle oder kalte Nahrungsmittel überwiegen.
- Essverhalten:
  - Isst das Kind in einer Art und Weise, die für ein *Qi*-Ungleichgewicht spricht?
  - Isst es zu schnell? Ohne richtig zu kauen? Beim Lernen oder Fernsehen?
  - Essenszeiten
  - Schlechte Essgewohnheiten: Knabbern, plötzlicher Wechsel der Essgewohnheiten, Anzeichen für eventuelle Essstörungen
  - Art des Appetits: schlechter Appetit, wählerischer Esser, unregelmäßiger Appetit, guter Appetit, aber schlechter Stuhlgang
  - Gefühlszustand beim Essen
  - Postprandiale Beschwerden: Erbrechen, trockenes Würgen, Blähbauch und Bauchschmerzen.

6.1.4 Schlafgewohnheiten

Um etwas über den Schlaf des Kindes zu erfahren, fragt man nach der Schlafhaltung, wie lange das Kind schläft, ob es unter Schlaflosigkeit leidet, was es träumt und ob es schnarcht. In der westlichen Medizin sind mit Schlafstörungen bei Säuglingen und Kleinkindern meist Schlafapnoe, bei älteren Kindern nächtliche Albträume und Schlaflosigkeit gemeint. Für chinesische Kinderärzte sind dagegen die folgenden Aspekte des Schlafs von Bedeutung, um mögliche Disharmonien festzustellen.

- Schlafhaltung:
  - Eingerollt in Embryonalstellung – weist auf „Kälte" hin
  - Auf dem Bauch liegend – kann zu Nahrungsstau führen

Interessant ist die Beobachtung, dass chinesische Babys normalerweise auf dem Rücken schlafen, während amerikanische Babys in Kindertagesstätten in der Regel auf den Bauch gelegt werden. 1992 empfahl die *American Academy of Pediatrics* (AAP), dass Babys zum Schlafen auf den Rücken gelegt werden sollten. Seitdem ist die Anzahl der Fälle von plötzlichem Kindstod oder Krippentod in den USA um 15–20 Prozent zurückgegangen. Die chinesische Theorie, dass es beim Schlafen auf dem Bauch zu einem Nahrungsstau kommt, ist eine mögliche Erklärung dafür: Der Nahrungsstau kann zu einer Regurgitation von Mageninhalt führen, woran das Kind dann ersticken kann.

- Wenn die Bauchlage die bevorzugte Schlafhaltung ist, kann dies für eine Magen-Schwäche sprechen.
- Wenn das Kind in Rückenlage nicht schlafen kann, lässt dies auf einen Zustand von Lungen-Fülle schließen.
- Wenn im Schlaf Arme und Beine unter der Decke herausgestreckt werden, Decken und Bettzeug abgeworfen werden, liegt vermutlich „Hitze" vor.
- Wenn das Kind bevorzugt auf einer Seite schläft, spricht dies für einen *Qi*-Blut-Mangel auf dieser und einem Überschuss auf der anderen Seite. Wenn das Kind beim Schlafen beispielsweise die rechte Seite bevorzugt, besteht rechts eine Lungen-Schwäche und links eine Lungen-Fülle.

- Dauer des Schlafs – die Anzahl der Stunden variiert von Kind zu Kind. Das Kind hat ausreichend lange geschlafen, wenn es sich beim Aufwachen erfrischt und ausgeruht fühlt und während des Tages keine zusätzlichen Nickerchen braucht.
  - Zu wenig Schlaf kann vorübergehend zu einem *Qi*-Mangel und auf die Dauer zu einer Nieren-Schwäche führen.
  - Durch zu viel Schlaf kann ein *Yang*-Mangel der Milz auftreten und sich Feuchtigkeit ansammeln.
- Schlaflosigkeit kann bei Kindern entweder ein Fülle- oder ein Mangelzustand sein.
  - Für Schlaflosigkeit aufgrund eines Füllezustandes ist in der Regel ein unruhiger Schlaf charakteristisch, manchmal auch die Unfähigkeit, auf dem Rücken zu schlafen, ferner nächtliches Aufwachen mit Gedanken, die nicht zur Ruhe kommen wollen, und/oder körperlicher Unruhe, gelegentlich von einem dumpfen Gefühl in der Brust begleitet. Dies findet man häufig nach einer Wind-Hitze-Erkrankung, von der noch Reste der Wind-Hitze im Zwerchfell zurückgeblieben sind.
    Eine moderne Ernährung, bei der das Kind vor dem Schlafengehen noch koffeinhaltige Erfrischungsgetränke oder Schokolade zu sich nimmt, kann ebenfalls diesen Typ der Schlaflosigkeit verursachen.
  - Schlaflosigkeit aufgrund eines Mangels ist für gewöhnlich durch Probleme mit dem Schlafrhythmus gekennzeichnet. So können die Kinder etwa unter einer mit Albträumen verbundenen Schlaflosigkeit aufgrund eines Leber-*Yin*-Mangels leiden, die einige der folgenden Merkmale aufweist: das Kind wacht nachts auf, spricht im Schlaf, schlafwandelt, macht einen reizbaren Eindruck, wirkt geängstigt und verwirrt, atmet schnell, hat eine hohe Herzfrequenz und träumt viel.
- Exzessives Träumen weist in der Regel auf einen *Yin*-Mangel hin.
  - Nieren-Schwäche: Neigung zu beunruhigenden Träumen
  - Leber-*Yin*-Mangel: Träume voller Zorn, Frustationen und Unruhe

Die Träume können recht lebhaft sein, da die Geist-Seele *Hun,* die ihren Sitz im Leber-*Yin* hat, nicht angemessen beherbergt wird; daher findet sie keinen Frieden, verlässt den Körper, wenn das Kind eingeschlafen ist und bringt aus der Seelenwelt sehr intensive Bilder mit, die sich als Träume niederschlagen.[1]

Das Kind berichtet möglicherweise von einem Gefühl der Leichtigkeit und einer Empfindung, als würde es schweben, beim Einschlafen, was damit zusammenhängt, dass *Hun* den Körper verlässt.

  - Milz-Kälte-Mangel: Träume von Dingen, die miteinander kämpfen. Das kann gelegentlich auch daran liegen, dass das Kind im Fernsehen zu viele Gewaltszenen gesehen hat.
- Schnarchen weist auf eine Milz-Schwäche hin, der zu Schleim im Magen-Meridian führt.

6.1.5 Aktivitäten

Man fragt danach, wie aktiv das Kind im Allgemeinen tagsüber ist: ob es ständig in Bewegung ist oder lieber nichts tut. Man sollte sich auch danach erkundigen, mit welcher Art von Aktivitäten sich das Kind regelmäßig beschäftigt: ob es Videospiele liebt, sich sportlich betätigt oder liest und ob das Kind körperlich aggressiv ist.

Aktivität ist das Gegenteil des Schlafes. Die richtige Zeit, um aktiv zu sein, ist dementsprechend der Tag: die *Yang*-Phase der biologischen Uhr, die den *Yin*-Schlafzyklus ausbalanciert. *Yang*-Funktionen werden nicht richtig erfüllt, wenn *Yin* nicht im Gleichgewicht ist und umgekehrt.

Wie viel Aktivität für ein Kind richtig ist, ist schwer zu sagen, weil es dabei ein breites Spektrum an normalem Verhalten, eine Vielzahl von Variablen und ganz verschiedene subjektive Einschätzungen von Seiten derjenigen gibt, die das Kind beurteilen. So ist ein Kind, das von 30 anderen Kindern umgeben ist, möglicherweise im richtigen Ausmaß aktiv, wirkt aber auf einen erschöpften, ausgebrannten Lehrer erschreckend hyperaktiv. Daher sind hyperaktive oder „Fülle"- sowie lethargische oder „Mangel"-Zustände jeweils relativ und variieren, je nachdem, welche Umstände gerade vorliegen.

Einige typische Aktivitäten weisen auf bestimmte Disharmonien hin:

- Beschäftigung mit Videospielen – eine Betätigung, bei der es hauptsächlich um die Koordination von Auge und Hand geht, ohne dass man dabei viel denken oder sich körperlich bewegen muss; wenn sich das Kind zu viel damit befasst, kann es zu einem Leber-*Qi*-Stau kommen.
- Sportliche Aktivitäten – sind ein geeignetes Ventil für das bei Kindern tagsüber meist im Übermaß vorhandene *Yang*. Der Tag ist der *Yang*-Teil der biologischen Uhr. Er ist daher gut für ausgiebige körperliche Bewegung geeignet, die dazu beiträgt, das Leber-*Qi* auszubalancieren. Dies ist besonders wichtig bei Kindern in der Holzphase ihrer Entwicklung.
- Zu viel Lesen und Nachdenken kann zu einem Milz-*Qi*-Mangel und einer Ansammlung von Feuchtigkeit und Schleim führen. Es sollte bei jedem Kind ein ausgewogenes Verhältnis zwischen Lesen/Nachdenken, Ausruhen und Spielen geben. Die Theorien der chinesischen Medizin untermauern daher die These, dass Spielen für die intellektuelle Entwicklung wichtig ist.
- Unangemessenes aggressives Verhalten wie Schlagen und Raufen sprechen für aufsteigendes Leber- oder Herz-Feuer.

6.1.6 Pränatale und perinatale Vorgeschichte

In Kapitel 3 wurde die Bedeutung der pränatalen und perinatalen Umstände erörtert. Zu Empfängnis, Schwangerschaft und Geburt sollten möglichst umfassende Informationen eingeholt werden, weil man dadurch wichtige Hinweise auf die Vorhimmels-Essenz des Kindes erhält, die erheblichen Einfluss auf dessen Gesundheit haben kann.

- Empfängnis
  - Man fragt beide Eltern, wie alt sie bei der Empfängnis waren, wie ihre allgemeine körperliche und seelische Gesundheit war, ob sie unter Stress standen oder Alkohol beziehungsweise Drogen konsumierten.
  - Fragen an den Vater: Hatte er vorher wechselnde Partnerschaften?
  - Fragen an die Mutter: Wie verliefen ihre Menstruationen? Gab es zuvor Fehlgeburten oder Abtreibungen?
  - Allgemein: Wie waren die klimatischen Verhältnissen und in welchem Zustand befand sich das Land oder die Welt (zum Beispiel Krieg oder Frieden) zum Zeitpunkt der Empfängnis.
- Schwangerschaft
  - Wie war die körperliche und seelische Verfassung der Mutter während der Schwangerschaft? Trank sie Alkohol, rauchte sie, nahm sie Drogen? Wie hoch waren die seelischen Belastungen: litt sie beispielsweise unter leichten Depressionen oder hatte sie so starke Depressionen, dass sie Antidepressiva nehmen oder eine Psychotherapie machen musste?
  - Man fragt nach dem Verhältnis der Eltern während der Schwangerschaft, um einen Hinweis zu erhalten, inwieweit die Mutter unterstützt wurde oder unter Stress stand.
- Umstände der Geburt
  - War es eine natürliche oder eine operative Entbindung? Wurde das Kind vaginal entbunden oder wurde ein Kaiserschnitt gemacht? Gab es Komplikationen? Was wog das Kind bei der Geburt? Wie hoch war der APGAR-Index? Wie waren die klimatischen Verhältnisse und der allgemeine Zustand des Landes zum Zeitpunkt der Geburt?

6.1.7 Medizinische Vorgeschichte

Die medizinische Vorgeschichte zu vorangegangenen Erkrankungen ist wichtig, um mehr über den allgemeinen Gesundheitszustand des Kindes und die Anfälligkeit eines bestimmten Organs/Systems zu erfahren.

- Frühere Krankenhausaufenthalte – ein Hinweis auf die Anfälligkeit des Kindes und die potentielle Schwere späterer Erkrankungen
- Frühere Operationen – die chinesische Medizin hält jeden chirurgischer Eingriff für traumatisch und sieht darin eine Belastung für das System. Operationsnarben stören den Meridianfluss in das Gebiet, so dass die Lage der Narben mit der Erkrankung in Verbindung gebracht werden kann.
- Alle schweren Unfälle – schwere körperlichen Traumen können ebenfalls den Energiefluss unterbrechen.

- Frühere fieberhafte Erkrankungen – wenn man weiß, wie hoch das Fieber bei den Erkrankungen des Kindes für gewöhnlich steigt, kann man daraus ableiten, ob es eine Tendenz zur Akkumulation von Hitze und *Yin*-Leere gibt.
- Anfällige Organe – an welchem Organ/System treten immer wieder Erkrankungen auf?
- Dauer früherer Erkrankungen – vor allem solcher, die der aktuellen Erkrankung ähneln. Länger andauernde Erkrankungen sprechen für einen *Qi*-Mangel. Gab es Komplikationen, die auf die Beteiligung eines anderen Organs hindeuten? Fieberkrämpfe weisen zum Beispiel auf einen Leber-*Yin*-Mangel hin.
- Frühere Einnahme von Medikamenten – Name, Art, Nebenwirkungen oder Reaktionen; Dauer der Medikation. Sowohl die erwünschten Wirkungen als auch die Nebenwirkungen können auf eine Schädigung von Organen hinweisen.
- Impfungen – welche Art von Immunisierung wurde angewandt? Einfach- oder Kombinationsimpfstoff? Zeitpunkt der Impfungen? Alter, in dem die Immunisierung erfolgte? Gab es irgendwelche Reaktionen (s. Kapitel 9)?

6.1.8 Überprüfung der Organsysteme: Symptome anderer als der aktuell betroffenen Organe

Man fragt nach Symptomen in anderen Organen/Systemen, die nicht zu den Hauptbeschwerden zählen. Dabei konzentriert man sich vor allem auf die Beziehungen zwischen den fünf Elementen, über die Symptome in verschiedenen Organen/Systemen miteinander in Verbindung stehen können. Ein Kind mit einem produktiven Husten hat beispielsweise leichte Milz-Schwäche-Symptome wie etwa leichte Blähungen und Durchfall.

6.1.9 Familienanamnese

- Das Alter der Großeltern zum Zeitpunkt, als die Eltern geboren wurden, gibt Aufschluss über das angeborene Jing, das die Eltern geerbt haben.
- Signifikante familiäre Erkrankungen – man erhebe eine detaillierte Vorgeschichte dieser Erkrankungen und achte besonders auf familiäre Tendenzen bei der aktuellen Erkrankung des Kindes.

6.1.10 Soziale Anamnese

Die soziale Situation des Kindes sagt etwas darüber aus, wie sehr das Kind unter Stress steht oder bei seinen Erfahrungen unterstützt wird: Lebt das Kind bei einem alleinerziehenden Elternteil? Familienstand der Eltern? Anzahl der Geschwister? Beruf(e) der Eltern und Bildungsgrad? Gibt es Drogen- oder Alkoholmissbrauch oder Zigarettenraucher in der Familie?

6.2 Körperliche Untersuchung

Eine umfassende pädiatrische Untersuchung besteht aus vier Teilen:

- Allgemeine äußere Erscheinung
- Beobachtung/Inspektion
- Palpation
- Untersuchung

6.2.1 Allgemeine äußere Erscheinung

Bei der westlichen wie der chinesischen kinderärztlichen Untersuchung nimmt man das Kind als erstes in Augenschein, das heißt man beurteilt zunächst seine äußere Erscheinung. Westliche Kinderärzte werden dabei besonders darauf achten, ob das Kind teilnahmslos oder lebhaft und aktiv ist, ob es in akuter Not ist, eine Zyanose aufweist, deutliche Zeichen für eine Dehydration zu erkennen sind, ob körperliche Anomalitäten vorhanden sind, speziell Fehlbildungen, die auf ein genetisches oder chromosomales Syndrom hindeuten würden, wie die leicht erkennbaren fazialen Merkmale beim Down-Syndrom. Ein erfahrener Kinderarzt kann schon beim ersten Blick auf das Kind erkennen, ob es sich um ein krankes, möglicherweise an einer Sepsis leidendes Kind handelt oder um ein Kind, das sich wohl fühlt.

Im Jahre 1575 stellt der bekannte chinesische Kinderarzt Zhou You-fan eine Liste mit 15 Punkten für die Diagnostik bei Kindern zusammen. Elf dieser 15 Punkte betreffen die Betrachtung oder Inspektion.[2]

Für den chinesischen Pädiater ist der Geist des Kindes, der sich in den Augen widerspiegelt, das wichtigste Merkmal der äußeren Erscheinung. Während der westliche Arzt die Augen als Teil des Kopfbefundes untersucht und dabei auf die Lichtreaktion der Pupillen (Pupillarreflexe) achtet und nach Abweichungen wie einem Nystagmus oder nach Augeninfektionen sucht, schaut der chinesische Kinderarzt in die Augen des Kindes, um dort Geist und Seele, *Shen* und *Hun*, des Kindes zu begutachten. In der westlichen Literatur werden die Augen ja auch als „Spiegel der Seele“ bezeichnet. Wenn die Augen klar und leuchtend sind, ist das Baby „hellwach“ und intelligent, und die Krankheit ist nicht gravierend. Ein Kind mit verängstigtem Blick, das vor Schmerzen schreit, ist nicht so beunruhigend wie ein Kind mit einem dumpfen, abwesenden, leeren Ausdruck in den Augen, das einen Eindruck macht, als wären *Shen* und *Hun* aus ihm gewichen.

Ein klassisches Beispiel für einen krankhaften Zustand, der sich bei Kindern an den Augen ablesen lässt, ist Autismus: eines der wichtigsten Kennzeichen für Autismus ist der fehlende oder flüchtige Augenkontakt. Selbst wenn ein autistisches Kind einen anderen Menschen ansieht, vermittelt es dem anderen nur das unheimliche Gefühl, nicht vorhanden zu sein, weil es durch den anderen hindurchsieht, ohne mit ihm auf einer mitmenschlichen Ebene in Kontakt zu treten. Wenn ein Kind mit einem Infekt einen „distanzierten Blick“ hat, zeigt dies, dass sich die Infektion erheblich verschlimmert hat.

Außer den Augen gibt auch der Farbton, den das Kind insgesamt hat, einen Hinweis auf die folgenden allgemeinen Zustände:

- Röte zeigt Hitze an.
- Blässe ist ein Zeichen für Kälte oder Blut-Mangel.
- Weiße Farbe spricht für *Qi*-Mangel.
- Gelb steht für Milz-Schwäche.
- Ein grünlicher Ton spricht für Leber-*Qi*-Stau.

Nach der Begutachtung der allgemeinen äußeren Erscheinung beginnen sich deutlich die Unterschiede zwischen den beiden Untersuchungsmethoden abzuzeichnen, denn der westliche Arzt nutzt nun Instrumente wie das Otoskop und Stethoskop, um weitere körperliche Befunde zu erheben, und Laboranalysen, um seine vorläufige Diagnose zu bestätigen, während der chinesische Arzt sich weiterhin auf das verlässt, was er sieht und fühlt, um das gesamte, im Kind herrschende Ungleichgewicht erkennen zu können.

6.2.2 Beobachtung/Inspektion

Farbe

- Normal – ein gesundes Kind hat ein rosiges, glänzendes und strahlendes Gesicht.
- Röte
  - Röte deutet darauf hin, dass eine anomale Hitze vorhanden ist. Wenn das Kind krank ist, zeigt die Röte eine pathogene Hitze an. Wenn das Kind sonst einen gesunden Eindruck macht, könnte die Röte dadurch entstanden sein, dass ein Nahrungsstau in Hitze umgewandelt wird. Dies ist ein Fülle-Zustand, so dass man nach anderen Zeichen und Symptomen für einen Überschuss an *Yang* suchen muss.
  - Ein tieferes oder dunkleres Rot spricht für eine stärkere Hitze, die zu einem *Yin*-Mangel geführt hat; es handelt sich daher um eine falsche Hitze, und das Kind zeigt möglicherweise noch andere *Yin*-Mangel-Symptome wie beispielsweise Trockenheit oder Blut-Mangel-Symptome wie Blässe.
  - Nur auf einer Seite eine rote Wange:
    - Die rechte Wange spricht für Lungen-Hitze, die linke für Leber-Hitze oder -Stau.
    - Bei Säuglingen und Kleinkindern ein Zeichen für den Durchbruch von Milchzähnen auf der Seite der geröteten Wange
    - Lokalisierte Röte: eine nicht systemische, lokale Entzündung aufgrund eines Insektenstiches oder einer örtlich begrenzten Infektion.
- Blässe spricht dafür, dass Kälte vorhanden ist oder ein Blut-Mangel wie beispielsweise eine Anämie.
- Weiße Farbe
  - Eine weiße Gesichtsfarbe zeigt eine Lungen-Schwäche an.
  - *Qi*-Mangel: das Gesicht hat eine trüb-weiße Farbe.
  - Leichter *Yang*-Mangel: strahlendes Weiß
  - Schwerwiegenderer *Yang*-Mangel: leuchtendes Weiß mit kalten Gliedmaßen

  - *Yang-* oder *Qi*-Mangel mit Feuchtigkeit: weißes Gesicht mit Anzeichen für Ödembildung, etwa geschwollene Augenlider.
- Gelbe Gesichtsfarbe
  - Gelber Farbton: Milz-*Qi*-Mangel, der sich als Feuchtigkeit darstellt
  - Fahles Gelb: *Qi*- und Blut-Mangel
  - Leuchtendes Gelb: es ist feuchte Hitze vorhanden.
  - Mattes, blasses Gelb: es ist feuchte Kälte vorhanden.
- *Qing*-grünlicher Farbton – diese Farbe ist immer matt. Leber-Stau – *Qing* ist das chinesische Wort für ein blasses Grün, das der Farbe der Venen ähnelt. Die Venen treten bei einem Stau des Leber-*Qi* deutlicher hervor, weil die Leber als Blutspeicher fungiert. Die Venen rund um und zwischen den Augen, der Öffnung der Leber nach außen, treten besonders weit vor.
- Dunkler bläulicher Farbton
  - Ein dunkler bläulicher Farbton deutet auf eine Beteiligung der Niere hin.
  - *Qing*-bläulich, zyanotisch zeigt Kälte mit einer Kontraktion von Blut und *Qi* an; dies entspricht einer Ischämie, die zu einer Abnahme des Sauerstoffgehalts im Blut führt, was sich als Zyanose (blau-rote Färbung von Haut und Schleimhäuten) äußert.
  - Eine purpurrötliche Verfärbung weist auf einen Blutstau hin, Blutergüsse oder blaue Flecken.
  - Eine bläuliche Farbe rund um die Lippen lässt auf eine Blockade oder Stagnation von Lungen-*Qi* schließen, die zu einem Blutstau führt (in der westlichen Medizin ist eine periorale Zyanose ein Zeichen für eine Hypoxie oder einen Rechts-Links-Shunt, wie er bei angeborenen zyanotischen Herzfehlern vorliegt, bei denen nicht genug Blut zur Sauerstoffaufnahme in die Lungen gelangt, was schließlich zu einer Zirkulation von nicht sauerstoffgesättigtem Blut führt).

Spezielle Gesichtsbereiche

Shan Gen, am Fuß des Berges: zwischen den Augenbrauen. *Shan Gen* oder am Fuß des Berges heißt der zwischen den Augen liegende Bereich der Nasenwurzel (die Nase wird als Berg des Gesichts beschrieben). Dieser Bereich liegt unterhalb des *Yintang*-Punkts. Wenn im Gesicht grünlich schimmernde Venen zu erkennen sind, spricht dies bei Säuglingen und kleinen Kindern für eine schwache Milz. Je deutlicher die Venen heraustreten, umso schwächer ist die Milz. Dies ist ein sehr zuverlässiges diagnostisches Zeichen, weil es leicht festzustellen ist. Venen mit einem bläulichen Farbton zeigen eine Beteiligung der Niere an, möglicherweise aufgrund eines intrauterinen Schaden oder einer angeborenen Nieren-Anomalie.

Yintang-Bereich: Der *Yintang* steht in Bezug zum autonomen Nervensystem. Ist die Haut des Kindes rot und trocken, deutet dies auf eine lokale innere Hitze mit einer Tendenz zu Fieberkrämpfen hin.

Haar

- Das normale gesunde Haar von Kindern glänzt.
- Trockenes, sprödes Haar verweist auf *Qi*- und Blut-Mangel.
- Spärlich behaarte, kahle Stellen sprechen für einen Nieren-Essenz-Mangel; sie können angeboren sein, sekundär in Folge einer Medikation oder aufgrund eines Toxins auftreten; es kann auch eine Infektion vorliegen, zum Beispiel eine Pilzinfektion.

Zunge

Die Zunge kann beim Säugling und Kleinkind mithilfe eines Zungenspatels untersucht werden. Normalerweise ist die Zunge bei Kindern rosa und feucht, jedoch nicht zu feucht („sumpfig"); jüngere Kinder haben in der Regel keinen Zungenbelag. Bei Kindern hat eine rote Zunge einen anderen Farbton als bei Erwachsenen.

- Eine rote Zunge zeigt im allgemeinen Hitze an. Heutige Kinder haben allerdings schon im Normalfall tendenziell innere Hitze, so dass die Grundfarbe der Zunge um einige Grade röter ist als früher üblich.
- Eine rote Zungenspitze verweist auf Wind-Hitze; bei verhaltensgestörten Kindern kann sie auch mentale Irritation und Unruhe bedeuten, da die Zunge den Zustand des Herzens und des *Shen* widerspiegelt.
- Ein dunkles Rot zeigt an, dass die Hitze in das Blut übergegangen ist.
- Eine stechend rote Zunge ist ein Zeichen für toxische Hitze im Blut und einen völligen Verbrauch der Körperflüssigkeiten.
- Eine purpurrote Zunge spricht für Blutstagnation und -stau.
- Eine bleiche Zunge zeigt *Qi*- und Blutmangel an.
- Ein Belag ist bei Kindern im allgemeinen kein verlässliches Zeichen. Ein dicker Belag verweist auf einen Nahrungsstau, der sich in innere Hitze umgewandelt hat.
- Eine trockene, kleine, glatte Zunge ist ein Zeichen für *Yin*-Mangel.
- Eine Landkartenzunge spricht für eine Nieren-Schwäche. In der westlichen Medizin hält man eine Landkartenzunge für eine normale Variante, die keine weitere Bedeutung hat.
- Flecken auf der Zunge, die kommen und gehen, verweisen auf eine Milz- oder Magen-Schwäche.

Augen

Die Augen spiegeln den Geist des Kindes wider.

- Im Normalfall sollten die Augen leuchten und einen wachen Ausdruck haben, der das Gefühl vermittelt, dass das Kind etwas mit der Person, auf die es schaut, zu tun hat und es mit der Welt in Verbindung steht.
- Wenn beim Schlafen das Weiße des Auges zu sehen ist, spricht dies für einen *Yang*-Mangel der Milz.
- Absonderungen aus dem Auge
  - Wässrige Absonderungen sind ein Hinweis auf Wind; beispielsweise Infektionen der oberen Luftwege, Allergien.

  - Dickflüssige Absonderungen zeigen, dass Schleim und Feuchtigkeit vorhanden sind.
  - Trockene Augen ohne vermehrte Tränenbildung sprechen für einen Leber-*Yin*-Mangel.
  - Gelbe Absonderungen verweisen auf feuchte Hitze.
- Augenlid
  - Bleiche Innenseiten der Augenlider zeigen einen Blut-Mangel, eine Anämie.
  - Angeschwollene untere Augenlider sprechen für eine Nieren- und/oder Milz-Schwäche.
  - Dunkle Augenringe sind ein Zeichen für eine Nieren-Schwäche.
  - Eine Braunfärbung rund um die Augen spricht für eine Steroidvergiftung.
  - Tiefliegende Augen sind ein Hinweis auf eine mäßige Austrocknung (eine leichte Dehydratation zeigt sich im Frühstadium an trockenen Lippen und einem trockenen Mund). In der westlichen Medizin sind halonierte Augen ein Zeichen für eine etwa 5–7-prozentige Dehydratation.
- Pupille
  - Normale Pupillen sind rund, auf beiden Seiten gleich und reagieren auf Licht.
  - Anomal erweiterte/verengte Pupillen verweisen auf einen Nieren-*Qi*-Mangel, ein Koma oder toxisch wirkende Drogen – eine Überdosis von Substanzen mit erregender Wirkung auf das sympathische Nervensystem verursacht eine Dilatation, eine Überdosis von parasympathischen Stimulantien eine Verengung der Pupillen.

Nase

- Die normale Nasenschleimhaut ist feucht, das intranasale Sekret ist klar.
- Absonderungen aus der Nase
  - Klares Nasensekret lässt auf eine durch Wind-Kälte verursachte Infektion der oberen Luftwege oder Allergien schließen.
  - Dickflüssige, weiße Absonderungen sprechen für das Vorhandensein von Schleim.
  - Bei gelben dickflüssigen Absonderungen liegt feuchte Hitze vor.
- Die heftige Bewegung der Nasenflügel beim sogenannten Nasenflügelatmen zeigt Atemnot aufgrund einer Lungen-Schwäche oder aufgrund von Lungen-Hitze an.
- Nasenbluten spricht für Lungen-Hitze, wenn es mit Symptomen einer Infektion der oberen Luftwege einhergeht, für Magen-Hitze, wenn es nach den Mahlzeiten auftritt, vor allem nach dem Verzehr öliger, fetthaltiger und/oder stark gewürzter, scharfer Lebensmittel.

Mund

- Normalerweise ist die Mundschleimhaut bei Kindern rosafarben bis hellrot.
- Eine Rötung und Schwellung des Rachens/der Tonsillen wird durch Wind-Hitze mit Hitzetoxinen, *Yin*-Mangel oder Magen-Hitze verursacht.
- Dunkelrote Lippen sind auf innere Hitze zurückzuführen.
- Mundgeschwüre sprechen für feuchte Hitze in der Milz.
- Wunde Stellen auf der Zunge zeigen Herz- und Milz-Hitze an.

- Ein fleckiger weißer Belag in Verbindung mit roten Läsionen ist das Zeichen für eine Candidose der Mundschleim, die durch feuchte Hitze entstanden ist und in der Regel mit einer Milz-Schwäche einhergeht.
- Kariöse Zähne sind die Folge von Magen-Feuer und/oder feuchter Hitze in der Milz.
- Ein verzögerter Zahndurchbruch spricht für einen Nieren-*Qi*-Mangel.
- Sabbern ist ein Hinweis auf innere Feuchtigkeit.
- Ein offen stehender Mund deutet auf einen extremen *Qi*-Mangel hin und ist oft mit einer geistigen Behinderung verbunden.
- Bleiche Lippen sind ein Zeichen für Kälte aufgrund eines Mangels.

Ohren

Ein für die Kinderheilkunde sehr nützliches Instrument der westlichen Medizin ist das Otoskop, das mittlerweile jeder kaufen kann, beispielsweise auch Eltern, die die Ohren ihrer Kinder untersuchen wollen. Das Trommelfell schimmert normalerweise wie grauweißes Perlmutt mit einem Lichtreflex.

Eine Entzündung des äußeren Ohres (Otitis externa) betrifft den Gehörgang außerhalb des Trommelfells. Die otoskopische Untersuchung zeigt in diesem Fall ein normales Trommelfell mit einer Rötung des Gehörgangs, die manchmal mit weißen oder eitrigen Absonderungen einhergeht. Im Westen wird dieses Krankheitsbild durch das Einträufeln antibiotischer Ohrentropfen behandelt. In der chinesischen Medizin unterscheidet man eine weiße Absonderung, für die eine Milz-Schwäche verantwortlich ist, von einem eitrigen Ausfluss, der durch das Eindringen von Wind-Hitze entsteht.

Otitis media ist eine Entzündung des Mittelohrs. In der westlichen Medizin unterscheidet man zwei Typen: Bei einer akuten serösen Mittelohrentzündung befindet sich Flüssigkeit im Mittelohr, bei der akuten Mittelohrentzündung handelt es sich um eine Infektion des Mittelohrs. Bei der serösen Otitis ist bei der otoskopischen Untersuchung ein stumpfes Trommelfell mit einer dahinter liegenden Flüssigkeitsansammlung zu erkennen. Bei der akuten Mittelohrentzündung ist das Trommelfell rot, entzündet und kann sich gelegentlich auch vorwölben. Wenn das Trommelfell reißt, kann sich Eiter aus dem Mittelohr in den Gehörgang entleeren. Immer wiederkehrende akute Mittelohrentzündungen mit unvollständiger Heilung können zu einer chronischen Ansammlung von Flüssigkeit im Mittelohr führen; dann spricht man von einer chronischen serösen Otitis media. Nach der chinesischen Medizin liegt der serösen Otitis ein Milz-*Qi*-Mangel zugrunde und die eitrige Absonderung entsteht aufgrund von feuchter Hitze vor allem in den Leitbahnen der Gallenblase, des Dreifachen Erwärmers und des Dünndarms. Die drei vor dem Tragus gelegenen Ohrpunkte Gb2, 3E21 und Dü19 sind in der Regel schmerzempfindlich und häufig auch gerötet.

Tiefansetzende, kleine Ohren sind ein Zeichen für eine schlechte Konstitution oder für einen Nieren-*Jing*-Mangel; dies stimmt mit der westlichen Medizin ein, die tiefansetzende Ohren mit angeborenen Fehlbildungen, insbesondere der Niere, und mit einer verzögerten geistigen Entwicklung assoziiert.

Eine retroaurikuläre Lymphknotenschwellung (Adenitis) zeigt an, dass Wind-Hitze-Toxine in den *Shao-Yang*-Meridian eindringen.

Die zwei *Yin*

Die Bezeichnung „zwei *Yin*" bezieht sich beim männlichen Geschlecht auf den Harnleiter und den Anus, beim weiblichen auf die Vagina mit dem Harnleiter und dem Anus. Mit vorderem *Yin* werden Ureter beziehungsweise Ureter mit Vagina beschrieben, mit hinterem *Yin* der Anus.

- Bei Mädchen sind gerötete und feuchte äußere Genitalien ein Zeichen für feuchte Hitze im unteren Erwärmer.
- Bei Jungen weist ein schlaffer Hodensack auf einen Nieren-*Qi*-Mangel hin; Leistenhernien werden durch einen Milz-*Qi*-Mangel verursacht, durch den die Milz die Organe nicht mehr an Ort und Stelle halten kann.
- Gelbe Haut im Genitalbereich spricht für Feuchtigkeit.
- Afterjucken zeigt Madenwürmer an.
- Für Windelausschlag ist eine Besiedlung mit Candida verantwortlich, was feuchter Hitze entspricht; wiederkehrender Windelausschlag trotz besonderer Sorgfalt bei der Hygiene deutet auf feuchte Hitze im Leber-Meridian hin.
- Reizungen und Entzündungen am After sind auf Hitze in den Därmen zurückzuführen.

Hautausschläge

- Erytheme und fleckförmige Papeln findet man in der Regel bei virusbedingten Exanthemen, Masern, Röteln und Scharlach.
- Vesikulären Ausschlag findet man bei Windpocken.
- Nesselsucht ist auf Blut-Hitze zurückzuführen.
- Hautblutungen sind ein Zeichen für eine gravierende Blut-Hitze, die in Feuer übergegangen ist. Dies ist in den letzten Stadien bei eindringender Wind-Hitze zu beobachten.

Urin

- Normalerweise ist der Urin bei Kindern blass, klar und hellgelb.
- Wolkiger, gelber Urin in Verbindung mit häufiger und schmerzhafter Blasenentleerung zeigt eine Zystitis oder feuchte Hitze in der Blase an.
- Viel Blut im Urin kann mit einem Trauma des Harnleiters, möglicherweise durch Einführen von Fremdkörpern zusammenhängen.

Stuhl

Neugeborene und Babys, die gestillt werden, haben normalerweise häufigen Stuhlgang mit gelbem Kot, der nicht zu trocken und nicht zu feucht ist.

Verstopfung wird durch Hitze im *Yang Ming* oder *Yin*-Mangel verursacht, weil die Hitze Flüssigkeit aufbraucht.

Durchfall ist ein Zeichen für Nahrungsstau und Milz-*Qi*-Mangel.

Blut und Schleim im Stuhl spricht für feuchte Hitze und Feuer in den Därmen; die Blutmenge ist dabei proportional zur Hitze, so dass eine stärkere Blutung auf eine entsprechend größere Hitze schließen lässt.

Eiter zeigt feuchte Hitze an.

Dunkler Stuhl, Teerstuhl entsteht aufgrund einer Blutung weiter oben in den Därmen; die Ursache können Geschwüre, eine Gastritis, oder ein Verschluss des Dünndarms sein. Wenn der Stuhl an Johannisbeergelee erinnert, liegt wahrscheinlich eine Einstülpung eines Darmabschnitts vor.

Spezielle Inspektion: Gefäß der drei Streifen am Maul des Tigers

Seit der Tang-Dynastie inspizieren die chinesischen Kinderärzte bei Kindern unter drei, meist unter 2 Jahren die palmar an der Basis des Zeigefingers gelegene Vene, um festzustellen, wie gravierend die Erkrankung ist. *Hu kou san guan zhi mai* bedeutet „Gefäß der drei Streifen am Maul des Tigers." Bei maximal gestrecktem Daumen und Zeigefinger findet man die Vene genau zwischen diesen beiden Fingern. Die drei Streifen entsprechen den drei Gelenken des Zeigefingers. Man achte auf jede sichtbare Vene.

- Der Windstreifen entspricht dem Grundgelenk des Zeigefingers.
- Der *Qi*-Streifen entspricht dem Mittelgelenk des Zeigefingers.
- Der Lebensstreifen entspricht dem Endgelenk des Zeigefingers.

Traditionell wird bei Jungen die linke Hand, bei Mädchen die rechte Hand untersucht. Seit kurzem kann man nun in China bei Jungen wie Mädchen die rechte Hand nehmen, weil die linke Hand dem Vorhimmels-Bereich, die rechte dem Nachhimmels-Bereich zugeordnet ist.

Man begutachtet die Tiefe, Farbe, Größe, Form und Lokalisation der Vene, um Anzeichen für Hitze, Kälte, Mangel, Fülle, Verschlimmerung und Schwere der Erkrankung zu erhalten. Wenn man die Palmarseite des Fingers anfeuchtet und den Finger überstreckt, zeichnet sich die Vene deutlicher ab.

- Tiefe
  - Bei normaler Tiefe ist die Vene nur undeutlich zu sehen.
  - Befindet sich die Vene nahe an der Hautoberfläche, ist sie gut zu erkennen; dies spricht für eine weniger ernste, äußere Störung.
  - Liegt sie tiefer unter der Haut, ist sie weniger deutlich zu sehen; dies lässt auf eine ernstere, innere Störung schließen.
- Farbe
  - Blass oder blassrot spricht für einen *Qi*- und Blut-Mangel oder innere Kälte.
  - Rot zeigt Hitze an.
  - Dunkelrot ist ein Zeichen für Hitze-Andrang.
  - Bläulich-purpurn lässt Krämpfe, Schmerzen, Blut-Stau vermuten.

- Größe
  - Ist die Vene breit, kann man auf einen Fülle-Zustand schließen.
  - Ist die Vene schmal, liegt vermutlich ein Mangel-Zustand vor.
- Lokalisation
  - Der Windstreifen ist bei gesunden Kindern häufig zu sehen oder zeigt an, dass das Kind nur leicht erkrankt ist.
    - Tritt er deutlich hervor, ist ein äußeres, aber nicht ernstes Eindringen zu vermuten.
    - Ist er gestaut, spricht dies für einen Nahrungsstau.
    - Ist er gerötet, zeigt dies Hitze an.
  - Der *Qi*-Streifen spricht für das Eindringen von Pathogenen in die Meridiane. Das Kind hat möglicherweise hohes Fieber, keinen Appetit, ist erschöpft, somnolent und leidet unter Durchfall. In diesem Fall müssen Begleitsymptome in den spezifischen Leitbahnen gesucht werden.
  - Der Lebensstreifen zeigt eine schwerwiegendere Beteiligung der Eingeweide an; es kann sich um eine lebensbedrohliche Erkrankung mit sehr hohem Fieber, Delirium oder Krampfanfällen handeln. Man muss nach weiteren Begleitsymptomen suchen, die zeigen, was genau vorliegt.
    - Röte zeigt, dass eine pathologische Hitze vorhanden ist.
    - Geht die Röte mehr ins Purpurfarbene hinein, sind Toxine im Körper und ein Blut-Stau liegt vor.
    - Nässende, triefende Wunden sprechen für Feuchtigkeit.
    - Eiter lässt darauf schließen, dass feuchte Hitze-Toxine vorliegen.
    - Blässe zeigt eine schweren Mangel, Kälte oder sogar Schock an.

6.2.3 Befunderhebung durch das Gehör

Innere Disharmonien sind häufig auch an der Lautstärke der Stimme und der charakteristischen Ausprägung des Hustens zu erkennen.

Stimme

- Eine laute Stimme lässt einen Fülle-Zustand vermuten.
- Aus einer schwachen Stimme kann man auf einen Mangel schließen, speziell einen Mangel an Lungen-*Qi*, das die Lautstärke der Stimme steuert.
- Eine ausdruckslose Stimme ist ein Anhaltspunkt für eine Nieren-Schwäche, da die Nieren-Essenz die Klangfarbe reguliert.
- Eine heisere oder krächzende Stimme deutet auf eine Invasion von Wind-Hitze oder eine Trockenheit aufgrund eines *Yin*-Mangels hin.
- Zu einem Verlust der Stimme kann es durch ein Eindringen äußerer Pathogene oder aufgrund einer Trockenheit infolge eines *Yin*-Mangels kommen.

Sprechen

- Die normale Sprachentwicklung ist von einem regelrechten Nieren- und Milz-*Qi* abhängig.

- An der Artikulation zeigt sich die Stärke des Herz-*Qi*.
- Eine verzögerte Sprachentwicklung ist ein Zeichen für eine Nieren- oder Milz-Schwäche.
- Klar verständliches unablässiges Sprechen weist auf einen Fülle-Zustand des Herzens hin, etwa Hitze, die das Herz beeinträchtigt.
- Unzusammenhängendes Sprechen wie bei einem Delirium deutet auf ein durcheinander geratenes und verwirrtes *Shen* hin.

Husten

- Starker Husten entspricht einer Fülle, schwacher Husten einem Mangel.
- Feuchter gurgelnder oder keuchender Husten zeigt an, dass aufgrund einer Milz-Schwäche Schleim vorhanden ist.
- Trockener Husten spricht für einen *Yin*-Mangel, der zu unzureichend vorhandener Lungen-Flüssigkeit führt.

6.2.4 Befunderhebung durch den Geruch

- Nahrungsstau im Magen aufgrund einer schlechten Verdauung kann zu Aufstoßen und einem Atem führen, der nach verdorbenen Eiern riecht.
- Faulig riechender Kot und Urin werden durch feuchte Hitze verursacht, was der westlichen Diagnose einer bakteriellen Infektion entspricht.
- Geruchloser Kot und Urin sind die Folge einer Milz-Schwäche.
- Große Mengen geruchlosen Urins werden infolge eines Nieren-*Yang*-Mangels ausgeschieden.

6.2.5 Palpation

Bei der Palpation unterscheidet man ein oberflächliches und ein in die Tiefe reichendes Abtasten.

Oberflächliche Palpation

Hierbei wird die Haut des Kindes nur oberflächlich befühlt, um leichte Temperaturdifferenzen festzustellen.

Dreifacher Erwärmer

Man berührt mit dem Handrücken vorsichtig die Meisterpunkte des Dreifachen Erwärmers – Ren 17, Ren 12 und Ren 6. Leichte Temperaturdifferenzen können darauf hindeuten, dass in den drei Körperbereichen relative Disharmonien vorliegen. Wenn sich beispielsweise Ren 17 wärmer anfühlt als die beiden anderen Punkte, bedeutet dies entweder Hitze oder einen Fülle-Zustand im oberen Erwärmer und dementsprechend auch in den zugeordneten Organen Herz und Lungen (bei Kindern in der Regel den Lungen).

Bauch

Der Bauch ist ein Mikrosystem, das im Uhrzeigersinn angeordnet die fünf Elemente widerspiegelt (das Kind entspricht dabei der Uhr). Herz/Feuer befindet sich in der 12-Uhr-Position (unterhalb des Brustbeins) und die anderen vier *Yin*-Organe sind in Form eines fünf-Elemente-Diagramms rund um den Nabel verteilt. Jeder Bereich, der sich im Vergleich zu den anderen Bereichen kühler oder wärmer anfühlt, kann Kälte/Mangel oder Hitze/Fülle in den entsprechenden Organen anzeigen. Wenn sich zum Beispiel der linke untere Bauchbereich des Kindes etwa in der Position von 4–5 Uhr, der mit Lunge/Metall korrespondiert, kälter anfühlt als die anderen Bauchbereiche, kann dies auf eine Lungen-Schwäche hindeuten.

Rücken

Bei älteren Kindern kann man auf dem Rücken individuelle *Shu*-Punkte abtasten und aus Temperaturveränderungen auf ein pathologisches Geschehen in den zugeordneten Organen schließen. Bei kleineren Kindern tastet man ähnlich wie bei der Palpation des Dreifachen Erwärmers generelle Bereiche ab und kann dabei ein Ungleichgewicht im entsprechenden Erwärmer erkennen. Wenn zum Beispiel festgestellt wird, dass sich der mittlere Rücken, der *Shu*-Punkte für den mittleren Erwärmer aufweist, kühl anfühlt, ist ein Mangel in den Verdauungsorganen anzunehmen.

Handflächen und Fußsohlen

- Sind Handflächen und Fußsohlen kühler als der Rest des Körpers, spricht dies für einen Mangel, häufig einen Nieren-*Qi*-Mangel.
- Sind sie wärmer als der Rest des Körpers, liegt vermutlich eine Fülle an Fülle – Hitze oder ein *Yin*-Mangel vor.

Befühlen der gesamten Hautoberfläche

- Kalter Schweiß spricht für unzureichendes *Qi* oder *Yang*.
- Hitze und Schwitzen zeigt Fieber in oberflächlichen Fülle-Mustern an.
- Die Haut sollte sich bei Kindern glatt anfühlen. Stößt man auf „Hubbel", ist dies ein Zeichen für einen *Qi*-Stau oder eine Ansammlung von Schleim.

Fontanellen

Die Fontanellen eines Babys sollten sich weich anfühlen. Die kleine Hinterhauptfontanelle schließt sich in der Regel im Alter von zwei bis drei Monaten, die große Stirnfontanelle mit 12 bis 18 Monaten. Bei einer Verzögerung kann ein Mangel an Nieren-Essenz vorliegen, weil die Essenz das Wachstum und die Entwicklung beeinflusst. In der westlichen Medizin spricht die Vorwölbung einer Fontanelle für einen erhöhten intrakraniellen Druck, wie er bei Meninigitis vorliegt, was einer feuchten Hitze im Gehirn entspricht. Eine eingesunkene Fontanelle kann mit einer Dehydratation zusammenhängen, die einem *Yin*(Flüssigkeits)-Mangel oder einer *Yang*-Fülle entspricht.

Feste, tiefe Palpation

Ohrpunkte bei Otitis media

Wenn die drei Ohrpunkte vor dem Tragus: Gb 2, 3E 21 und Dü 19 bei älteren Kindern druckempfindlich sind, liegt wahrscheinlich Wind-Hitze oder ein noch verbliebener pathogener Einfluss vor.

Lymphknoten

Die Lymphknoten im zervikalen und retroaurikulären Bereich sind bei Kindern in der Regel gut zu tasten, weil Kinder häufig Infektionen der oberen Luftwege, Halsschmerzen und Ohrinfektionen haben.

Wenn die Knoten nicht druckschmerzhaft sind, sind noch zurückgebliebene Pathogene anzunehmen. Diese unechten, „gutartigen" Knoten, denen man bei der pädiatrischen Untersuchung im Westen keine Beachtung schenkt, werden von der chinesischen Medizin als Stellen interpretiert, an denen noch energetische Reste einer früheren Infektion/Entzündung vorhanden sind, so dass der Lymphknoten anfälliger für eine erneute Infektion ist. Außerdem ist man der Ansicht, dass sich an solchen Stellen Schleim angesammelt hat, so dass der *Qi*-Fluss verlangsamt wird; solche Knoten findet man häufig bei chronischen Erkrankungen.

Rote, angeschwollene, druckschmerzhafte Knoten sprechen dafür, dass Hitze oder Toxine vorhanden sind.

Bauch

Wenn Bauchschmerzen oder ein Druckgefühl im Bauch durch die Palpation gelindert werden können, ist dies ein Zeichen für Kälte oder Mangel. Verschlimmern sich die Beschwerden durch die Palpation, deutet das auf Fülle hin.

Muskeltonus

Ein normaler Tonus ist, vor allem bei kleinen Kindern, schwer zu beurteilen. Ein geringer Muskeltonus in den Extremitäten weist auf einen allgemeinen *Qi*-Mangel hin, spezifischer auf einen *Qi*-Mangel der Milz. Das kann sich darin äußern, dass das Kind nicht in der Lage ist, längere Zeit ein Gewicht zu tragen. Bei drei bis fünf Monate alten Kindern sind die Knie allerdings schon im Normalfall, auch ohne die Belastung durch ein Gewicht gebeugt, weil die normale Entwicklungsphase vom primitiven refletiven Beinstrecken, das im Alter von drei Monaten verschwinden sollte, zum Vorschieben übergeht, damit das Kind aufstehen kann.

Ein verstärkter Muskeltonus zeigt einen Leber-*Yin*-Mangel an. Bei einem Kind unter einem Jahr äußert sich dies unter Umständen lediglich darin, dass es die Zehen einrollt, wenn man es in eine stehende Position bringt.

Eine schwache Muskulatur im Bereich des unteren Rückens in ein Anhaltpunkt für eine Nieren-Schwäche. Man kann dies durch Palpation herausfinden oder indem man das Kind mit gestreckten Beine auf die Seite legt und die Beine dann zum Rücken hin zieht (Dorsalflexion). Das ist in der Regel schwierig oder sogar unmöglich. Wenn sich im Kreuzbereich sehr viele Falten zeigen, spricht dies für eine schwache Rumpfmuskulatur.

Puls

Eine Pulstastung kann man bei Kindern über drei Jahren vornehmen (vorher untersucht man die Vene auf dem Zeigefinger). Bei kleinen Kindern können die drei Stellen, an denen der Puls gefühlt wird, zu nahe beieinander liegen, um jeweils einzeln mit den Fingern getastet zu werden. In diesem Fall kann der untersuchende Arzt seinen Daumen nehmen, um einen Gesamteindruck aller drei Stellen zu gewinnen. Bei älteren Kindern können die Finger dann oft eng zusammen aufgelegt werden, um eine Drei-Finger-Pulsdiagnose zu erstellen.

Im allgemeinen wird bei Kindern eine sehr vereinfachte Pulsuntersuchung durchgeführt: Die Pulse werden in stark oder schwach, schnell oder langsam, oberflächlich oder tief, regelmäßig oder unregelmäßig unterteilt. Starke Pulse sind bei Fülle-Zuständen anzutreffen, wenn Blut und *Qi* stark sind, schwache Pulse bei Mangelzuständen, wenn Blut und *Qi* schwach sind, schnelle Pulse bei Hitze-, langsame bei Kältezuständen. Wenn der Puls oberflächlich ist, liegen äußere Störungen vor, während ein tiefer Puls ein Eindringen in innere Bereich andeutet.

- Stark/schwach: Hinweis auf den Zustand von Blut und *Qi*
- Schnell/langsam: Hitze/Kälte
- Oberflächlich/tief: äußere/innere Störungen
- Kinder haben einen schnelleren Puls als Erwachsene. Die Pulsfrequenz ändert sich wie folgt mit dem Alter:
  - Neugeborene: 120–140 Schläge pro Minute
  - Einjährige: 110–120 Schläge pro Minute
  - Vierjährige: 110
  - Achtjährige: 90
  - 14-Jährige: 75–80.[3]
- Die Herzfrequenz wechselt mit der Atmung:
  - Normal sind sieben Herzschläge pro Atmung bei Drei- bis Fünfjährigen.
  - Bei Hitze-Zuständen sind es 8–9 Schläge/Atmung.
  - Bei Kälte-Zuständen sind es 4–5 Schläge/Atmung.

Der Rhythmus variiert physiologisch mit der Atmung: er wird schneller mit der Einatmung und verlangsamt sich mit der Ausatmung. Unregelmäßigkeiten im Rhythmus wie das Aussetzen von Schlägen sind ein Zeichen für Herzstörungen. In der chinesischen Medizin deutet ein unregelmäßiger Rhythmus außerdem auf eine Störung im Perikard hin, weil der Perikard-Meridian dem sympathischen Nervensystem entspricht, das die Herzfrequenz steuert. In einer solchen Situation ist es am besten, ein EKG zur Aufzeichnung des Herzrhythmus bei dem Kind durchführen zu lassen, um herauszufinden, welche Art von Unregelmäßigkeit bei der Herzfrequenz vorliegt. Die körperlichen Befunde von Kindern werden in den Tabellen 6.1 und 6.2 zusammengefasst.

Körperliche Befunde	Kälte	Hitze	Feuchtigkeit	Schleim
Gesichtsfarbe Normal = rosa, glänzend, strahlend Nur eine gerötete Wange = Zahnen	Bleich *Qing* (hell, grün wie die Farbe von Venen) und teilweise weiß	Rot Stets rot = Nahrungsstau; unverdaute Nahrung → Hitze Dunkelrot mit weißer Stirn = Lu-Mangel → Hitze Dunkelrot und rund um den Mund grün/gelb = hochsteigendes Le-*Yang*	Gelb, weiß und aufgedunsen Rote Wangen am Nachmittag = feuchte Hitze Hellgelb = feuchte Hitze Trübes Gelb = feuchte Kälte	
Augen – Geist Normal = klar, glänzend		Rot = Wind-Hitze; innere Hitze Lichtscheu und wässrig = Uterus-Hitze	Wässrige Absonderung	Klebrige Absonderung
Zwischen den Augen		Rot = lokal begrenzte innere Hitze +/– Krampfanfälle	Grün, grünlich/blau	
Skleren		Blau = Leber-Hitze	Gelb	
Mund		Rot = Herz-, Milz-Hitze Rotes Zahnfleisch = Magen-Hitze	Hypersalivation	
Lippen	Blass	Dunkelrot = innere Hitze		
Rachen		Rot = Wind-Hitze		
Zunge Normal = hellrot, feucht	Blass	WH seitlich +/– vorne leicht gerötet, rote Punkte = mehr innere Hitze Rotgetüpfelt = pathologisches Minister-Feuer, Organverteilung	Angeschwollen	
Zungenbelag Unzuverlässiges Zeichen			„Dickerer" Belag	„Dickflüssige" Schmiere
Ohren			Eitriger Ausfluss = feuchte Hitze	Dickflüssige Absonderung
Gehör			Verschlechtert	Verschlechtert
Nase			Absonderung von Nasensekret	
Zwei *Yins*		Roter After = intestinale Hitze	Gelbe Hautfarbe am Genital = Feuchtigkeit, feuchte Hitze	Rekurrent

Tabelle 6.1 Körperliche Befunde bei Kindern

Körperliche Befunde	Kälte	Hitze	Feuchtigkeit	Schleim
Harnleiter, Anus			Immer wiederkehrender Windelausschlag = feuchte Hitze in der Leber	Candida
Fingervenen bei Kindern unter 3 Oberflächlich = akut, außen Tief = chronisch, innen	Blassrot	Dunkelrot, Purpur Schwarz = Hitze-Kongestion		Schwarz = Nahrungsstau
Puls bei Kindern über 3 Jahren	Langsam, Oberflächlich	Schnell, oberflächlich		„Schlüpfrig"
Stimme Laut = Fülle Schwach = Mangel		Heiser = Wind-Hitze Stimmverlust = äußere Magen-Störung		Gurgelnd
Sprechen		Unaufhörlich = Herz-Hitze Unzusammenhängendes Geplapper = Hitze auf der Nahrungsebene	Grammatische Fehler, vergisst Worte, verspätete Sprachentwicklung = Schleim, der das Herz trübt	
			Hypersalivation = Feuchtigkeit	
Atmung			Gurgelnd = bronchialer Schleim, Schnaufend, keuchend = nasaler Schleim	
Geruch	Große Urinmengen ohne Geruch = Kälte, Milz-, Nieren-Schwäche	Schlecht wie verdorbene Eier = Magen-Hitze	Faulig riechender Kot = feuchte Hitze Faulig riechender Urin = feuchte Hitze	Blähende Gase = Nahrungsschäden, Stagnation Sauer = Nahrungsschäden
Ausschlag	Juckend = Wind; Blut-, *Qi*-Stagnation	Rot, purpurn = Blut-Hitze	Erhaben; wässrige Flüssigkeit	
Stuhl Bei Babys normalerweise gelb, weich	Grün = Wind-Kälte	Trocken = Hitze-Überschuss Wässrig, faulig riechend = feuchte Hitze (infektiös) Dunkel, Schmerzen bei Entleerung, blutig = feuchte Hitze Dunkelgelb = aufsteigende feuchte Hitze (Gelbsucht)		

Tabelle 6.1 Fortsetzung

Körperliche Befunde	*Yang*-Fülle	*Qi*-Mangel	*Yin*-Mangel	Anhäufung/ Stagnation
Gesichtsfarbe	Leber-*Yang*-Überschuss = grün/gelb rund um den Mund	Bleich Trübes Gelb = Milz-*Qi*-Mangel Dunkelrot mit weißer Stirn = Lu-*Qi*-Mangel *Qing* – zyanotische Lippen mit Atemproblemen = Lu-*Qi*-Hemmung	Rote Wangen am Nachmittag	
Augen		Schwellung unter den Augen = Nieren-, Milz-Schwäche Dunkle Augenringe = Nieren-Schwäche	Dunkle Augenringe und rote Wangen Trocken = Leber-*Yin*-Mangel Bleiches Augenlid = Blut-Mangel	Braunfärbung rund um die Augen = Steroidvergiftung
Skleren		Im Schlaf ist das Weiße des Auges zu sehen = Milz-*Qi*-Mangel		
Mund		Offenstehender Mund = extremer *Qi*-Mangel, wie er oft bei geistiger Behinderung zu beobachten ist	Rot = fließende Hitze	
Lippen				Vorstehende Unterlippe
Rachen			Rot	
Zunge	„fehlendes *Yin*"	Risse in entsprechenden Bereichen	Rot; Antibiotika = Magen-*Yin-Xu* = Belag nimmt ab, verdünnte, teilweise abgeschilferte Schleimhaut, Landkartenzunge = konstitutioneller Magen-*Yin-Xu*	
Ohren			Tiefansetzende, kleine Ohren = Nieren-*Jing*-Mangel	
Fingervenen	Dunkel	Blass		
Puls bei Kindern über 3 Jahren	Schnell, stark	Langsam, schwach, tief (unregelmäßig = *Qi*-Stagnation)	Schnell, schwach, tief	

Tabelle 6.2 Körperliche Befunde bei Kindern für die Akupunkturbehandlung

Körperliche Befunde	*Yang*-Fülle	*Qi*-Mangel	*Yin*-Mangel	Anhäufung/ Stagnation
Stimme		Ausdruckslos = Nieren-Schwäche (Jing steuert Timbre) Schwach = Lungen-Schwäche (Lunge steuert Lautstärke)	Stimmverlust	
Stuhl	Schleimig = Magen-Stau	Grün = Milz-Schädigung durch übermäßiges Essen Dünn, wässrig = Milz-Schwäche Wie Johannisbeergelee = Milz-Schwäche, Einstülpung eines Darmabschnitts (Prolaps)	Trocken	Unregelmäßig, fauliger Geruch
Urin		Trübe = Milz-Schwäche		

Tabelle 6.2 Fortsetzung

6.3 Diagnose: Formulierung der Eindrücke

Man fasst nun die bei der Anamnese und der körperlichen Untersuchung gewonnenen Eindrücke zusammen, um die Diagnose zu stellen – und sollte dabei immer auch die physiologischen und pathophysiologischen Grundlagen sowie die Entwicklungsphase des Patienten mit einbeziehen. Bei der Diagnose wird zweierlei beurteilt: der allgemeine Zustand des Kindes sowie das spezifische Organungleichgewicht. (In Kapitel 10 werden dann die speziellen Behandlungsrichtlinien näher erläutert.)

6.3.1 Allgemeiner Zustand von Yin und Yang

Als erstes sollte man sich ein Bild darüber machen, ob bei dem Kind insgesamt ein *Yang*-Fülle/*Yin*-Mangel oder aber ein *Yin*-Fülle/*Yang*-Mangel vorliegt (Tabelle 6.3).

Yang-Fülle = *Yin*-Mangel	*Yin*-Fülle = *Yang*-Mangel
Trockenheit: trockene Haut, trockene Kehle, trockener Mund	Feuchte Haut; Ödeme
Durst	Kein Durst
Verstopfung	Durchfall
Verminderte Urinausscheidung	Große Urinmengen, Bettnässen
Trockener Husten oder dickflüssiger Auswurf	Feuchter Husten; wässriges Sputum

Tabelle 6.3 Zustand von *Yin* und *Yang*

Yang-Fülle = *Yin*-Mangel	*Yin*-Fülle = *Yang*-Mangel
Symptome eines gesteigerten Stoffwechsels: • Schnelle Herzfrequenz, Nervosität • Tendenz zum Gewichtsverlust	Symptome eines verlangsamten Stoffwechsels: • Langsamkeit; Tendenz zur Gewichtszunahme
Rote Gesichtsfarbe, rote Zunge	Blasse Gesichtsfarbe
Rote Wangen, rote Augen, Mundgeschwüre	
Nasenbluten	
Hitzegefühl, verabscheut Hitze, liebt Kälte	Kältegefühl, liebt Wärme, verabscheut Kälte
Warme Hände und Füße; oft schweißig; häufige spontane Schweißausbrüche	Kalte Hände und Füße
Rückenschmerzen	
Druckgefühl oder Schmerzen im Kopf	Schweregefühl in der unteren Körperhälfte
Roter Ausschlag, Nesselsucht	Blasser Ausschlag
Geistig rege, ungeduldig	Geistig träge
Schlaflosigkeit, gereizt, voller überschießender Ideen und Einfälle	
Menstruationsstörungen bei weiblichen Jugendlichen	Allgemein: Müdigkeit, langsames Wachstum
Allgemein Hitzesymptome: leicht erregbar, laut	Langsames Bewegen; nicht leicht erregbar
Starker, oberflächlicher Puls	Schwacher, tiefer Puls
Untergewicht	Übergewicht

Tabelle 6.3 Fortsetzung

6.3.2 Akut oder chronisch?

Als nächstes muss dann festgestellt werden, ob das Kind eine akute oder eine chronische Erkrankung hat. Bei Kindern sind etwa 80 bis 90 Prozent der Beschwerden, die man alltäglich in der Praxis sieht, akute Erkrankungen.

Akute Erkrankungen bei Kindern

Äußere Pathogene: Wind, Kälte, Hitze

Bei den akuten Erkrankungen von Kindern handelt es sich überwiegend um virale und bakterielle Infektionen. Die westliche Medizin beurteilt die Schwere der Erkrankung anhand der Vorgeschichte, der körperlichen Befunde und der Labordaten. Die Chinesen bezeichnen diese Erkrankungen als „Invasion von Wind-Kälte und Wind-Hitze."

Wind, Kälte und Hitze sind die drei wichtigsten äußeren Pathogene. Jedes von ihnen hat besondere Eigenschaften. Wenn sie kombiniert als Wind-Kälte und Wind-Hitze auftreten, dringen sie nach bestimmten Mustern in den Körper ein.

Wind

Wind ist ein *Yang*-Pathogen. Er schädigt tendenziell Blut und *Yin*. Kinder, die ein Leber-Ungleichgewicht haben oder sich in der Holzphase ihrer Entwicklung befinden, reagieren besonders empfindlich auf Wind. Im allgemeinen kann Wind alleine keine akute Erkrankung auslösen. Er ist lediglich das Vehikel, durch das das Kälte- oder Hitze-Pathogen in den Körper gelangt, so dass es zu Wind-Kälte- und Wind-Hitze-Erkrankungen kommt.

Wind sorgt in der Regel dafür, dass die Erkrankungen schnell kommen und sich rasch verändern. Er wirkt sich vor allem an der Krone des Baumes aus, besonders hart trifft er jüngere Bäume mit noch dünnen Baumstämmen. Unter seinem Einfluss neigen sich die dünnen Äste mal hierhin, mal dorthin. Beim Kind betrifft der Wind ebenfalls zunächst eher den oberen Teil des Körper, indem er zum Beispiel Kopfschmerzen und Symptome an den oberen Luftwegen verursacht. Er dringt über die Haut in den Körper ein und stört dabei die Zirkulation von *Wei Qi*. Er ist daher besonders nachteilig für Säuglinge und Kleinkinder, deren *Wei Qi* noch unreif ist. Da eine der Funktionen des *Wei Qi* darin besteht, die Haut zu wärmen, führt eine Invasion von Wind zu einer Abneigung gegen Kälte, zu Frösteln und Muskelschmerzen. In weiter fortgeschrittenen Stadien, wenn der Wind nach innen gelangt ist, kann er Starre oder ein Flattern der Gliedmaßen verursachen, die tonisch-klonischen Bewegungen, die Arme und Beine bei einem Krampfanfall ausführen.

Kälte

Kälte ist ein *Yin*-Pathogen und schädigt tendenziell das *Yang*. In der Natur zieht sich bei Kälte alles zusammen. Bei Kindern findet man denselben Effekt: Die Kälte sorgt dafür, dass sich *Qi*-Leitbahnen und Blutgefäße kontrahieren, so dass sich die *Qi*- und Blutzirkulation verringert. Wenn der Körper der Kälte ausgesetzt ist, ziehen sich physiologisch die mehr der Kälte ausgesetzten, äußeren *Qi*- und Blutgefäße zusammen, um diese Schätze für die weiter innen gelegenen Strukturen zu erhalten. Unglücklicherweise bedeutet dies jedoch, dass sich die Poren verkleinern und damit die Zirkulation von *Wei Qi* gehemmt wird. Wie in Kapitel 4 erwähnt, ist die Haut des Kindes noch sehr zart und das *Wei Qi* schwach. Beim Eindringen von Kälte wird daher gleich die erste Immunabwehr des Kindes gegen äußere Pathogene beeinträchtigt, und das Kind ist nicht mehr in der Lage, zu schwitzen. Kälte gelangt – meist zusammen mit Wind – rasch in die inneren Leitbahnen und dringt in die Muskeln und Organe ein, von denen die Lungen, der Magen und die Milz besonders anfällig sind. Kälte kann sich als schwere Kopfschmerzen, Abneigung gegen Kälte, Myalgie, Infektion der oberen Luftwege mit Husten und Absonderung wässrigen Nasensekrets, Bauchschmerzen, Erbrechen und Durchfall äußern. Weil das Gleichgewicht zwischen *Yin* und *Yang* bei Kindern leicht gestört wird, kann diese Kälte rasch in Hitze umgewandelt werden. Die Kälte löst ein Zittern aus – für die westliche Medizin eine physiologische Reaktion, die den Stoffwechsel des Körpers steigert und damit die Körpertemperatur, das *Yang*, erhöht. Durch die Zunahme an *Yang* kann wiederum rasch die Flüssigkeit, das *Yin*, austrocknen, so dass es zu einem weiteren Anstieg der Körpertemperatur kommt, der sich als Fieber äußert.

Hitze

Hitze ist *Yang* und schädigt *Yin*, für das bei Kindern ohnehin ein Mangel besteht. Hitze ist ein schädlicheres Pathogen als Kälte, da dadurch rasch die Flüssigkeit austrocknen und sich hohes Fieber einstellen kann. Da der zelluläre Stoffwechsel nur innerhalb eines engen Körpertemperaturspektrums optimal arbeitet, kann eine höhere Temperatur rasch Gewebe und Organe schädigen, während sich bei einem Eindringen von Kälte nur die Versorgung mit *Qi* und Blut verringert, was weniger nachteilig ist. Da Hitze für gewöhnlich nach oben steigt, kann sie das Absteigen von *Qi* verhindern, so dass der *Qi*-Kreislauf für die wichtigen Verdauungs- und Nierenfunktionen vermindert ist. Die Hitze ist ebenfalls in der Regel mit Wind verbunden und kann sich rasch im Körper ausbreiten.

Wind-Kälte- und Wind-Hitze

Wind-Kälte- und Wind-Hitze entsprechen recht genau den westlichen Vorstellungen von viralen und bakteriellen Infektionen. Die chinesische Medizin kennt bestimmte Muster, nach denen diese Pathogene in Meridiane und Organe eindringen. Eine einfache Metapher, bei der die Attacke des Pathogens mit einem Einbruch verglichen wird, ist für viele Lehrer der chinesischen Medizin das bevorzugte Erklärungsmodell. Das Bild eines Kindes, das mit einem Einbrecher kämpft, hilft den Studenten dabei, nicht nur die Zeichen und Symptome für alle Ebenen der Krankheit, sondern auch das Prinzip und die Grundregeln der Behandlung zu verstehen und zu behalten.

Die charakteristische Wind-Kälte-Invasion erfolgt in sechs Stadien, während es beim Wind-Hitze-Muster zu einem aggressiveren Fortschreiten auf vier Ebenen kommt.

Eindringen von Wind-Kälte: Die sechs Stadien

Dieser Ablauf basiert auf dem klassischen Text *Shang Han Lun* (Abhandlung über fieberhafte, durch Kälte verursachte Erkrankungen), der etwa 200 v.Chr. geschrieben wurde. Wind-Kälte-Invasionen stimmen mit der westlichen Diagnose von viralen Infektionen, den häufigsten Infektionen im Kindesalter, überein. Sie sind weniger virulent und schreiten relativ gesehen langsamer fort als bakterielle Infektionen. In der Regel sind die klinischen Erscheinungen zu Anfang nicht gravierend. Wird die Infektion allerdings nicht in den Frühstadien kuriert, kann in den späteren Stadien eine sekundäre bakterielle Infektion als Komplikation hinzukommen.

In dem System der sechs Stadien wird beschrieben, wie das Wind-Kälte-Pathogen nach und nach von den alleroberflächlichsten *Yang*-Meridianen und -Organen zu den am tiefsten gelegenen *Yin*-Meridianen und -Organen vordringt. In jedem Stadium kämpft das *Qi* des Kindes mit dem externen Pathogen, dem Einbrecher. Die Gesundheit des Kindes einerseits und die Virulenz des Pathogens andererseits bestimmen, welche Leitbahnen und Organe betroffen werden und in welchem Ausmaß es zu Fülle- oder Mangel-Symptomen kommt.

Die sechs Stadien:

1. *Tai Yang*: Blase, Dünndarm (nur äußeres Niveau)
2. *Shao Yang*: Dreifacher Erwärmer, Gallenblase
3. *Yang Ming*: Dickdarm, Magen
4. *Tai Yin*: Lunge, Milz

5. *Shao Yin*: Herz, Nieren
6. *Jue Yin*: Perikard, Leber

In den drei *Yang*-Stadien beeinträchtigt der Einbrecher oder die Wind-Kälte-Invasion die mehr oberflächlich gelegenen, weniger wichtigen *Yang*-Organe und -Leitbahnen. Das *Qi* des Körpers ist in Gegenwart des pathogenen Faktors noch relativ stark, das heißt, das Kind hat noch viele Chancen, den Einbrecher abzuwehren. Als Zeichen bemerkt man ein Übermaß – passend zu dem Kampf, der in den verschiedenen Stadien geführt wird: Das Radio wird laut aufgedreht, die Türen zugeschlagen etc.. Das Ziel ist letztlich, das Pathogen zu eliminieren, den Einbrecher zu verjagen.

In den drei *Yin*-Stadien sind das *Qi* des Körpers und seine Abwehr bereits merklich geschwächt und der pathogene Faktor ist weiter in den Körper eingedrungen, wo er die wichtigeren *Yin*-Organe und -Leitbahnen schädigt. Die Symptome sind jetzt innerer Mangel und innere Kälte. Der Mangel ergibt sich daraus, dass in den ersten drei *Yang*-Stadien ein Großteil der Energie für den Kampf aufgewendet wurde. Die Kälte ist die Folge des *Qi*-Verbrauchs, kann sich aber rasch in Hitze umwandeln.

Das *Tai-Yin*-Stadium entspricht der letzten Anstrengung, den pathogenen Faktor zu eliminieren. Im *Shao-Yin*-Stadium ist das Kind bereits zu schwach und das Pathogen zu weit in das Innere eingedrungen, um noch herausgetrieben zu werden. Jetzt muss hart durchgegriffen werden, wobei man sowohl westliche als auch chinesische Behandlungsmethoden nutzen sollte, um den „Einbrecher zu töten" und damit das Kind außer Gefahr zu bringen, den Schaden zu reparieren und Gesundheit wie Gleichgewicht wiederherzustellen.

Das *Tai-Yang*-Stadium

In diesem Stadium befindet man sich noch auf einer oberflächlichen, äußeren Ebene des Körpers; es entspricht dem ersten Angriff der äußeren Kälte – der Einbrecher ist noch außerhalb des Hauses. Das Kind zeigt Symptome, die sich als Widerwille gegen die Anwesenheit des Pathogens äußern, vergleichbar einem Abscheu gegen den Geruch des Einbrechers: Es verabscheut Wind und Kälte, fröstelt und hat Kopfschmerzen. Die Zeichen entsprechen Fülle-Zuständen, da das Kind noch relativ gesund ist und mit dem Pathogen kämpft: Es rennt herum, schließt Fenster und Türen; die Symptome sind allgemeine Muskelschmerzen, Hinterhauptschmerzen, Kreuzschmerzen, Kurzatmigkeit und möglicherweise machen sich auch schon einige Hitze-Zeichen bemerkbar wie Schwitzen und leicht erhöhte Temperatur (Abb. 6.1).

In den *Tai-Yang*-Leitbahnen befindet sich reichlich *Wei Qi*, das zwischen Haut und Muskeln zirkuliert, das Öffnen und Schließen der Poren reguliert und den Körper vor dem Eindringen äußerer Pathogene schützt. Pathophysiologisch entspricht Wind-Kälte dem Zusammenziehen der Hautporen und der *Tai-Yang*-Leitbahnen, wodurch sich die Zirkulation von *Wei Qi* verringert. Die Kältesymptome verbreiten sich im Blasen- und im Dünndarm-Meridian, so dass es zu Kopf-, Nacken- und Rückenschmerzen kommt. Das Kind fröstelt und zittert, denn als Reaktion auf die Kälte steigert der Körper die Stoffwechselrate. Dadurch kann sich die Körpertemperatur geringfügig erhöhen, was sich als leichtes

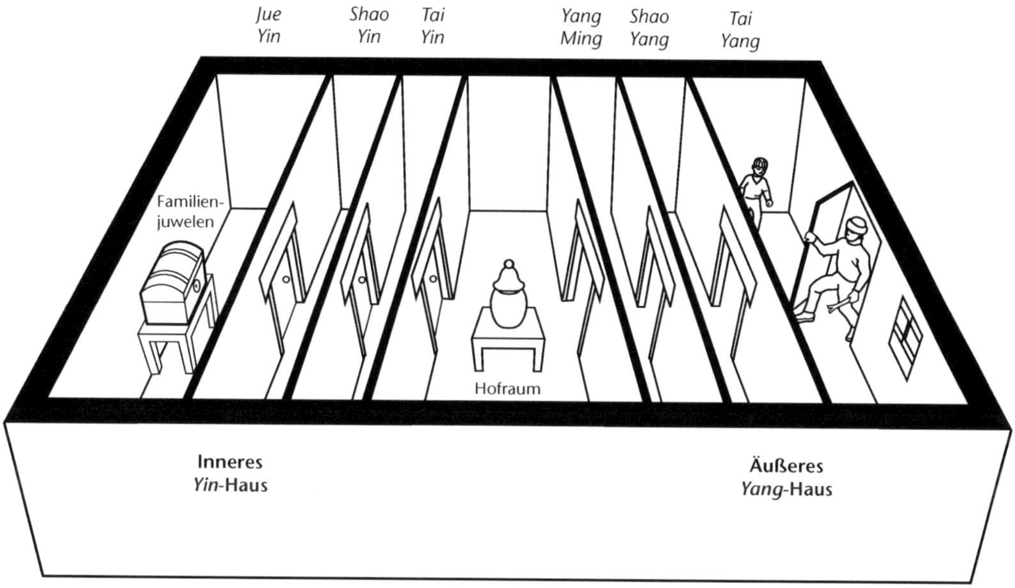

Abbildung 6.1 *Tai-Yang*-Stadium bei Eindringen von Wind-Kälte oder Wei-*Qi*-Ebene bei Eindringen von Wind-Hitze. Der Einbrecher hat einen Fuß in der Tür, das Fenster ist offen und das Kind riecht und sieht den Einbrecher.

Fieber und Schwitzen äußert. Das widersprüchliche klinische Bild eines Kindes, das über Kälte klagt, aber dennoch fiebert und schwitzt, wird von der chinesischen Medizin als Manifestation des noch schwachen *Wei Qi* bei Kindern erklärt: die Haut wird nicht ausreichend erwärmt und die Poren werden nicht richtig reguliert. Sie sind daher so schlapp, dass Schweiß austreten kann (Abb. 6.2).

Dieses Stadium entspricht den westlichen Diagnosen Erkältung, leichte virale Infektionen und umschriebene Blasenentzündung. Eine leichte Virusmeningitis kann mit Nackensteifigkeit und geringfügig erhöhter Temperatur verbunden sein, aber das Kind macht keinen sehr kranken Eindruck und in Zellkulturen von Blut und Liquor sind keine Erreger nachzuweisen. Im Westen behandelt man daher symptomatisch mit beispielsweise abschwellenden und fiebersenkenden Mitteln und lässt den Dingen ihren Lauf. Zu diesem Zeitpunkt gibt es keine spezifischen Behandlungen für Virusinfektionen. Eine Blaseninfektion wird in der Regel mit einer Reihe von Antibiotika behandelt, vorzugsweise einem Antibiotikum, das seine Wirkung direkt in der Blase und möglichst nicht systemisch entfaltet.

In der chinesischen Medizin verfolgt man die Strategie, das Pathogen draußen zu halten, indem man das *Wei Qi* stärkt, um den Einbrecher zu verscheuchen und die Tür zu schließen (Abb. 6.3). Wichtig ist es auch, jede andere Schwäche, beispielsweise eine Lungen- oder Milz-Schwäche zu bekämpfen, die das Kind möglicherweise haben könnte, so dass das Pathogen nicht weiter in den Körper eindringen kann, falls es ihm doch gelingen würde, die *Wei-Qi*-Schranke zu passieren. Man kann dies mit einer Bestandsaufnahme des Hauses vergleichen, die man durchführt, um Schwachstellen aufzufinden. Man repariert dann die

Türen zu den Schlafzimmern oder bringt die Familienjuwelen in den Safe, so dass es für den Einbrecher sehr viel schwieriger wird, weiter in das Innere des Hauses einzudringen, selbst wenn er es schaffen sollte, in das Haus zu gelangen.

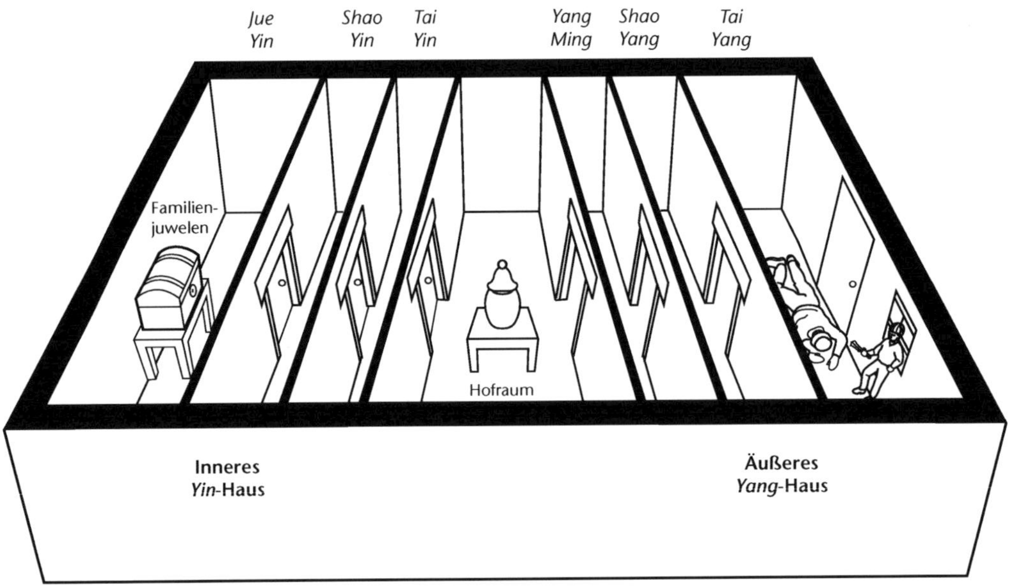

Abbildung 6.2 Bildliche Situation 1: Das Kind tötet den Einbrecher und muss nun mit der Leiche und dem Geruch fertig werden.

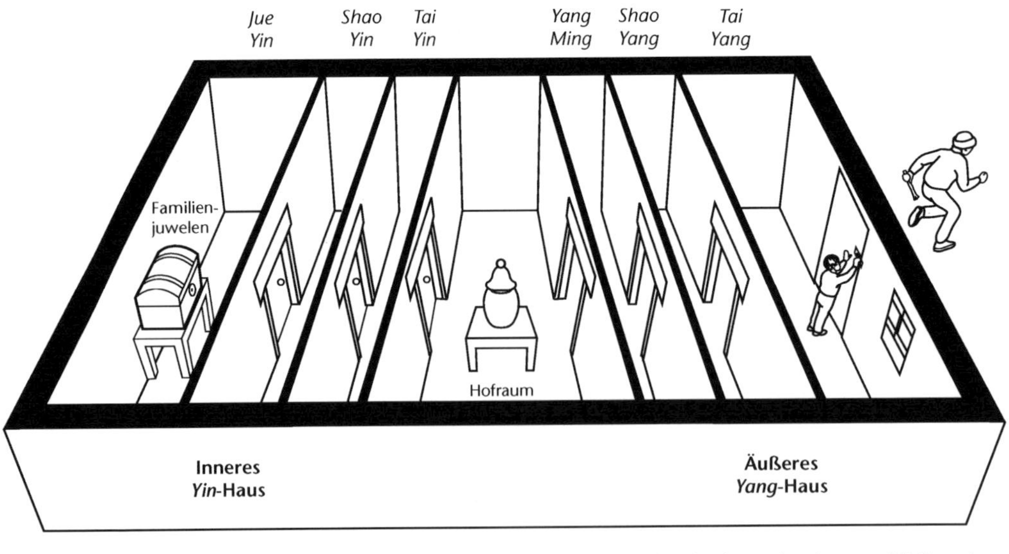

Abbildung 6.3 Bildliche Situation 2: Das *Wei Qi* wird gestärkt. Das Kind verscheucht den Einbrecher, verschließt und verriegelt Fenster und Türen.

Das *Shao-Yang*-Stadium

Wenn das *Wei Qi* des Kindes nicht stark genug ist, um das Pathogen zu vertreiben, kann Wind-Kälte in die nächste *Yang*-Ebene eindringen. Im *Shao Yang* beginnt die Innenseite des Körpers – es entspricht der Eingangshalle des Hauses. Die Kältesymptome dauern an und gleichzeitig schreitet die Umwandlung in Hitze weiter fort, was sich in einem Wechsel von Kälteschauern und Fieber äußert. Das Kind klagt über Schmerz und Empfindlichkeit im Bereich der Rippen und des Hypochondriums, weil der *Qi*-Fluss im Gallenblasen-Meridian gestört ist. Außerdem können in den Augen und im Mund *Shao-Yang*-Hitze-Symptome erscheinen, etwa verschwommenes Sehen und Mundtrockenheit. Durch den bitteren Geschmack im Mund verliert das Kind den Appetit. Der für gewöhnlich lebendige Gesichtsausdruck des Kindes wird stumpf, weil sich die *Qi*-Zirkulation zu den Gesichtspunkten des Gallenblasen- und Dünndarm-Meridians verringert. Das Kind hat weniger Energie und wird leicht reizbar.

Dieses Stadium stimmt mit den westlichen Diagnosen Mittelohrentzündung, Pfeiffer-Drüsenfieber oder infektiöse Mononukleose sowie schwererer Formen von Grippe überein. Bei Grippesymptomen und Mononukleose bleibt die westliche Behandlung weiterhin symptomatisch. Bei einer akuten Mittelohrentzündung sind dagegen Antibiotika angezeigt. Die chinesische Behandlung sieht vor, Kälte und Hitze zu zerstreuen, indem man das Pathogen aus dem *Shao Yang* über das *Tai Yang* nach außen treibt und anschließend das *Wei Qi* stärkt. Im Gegensatz zu der Stärkung des *Wei Qi* als erste Behandlung auf der *Tai-Yang*-Ebene, würde die Abwehrstärkung auf der Ebene des *Shao Yang* einem „Einfangen" des Einbrechers entsprechen. Daher sollte erst, wenn das Pathogen ausgetrieben, also der Einbrecher verscheucht ist, das Immunsystem gestärkt, das heißt, die Tür verriegelt und die Fenster verschlossen werden.

Die Unterschiede im Behandlungsansatz werden durch die völlig verschiedene Herangehensweise bei der Behandlung einer akuten Mittelohrentzündung veranschaulicht. Diese Erkrankung kann bakteriell bedingt sein, in vielen Fällen wird sie jedoch durch ein Virus verursacht. Im Westen kann man bei der körperlichen Untersuchung mit dem Otoskop nicht unterscheiden, welche der beiden Formen vorliegt, da sich beide als Rötung des Trommelfells darstellen. Weil bei einer unbehandelten bakteriellen Mittelohrentzündung Komplikationen wie die Entwicklung einer Mastoiditis oder sogar Meningitis zu befürchten sind, verfährt man zur Zeit so, dass alle Fälle mit Antibiotika behandelt werden. Aus Sicht der chinesischen Medizin wird der Einbrecher bei dieser Behandlung sozusagen innerhalb des Hauses getötet: dabei bleiben von den toten Bakterien noch pathogene energetische Effekte zurück (was mit dem Geruch des toten Körpers oder Albträumen vom Töten des Einbrechers verglichen werden kann). Das könnte erklären, warum sich nach immer wiederkehrenden akuten Mittelohrentzündungen eine chronische seröse Otitis media ausbildet, die Monate oder sogar Jahre lang anhält.

Das *Yang-Ming*-Stadium

Die Wind-Kälte ist mittlerweile bis zur *Yang-Ming*-Ebene vorgedrungen. Während die beiden vorangegangenen Stadien dadurch gekennzeichnet waren, dass das Pathogen hauptsächlich die Leitbahnen beeinflusste – der Einbrecher ist in die Eingangshalle hineingekommen –, signalisiert dieses Stadium den Beginn des Organbefalls, das Pathogen schädigt nun den Magen und den Dickdarm, die eigentliche Behausung, den Wohnraum (Abb. 6.4).

Die Hitze aus dem *Shao-Yang*-Stadium trocknet rasch das *Yin* aus, das bei Kindern ohnehin noch unterentwickelt ist. Das Fieber erhöht sich merklich und wird von anderen ausgeprägten Hitzesymptomen begleitet: sehr trockener Mund, reichliches Schwitzen, Durst, eine Vorliebe für kühle Getränke, rotes Gesicht, Reizbarkeit und Unruhe. Die Temperatur kann jetzt auf 40 bis 40,5 °C ansteigen und das Kind kann in ein Delirium fallen, was die westliche Medizin damit erklärt, dass die Zellen des Zentralnervensystems bei so hohen Temperaturen ihre Funktion nicht erfüllen können. Für die chinesische Medizin handelt es sich dabei um einen Verlust an Flüssigkeit, von dem alles beeinträchtigt wird, auch das Mark beziehungsweise das Gehirn. Das *Yin*-Mangel-Fieber ist den ganzen Tag über da, erreicht allerdings am Nachmittag einen Gipfelpunkt mit höheren Temperaturen. Hitze im Magen und in der Leber wird als gerötetes Gesicht, Rastlosigkeit und Reizbarkeit sichtbar. Die innere Hitze drängt die Körperflüssigkeit als Schweiß nach außen. Die biochemische Erklärung lautet, dass durch die Hitze Energie auf die Flüssigkeitsmoleküle übertragen wird, so dass sich mehr Flüssigkeit durch die offenen Poren hindurchbewegen kann. Durch reichliches Schwitzen kann die Temperatur vorübergehend nachlassen, da Schwitzen die Hitze ableitet, so dass man fälschlich den Eindruck gewinnen kann, dem Kind ginge es besser. Der Puls würde allerdings anzeigen, dass die Hitze nach wie vor da ist: Es ist ein starker und oberflächlicher Puls, ein *Yang*-Puls.

Diese Zeichen werden oft als die „vier Starken" bezeichnet: starkes Fieber, starker Durst, starkes Schwitzen, starker Puls. In diesem Fall ist es vorrangig, die Hitze aus den Meridianen zu beseitigen, um eine weitere Schwächung des Körpers zu verhindern.

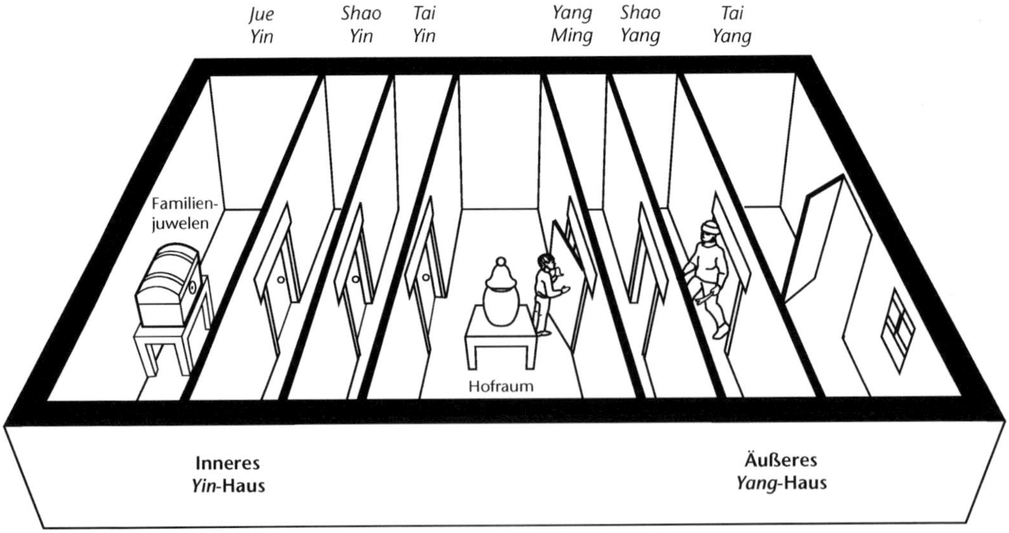

Abbildung 6.4 *Yang-Ming*-Stadium: der Einbrecher ist im Wohnraum, dem „äußeren" *Yang*-Teil des Hauses.

Wenn die Hitze in die *Yang-Ming*-Organe eindringt, entsteht in Magen und Dickdarm ein Flüssigkeits- und *Yin*-Mangel. Hitze im Magen sorgt dafür, dass das Kind nur wenig oder gar keinen Appetit mehr hat. Die Zunge und der Rachen sind rot. Hitze im Dickdarm führt zu trockenem Kot und Verstopfung, was wiederum den *Qi*-Fluss im Bauch hemmt und dadurch Bauchschmerzen verursacht, die sich auf Druck verschlimmern (*Yang*-Schmerzen).

Die westlichen Diagnosen, die mit diesem Stadium übereinstimmen, sind Otitis media, Pharyngitis, Adenitis und das Übergreifen einer fortgeschrittenen Grippe auf den Magen-Darm-Trakt. Bei der westlichen Behandlung konzentriert man sich vor allem darauf, mit Antipyretika symptomatisch das Fieber zu senken und durch genügend Flüssigkeitszufuhr ein Austrocknen zu verhindern. Das Kind würde Antibiotika erhalten, da hohes Fieber generell ein Zeichen dafür ist, dass eine bakterielle Infektion vorliegt. Bei der chinesischen Behandlung ist es vorrangig, entschieden die Hitze zu beseitigen, die Flüssigkeit aufzufüllen und weiterhin zu versuchen, das Pathogen zu vertreiben.

Der Kampf, der in den drei *Yang*-Stadien geführt wird, schwächt das *Qi* und das Abwehrsystem des Kindes deutlich. Wenn er erfolglos ist, kann der pathogene Faktor weiter bis zu den wichtigeren *Yin*-Organen und -Kanälen, das „innere Haus" vordringen. Die Anzeichen und Symptome, die Fülle anzeigten, weichen nun Zeichen für *Qi*-Leere, für innere Kälte und Mangel. Die Kälte ist nicht stabil und kann sich rasch in Hitze umwandeln, wenn sich das Kind auf weitere Kämpfe einlässt. Auf der *Tai-Yin*-Ebene, dem Wohnzimmer des inneren Hauses, kann noch eine letzte Anstrengung unternommen werden, um das Pathogen zu eliminieren. Im Bereich der *Shao-Yin*-Ebene ist das Kind dann zu schwach und der Einbrecher ist zu weit in das Haus eingedrungen, um durch den Hof, diverse Räume und die Eingangshalle bis nach draußen gescheucht zu werden. Dann hat man keine andere Wahl mehr, als den Einbrecher zu töten, um das Kind zu retten. Dabei ist ein entschiedenes Vorgehen, bei dem westliche und chinesische Behandlungsmethoden vereinigt und zusammen eingesetzt werden, erforderlich, wenn das Kind die Invasion des Pathogens überleben soll.

Nachdem sich das Kind von der Erkrankung erholt hat, der Einbrecher also nicht mehr im Haus ist, kann es nun gestärkt werden, werden sozusagen stabilere Türen eingebaut und die Schlösser verriegelt, damit das Kind gegen die nächste Invasion besser gewappnet ist.

Das *Tai-Yin*-Stadium

Hier fangen die *Yin*-Leitbahnen und -Organe an, das Allerheiligste im Körperinneren des Kindes. Das traditionelle chinesische Haus besitzt einen Hofraum, der das „äußere" vom „inneren" Haus abtrennt. Im „äußeren" Haus werden Besucher empfangen, das „innere" Haus dürfen nur Familienmitglieder und enge Freunde betreten. Ein Einbrecher in diesem Teil des Hauses ist ein Zeichen für einen geschwächten Wirt: bei dem Kind setzen nun innere Kälte- und Mangel-Symptome von Milz und Lunge ein, die sich drastisch von den vier starken *Yang-Ming*-Zeichen unterscheiden.

Eine von Kälte und Mangel betroffene Milz kann die Nahrung nicht mehr in *Qi* umwandeln und transportieren. Man findet jetzt Erbrechen und Durchfall. Die sehr starke Empfindlichkeit des Bauchbereichs wird zu einem Leeregefühl, das durch Druck gelindert wird. Die Kälte dringt rasch in den Darm ein, deren Funktionen sie beeinträchtigt: die Trennung des Klaren vom Trüben und die Absorption von Flüssigkeit. Der Kot wird wässrig und enthält häufig noch unverdaute Partikel. Das Kind macht einen lethargischen Eindruck, hat keinen Appetit mehr und kein Verlangen nach Flüssigkeit. Die Zunge ist blass und feucht, der Puls nun tief und langsam. Die Lungen-Schwäche führt in Verbindung mit der Milz-Schwäche zu einem tiefen Husten mit klarem oder weißem Schleim.

Westliche Diagnosen, die diesem Stadium entsprechen, sind persistierende Virusinfektionen, eventuell als Komplikation mit Beginn einer sekundären bakteriellen Infektion, beispielsweise einer bakteriellen Gastroenteritis, Bronchitis oder Pneumonie. Die Behandlung ist symptomatisch mit Antitussiva, die den Husten unterdrücken, mit Diätvorschriften und Flüssigkeitszufuhr und in schwereren Fällen manchmal auch Medikamenten gegen Durchfall. Die Ärzte verschreiben oft Antibiotika, um Komplikationen durch bakterielle Infektionen zu verhindern.

Für die chinesische Medizin ist dies das letzte Stadium, in dem das Pathogen noch hinausgetrieben werden kann. Die Behandlung besteht demzufolge darin, energisch die Kälte zu vertreiben und den mittleren Erwärmer zu erwärmen, während man weiterhin versucht, das Pathogen dazu zu bringen, dass es den Körper verlässt und draußen bleibt. Dies ist schwierig, weil das geschwächte Kind das Pathogen durch viele Ebenen hindurch verjagen muss – der Einbrecher muss aus dem „inneren" Haus durch den Hof, die verschiedenen Räume und die Eingangshalle des „äußeren" Hauses bis nach draußen gescheucht werden. Das ist besonders schwierig bei einem Kind, das bereits durch frühere Infektionen geschwächt ist – es hat ein Haus, bei dem die früher eingedrungenen pathogenen Faktoren Risse in den Wänden und zerbrochene Türen hinterlassen haben. Eine Behandlung würde als Teilerfolg angesehen werden, wenn sie zumindest das Innere so weit aufwärmen kann, sprich das Kind ausreichend stärken kann, um den Einbrecher in die oberflächlicheren *Yang*-Ebenen zurückzujagen. Ein Kind, das wieder *Shao-Yang*- oder *Yang-Ming*-Symptome zeigt, ist daher auf dem Weg der Besserung.

Das *Shao-Yin*-Stadium

Das Wind-Kälte-Pathogen hat die erste *Yin*-Verteidigungslinie passiert und gelangt nun zur nächsten entscheidenden Ebene, um Herz und Nieren zu schädigen. Der Einbrecher ist jetzt tief in das „innere" Haus eingedrungen. Das Kind ist in diesem Stadium sehr schwach; die Krankheit kann zwischen *Shao-Yin*-Kälte- oder -Hitze-Symptomen hin- und herwechseln (Abb. 6.5).

Die Kälte-Symptome halten an, verstärkt durch *Shao-Yin*-Symptome aufgrund des *Yang*-Mangels der Nieren: das Kind klagt über ein Kältegefühl, leidet unter Schüttelfrost, möchte warme Flüssigkeit und schläft zusammengerollt in Embryonalhaltung; Arme und Beine sind kalt und der Durchfall enthält sehr viel unverdaute Nahrung. Die vorangegangene Lethargie geht in eine andauernde Benommenheit, Apathie und Schläfrigkeit über. Der Husten geht als schwacher Husten weiter. Die zunehmende abdominale Kälte manifestiert

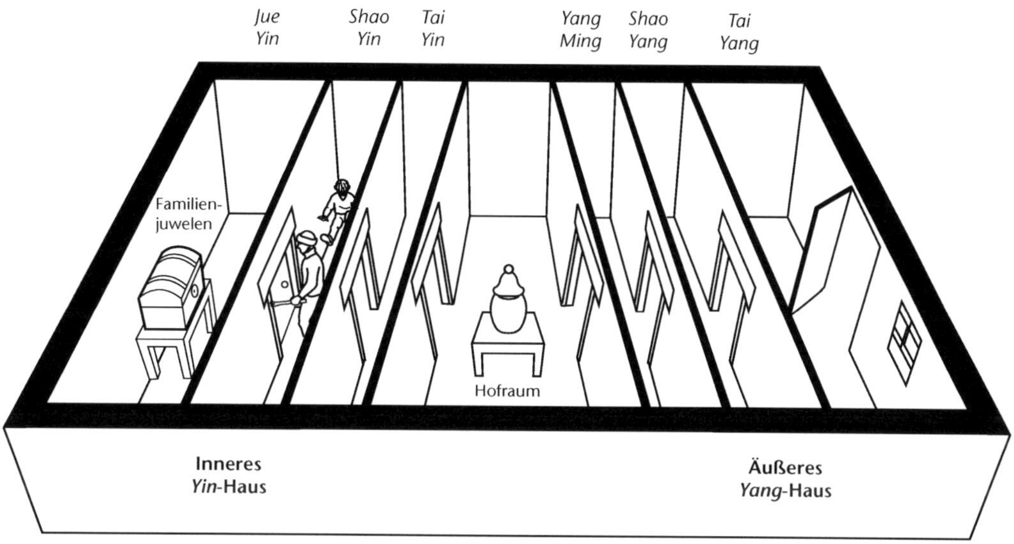

Abbildung 6.5 *Shao-Yin*-Stadium: das Kind ist sehr geschwächt und der Einbrecher ist in der Nähe der Familienjuwelen.

sich als gravierendere Bauchschmerzen und -beschwerden. Aufgrund des Nieren-*Yang*-Mangels scheidet das Kind reichlich klaren Urin aus. Die Zunge ist sehr blass und der Puls schwach und tief.

Da es im *Shao-Yin*-Stadium zu einem *Yin*-Mangel in Niere und Herz kommt, beginnen sich bei dem Kind Hitze-Symptome wie hohes Fieber, trockener Mund, trockene Kehle und spärlicher, gelber Urin zu zeigen. Die *Shen*-Störung wird als Reizbarkeit und Schlaflosigkeit sichtbar. Die Zunge ist sowohl aufgrund der Hitze als auch aufgrund des *Yin*-Mangels rot; der Puls ist schwach, aber schnell.

Dieses Stadium entspricht der westlichen Diagnose einer schwereren Infektion. Die Viruserkrankung hat sich nun durch eine sekundäre bakterielle Infektion verschlimmert. Bei der Ohrinfektion sind Komplikationen wie eine Mastoiditis hinzugekommen. Eine früher nur auf die Blase beschränkte Infektion hat sich mittlerweile auf die Nieren ausgebreitet und eine Pyelonephritis verursacht. In Stuhlkulturen können jetzt Salmonellen oder Shigellen nachgewiesen werden. Die Blutkultur ist positiv für Bakterien, was für eine Sepsis spricht.

Für die Behandlung dieses Stadiums wäre es am besten, westliche und chinesische Methoden zu kombinieren. Das Kind ist nun ernstlich krank. Es ist daher vorrangig, lebenserhaltende Maßnahmen einzuleiten. Eine intravenöse Zufuhr hochwirksamer Antibiotika ist angezeigt, um die bakterielle Infektion rasch in den Griff zu bekommen – um den Einbrecher zu „töten" und das Kind zu retten. Die Vitalfunktionen des Kindes müssen in kurzen Zeitabständen überwacht, die Änderungen der Temperatur, der Herz- und Atemfrequenz sowie des Blutdrucks aufgezeichnet werden. Beim integrierten westlich-chinesischen Ansatz, wie er in einigen Krankenhäusern in China eingeführt wurde, verabreicht man durch den einen intravenösen Zugang Antibiotika, durch den anderen chinesische Arzneien; außerdem führt man noch eine Akupunkturbehandlung durch. Die chinesischen Arzneien und die Akupunktur beseitigen die Hitze und die Kälte, stärken das *Yin* und können gelegentlich die Nebenwirkungen der Antibiotika kompensieren. Mithilfe der westlichen Technologien kann man beispielsweise die Anzahl an Leukozyten im Blutbild überwachen, Röntgenbilder erstellen oder Blutkulturen testen, um so kontinuierlich den Verlauf zu beurteilen. Sobald sich das Kind erholt hat, wendet man allerdings am besten wieder Methoden der chinesischen Medizin an, um das Kind zu kräftigen und alle Nebenwirkungen der westlichen Behandlung wie beispielsweise die zurückbleibenden pathogenen Effekte der toten Bakterien auszugleichen.

Das *Jue-Yin*-Stadium

Im *Jue-Yin*-Stadium, das häufig auch als terminales *Yin*-Stadium bezeichnet wird, hat das Pathogen eindeutig den Sieg davongetragen; das Kind ist lebensgefährlich krank und kämpft ums Überleben. Der Einbrecher ist so weit vorgedrungen, dass die Familienjuwelen in Reichweite sind, und das Kind ist zu schwach, um sie zu schützen. Das Ungleichgewicht von *Yin* und *Yang* in Verbindung mit Leber-Hitze und -*Yin* löst extreme Schwankungen zwischen den gegensätzlichen Hitze- und Kältesymptomen aus: *Yang*-Energie und Hitze steigen zum Kopf auf, so dass es zu sehr hohem Fieber mit sehr kalten Extremitäten kommt (die *Yang*-Energie wird von den Gliedmaßen abgezogen) und starke Kälteschauer wechseln sich mit Fieberanfällen ab. Das Kind umklammert seine Brust, weil es dort ein unangenehmes Völle- und Hitzegefühl verspürt, oder krümmt sich vornüber, weil es so starke Bauchschmerzen hat. Der Durchfall ist sehr wässrig und kann sogar blutig sein. Das Kind hat dauernd Durst und Hunger, aber wenig oder gar keine Lust zu essen, und erbricht häufig. Der Husten ist schwach mit Anzeichen für mäßige bis schwere Atemnot wie beschleunigtes Atmen (Tachypnoe), substernale und interkostale Einziehungen. Weil das Leber-*Yin* für Wind anfällig ist, manifestiert sich der innere Wind als Grand mal, einem generalisierten Anfall mit tonisch-klonischen Krämpfen in allen Extremitäten. Der Puls ist dünn und kann entweder langsam oder schnell sein.

Dieses Stadium entspricht den westlichen Diagnosen Sepsis, Meningitis und Enzephalitis. Blutkultur- und Liquortests sind positiv. Das Kind sollte in einer pädiatrischen Intensivstation intravenös mit Flüssigkeit, Antibiotika oder Medikamenten gegen die Krampfanfälle versorgt werden. Seine Vitalfunktionen und der Sauerstoffgehalt des Bluts werden regelmäßig in kurzen Zeitabständen überwacht. Wenn das Kind oral keine Nahrung aufnehmen kann, muss es entsprechend seiner Stoffwechselsituation parenteral ernährt oder überernährt werden (Hyperalimentation). Unter Umständen muss das Kind auch mithilfe eines Beatmungsgeräts künstlich beatmet werden, wenn sich seine Atemnot verschlimmert. Die chinesische Medizin kann auch in diesem Fall ergänzend eingesetzt werden, indem intravenös chinesische Arzneien verabreicht und verschiedene andere Behandlungsarten angewandt werden, um Hitze und Kälte zu vertreiben und die Nebenwirkungen der Medikamente zu kompensieren. Wenn sich das Kind erholt hat, ist die chinesische Medizin eine unschätzbare Hilfe, um das Gleichgewicht wieder herzustellen und das Kind zu kräftigen, damit ähnliche Vorfälle in Zukunft vermieden werden.

Eindringen von Wind-Hitze: Die vier Ebenen

Das System der vier Ebenen wurde im 17. Jahrhundert entwickelt, um eine externe Wind-Hitze-Invasion beurteilen zu können, die dem westlichen Begriff einer bakteriellen Infektion entspricht. Die vier Ebenen sind von der an der Oberfläche liegenden Ebene des *Wei Qi* bis zum Blut als der tiefsten Ebene dem Weg zugeordnet, auf dem die Wind-Hitze immer mehr in den Körper eindringt.

Wind-Hitze oder bakterielle Pathogene sind sehr ansteckend und gelangen in der Regel durch die Nase und den Mund in den Körper. Sie sind in der Luft oder werden durch Nahrungsmittel oder die gemeinsame Benutzung von Dingen übertragen. Kleine Kinder in Kindergarten und Vorschule bekommen diese Erkrankungen leicht, weil sie ihr Spielzeug und andere Objekte gerne in den Mund stecken. Die Hitze kann sehr intensiv sein, so dass man sehr oft hohes Fieber findet, das rasch *Yin* und Flüssigkeiten verbraucht. Aufgrund ihres konstitutionellen *Yin*-Mangels und der noch nicht voll entwickelten Organe sind Kinder besonders anfällig für das Eindringen von Wind-Hitze, das sehr virulent ist und schnell von den oberflächlichen zu den tieferen Ebene vordringt.

Die vier Ebenen sind:

- *Wei Qi*
- *Qi*
- Nährendes *Qi*, *Ying*-Ebene
- Blut

Die *Wei-Qi*-Ebene

Dies ist die erste Ebene, die von Wind-Hitze getroffen wird; sie entspricht dem *Tai-Yang*-Stadium und dem Beginn des *Shao-Yang*-Stadiums beim Eindringen von Wind-Kälte.

Auf dieser ersten Ebene werden die *Wei-Qi*-Funktionen durch die Wind-Hitze-Schäden beeinträchtigt: die Erwärmung und Ernährung der Haut, die Steuerung des Öffnens und Schließens der Poren und der Schutz des Körpers vor äußeren Pathogenen. Das Kind hat mäßig erhöhte Temperatur, die im Lauf des Tages ansteigt. Aus biochemischer Sicht wird das Fieber durch die Freisetzung bakterieller Toxine verursacht, die eine Immunantwort auslösen; in der chinesischen Medizin spricht man vom Kampf zwischen *Wei Qi* und dem Wind-Hitze-Pathogen. Man findet bei dem Kind ein verwirrendes klinisches Bild, da das Fieber oft von Frösteln und einer Aversion gegen Kälte begleitet wird, was auf die Schädigung der wärmenden *Wei-Qi*-Funktion zurückzuführen ist. Das Kind schwitzt nur minimal oder überhaupt nicht, da die Poren nicht mehr gesteuert werden. Da *Wei Qi* mit dem Lungen-*Qi* assoziiert ist, hustet das Kind häufig. Zu den Hitze-Symptomen zählen Kopf- und Halsschmerzen, eine Rötung der Rachenschleimhaut mit Exsudat und Durst. Die Zunge hat eine leicht gerötete Spitze und der Puls ist ein Fülle-Puls: oberflächlich und schnell.

Diese Ebene der Wind-Hitze-Störung stimmt mit den westlichen Diagnosen Sinusitis, Streptokokken-Tonsillitis, Otitis media und Zystitis überein. Die Behandlung besteht in der Regel aus Antipyretika, um das Fieber zu senken, und einer Reihe von Antibiotika, um die Infektion zu bekämpfen. Bei der chinesischen Behandlung geht es darum, die Hitze zu zerstreuen und das Pathogen auszutreiben.

Die *Qi*-Ebene

Auf dieser Ebene ist das Wind-Hitze-Pathogen bereits weiter in Richtung der *Shao-Yang-* und *Yang-Ming*-Leitbahnen und -Organe vorgedrungen und beginnt, die *Tai-Yin*-Strukturen in Mitleidenschaft zu ziehen. Die Virulenz des Pathogens – die Stärke des Einbrechers – wird schnell deutlich, da es rasch in nur zwei Stufen von der ganz oberflächlich gelegenen *Yang*-Ebene zum Anfang der *Yin*-Ebene vordringt. Das Kind hat vielleicht noch Widerstandskraft und versucht, das Pathogen zu vertreiben. Das Fieber kann jetzt deutlich erhöht sein, da mehr Toxine freigesetzt werden. Das Fieber kann auch mit Kälte-Zuständen abwechseln, da die Hitze *Yin*-Flüssigkeit verbraucht. Das Kind ist aufgrund der Hitze reizbar und fühlt sich unwohl.

Die Symptome können recht unterschiedlich sind, je nachdem, wo sich das Pathogen befindet. Der Husten kann über den Respirationstrakt bis zu den Bronchien und sogar bis zum Lungengewebe fortschreiten, so dass es zu einer bakteriellen Bronchitis und Pneumonie kommt. Dass in den unteren Atemwegen Hitze vorhanden ist, zeigt sich an der Produktion von dickem, eitrigem Schleim. Ältere Kinder klagen über einen Druck in der Brust, möglicherweise sogar brennende Brustschmerzen.

Durch Hitze im Magen ergibt sich das klinische Bild der Bauchschmerzen vom *Yang*-Typ, die sich auf Druck verschlimmern und mit Übelkeit, Erbrechen, einem trockenen Hals und Appetitverlust einhergehen. Feuchte Hitze im Dickdarm kann sich als faulig riechender Durchfall mit Schleim manifestieren. Bei gravierender Hitze, die zu Feuer wird, kann auch blutiger Stuhl auftreten. Da die Hitze Flüssigkeit verbraucht und der Körper durch die Diarrhö ausgetrocknet wird, bekommt das Kind dann anschließend Verstopfung.

Shao-Yang-Hitze verursacht bei Kindern in der Regel Symptome am Gallenblasen-Meridian und nicht am Organ selbst. Dazu gehört neben Ohrenschmerzen die Klage über einen bitteren Geschmack im Mund und Schmerzen entlang des Meridianverlaufs in der Regio hypochondriaca.

Die westlichen Diagnosen umfassen bakterielle Bronchitis und Pneumonie, bakterielle Gastroenteritis oder Lebensmittelvergiftung durch Staphylokokken. Die Behandlung erfolgt über Antibiotika, die für den jeweiligen Krankheitserreger spezifisch sind. Das Fieber wird mithilfe von Antipyretika behandelt. Der Flüssigkeitsverlust erfordert möglicherweise die Zufuhr von Flüssigkeit über einen intravenösen Zugang.

In der chinesischen Medizin versucht man, mit entsprechenden starken Mitteln die Hitze abzuleiten und Flüssigkeit aufzufüllen, und kämpft weiterhin darum, das Pathogen aus dem Körper zu treiben.

Die Ebene des nährenden *Qi*

Das Wind-Hitze-Pathogen kann rasch bis zur Ebene des nährenden *Qi* vordringen. Nährendes *Qi* kreist in Leitbahnen, Blutgefäßen und allen Organen. Die *Shao-Yin*-Meridiane und -Organe, das Herz und die Nieren, sind jetzt ebenfalls betroffen, so dass diese Ebene mit dem *Shao-Yin*-Stadium der Wind-Kälte-Invasion vergleichbar ist. Die allgemeinen Hitze-Symptome halten weiter an und erreichen ein noch dramatischeres Ausmaß: Das Fieber ist sehr viel höher und folgt dem *Yin*-Muster, ist also nachmittags und abends erhöht. Der Mund ist sehr trocken und der Hals fühlt sich „rau" an. Hitze im Herzen zeigt sich als Störung des *Shen*: starke Reizbarkeit, Ruhelosigkeit, Schlaflosigkeit und sogar Delir. Hitze in den Blutgefäßen manifestiert sich als makulopapulöser Hautausschlag mit Erythem. Der Mangel an Nieren-*Yin* macht sich als verminderte Urinausscheidung bemerkbar.

Die westlichen Diagnosen und das integrierte westlich-chinesische Behandlungsprogramm sind dieselben wie im Abschnitt über das *Shao-Yin*-Stadium beim Eindringen von Wind-Kälte.

Die Blut-Ebene

Auf dieser Ebene ist das Wind-Hitze-Pathogen am weitesten eingedrungen; sie entspricht dem *Jue-Yin*- oder terminalen *Yin*-Stadium der Erkrankung. Das Kind ist lebensgefährlich krank. Das Fieber ist deutlich erhöht. Da die *Yin*-Flüssigkeit nahezu verbraucht ist, hat sich die Hitze zu Feuer gewandelt, was sich an Blutaustritten verschiedenster Art zeigt: einem hämorrhagischen Exanthem, blutigem Stuhl, Bluthusten, blutigem Erbrechen und Nasenbluten. Die extreme Störung des *Shen* äußert sich als Delirium oder sogar Koma, der Leber-Wind als Grand mal oder tonisch-klonische Krämpfe.

Die westlichen Diagnosen umfassen Sepsis, Meningitis, vor allem die virulente Meningokokken-Meningitis, Enzephalitis oder schwere Infektionen mit opportunistischen Erregern bei Patienten, deren Immunsystem beispielsweise durch Leukämie geschwächt ist. Das Kind liegt in der pädiatrischen Intensivstation und kämpft um sein Leben. Ein integriertes westlich-chinesisches Behandlungsprogramm würde auch in diesem Fall am besten helfen.

Mithilfe der Metapher des Einbrechers können die verschiedenen Ansätzen der westlichen und der chinesischen Medizin gut verglichen und eindeutig gegeneinander abgegrenzt werden. In der westlichen Medizin tötet man den Einbrecher schon gleich zu Beginn der Behandlung, während die Chinesen ihn lieber erst einmal vertreiben wollen. Im Westen behandelt man eher Symptome – die verschiedenen Unannehmlichkeiten, die der Einbrecher verursacht, während die chinesischen Ärzte die Meinung vertreten, man müsse den Einbrecher gleich von Anfang an loswerden. Erst in den späteren Stadien der Erkrankung ist es erforderlich, den Einbrecher mit „schwerem Geschütz" – den starken, intravenös verabreichten Antibiotika – zu töten. Wenn das Kind das Eindringen des Pathogens überlebt hat, ist es sehr geschwächt und muss gehörig gestärkt und gekräftigt wieder, um sich vollständig zu erholen – am Haus muss viel repariert werden, zerbrochene Fenster und Türen müssen ersetzt und die Löcher in den Wänden ausgebessert werden. Da kein einziges westliches Medikament den Körper stärkt, ist die chinesische Medizin eine wertvolle Hilfe, um das Kind wieder aufzubauen und auszubalancieren, damit es eine Attacke anderer „Einbrecher" abwehren kann.

Weitere äußere Pathogene

Wind-Kälte und Wind-Hitze sind die häufigsten pathogenen Faktoren, die bei Kindern Krankheiten verursachen. Drei andere äußere Pathogene, die sowohl äußere als auch innere Erkrankungen auslösen können, sind Feuchtigkeit, Trockenheit und Feuer.

Feuchtigkeit

Feuchtigkeit ist ein *Yin*-Pathogen und schädigt daher in der Regel das *Yang*. Sie kann akut oder chronisch sein. Wenn das Kind akut Nässe ausgesetzt ist, weil es beispielsweise im Regen draußen spielt oder mit einem nassen Badeanzug am nassen Swimmingpool-Rand sitzt, setzt für gewöhnlich rasch eine allgemeine Symptomatik für Feuchtigkeit ein. Organe sind dabei nicht betroffen. Wenn der Kontakt mit der Feuchtigkeit chronisch ist, weil das Kind beispielsweise in einer feuchten Kellerwohnung lebt, erkrankt das Innere des Kindes erst nach und nach an der Feuchtigkeit, so dass die Milz und manchmal die Nieren in Mitleidenschaft gezogen werden. Die Erkrankung schreitet langsamer fort und die Absonderungen sind dünner als bei der äußeren Feuchte. Da Kinder von Natur aus noch eine Milz-Schwäche haben, die heutige Ernährung und der Lebensstil zudem meist schädlich für die Milz sind, sind die heutigen Kinder sehr viel anfälliger für Feuchte (Tabelle 6.4).

	Äußere Feuchte	Innere Feuchte
Ausbruch	Akut, rasch	Langsam, chronisch
Kennzeichen der Körperflüssigkeit	Schwer, unsauber, klebrig	Dünner als bei der äußeren Feuchtigkeit
Organ		Milz-Schwäche, manchmal Niere

Tabelle 6.4 Äußere und innere Feuchte

Für Feuchtigkeit ist Schwere, Unsauberkeit und Klebrigkeit charakteristisch. Durch die Schwere hat das an Feuchtigkeit erkrankte Kind das Gefühl, als laste ein zusätzliches Gewicht auf dem Körper, und klagt daher über Müdigkeit. Feuchtigkeit schlägt sich bevorzugt im unteren Erwärmer und der unteren Körperhälfte nieder, was zu einem Völlegefühl im Bauch und einer Schwere in den Beinen führt. Sie kann von den Beinen nach oben in den Beckenbereich, die Blase und die Därme fließen. Wenn die Feuchte das *Yang* der Milz schädigt, nimmt die Feuchtigkeit aufgrund der Milz-Schwäche weiter zu. Verhindert die Feuchtigkeit, dass klares *Yang* in den Kopf aufsteigt, um die Sinnesöffnungen zu reinigen und das Gehirn frei zu machen, fühlt sich das Kind benommen.

Durch Feuchte werden die Körperflüssigkeiten unsauber und klebrig, so dass alle durch Feuchte verursachten Absonderungen dickflüssig, trübe und schwieriger auszuscheiden sind. Wenn Feuchtigkeit und Hitze zusammenkommen, entspricht dies im Westen dem eitrigem Ausfluss bei bakteriellen Infektionen: dem wolkigen Urin bei einer Blaseninfektion, eitrigem vaginalen Ausfluss, einem Ekzem mit sekundärer bakterieller Infektion, das zu einer Impetigo wird, aus deren Blasen dickflüssige, klebrige Flüssigkeit austritt.

Trockenheit

Trockenheit ist ein *Yang*-Pathogen und schädigt daher Blut und *Yin*. Man unterscheidet äußere und innere Trockenheit. Äußere Trockenheit entsteht aufgrund des Wetters oder des Umfelds, beispielsweise bei heißem Sommerwetter oder wenn im Haus oder der Schule im Winter zuviel geheizt wird und dadurch eine künstliche Trockenheit hervorgerufen wird. Innere Trockenheit kommt durch einen *Yin*-Mangel zustande. Da Kinder von Natur aus noch einen *Yin*-Mangel haben, sind sie sehr anfällig für alles, was austrocknet, weil ihre Flüssigkeit dadurch noch weiter aufgebraucht wird. Die zwei Organe, die bei Kindern am empfindlichsten auf Trockenheit reagieren, sind der Magen und die Lunge. Der Magen braucht Flüssigkeit, um die Nahrung verarbeiten zu können, sie „verrotten und reifen" zu lassen. Wenn die Kinder zu schnell essen, eisgekühlte Getränke zu den Mahlzeiten trinken oder keine ausreichenden Flüssigkeitsmengen mit der Nahrung zu sich nehmen, kann sich im Magen ein *Yin*-Mangel entwickeln. Die klinischen Symptome dafür sind trockene Lippen, trockener Mund, trockener Hals und trockene Zunge.

Die Lunge ist bei Kindern ebenfalls für Trockenheit anfällig. Der Atemtrakt braucht eine physiologische Flüssigkeitsmenge als Schmiermittel. Wenn das Kind über einen längeren Zeitraum einer zu starken Trockenheit ausgesetzt ist, entwickelt sich ein trockener, stoßweiser Reizhusten. Da die Haut mit der Lunge assoziiert ist, kann sich eine Trockenheit der Lunge auch in einer trockenen, gereizten Haut widerspiegeln.

Feuer

Feuer ist eine extreme Form innerer Hitze, die durch Transformation eines beliebigen äußeren Pathogens entsteht. Feuer trocknet die Flüssigkeiten sehr viel rascher aus als Hitze, so dass der resultierende *Yin*-Mangel gravierender ist. Es schädigt die Blutgefäße und verursacht Blutungen, deren Spektrum von leichtem Nasenbluten zu schwereren inneren Blutungen wie Bluthusten und Bluterbrechen reicht.

Ernährungsbedingte Störungen

Neben den äußeren Pathogenen sind ernährungsbedingte Störungen eine weitere wichtige Ursache für akute Symptome bei Kindern. Mithilfe einer sorgfältigen Anamnese der Ernährungsgewohnheiten kann man verschiedene Verdauungsstörungen wie etwa Nahrungsstau, Magen-*Qi*-Stagnation und Magen-*Yin*-Mangel aufdecken. Dies wird ausführlich in Kapitel 8 erörtert werden.

Chronische Erkrankungen bei Kindern

Wenn die Symptome länger als nur ein paar Wochen anhalten oder wenn sie in regelmäßigen Abständen immer wieder auftreten, dann hat sich bei dem Kind eine chronische Erkrankung entwickelt. Während die akuten Störungen von äußeren Bedingungen ausgehen, die das *Wei Qi* und die Meridiane beeinträchtigen und erst in weiter fortgeschrittenen Stadien und auf tieferen Ebenen die Organe erreichen, sind bei chronischen Zuständen bereits Störungen an den inneren Organe aufgetreten. Die energetischen und körperlichen Symptome werden von emotionalen und sogar geistig-seelischen Symptomen begleitet, die für die spezifischen betroffenen Organe oder das jeweilige Organ charakteristisch sind.

Mithilfe der in Kapitel 5 diskutierten Entwicklungstheorie anhand der fünf Elemente lassen sich chronische Erkrankungen gut diagnostizieren. Denn damit kann man nicht nur die je nach Alter und Entwicklung des Kindes anfälligen Organe leichter erkennen, sondern auch – und das ist wesentlich wichtiger – feststellen, von welchem Organ die chronische Erkrankung ausgeht. Die Behandlung ist wesentlich wirksamer, wenn das Ungleichgewicht des ursprünglich für die Erkrankung verantwortlichen Organs korrigiert wird.

Die Erörterung der chronischen Erkrankungen beginnt damit, dass als erstes generell beurteilt werden muss, ob eine chronische Fülle oder ein chronischer Mangel vorliegt. Dann werden allgemein die krankhaften Zustände bei innerer Kälte, Hitze, Feuchte und Schleim vorgestellt. Und zum Abschluss folgt die Diagnose mithilfe des Entwicklungsprotokolls.

6.3.3 Fülle oder Mangel?

Wie bei den akuten Erkrankungen muss man entscheiden, ob das Kind unter einem chronischer Überschuss oder einem chronischen Mangel-Zustand leidet. Wenn man sich nicht entscheiden kann, sollte man sich fragen, ob es sich um ein Problem handelt, das es nicht geben sollte, oder ob es dieses Problem gibt, weil etwas fehlt. Impulsivität und unangemessene Wut sollten beispielsweise nicht da sein, sie sind Überschuss-Symptome. Ist dagegen trockene Haut das Problem, fehlt es an Flüssigkeit in der Haut und es handelt sich daher um einen *Yin*-Mangel.

Inneres Ungleichgewicht

Ein inneres Ungleichgewicht kann durch innere Kälte, innere Hitze, innere Feuchtigkeit und Schleim ausgelöst werden. Dabei kommt es zu Allgemeinsymptomen, weil jede pathogene Kraft das Kind als Ganzes beeinflusst, und zu spezifischen Symptomen, weil jeweils ein bestimmtes Organ betroffen ist. In Kapitel 9 wird jede Erkrankung, in der ein inneres Ungleichgewicht zum Ausdruck kommt, noch ausführlich charakterisiert.

Innere Kälte

Innere Kälte kann daher rühren, dass immer wieder externe Kälte-Pathogene eindringen oder *Qi* und *Yang* durch entsprechende chronische Zustände beziehungsweise Medikamente aufgebraucht werden. Dabei kommt es zu generellen systemischen Kälte-Symptomen oder spezifischen Organmanifestationen, die durch Kontraktion und Vasokonstriktion ausgelöst werden. Als normale physiologische Reaktion versucht der Körper bei Kälte, die Wärme der inneren Organe zu erhalten, indem sich die Gefäße in der Haut und den äußeren Geweben zusammenziehen. Die Folge sind kalte und bleiche Haut, kalte Gliedmaßen und ein Kältegefühl oder Frösteln. Wenn es infolge der Kälte zu einer Vasokonstriktion und einer Kontraktion in den inneren Organen kommt, findet man Schmerzen und andere Symptome, die für die betroffenen Organe spezifisch sind. Der Schmerz wird durch eine verminderte Zirkulation von *Yang* ausgelöst und setzt charakteristischerweise plötzlich ein. Er entspricht einem Mangel und wird durch Wärme oder Druck gemildert. Zu den organspezifischen Kälte-Symptomen gehört beispielsweise beim Magen ein epigastrischer Schmerz, der von einigen anderen Magen-Symptomen wie Übelkeit und Erbrechen begleitet wird. Kälte in den Lungen äußert sich als Husten mit Brustschmerzen, minimalem weißem Schleim und Kurzatmigkeit, Kälte im Dickdarm als Schmerz und Kälte im Bauchbereich sowie Diarrhö.

Innere Hitze

Innere Hitze kann aus immer wiederkehrenden Invasionen von externer pathogener Hitze oder aus chronischen Zuständen resultieren, die *Yin* und Flüssigkeit verbrauchen. Durch die Hitze kommt es zu einer Vasodilatation und Steigerung des Stoffwechsels, woraus sich systemische und spezifische Organmanifestationen ergeben. Als normale physiologische Reaktion versucht der Körper, die Hitze über die weit geöffneten Hautporen abzuleiten. Als Folge sieht man erhitzt und gerötet aus, mit rotem Gesicht, roten Augen, warmer Haut und Fieber. Eine leichte Blut-Hitze zeigt sich in verschiedenen Formen von rotem Hautausschlag. Bei ernsteren Hitze-Zuständen, die zu Feuer werden, kommt es zu Blutungen. Da durch die Hitze *Yin* und die Flüssigkeiten ausgetrocknet werden, wird überall Trockenheit spürbar: das Kind hat einen trockenen Mund, eine trockene Kehle, eine verminderte Flüssigkeitsausscheidung, beispielsweise beim Urin, und Verstopfung. Der durch zu viel Hitze ausgelöste Schmerz ist ein Fülle-Schmerz, der sich auf Druck verschlimmert. In jedem Organ entwickeln sich durch die Hitze eigene organspezifische Symptome. Chronische Hitze, die das Herz und das Leber-*Yin* schädigt, führt zu Störungen des *Shen* und der Geist-Seele.

Innere Feuchte und Schleim

Feuchte und Schleim findet man häufig bei Kindern, vor allem, weil beide durch eine Funktionsstörung der Milz entstehen und sich die bei Kindern von Natur aus schon vorhandene Milz-Schwäche noch zusätzlich durch eine moderne Ernährung und den heutigen Lebensstil verschlimmert. Feuchtigkeit und Schleim unterscheiden sich in einigen Punkten deutlich voneinander. Während es sowohl innere als auch äußere Feuchtigkeit gibt, wobei nur die innere Feuchtigkeit mit einer Fehlfunktion der Milz verbunden ist, ist Schleim immer innerlich und mit einer Funktionsstörung der Milz, Lunge und Niere assoziiert. Feuchte betrifft vor allem die unteren Teile des Körpers, Organe und Gelenke, während Schleim bevorzugt in den mittleren und oberen Teilen des Körpers und den unter der Haut liegenden Meridianen auftritt. Durch Feuchtigkeit kommt es zu einem Schweregefühl im Kopf, aber das Bewusstsein ist davon nicht betroffen; bei Schleim wird der Kopf schwer und benommen und der Geist ist „benebelt", so dass man nicht mehr klar denken kann. Feuchtigkeit beeinträchtigt meist *Yang*-Organe und die Milz, Schleim meist *Yin*-Organe, bei Kindern vor allem die Lunge und den Magen (siehe Zusammenfassung in Tabelle 6.5).

	Feuchte	Schleim
Innere/äußere Funktionsstörung	Innere, äußere	Nur innere
Ursprung	Nur bei der inneren Milz-Funktionsstörung	Milz-Funktionsstörung, Auswirkung von Feuer auf Körperflüssigkeiten
Organstörung	Milz-Funktionsstörung	Milz, Lungen, Nieren
Betroffene Körperregionen	(1) Primär der untere Teil des Körpers (2) Organe, Gelenke	(1) Mittlerer und oberer Teil des Körpers (2) Meridiane unter der Haut
Folgen im Kopf	Schweregefühl	Schwere und Benommenheit
Folgen für das Bewusstsein	Keine	Vernebelt den Geist
Wirkung auf Meridiane	Keine	Schwellungen und „Knubbel" unter der Haut
Betroffene Organe	Meist *Yang*-Organe und Milz	Meist *Yin*-Organe und Magen
Behandlung	Milz, um Feuchtigkeit zu eliminieren	Magen, um Schleim zu lösen

Tabelle 6.5 Feuchte und Schleim

6.3.4 Emotionale Probleme bei chronischen Erkrankungen

In der chinesischen Medizin spielen Emotionen und geistig-seelische Einflüsse eine bedeutende Rolle bei chronischen Erkrankungen. Tabelle 6.6 zeigt ihre Zuordnung zu den beteiligten Organen. Die Gefühle und geistig-seelischen Eigenschaften korrespondieren auch mit den jeweiligen Entwicklungsphasen; so braucht beispielsweise ein „Holz"-Kind jemanden, der es führt und anleitet, und neigt dazu, reizbar, ruhelos und ungeduldig zu sein.

Organ	Element	Physiologisch	Pathologisch	Geist
Niere	Wasser	Willenskraft	Furcht	
Leber	Holz	Führung, Ausrichtung	Ängstlichkeit, Wut	Geist-Seele *(Hun)*
Herz	Feuer	Freude, Leidenschaft	Jähzorn, Wutausbrüche	Shen
Milz	Erde	Denken	Sorge, Besessenheit	
Lunge	Metall	Organisation	Traurigkeit, Depression	Körper-Seele *(Po)*

Tabelle 6.6 Gefühlszustände und geistig-seelische Einflüsse

6.4 Diagnose chronischer Erkrankungen mithilfe der Entwicklungstheorie anhand der fünf Elemente oder Wandlungsphasen

Über die Entwicklungstheorie anhand der fünf Elemente oder Wandlungsphasen kann man das anfällige Element und die zugeordneten Organe und Meridiane sowie den Ursprung der chronischen Erkrankung ausfindig machen und kann die Krankheit daher sehr viel umfassender verstehen. Mithilfe des folgenden Protokolls lässt sich sowohl die Diagnose als auch der Behandlungsplan erstellen:

1. Als erstes muss anhand der vorliegenden Symptome das von der chronischen Störung betroffene Organ aufgefunden werden. Bei einem asthmatischen Kind wären das beispielsweise die Lungen.
2. Als nächstes ermittelt man anhand der Entwicklungsphase die entsprechenden anfälligen Elemente/Organe; bei einem Kleinkind wären das Wasser/Niere, bei einem Schulkind Holz/Leber. Bei einem Asthmatiker im Kleinkindalter muss daher die Niere gestärkt werden, während bei einem Asthmatiker im Schulalter das Ungleichgewicht der Leber behandelt werden muss, also entweder eine Leber-Stagnation oder ein Leber-*Yin*-Mangel (entsprechend der gestörten Beziehung von Leber zu Lunge im destruktiven Zyklus).
3. Entsprechend des Entwicklungsalters, in dem die Erkrankung einsetzte, findet und behandelt man den Ursprung der Störung.
   Bei körperlichen Störungen sucht man das Organ, das zu der Zeit, als die ersten Symptome auftraten, besonders anfällig war. Bei einem 12 Jahre alten Kind, das im Alter von drei Monaten eine Bronchiolitis hatte, ist ein Ungleichgewicht der Niere die Ursache für das Asthma; bei diesem Kind muss man daher nicht nur die Lungen-Symptome behandeln, sondern auch die Niere stärken und das Leber-Ungleichgewicht ausbalancieren.
   Das erklärt, warum es mit zunehmendem Alter der Kinder immer schwieriger wird, chronische Erkrankungen zu behandeln, die in einem weit zurückliegenden Alter begannen. Es sind dann mehr Elemente und Organe beteiligt, so dass die Behandlung und das Vorgehen wesentlich komplexer werden.
   Bei emotionalen Störungen muss man das Element finden, das zur Zeit des Traumas besonders anfällig war. Ein widerspenstiger Teenager wurde beispielsweise in der zweiten Klasse missbraucht. Die aktuellen Feuersymptome wurzeln daher in der Holzphase der Entwicklung und damit in einer Schädigung des Leber-*Yins*.
4. Die Behandlung von Kindern erfordert außerdem eine gute Für- und Vorsorge, um Krankheiten vorzubeugen. Wenn das jeweils anfällige Element immer ausgeglichen wird, kann dies dazu beitragen, das Wohlbefinden des Kindes aufrechtzuerhalten und die Entwicklung chronischer Erkrankungen zu vermeiden.

6.5 Die Rolle der Familie bei chronischen Erkrankungen

Die Erkrankungen von Kindern spiegeln häufig die Verhältnisse innerhalb der Familie wider. Seit Beginn der Familientherapie in den 1960er Jahren hat sich oft herausgestellt, dass bei chronischen Erkrankungen von Kindern gestörte Familienbeziehungen eine entscheidende Rolle spielen. Kinderärzte kennen genügend Beispiele von Kindern, deren Symptome bevorzugt bei familiären Belastungen auftreten; so hat etwa ein asthmatisches Kind einen akuten Anfall, wenn die Eltern streiten. Wenn der Verdacht besteht, dass die Beziehung zwischen den Eltern zur Symptomatik des Kindes beiträgt, kann die auf den fünf Elementen basierende Entwicklungstheorie eingesetzt werden, um näheres über einen möglichen Konflikt zwischen den Familienmitgliedern zu erfahren.

Die Familie lässt sich folgendermaßen den fünf Elementen zuordnen: Der Vater wird generell als Himmel angesehen, er ist der Kaiser, das Herz, das Feuer. Die Mutter ist Mutter Erde. Das Kind ist der Baum, das Holz. Der Vater führt und gibt die Richtung vor, die Mutter nährt das Kind. In modernen Gesellschaften, in denen beide Eltern arbeiten und das Kind versorgen, fungieren beide Eltern als „Kaiser" und „Mutter Erde." In Haushalten mit alleinerziehenden Eltern muss ein Elternteil beide Rollen übernehmen. In einem idealen Haushalt, in dem beide Eltern gut ausgeglichen und perfekt sind, wächst auch das Kind zu einem perfekten Baum heran. In einer unvollkomenen Welt nehmen beide Eltern die „Lasten", die sie aus ihrer eigenen Entwicklung noch mit sich herumtragen, in die Erziehung ihrer Kinder mit hinein. Bei den Kinder zeigen sich dann unter Umständen verstärkt Symptome, wenn sie in der Entwicklungsphase sind, die für einen der beiden Elternteile problematisch war. So traten bei einem Kind, bei dem mit drei Jahren Asthma festgestellt worden war, mit Beginn der Holzphase seiner Entwicklung öfter akute Anfälle auf, vor allem, wenn es mit seinem Vater zusammen war. Bei genauerem Nachfragen zur Vorgeschichte des Vaters stellte sich heraus, dass der Vater mit etwa sieben Jahren ein schweres emotionales Trauma erlitten hatte. Die Reizbarkeit und die Wut des Vaters zeigt, dass er in seiner „Holz"-Entwicklungsphase steckengeblieben ist, was wiederum dazu führte, dass er mit seinem Sohn in Konflikt geriet, als sich bei diesem mehr „Holz"-Eigenschaften ausprägten. Nach westlichem Ansatz würden alle zur Familientherapie geschickt. Die chinesische Medizin kann das Kind als Ganzes therapieren, indem die für die Holzphase typischen Empfindlichkeiten des Kindes ausgeglichen und möglicherweise auch gleich die Eltern mitbehandelt werden, beispielsweise mit Arzneien oder Heilpflanzen, die den für Holz typischen Zorn des Vaters mildern.

Literatur

1. Maciocia G. (1989) The Fondations of Chinese Medicine, A Comprehensive Treatise for Acupuncturists and Herbalists
2. Flaws B. (1997) A Handbook of TCM Pediatrics, A Practitioner's Guide to Care and Tretment of Common Childhood Diseases. Colorado, Blue Poppy Press.
3. Nelson W.E. et al. (eds) (1996) Nelson's Textbook of Pediatrics, 15th edition. Philidelphia, W.B. Saunders, Co.

7 Methoden und Vorgehen bei der Akupunkturbehandlung von Kindern

Akupunktur wirkt bei einem breiten Spektrum von pädiatrischen Erkrankungen sehr gut. Die Kinder reagieren in der Regel rasch, weil ihre Erkrankungen größtenteils akut und eher oberflächlich sind und weil sie meist noch keine seit Jahren bestehenden emotionalen Probleme haben, die die Behandlung erschweren. Je jünger die Kinder sind, umso leichter lässt sich ihr *Qi* mithilfe von Akupunktur ausbalancieren. Es gibt verschiedene Behandlungsmethoden, die die Kinder gut annehmen, und einfache Behandlungsprotokolle, die bei der Mehrzahl der pädiatrischen Fälle angewandt werden können.

7.1 Das *Qi* des behandelnden Arztes

Bei der Behandlung der kleinen Patienten ist es äußerst wichtig, in welchem Zustand sich das *Qi* des Akupunkteurs befindet. Kinder, sogar Babys sind sehr intuitiv und reagieren sehr empfindlich auf den körperlichen und emotionalen Zustand der Menschen in ihrer Umgebung. In der westlichen Medizin weiß man, dass die Patienten aufgeschlossener sind und besser mitarbeiten, wenn sie das Gefühl haben, dass ein gutes Einvernehmen zwischen ihnen und dem Arzt besteht. Aber während ein westlicher Arzt ein Medikament auch telefonisch verordnen kann, braucht ein chinesischer Arzt den direkten Kontakt mit dem Patienten, um ihn zu heilen. Bei der Behandlung befinden sich Akupunkteur und Kind im selben *Qi*-Feld. Wenn der *Qi*-Status des behandelnden Arztes gut ausbalanciert ist, wird positives *Qi* zu dem Kind hingelenkt, so dass die Behandlung effektiver wird.

Es ist daher ratsam, dass der Akupunkteur regelmäßig Übungen wie *Qigong* oder *Taiqi* praktiziert oder meditiert, um sein *Qi* zu stärken. Hier folgt eine sehr einfache Übung, mit der man vor der Behandlung von Kindern sein *Qi* aktivieren kann.

Als erstes legt man die Handteller zusammen, um die beiden *Luogong*-Punkte, He 8, zusammenzubringen. Dann reibt man die Handteller kräftig aufeinander. Sie sollten dabei innerhalb von Sekunden warm werden. Dann reibt man die Hände insgesamt gegeneinander und arbeitet das *Qi* in die Fingerspitzen. Wenn man dabei noch an Gesundheit denkt oder positive, heilende Gedanken hat, steigert dies die Wirksamkeit der Behandlung.

7.2 Behandlungsmethoden

Eine Behandlung mit Akupunkturnadeln können Kinder eigentlich in jedem Alter aushalten. Es gibt jedoch für Kinder, die zu viel Angst vor der Nadel haben, viele nicht invasive Methoden, die effektiv und allgemein anerkannt sind: elektrische Stimulation, Magnete, Laser und Akupressur.

7.2.1 Akupunktur mit Nadeln

Ausstattung

- Nadeln mit Gauge 32, 34 sowie 12 mm und 25 mm Länge sind in der Regel ausreichend; bei sehr dicken Jugendlichen kann man Nadeln mit einer Länge von 40 mm bis 50 mm in Erwägung ziehen.
- Kürzere Nadeln hat man besser unter Kontrolle, da Kinder meist nicht stillhalten und sich hin- und herbewegen. Das Risiko, sie versehentlich mit der Nadel zu verletzen, ist dann geringer. Dünnere Nadeln verbiegen sich leichter und können vor allem muskulösen Kindern beim Einführen mehr wehtun.
- Ionenpumpenkabel: dabei handelt es sich um Halbleiter mit Krokodilklemmen an beiden Enden – in der Regel schwarz und rot – und einer Diode, die einen elektronisch-ionischen Energiefluss ausschließlich vom schwarzen zum roten Ende schickt. Dies potenziert die Bewegung des *Qi* und wird von Kindern bereitwillig akzeptiert, da sie von dieser Stimulation nicht das Geringste merken.

Technik

Babys haben eine sehr zarte Haut mit mehr Unterhautfett. Das erschwert jedoch eher das Setzen von Akupunkturnadeln, weil nicht genug Festigkeit vorhanden ist, um die Nadeln zu verankern. Man schiebt daher am besten die Haut und das subkutane Gewebe etwas zusammen und führt schnell die Nadel ein. In Abbildung 7.1 sieht man ein Baby, bei dem an Ma 36 eine Akupunkturnadel gesetzt wird.

- Geburt bis zum Alter von 5 Jahren:
  Akupunkturnadeln mit Gauge 32, 34 sowie 12 mm bis 25 mm Länge. Kürzere Nadeln sind einfacher einzuführen, und man läuft weniger Gefahr, an der Kleidung hängen zu bleiben. Nadeln mit 25 mm Länge können für sehr muskulöse oder sehr dicke Kinder verwendet werden.
- 5 bis 12 Jahre:
  Nadeln mit Gauge 32, Länge 25 mm. Einige Kinder haben derbe Haut und dünnere Nadeln verbiegen sich leicht, so dass das Einführen der Nadel schmerzhafter wird.
- Über 12 Jahre:
  Akupunkturnadeln für Erwachsene

Tonisierung eines Punktes: um den Punkt zu stärken, wird die Nadel schnell im Uhrzeigersinn gedreht (das Kind entspricht der Uhr).

Sedierung eines Punktes: für eine dämpfende Wirkung wird die Nadel schnell gegen den Uhrzeigersinn gedreht.

Tonisierung eines Meridians: man verwendet die Fünf-Elemente-Punkte auf den Armen und Beinen. Man legt den schwarzen (Nord-)Pol auf einen Punkt, der mehr am Beginn des Meridians liegt (also einen Punkt mit einer niedrigen Nummer), und den roten (Süd-)Pol auf einen Punkt mit höherer Nummer. Um beispielsweise die Niere zu kräftigen, nadelt man Ni 3 und Ni 10. Man verbindet dann die beiden Nadeln mit dem Ionenpumpenkabel,

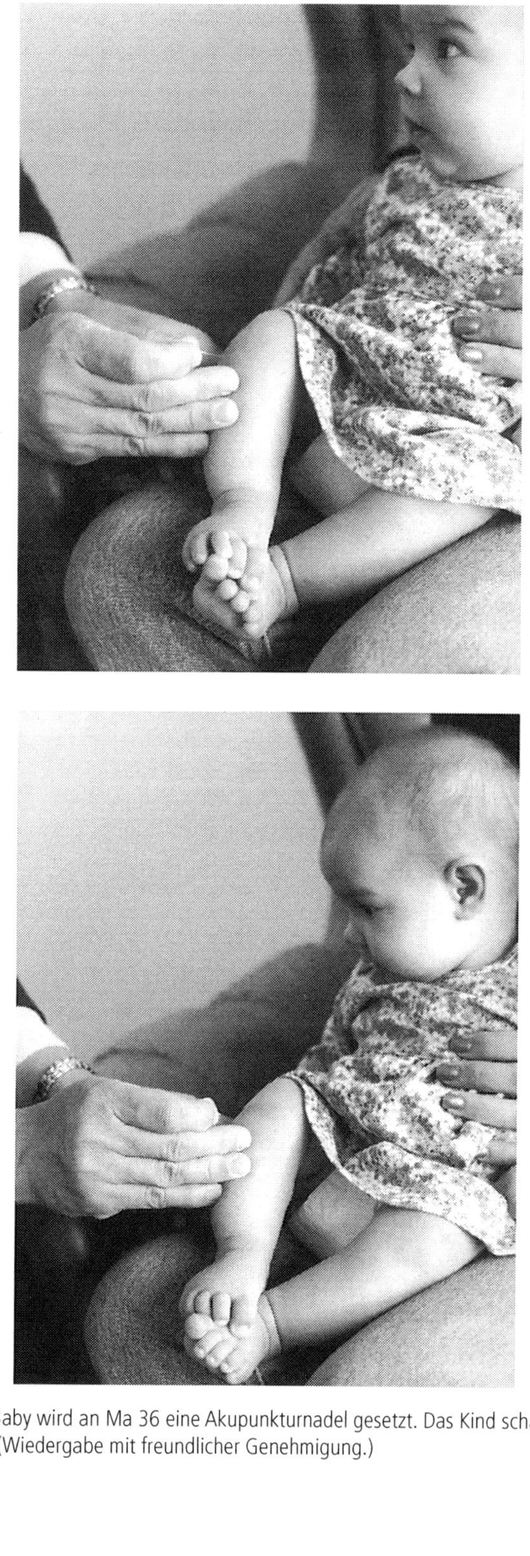

Abbildung 7.1 Bei einem Baby wird an Ma 36 eine Akupunkturnadel gesetzt. Das Kind schaut ohne Angst auf den Akupunkteur und die Nadel. (Wiedergabe mit freundlicher Genehmigung.)

indem man die schwarze Klemme an Ni 3 und die rote an Ni 10 anschließt, so dass die Energie von Ni 3 zu Ni 10 fließt, der normalen Fließrichtung im Nieren-Meridian. Dauer der Tonisierung: 8–10 Minuten.

Sedierung eines Meridians – das Gegenteil der Tonisierung: man legt die schwarze Klemme am Punkt mit der höheren Nummer und die rote Klemme am Punkt mit der niedrigeren Nummer an. Um beispielsweise den Dickdarm zu beruhigen, nadelt man Di 5 und Di 11 und schließt das Ionenpumpenkabel mit der schwarzen Klemme an der Nadel in Di 11 und der roten Klemme an der Nadel in Di 5 an, so dass die Stimulierung genau entgegengesetzt zur normalen Fließrichtung im Meridian erfolgt. Dauer der Sedierung: 15–20 Minuten.

Tiefe der Nadelung: es ist nicht nötig, die Nadel sehr tief einzuführen, weil das *Wei Qi* besonders bei Säuglingen und Kleinkindern noch sehr an der Oberfläche fließt. In den meisten Fällen reichen 0,5 bis 1,0 oder maximal 6,5 mm aus. Wenn das Ionenpumpenkabel verwendet wird, muss die Nadel so tief eingeführt werden, dass sie nicht von der Klemme ausgelenkt werden kann, weil die Nadel sonst leicht verbogen oder sogar herausgezogen werden kann. Die Klemme kann auch gesichert werden, indem man die Leitung und die Klemme mit Heftpflastern auf der Haut befestigt.

Anzahl der Punkte: werden zu viele Punkte zu lange nadelt, kann man damit ein Kleinkind sedieren.

- Säuglinge und Kleinkinder unter 12 bzw. 24 Monaten:
  Bei Säuglingen belässt man die Nadeln in der Regel nicht. Man führt die Nadeln ein, dreht sie zur Tonisierung im Uhrzeigersinn, zur Sedierung gegen den Uhrzeigersinn rasch ein paar Mal und zieht die Nadel dann heraus. Bei Kindern zwischen 12 und 24 Monaten, die dazu gebracht werden können, ruhig auf dem Schoß ihrer Eltern sitzen zu bleiben, kann man die Nadel sehr kurz, für ein paar Sekunden bis zu einer Minute, belassen.
  Bei einer Fünf-Elemente-Behandlung kann man auf jeder Seite bis zu vier Punkte behandeln. Ist mehr als eine Behandlung nötig, muss zum Beispiel ein Pathogen vertrieben und Kälte zerstreut werden, nimmt man immer nur jeweils eine Behandlung vor. Man lässt das Kind ein paar Minuten ruhen und beurteilt es dann erneut.
- Kinder von 2 bis 6 Jahren:
  4 bis 6 Punkte auf jeder Seite; die Nadeln können zur Tonisierung 2 bis 3 Minuten belassen werden, wenn es toleriert wird. Einige jüngere Kinder werden allerdings nicht so lange stillhalten wollen.
- Kinder von 7 bis 12 Jahren:
  bis zu 6 bis 8 Punkte auf jeder Seite; die Nadeln können zur Tonisierung 4 bis 5 Minuten belassen werden, wenn es toleriert wird.
- Kinder von 12 bis 18 Jahren:
  8 Punkte auf jeder Seite; die Nadeln können zur Tonisierung 5 bis 7 Minuten belassen werden, wenn es toleriert wird.

Vorteile der Nadelakupunktur: wirksame Behandlungsmethode, man kann damit mehrere Punkte gleichzeitig behandeln.

Nachteile: invasives Verfahren, mit Schmerz verbunden, schlechte Akzeptanz bei Kleinkindern.

7.2.2 Elektrische Stimulation

Ausstattung

Man kann ein einfaches tragbares Suchgerät für Akupunkturpunkte verwenden, das summt, wenn es auf einen aktiven Akupunkturpunkt gestoßen ist. Damit kann eine kurze niederfrequente Stimulation durchgeführt werden (Abb. 7.2).

Elektrische Stimulatoren, bei denen verschiedene Frequenzen eingestellt werden können, sind größer und in der Regel teuer. Die Ohrpunkte sind mit anderen Frequenzen zu behandeln, in der Regel sind es 5 Hz bei Punkten, die mit Bauchorganen korrelieren, und 10 Hz bei solchen, die den Gliedmaßen und dem Rumpf entsprechen. Die Körperpunkte können mit 10 Hz behandelt werden.

Behandlung

Tonisierung: 6 Sekunden Einwirkzeit bei Ohrpunkten, 12 Sekunden bei Körperpunkten

Sedierung: 12 Sekunden bei Ohrpunkten, 24 Sekunden bei Körperpunkten

Vorteile: nicht invasiv, keine Nadeln, bessere Akzeptanz bei Kindern als die Akupunktur mit Nadeln

Nachteile: es kann zu unangenehmen Empfindungen kommen, etwa einem heftigen Zwicken oder Stechen; es ist zeitaufwendig – man kann immer nur jeweils einen Punkt behandeln.

7.2.3 Magnete

Ausstattung

Magnete mit 800 bis 10.000 Gauß.

- Polfinder
- Ionenpumpenkabel: dieselben, die auch für die Nadeln benutzt werden; die roten und schwarzen Klemmen können auch leicht an Magneten befestigt werden (Abb. 7.3).

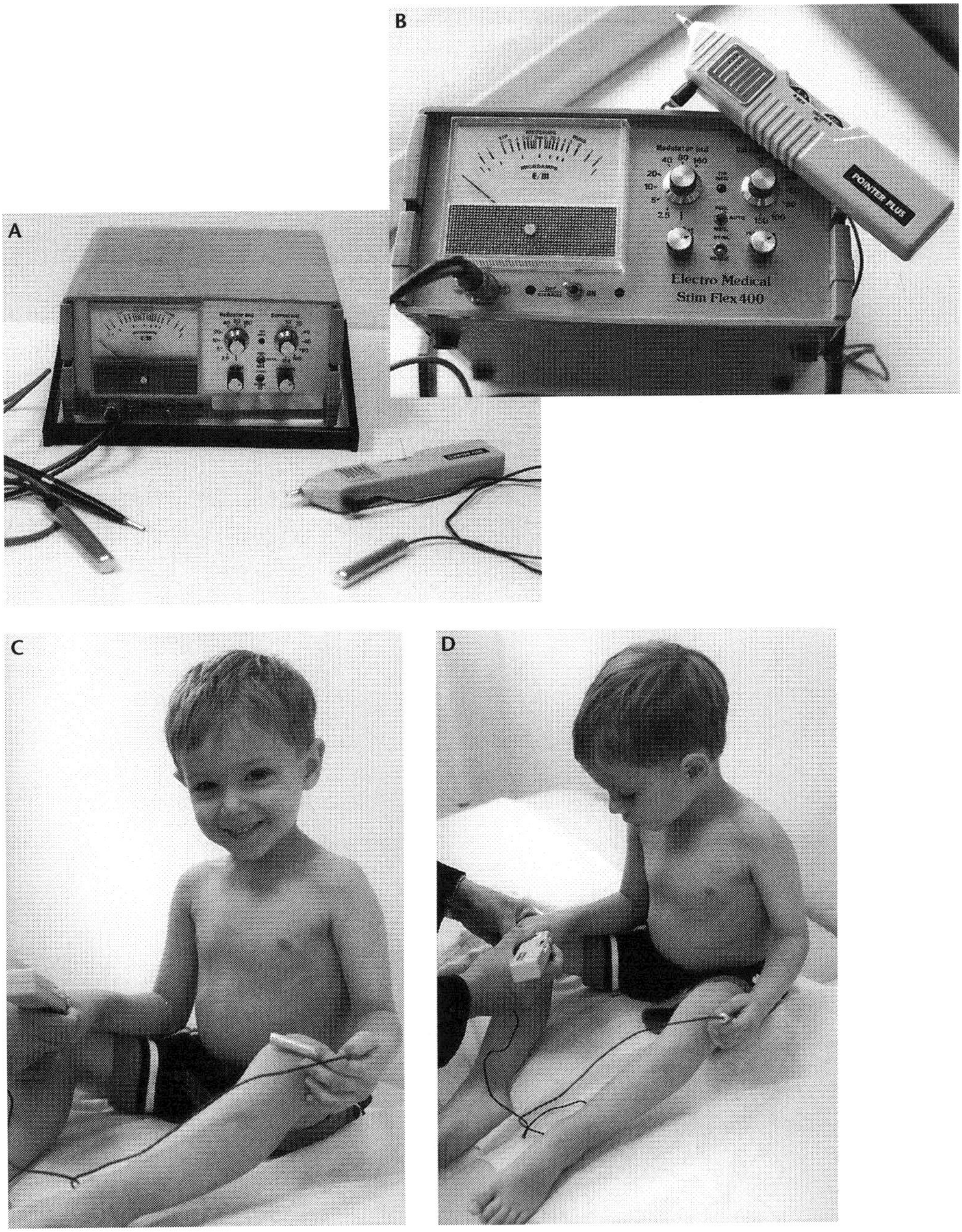

Abbildung 7.2 Zwei verschiedene elektrische Stimulatoren. In A sieht man ein Gerät mit mehr Einstellmöglichkeiten für Intensität und Frequenzen. B ist ein Gerät zum Auffinden der Pole, mit dem man Intensität und Empfindlichkeit begrenzt, die Frequenz jedoch überhaupt nicht einstellen kann. C und D zeigen ein Kind, das mit einem elektrischen Stimulator behandelt wird, bei dem immer nur jeweils ein Punkt bearbeitet werden kann. (Wiedergabe mit freundlicher Genehmigung.)

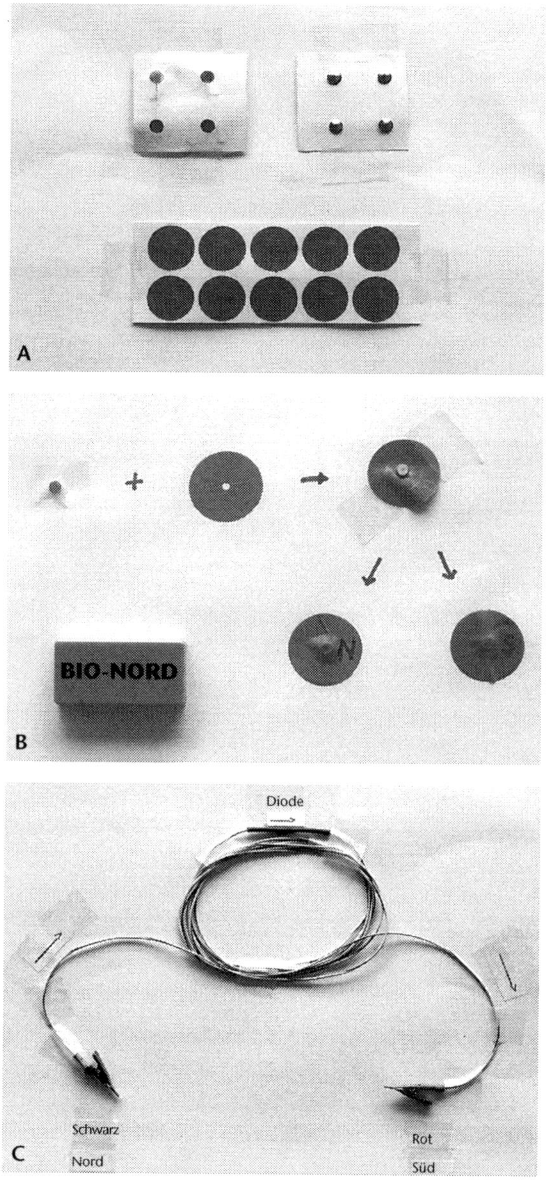

Abbildung 7.3 A: 800-Gauß-Magnete, die bereits zusammen mit Pflastern geliefert werden. Der obere Teil des Bildes zeigt die Seite der Magnete, die mit der Haut in Kontakt kommt: die silbernen auf der linken Seite sind für die Sedierung, die goldenen auf der rechten Seite für die Tonisierung bestimmt. Im unteren Teil des Bildes sieht man die Pflasterseite, die sichtbar sein wird, wenn das Pflaster auf der Haut klebt.
B: Beim 10.000-Gauß-Magnet werden Pflaster und Magnet getrennt geliefert. Man kann dann den Magneten so an einem Pflaster befestigen, dass entweder der Nord(–)- oder der Süd(+)-Pol der Haut zugewandt ist. Links unten erkennt man einen Polfinder. Die Oberseite des Polfinders ist Bio-Nord, das heißt der Südpol des Magneten würde am Polfinder hängen bleiben und der Nordpol des Magneten würde abgestoßen.
C: Ionenpumpenkabel mit schwarzer Nordpol(–)-Klemme, roter Südpol(+)-Klemme und einer Diode, die den Energiefluss von minus zu plus lenkt.

Wirkmechanismus von Magneten

Der genaue Wirkmechanismus von Magneten ist noch ungeklärt. Man weiß mittlerweile, dass *Qi* elektromagnetische Eigenschaften hat. Weil an den Akupunkturpunkten elektrisch instabile Verhältnisse herrschen und die Meridiane in Bindegeweben verlaufen, deren physiologische Funktionen über Elektro-Ionenströme gesteuert werden, kommen die elektrophysiologischen Effekte von Magneten höchstwahrscheinlich dadurch zustande, dass an den Akupunkturpunkten kleine elektromagnetische Ströme ausgelöst werden. Diese Ströme werden dann in einer Richtung entlang der *Qi*-Leitbahnen weiterverbreitet. Zwischen zwei angelegten Magneten fließt das *Qi* – Behauptungen zufolge – genau wie die elektromagnetische Energie, die von Nord nach Süd fließt, in den energetischen Bahnen des Bindegewebes vom Bio-Nord(–)- zum Bio-Süd(+)-Pol.[1] Die Bezeichnung Bio-Nord (–) und Bio-Süd(+) basiert auf dem geographischen Nord- und Südpol der Erde. Die Bio-Nord(–)-Seite des Magneten weist zum geographischen Südpol (der Antarktis) und zieht die auf den Norden ausgerichtete Nadel eines Kompasses an. Die Bio-Süd(+)-Seite des Magneten stößt die auf den Norden ausgerichtete Nadel eines Kompasses ab und weist zum geographischen Nordpol (der Arktis).

Technik

Die Magnete können auf einzelne Punkte aufgesetzt werden oder in einem Schaltkreis verwendet werden, der durch ein Ionenpumpenkabel geschlossen wird. Bei den meisten Polfindern ist die Bio-Süd-Seite des Referenzmagneten exponiert, so dass sie den Bio-Nord(–)-Pol des Magneten, der überprüft werden soll, anziehen und seine Bio-Süd(+)-Seite abstoßen. (Ein Polfinder, bei dem die Bio-Nord-Seite exponiert ist, würde das Gegenteil tun: er zieht den Bio-Süd(+)-Pol des Magneten an, der überprüft werden soll). Die 10.000-Gauß-Magneten sind kleine einzelne Magneten, die noch nicht an Tapes befestigt sind, so dass sie auf der Haut mit kleinen runden Heftpflastern, chirurgischen oder Papierklebebändern gesichert werden müssen. Die 800-Gauß-Magnete kauft man meist schon in Verbindung mit kleinen runden Pflastern, wobei das herausstehende Ende in der Regel der Bio-Nord(–)-Pol ist. Einige 800-Gauß-Magnete sind goldfarben, was den Bio-Süd-Pol anzeigt, andere silberfarben, woran man erkennen kann, dass es sich um den Bio-Nord-Pol handelt. Diese Magneten können den Eltern für die häusliche Behandlung mitgegeben werden. Die Abbildungen 7.4 und 7.5 zeigen, wie die Magnete bei Kindern angebracht und über das Ionenpumpenkabel verbunden werden.

Behandlung individueller Akupunkturpunkte

- Einfache Tonisierung eines Akupunkturpunktes: Man setzt den Bio-Süd-Pol des Magneten auf die Haut auf, während der Bio-Nord-Pol nach außen weist. Dadurch lenkt man den universellen *Qi*-Fluss in das Kind hinein und erreicht eine Tonisierung.
- Einfache Sedierung eines Akupunkturpunktes: Man setzt den Bio-Nord-Pol des Magneten auf die Haut auf, während der Bio-Süd-Pol nach außen weist. Die lenkt den *Qi*-Fluss vom Körper fort und wirkt daher zerstreuend oder dämpfend.

A

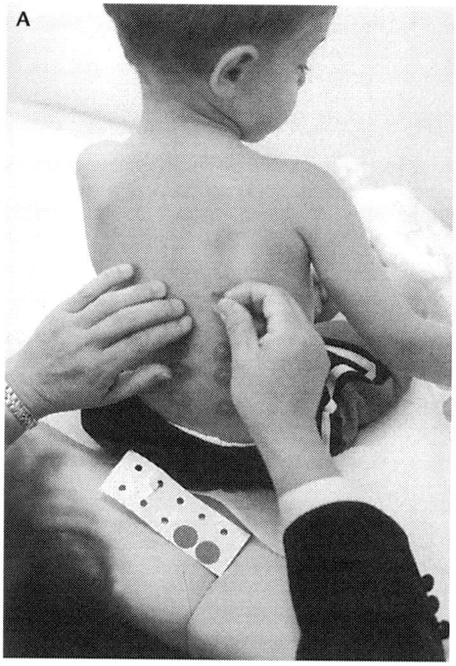

B

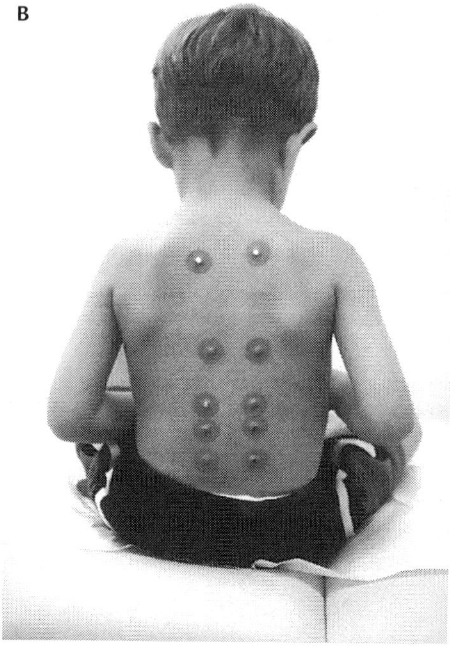

Abbildung 7.4 Aufsetzen von Magneten bei einem Kind. A: Die Magnete werden auf individuelle Akupunkturpunkte aufgesetzt. B: Die Magnete wurden auf die 10-*Shu*-Punkte zur Stärkung des Immunsystems aufgesetzt. An der Außenseite der Pflaster können weitere Magnete angebracht werden, um die Kraft zu verstärken. In diesem Fall wurden 10.000 Gauß-Magnete verwendet. (Wiedergabe mit freundlicher Genehmigung.)

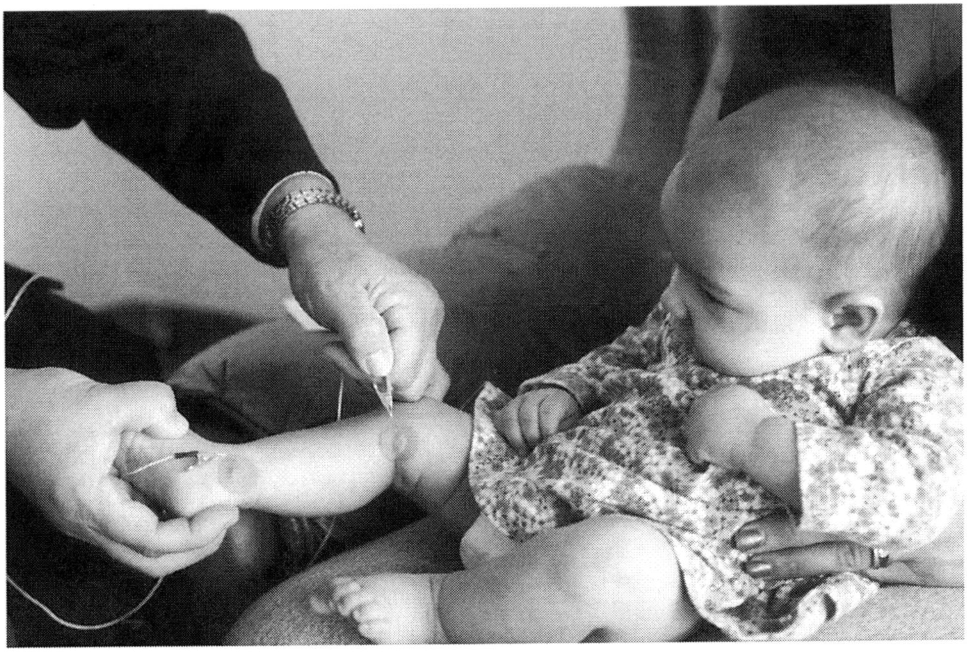

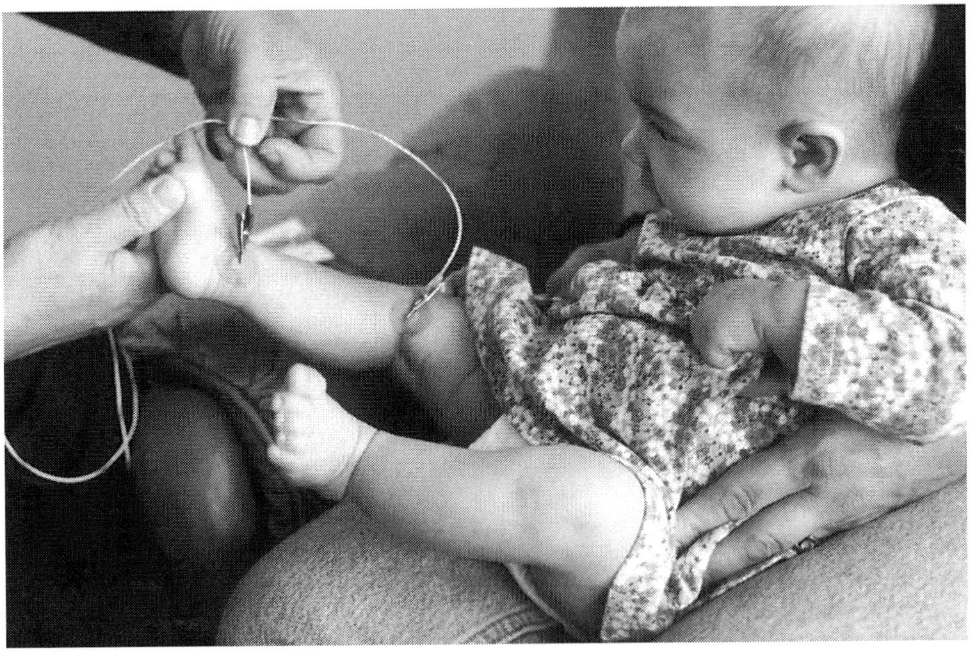

Abbildung 7.5 Bei einem Baby wird die Niere mit Magneten tonisiert. Der (–)-Magnet wird dabei auf Ni 3, der (+)-Magnet auf Ni 10 aufgesetzt und das Ionenpumpenkabel mit der schwarzen Klemme an Ni 3 und der roten Klemme an Ni 10 befestigt. (Wiedergabe mit freundlicher Genehmigung.)

Behandlung eines Meridians

Stärkung eines Meridians

Man verwendet die Fünf-Elemente-Punkte auf den Armen und Beinen. Der Bio-Nord-Pol wird an einem Punkt mit niedriger Nummer, der Bio-Süd-Pol an einem Punkt mit höherer Nummer auf die Haut aufgesetzt. Man verbindet die Punkte über das Ionenpumpenkabel, wobei die schwarze (–)-Krokodilklemme an dem Magneten auf der niedrigen Nummer und die rote (+)-Klemme an dem Magneten auf der höheren Nummer befestigt wird (die Klemme haftet von selbst an dem Magneten). Um beispielsweise die Niere zu stärken, setzt man den Nordpol an Ni 3, den Südpol an Ni 10 auf die Haut auf und verbindet sie über das Ionenpumpenkabel, wobei die schwarze Klemme an Ni 3 und die rote an Ni 10 angebracht wird, damit es zu einem verstärkten Energiefluss von Ni 3 zu Ni 10 kommt, der normalen Fließrichtung im Nieren-Meridian. Erfahrungsgemäß können Kinder in 20 bis 30 Minuten tonisierend behandelt werden.

Dämpfung eines Meridians

Dies ist das Gegenteil der Tonisierung: man setzt daher den Bio-Nord-Pol am Punkt mit der höheren Nummer und den Bio-Süd-Pol am Punkt mit der niedrigeren Nummer auf der Haut auf. Um etwa den Dickdarm zu sedieren, platziert man den Nordpol an Di 11, den Südpol an Di 5 und verbindet sie über das Ionenpumpenkabel, indem die schwarze Klemme an Di 11, die rote an Di 5 befestigt wird, so dass die Stimulation in entgegengesetzter Richtung zum normalen Meridianfluss erfolgt. Erfahrungsgemäß können Kinder in etwa 30 Minuten sedierend behandelt werden.

Aktuelle Position der FDA (Food and Drug Administration)

Die FDA hat den Einsatz von Magneten zur Behandlung von Akupunkturpunkten bisher noch nicht anerkannt. Auf lokaler Ebene haben die Gesundheitsbehörden oder leitenden Akupunkturkommissionen mehrerer US-Staaten die Anwendung der Magnete auf Akupunkturpunkten genehmigt, aber die FDA hat darauf hingewiesen, dass ein wissenschaftlicher Beweis für die heilende Wirkung der Magnetbehandlung bislang fehlt.

- Vorteile: leicht anzuwenden, nicht invasiv, nicht schmerzhaft, Kinder akzeptieren diese Methode bereitwillig; man kann damit mehrere Punkte gleichzeitig behandeln. Mit 800-Gauß-Magneten können die Eltern ihre Kinder auch zu Hause behandeln.
- Nachteile: die Behandlung erfordert mehr Zeit als die Nadelakupunktur; zu Hause gehen die Magnete häufig verloren.
- Vorsichtsmaßnahmen: bei kleinen Kindern müssen die Eltern zu Hause sehr gut aufpassen, denn die Magnete können sich von den Heftpflastern lösen und leicht aus Versehen verschluckt werden. In einem bekannt gewordenen Fall hatte sich bei einem Kind, das einen Magneten verschluckt hatte, eine Darmfistel gebildet.[2] Die Magnete sollten nicht mit Kreditkarten und Computern in Berührung kommen. Außerdem sollten Kinder, die Magnete tragen, Abstand zu Erwachsenen mit Herzschrittmachern halten.[1]

7.2.4 Laser

Ausstattung

Rotlicht-Laser mit einer Leistung von 1–5 mW sind derzeit überall erhältlich. Bei Rotlicht-Laserpointern in Form eines Füllers liegt die Leistung in der Regel unter 5 mW und ist damit sehr gering. Laser mit mehr als 5 mW sind schwieriger zu bekommen, obwohl es etliche Anbieter gibt.

Kontinuierlich angeregte Dauerstrichlaser sowie diskontinuierlich emittierende Pulslaser mit rotem und infrarotem Lichtstrahl sind ebenfalls im Handel, sie können jedoch, insbesondere wenn ihre Leistung bei über 100 mW liegt, mehr als 1.000 $ kosten.

Wirkmechanismus von Lasern

Die ersten Laser wurden 1960 gebaut. Laser-Akupunktur und die Therapie mit Softlasern werden in China, Russland, Spanien, Deutschland, Österreich, Ungarn und der Tschechoslowakei schon seit über 30 Jahren erforscht und praktiziert,[3] während sie in den USA erst

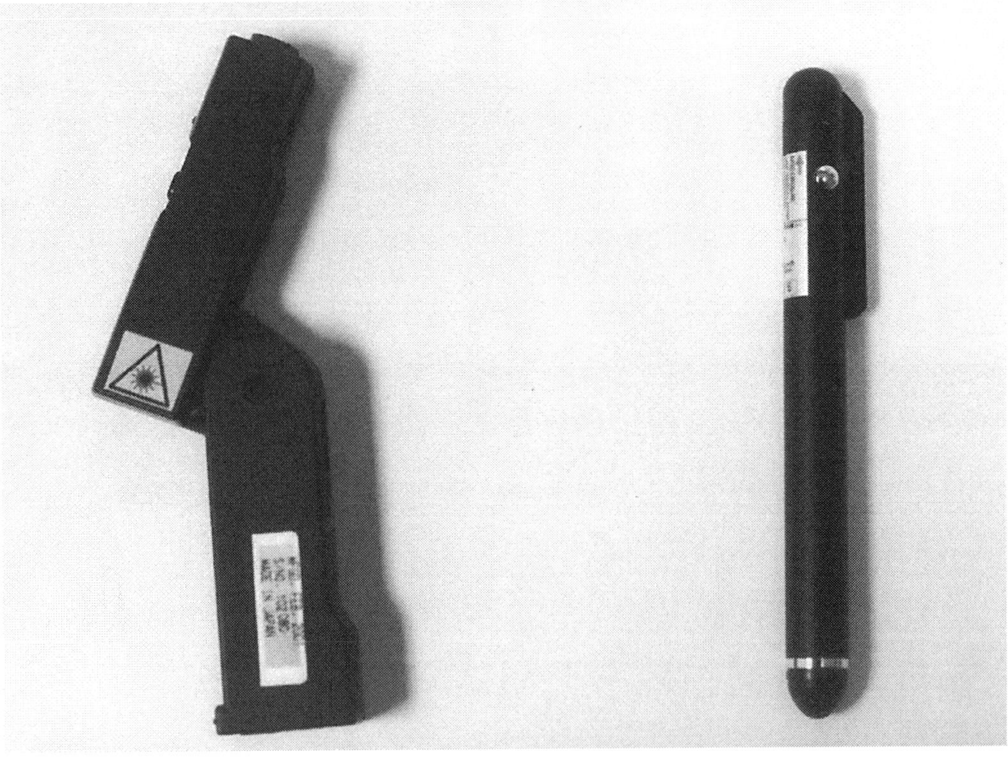

Abbildung 7.6 Gut erhältliche Laser: links ein 5 mW-Laser, rechts ein Laserpointer mit weniger als 2 mW, beide in Form eines Füllers. Mit ihnen kann man immer nur jeweils einen Punkt behandeln.

allmählich Anerkennung finden. In China wurde die Laser-Akupunktur bereits für zahlreiche Erkrankungen im Kindesalter eingesetzt. Einigen westlichen Studien zufolge konnten Laser das postoperative Erbrechen nach Schieloperationen wirkungsvoll eindämmen[4] und die spastischen Lähmungen bei zerebraler Parese auf ein Minimum reduzieren.[5] Die Autorin selbst hat zum Einsatz von Laser-Akupunktur bei Kindern mit Aufmerksamkeitsdefizitsyndrom eine Pilotstudie durchgeführt, die von den National Institutes of Health unterstützt wurde.[6]

Die beiden entscheidenden Parameter eines Lasers sind seine Strahlungsleistung, die in Milliwatt gemessen wird, und die Wellenlänge des Laserlichts, die in Nanometer angegeben wird. Die für die Behandlung eines Akupunkturpunktes (oder eines bestimmten Areals) verwendeten Leistungsdichten werden in Einheiten der Arbeit oder Energie als Joules pro cm^2 (J/cm^2) ausgedrückt. Bei der Laser-Akupunktur oder Therapie mit Softlasern werden in der Regel Laser aus dem Leistungsspektrum von 5 bis 500 mW (Laser der Klasse IIIb) genommen. (Die Strahlungsleistung dieser Laser ist sehr gering, verglichen mit den Lasern, die in der Chirurgie als Schneidinstrumente eingesetzt werden und über 100 W aufweisen. Bei mehr als 500 mW kommt es zu Hautverbrennungen.) Während das Licht gewöhnlicher Lichtquellen aus vielen verschiedenen Wellenlängen besteht und in alle Raumrichtungen abgegeben wird, ist Laserlicht monochromatisch und kohärent. Es ist scharf gebündelt und kann daher exakt auf einen Punkt fokussiert werden und in Haut und Gewebe eindringen. Das therapeutische Wellenlängenspektrum bei der Laser-Akupunktur liegt im Bereich von 600 bis 1000 nm.[7] Niedrigere Wellenlängen würden vom Hämoglobin aufgefangen, höhere von Wasser, so dass die Energie nicht so weit wie erwünscht eindringen könnte.[3] Nach Naeser von der Boston University School of Medicine sollten vorrangig Rotlicht(600–700 nm)- und Infrarot(780–1000 nm)-Laser eingesetzt werden. Beim Rotlicht-Laser ist die Eindringtiefe an Akupunkturpunkten auf der Hand, dem Fuß (nicht an der Ferse), dem Gesicht und manchmal am Ohr gering – sie liegt bei etwa 0,8 bis 1 mm. Diese Laser sind folglich nur für die Behandlung der flachen *Jing*-Brunnen-Punkte auf den Fingern und den Zehen geeignet. Infrarot-Laser haben eine größere Eindringtiefe von etwa 2,5 cm. Sie eignen sich daher zur Behandlung tieferer Akupunkturpunkte wie die auf dem Rücken und den Gliedmaßen. Pulslaser sind komplexere Geräte, bei denen man die Anzahl der gepulsten Laserstrahlen pro Sekunde je nach Indikation variieren kann. Der Wirkmechanismus der Laser ist eine Stimulation durch Licht, die vor allem durch die Emission von Photonen zustande kommt, wenn angeregte Elektronen wieder in ihr ursprüngliches Orbital zurückkehren. Dadurch kommt es auf zellulärer Ebene zu biochemischen, elektrochemischen und strukturellen Veränderungen (vor allem einer Zunahme an ATP), die wiederum die Zellfunktionen verbessern und die Krankheitsfolgen abändern können.[8] In die Berechnung der Leistungsdichte eines Lasers geht die Strahlungsleistung des Lasers, die Größe der Austrittsöffnung und die Anwendungszeit ein.

Berechnung der Energie in Joules[3]

1 Joule = 1 Watt/1Sekunde

Ein Standardlaser mit 5 mW (0,0005 W) und einem Öffnungsdurchmesser von 0,5 cm auf der Sondenspitze würde eine Fläche von 0,196 cm^2 bestrahlen. Die Zeit, die erforderlich ist, um 1 J/cm^2 (Leistungsdichte) zu emittieren, wird nach der folgenden Formel errechnet:

(Durchschnittliche Strahlungsleistung in Watt × Sekunde)/bestrahlte Fläche in cm^2 = 1 J/cm^2

[(0,0005 W) × (x Sekunden)]/0,196 cm^2 = 1 J/cm^2

x entspricht demzufolge 0,196/0,0005 Sekunden = 39,2 Sekunden

Wenn daher ein 5 mW-Laser mit einem Öffnungsdurchmesser von 0,5 cm auf einen Akupunkturpunkt aufgesetzt wird, sind 39,2 Sekunden nötig, um 1 J/cm^2 zu emittieren. Bei Erwachsenen werden die Akupunkturpunkte häufig mit 4–8 J/cm^2 behandelt, wofür 156,8–313,6 Sekunden oder etwa 2,5–5 Minuten pro Punkt erforderlich sind. Einige Wissenschaftler behaupten, dass eine entzündungshemmende Wirkung erst ab mindestens 4 J/cm^2 eintritt. Diese Leistungsdichte wird zum Beispiel häufig verwendet, um bei schlecht heilenden Wunden die Wundheilung zu fördern.[9] Derzeit sind 200 mW-Nah-Infrarotlaser auf dem Markt, die je nach dem Durchmesser der Öffnung für den Laserstrahl alle ein bis zwei Sekunden 1 J/cm^2 emittieren. Diese leistungsstärkeren Laser reduzieren die Behandlungszeit, die nötig ist um 4 J/cm^2 zu erreichen, erheblich. 4 J/cm^2 entsprechen einer Leistungsdichte, die bei der Behandlung von Akupunkturpunkten häufig als Ausgangspunkt verwendet wird.

Zur Zeit gibt es bei den Leistungsdichten für die Laser-Behandlung von Kindern keine eindeutigen Empfehlungen. Naeser[10] und die Autorin empfehlen folgendes:

- Kinder über 12 Jahren: hier sind wahrscheinlich Erwachsenendosen angemessen.
- Kinder über 3 Jahren: ⅓ der Erwachsenendosis
- Babys: bei einem 5 mW-Rotlicht-Laser mit einem Öffnungsdurchmesser von 0,5 cm in der Regel nur 5–10 Sekunden pro Punkt
- Mikrosystempunkte, zum Beispiel an den Ohren – vielleicht die Hälfte der Stimulation von Körperpunkten

Aktuelle Position der FDA

Die FDA erachtet die Softlaser-Therapie als wissenschaftlich noch nicht abgesicherte Methode, deren therapeutischer Wert umstritten ist. (Bis 1995 galt auch die Akupunkturnadelung als unsicheres Verfahren.) Die National Institutes of Health zeigen jedoch Interesse an der Laser-Akupunktur und unterstützen die Forschungsarbeiten der Autorin zur Laser-Akupunkturbehandlung von Kindern mit Aufmerksamkeitsdefizitsyndrom.

Vorteile

Leicht anzuwenden, nicht invasiv, nicht schmerzhaft, wird von den Kindern gut angenommen

Nachteile

Begrenztes Marktangebot; man kann immer nur jeweils einen Punkt behandeln, es sei denn der behandelnde Arzt besitzt mehr als einen Laser. Akupunktur mit Softlasern kann zeitaufwendig sein; die Behandlungszeiten können jedoch mit leistungsstärkeren Lasern deutlich verkürzt werden.

Kontraindikationen

Der Laserstrahl darf keinesfalls direkt in die Augen fallen, da sonst Netzhautschädigungen möglich sind. Laser dürfen nicht bei Kindern verwendet werden, die Chemotherapeutika beziehungsweise zellschädigende Medikamente einnehmen. Bei Kindern im Wachstum darf der Laser nicht auf den Epiphysenfugen eingesetzt werden. Warzen oder schnell wachsende Läsionen wie etwa maligne Hauttumore dürfen nicht bestrahlt werden. Auch die Fontanellen von Säuglingen müssen ausgespart werden.[10]

Mehr über Laser-Akupunktur erfährt man unter: www.Acupuncture.com/Acup/laser.htm

Akupressur

Druck auf einen Akupunkturpunkt auszuüben, ist bei Kindern eine sehr effektive Behandlung.

Technik

An einem Akupunkturpunkt kann man die Akupressur mit dem Daumen oder den Fingerspitzen des zweiten und dritten Fingers ausführen. Einen größeren Bereich massiert man am besten mit der Handfläche oder allen vier Fingern zusammen. Zur Tonisierung arbeitet man bei der Akupressur oder Massage mit kreisenden Bewegungen im Uhrzeigersinn, wobei das Kind die Uhr darstellt. Die linke Seite des Kindes ist bei 3.00 Uhr, die rechte Seite bei 9.00 Uhr. Der ausgeübte Druck sollte fest, aber nicht schmerzhaft sein. Bei der Massage sollte mindestens 50 Mal über den Punkt oder den Bereich gestrichen werden.

Vorteile

Akupressur ist leicht anzuwenden; die Eltern und sogar die Kinder selbst können sie erlernen und zu Hause durchführen. Eltern und Kinder haben dadurch das Gefühl, dass sie auch selbst etwas zur Erhaltung der Gesundheit tun können, anstatt immer nur auf Medikamente zu vertrauen.

Nachteile

Akupressur ist in der Regel nicht so wirksam wie andere Behandlungsmethoden. Sie ist zeitaufwendig, da man nur jeweils ein oder zwei Punkte gleichzeitig behandeln kann.

7.3 Das Mikrosystem Ohr in der Kinderheilkunde

Die Akupunktur basiert auf der daoistischen Naturphilosophie, die im Menschen einen Mikrokosmos beziehungsweise ein verkleinertes Abbild des Makrokosmos der Natur sieht. Im menschlichen Körper gibt es viele weitere Mikrosysteme, in denen der Körper oder die Meridiane somatotopisch repräsentiert sind. Das Mikrosystem des Ohrs ist das bekannteste und wird von den Akupunkteuren am häufigsten benutzt.

Theoretisches Prinzip

Der menschliche Körper ist auf dem Ohr als umgekehrter Fetus repräsentiert. Kopf und Gesicht des Fetus befinden sich auf dem Ohrläppchen. In Frankreich wurde jetzt ein detailliert ausgearbeitetes Vier-Phasen-System entwickelt, das jedoch zu komplex ist, um hier erklärt zu werden. Die verwendeten Ohrpunkte entsprechen der Phase I, einer einfachen somatotopischen Abbildung von verschiedenen Organen auf dem Ohr.[11]

Ausstattung

Man nimmt kleine Nadeln oder silber- beziehungsweise goldfarbene Kügelchen mit Heftpflastern, die auf die Mikrosystem-Ohrpunkte aufgesetzt werden können.

Vorteile

- Leichter Zugang zu den Punkten.
- Wenn nicht genadelt wird, wird die Methode gut von den Kindern angenommen.
- Die Kügelchen können tagelang auf den Ohren verbleiben, so dass sich der Behandlungseffekt verlängert.
- Die somatotopische Wiedergabe ist äußerst detailliert. Das ist besonders hilfreich, wenn für die Behandlung verschiedene Teile des Zentralnervensystems erreicht werden müssen, beispielsweise bei Anfallsleiden und dem Aufmerksamkeitsdefizitsyndrom.

Nachteile

Die Nadelung dieser Punkte ist wesentlich effektiver, aber dafür schmerzhaft und wird selbst von älteren Kindern nicht gut ausgehalten. Ältere Kinder mögen es für gewöhnlich nicht, wenn ihnen die Eltern die Ohren massieren, und die Lokalisation der Punkte ist sehr spezifisch, so dass die Eltern auch nur allgemeine Bereiche und keine spezifischen Punkte massieren können. Man kann den Kindern aber beibringen, Ohrbereiche wie beispielsweise das Ohrläppchen selbst zu massieren.

7.4 Präventive Akupunktur in der Kinderheilkunde

Im Westen ebenso wie im Osten ist die Prävention ein zentraler Bereich der Kinderheilkunde. In beiden medizinischen Schulen geht es dabei um zwei Punkte: den Erhalt der Gesundheit und die vorbeugende Behandlung.

7.4.1 Erhalt der Gesundheit

Für den Erhalt der Gesundheit unterzieht man das gesunde Kind in der westlichen Medizin regelmäßigen Früherkennungs- und Vorsorgeuntersuchungen, achtet auf seine Ernährung, indem man beispielsweise entsprechende Nahrungsergänzungen wie Vitamine verschreibt, und beugt durch Immunisierung bestimmten Erkrankungen im Kindesalter vor. In der chinesischen Kinderheilkunde ist man genauso interessiert, das Wohlbefinden zu erhalten, und baut dabei auf die folgenden fünf Säulen:

- Ernährungsempfehlungen
- Empfehlungen für eine angemessene Lebensweise
- Regelmäßige Akupunkturbehandlung, um das Immunsystem zu stärken und die Organe im Gleichgewicht zu halten
- Selbsthilfe durch *Qigong*-Atemübungen
- Gesundheitserhaltende Maßnahmen, die die Eltern täglich zu Hause durchführen können

Ernährung

In China achtet man bei der Ernährung vor allem auf eine ausgewogene Mischung der fünf Geschmacksrichtungen und auf die richtige Art, zu essen. Dies wird ausführlich in Kapitel 8 erläutert.

Lebensweise

Heutzutage ist ein Leben voller Stress für Erwachsene wie Kinder normal geworden. Alle Kinderärzte müssen den Kindern daher vermitteln, dass für eine optimale Gesundheit die richtige Balance zwischen Ruhe und Aktivität, Lernen und körperlicher Bewegung gefunden werden muss.

Regelmäßige Akupunkturbehandlung

Stärkung des Immunsystems

Während in der westlichen Kinderheilkunde die Immunisierung ein wichtiges Prinzip ist, setzt man in China auf die Akupunktur als probates Mittel, um die Abwehrkraft zu erhöhen und die Entzündungsreaktion abzuschwächen. Kinder können in jedem Alter, vor allem als Säuglinge, von regelmäßigen Akupunkturbehandlungen profitieren. Dies ist mit den westlichen Vorsorgeuntersuchungen vergleichbar, stellt sicher, dass die Organe ausbalanciert sind, und stärkt das Immunsystem. Beim folgenden einfachen Behandlungsablauf werden Punkte verwendet, die sowohl die humorale als auch die zelluläre Abwehr stärken.

- Ma 36 – der Hauptpunkt für die Immunität
- Di 4, wenn er bei Kindern zusammen mit Ma 36 verwendet wird

Shu-Punkte, die mit der Produktion und der Bewegung des *Wei Qi* verbunden sind:

- Bl 13, *Shu*-Punkt der Lunge
- Bl 18, *Shu*-Punkt der Leber

- Bl 20, *Shu*-Punkt der Milz
- Bl 21, *Shu*-Punkt des Magens
- Bl 23, *Shu*-Punkt der Niere

Die Behandlung läuft so ab, dass die Nadeln eingeführt und dann im Uhrzeigersinn gedreht werden, um die Punkte zu tonisieren.

- Magnete: Südpol auf der Haut, Nordpol zeigt nach außen, um einzelne Punkte zu tonisieren.
- Laser: Je nach Alter des Kindes befolgt man das Behandlungsprotokoll für Körperpunkte.

Erhalt der Organbalance

Wenn das Kind in regelmäßigen Abständen zur Akupunktur kommt, kann der Akupunkteur eine Unausgewogenheit der Organe schon in den Anfangsstadien behandeln. Eine routinemäßige Tonisierung der Meisterpunkte des Dreifachen Erwärmers Ren 17, Ren 12, Ren 6 trägt dazu bei, das Kind zu kräftigen und seine Gesundheit zu erhalten.

Qigong für Kinder

Während man im Westen tägliche Nahrungsergänzungen als wesentlichen Beitrag zum Wohlbefinden ansieht, hat die chinesische Medizin verschiedene Techniken wie *Tai Chi*, Meditation oder *Qigong* entwickelt, die die Kinder erlernen können, um geistig und körperlich stärker zu werden. Durch das Erlernte entwickelt das Kind mehr Selbstsicherheit und kann dadurch besser mit körperlichen Beschwerden umgehen, Stress abbauen und ruhig werden, so dass es für Drogen und Alkohol weniger anfällig ist.

Der Ausdruck *Qigong* ist aus den chinesischen Worten *Qi* und *Gong* zusammengesetzt und bedeutet in etwa „*Qi*-Arbeit" oder Atemtechniken. Die Kenntnis von *Qigong* wird seit 10.000 Jahren mündlich, seit etwa 4000 Jahren schriftlich überliefert. In den vergangenen Jahrtausenden wurde eine Fülle von *Qigong*-Übungen entwickelt. Derzeit gibt es über 10.000 *Qigong*-Stile, die weltweit praktiziert werden. Zwei ganz fundamentale *Qigong*-Übungen sind die Bauchatmung und das mikrokosmische Atmen.[12]

Bauchatmung

Säuglinge atmen noch ganz selbstverständlich mit dem Bauch. Kinder können es daher sehr viel leichter wieder erlernen als Erwachsene. Man atmet mit geschlossenem Mund durch die Nase ein, wobei die Zungenspitze hinter den oberen Frontzähnen den Gaumen berührt. Man atmet tief ein, um die Brust zu dehnen, atmet dann weiter in den Bauch hinein. Man hält den Atem für ein bis drei Sekunden im Bauch und atmet dann durch den offenen Mund langsam wieder aus. Damit sich das Kind besser vorstellen kann, was bei der Bauchatmung geschieht, können ihm die Eltern eine Hand auf den Bauch legen und es dann auffordern, tief einzuatmen und dabei die Hand wegzuschieben. Wenn das Kind ausatmet, können die Eltern vorsichtig auf seinen Bauch drücken, damit es mehr Luft ausstoßen kann und der nächste Atemzug dadurch tiefer wird. Nach einiger Übung praktizieren die Kinder die Bauchatmung dann häufig wieder ganz von selbst. Dies ist besonders in Stresszeiten hilfreich oder wenn das Kind beruhigt werden muss.

Mikrokosmisches Atmen

Dabei handelt es sich um eine erweiterte Bauchatmung. Das Kind atmet wie oben in den Bauch hinein. Wenn es langsam mit geöffnetem Mund ausatmet, sagt man ihm, es solle sich vorstellen, dass der Atem den Bauch herunter bis zum Kreuzbein zieht, dann in der Mitte der Wirbelsäule bis hoch in den Kopf steigt und dort durch den Mund herausfließt. Dadurch zirkuliert das *Qi* bei der Einatmung durch das Konzeptionsgefäß (*Ren Mai*), geht dann bei Du 1 in das Lenkergefäß über (*Du Mai*), das sich in der Mitte des Rückens bis hoch in den Kopf und dann nach unten zu Du 24 zieht, wo das *Qi* dann durch den Mund wieder austritt. Da das Konzeptionsgefäß eine wichtige *Yin*- und das Lenkergefäß eine wichtige *Yang*-Leitbahn ist, werden beim mikrokosmischen Atmen beide mit *Qi* angefüllt. Dies ist eine besonders gute Methode, um *Qi* zum Gehirn zu bringen.

Qigong kann auch benutzt werden, um die Kinder aktiv an ihrer Behandlung zu beteiligen. Während der Behandlung kann der Arzt dem Kind sagen: „Nimm einen tiefen Atemzug, und wenn ich die Nadel hier einführe (oder den Magneten hier aufsetze), lenkst Du Deinen Atem genau an diese Stelle." Ein alter *Qigong*-Merksatz lautet: „Wo die Gedanken hingehen, da geht auch das *Qi* hin." Es reicht aus, dass sich das Kind vorstellt, es sende seinen Atem zu dieser Stelle, damit das *Qi* zu diesem Akupunkturpunkt gelangt und die Wirksamkeit der Behandlung dadurch um ein Vielfaches gesteigert wird.

Man kann den Kindern auch beibringen, ihren *Luogong*-Punkt zu aktivieren. Das hilft ihnen vor allem dann, wenn sie lernen, Akupressur bei sich anzuwenden. Ältere Kinder sollten auf jeden Fall in Akupressur unterrichtet werden, damit sie sich selbst regelmäßig selbst „behandeln" können. Selbst Zwei- bis Dreijährige können schon lernen, sich selbst zu massieren, „damit es ihnen bald wieder besser geht".

Gesundheitserhaltende Maßnahmen, die die Eltern täglich zu Hause durchführen können

Eltern achten meist sorgfältig darauf, dass ihre Kinder Vitamine und verschriebene Medikamente auch wirklich nehmen. Noch eifriger sind sie, wenn es darum geht, grundlegende Massage- und Akupressurtechniken zu erlernen, weil sie dann das Gefühl haben, aktiv dazu beitragen zu können, dass ihr Kind gesund bleibt, anstatt ihm einfach immer nur Pillen zu geben. Sie können einfache Massagen und Akupressurmethoden lernen, deren Anwendung pro Tag nur ein paar Minuten in Anspruch nimmt. Drei allgemeine Methoden sind beispielsweise die Bauchmassage, die Massage der *Shu*-Punkte auf dem Rücken und eine Meridianmassage. Die Eltern können, je nachdem wie viel Zeit sie haben, eine davon oder auch alle drei täglich oder mehrmals in der Woche ausführen. Jede Massage sollte nicht mehr als zwei bis drei Minuten dauern. Wenn die Kinder spezifische Probleme haben, kann man den Eltern auch ein paar geeignete Punkte zur Akupressur nennen.

Als erstes müssen die Eltern lernen, durch Aktivierung der *Luogong*-Punkte ihre Hände zu wärmen. Sie sollten auch gedanklich darauf eingestimmt sein, heilen zu wollen; es ist nicht ratsam, Kinder zu massieren, wenn man ärgerlich oder gestresst ist.

Bauchmassage

Der Bauch ist ein Mikrokosmos, auf dem die fünf Elemente in einem Kreis repräsentiert sind, dessen Mittelpunkt der Nabel bildet. Eine regelmäßige Bauchmassage kann die fünf Elemente harmonisieren. Dies ist außerdem die Körperregion des mittleren Erwärmers, in der das Verdauungs-*Qi* ungehindert fließen muss. Die Eltern können die Massage mit den Handtellern oder den eng aneinandergelegten vier Fingern ausführen. Man kreist dabei 50 Mal im Uhrzeigersinn und 50 Mal gegen den Uhrzeigersinn um den Nabel. (Das Kind stellt dabei die Uhr dar, so dass sich sein Gesicht bei 12.00 Uhr, seine linke Seite bei 3.00 Uhr und die rechte Seite bei 9.00 Uhr befindet.) Wenn das Kind Durchfall hat, wird nur gegen den Uhrzeigersinn massiert, bei Verstopfung nur im Uhrzeigersinn. Die Massage erfolgt am besten mit festem Druck. Wenn das Kind dies nicht mag, kann auch eine sanfte Berührung hilfreich sein.

Massage der *Shu*-Punkte auf dem Rücken

Eine regelmäßige Massage der Blasen-*Shu*-Punkte kann den *Qi*-Fluss zu allen Organen, speziell den *Yin*-Organen harmonisieren. Die Massage beginnt in Höhe der Schultern und wird dann auf beiden Seiten entlang des Blasen-Meridians nach unten bis zum Gesäß fortgesetzt. Dann heben die Eltern ihre Hände hoch, beginnen erneut auf Schulterhöhe und massieren von da aus in der Flussrichtung des Blasen-Meridians nach unten. Dies kann 30 bis 50 Mal wiederholt werden, ein oder zweimal am Tag. Da die *Shu*-Punkte auf dem Rücken auch bei der Behandlung zur Stärkung des Immunsystems eine wichtige Rolle spielen, kann diese Massage theoretisch auch die Abwehrkraft des Kindes stärken.

Meridianmassage

Die Eltern können auch lernen, die wichtigsten Meridiane in Richtung des *Qi*-Flusses zu massieren: an den Innenseiten der Beine hoch bis zum Bauch für die drei *Yin*-Leitbahnen der Beine; vom Bauch hoch bis zu den Achselhöhlen, dann an den Innenseiten der Arme herunter bis zu den Fingerspitzen für die drei *Yin*-Leitbahnen der Arme. Man folgt den Leitbahnen in ihrem Verlauf um die Finger herum und massiert dann entlang der Armaußenseiten des Kindes nach oben für die drei *Yang*-Leitbahnen des Armes und schließlich den Rücken und die Rückseite der Beine herunter, um die drei *Yang*-Leitbahnen der Beine zu erreichen. Dies kann 10 Mal täglich durchgeführt werden.

Massage spezifischer Akupunkturpunkte

Wenn die Kinder krank sind, vor allem wenn es sich um chronische Erkrankungen handelt, ist die häusliche Behandlung durch die Eltern unbedingt erforderlich, um die Wirkung der ärztlichen Behandlung zu verstärken. Man kann den Eltern spezifische Aku-

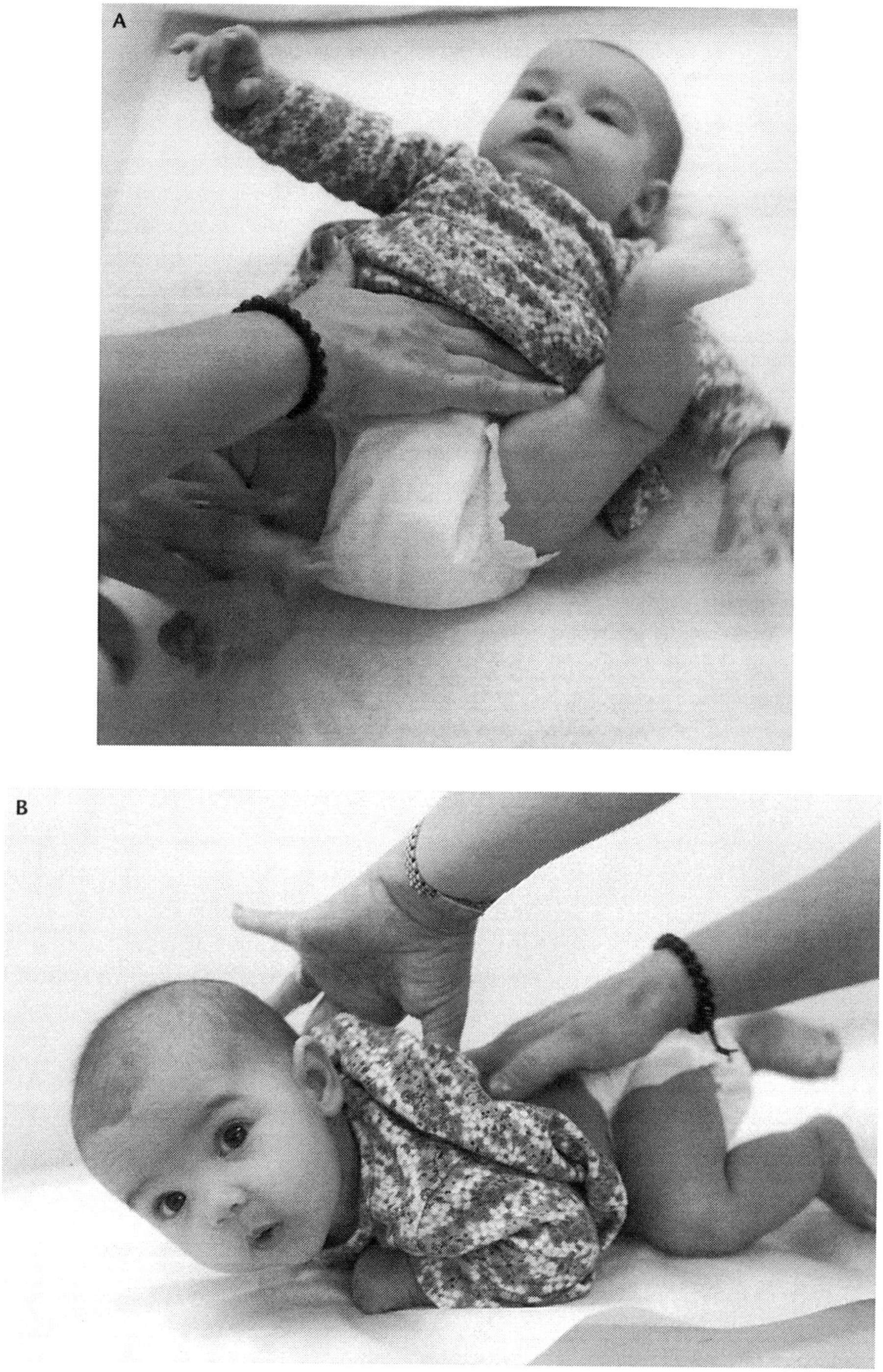

Abbildung 7.7 Bei einem Baby wird in A: eine Bauchmassage und in B: eine Massage der *Shu*-Punkte auf dem Rücken durchgeführt. (Wiedergabe mit freundlicher Genehmigung.)

punkturpunkte zeigen, die für die Erkrankung ihres Kindes geeignet sind. Sie werden bei der Erörterung der Krankheitsbilder in Kapitel 10 vorgestellt.

7.4.2 Vorbeugende Behandlung

In der westlichen Medizin sieht eine prophylaktische Behandlung, mit der man das Wiederauftreten einer Krankheit verhindern will, beispielsweise so aus, dass man eine chronische seröse Otitis mit täglichen Antibiotikagaben behandelt, um einem Wiederaufflackern des akuten Stadiums vorzubeugen. In der chinesischen Medizin verfährt man ähnlich, gemäß des alten Lehrsatzes: „Winter Erkrankung, Sommer Heilung". Die Kinder dann zu behandeln, wenn die Erkrankung nicht aktiv ist, ist der effektivste Weg, ein erneutes Auftreten der Erkrankung zu verhindern. Dementsprechend richtet sich die Behandlung beim Ausbruch der Erkrankung vor allem darauf, die akuten Symptome in den Griff zu bekommen. Wenn die Erkrankung inaktiv geworden ist, ist das Kind wieder stärker und man kann jetzt versuchen, das Problem an der Wurzel zu packen. Das beste Beispiel dafür sind Asthmatiker, die während des Sommers, in der Symptom freie Zeit behandelt werden. Während eines akuten Anfalls geht es vor allem darum, das aufsteigende Lungen-*Qi* wieder nach unten zu bewegen. Erst wenn die Kinder keine Symptome mehr zeigen, kann man dann daran gehen, die Lunge zu stärken. Dies entspricht auch der TCM-Theorie, nach der bei der Behandlung *Yin* und *Yang* ausbalanciert werden müssen. Wenn zur Behandlung von *Yin*-Erkrankungen *Yang*-Punkte und für die Behandlung von *Yang*-Erkrankungen *Yin*-Punkte verwendet werden, ist dies eine sehr effektive Methode, um den Körper wieder ins Gleichgewicht zu bringen.

Die Entwicklungstheorie anhand der fünf Elemente kann ebenfalls dazu beitragen, die Kinder vorbeugend zu kräftigen. So ist beispielsweise ein Kind in der Wasserphase seiner Entwicklung anfällig für ein Ungleichgewicht der Nieren. Ihm würde es daher sehr gut tun, wenn im Rahmen der regelmäßigen präventiven Akupunktursitzungen die Nieren tonisiert würden. Außerdem wird das Wasserkind beim Übergang in sein nächstes Entwicklungsstadium auch immer anfälliger für dessen typische Erkrankungen, die Leber-*Yin*-Schwächen. Mit einer Tonisierung des Leber-*Yin* wäre das Kind besser auf seine nächste Entwicklungsphase vorbereitet. Da die Kinder außerdem im Herbst und im Winter für gewöhnlich leicht an respiratorischen und gastrointestinalen Symptomen erkranken, gehört es ebenfalls zur Vorbeugung, im Frühling und im Sommer die Milz und die Lunge zu stärken.

7.5 Akupunkturbehandlung bei Erkrankungen im Kindesalter

Für eine optimale Akupunkturbehandlung muss man zum einen entschlüsseln, welche Priorität man bei der Behandlung setzen muss, und zum anderen sorgfältig einige entscheidende Punkte auswählen, nachdem man aufgrund seiner reichen Erfahrung und Kenntnisse eine Punktekombination erarbeitet hat. Die meisten akuten Erkrankungen werden durch das Eindringen von Wind-Kälte und Wind-Hitze verursacht, so dass sich die Behandlungen vor allem darauf konzentrieren, den Wind und die Kälte beziehungsweise

Hitze zu vertreiben. Andere Pathogene wie Feuchtigkeit und Trockenheit können in den Frühstadien ebenfalls leicht beseitigt werden. Da sich die Akupunktur als effektives Mittel erwiesen hat, um das Immunsystem zu stärken und zu regulieren, kann man zusätzlich zur Bekämpfung der eingedrungenen Pathogene noch eine grundlegende Immunbehandlung durchführen, sofern das Eindringen der Pathogene noch nicht die kritischen Stadien oder Ebenen erreicht hat. Bei chronisch erkrankten Kindern liegt in der Regel ein Überschuss an innerer Hitze oder Kälte oder eine Organ-Schwäche vor. Die an den fünf Elementen orientierten Vier-Punkte-Protokolle sind einfache, aber effektive Möglichkeiten, um Hitze und Kälte zu vertreiben und die Organe zu kräftigen.

7.5.1 Allgemeine Punktauswahl zur symptomatischen Therapie

Abfolge von Akupunkturpunkten entsprechend dem Nachlassen ihrer Wirkkraft:

- Tor-Punkte: Di 4, Le 3
- Sondermeridianpunkte: sie sind seit dem Vierzell-Stadium des Embryos vorhanden und können bei Kindern mit schwereren Erkrankungen eine universale Wirkung ausüben.
- Hauptmeridiane: Meisterpunkte für die fünf Elemente
- Fernpunkte
- Nahpunkte oder Lokalpunkte

Diese Akupunkturpunkte sind im Anhang in den Abbildung A.15 bis A.31 dargestellt.

Nah- und Fernpunkte

Für die Behandlung werden Nah- und Fernpunkte als die schwächste Punktekombination erachtet, sind aber am leichtesten auszuwählen. Kinder regieren gut auf diese Maßnahmen, mit denen man die Symptomatik leichter akuter Erkrankungen verbessern kann. Nah- oder Lokalpunkte befinden sich dort, wo die Symptome aufgetreten sind, Fernpunkte liegen in der Regel weiter entfernt im Verlauf des selben Meridians oder des damit verbundenen Hauptmeridians. Beispiele:

- Symptome der oberen Atemwege:
  - Abfließen eines wässrigen Sekrets aus der Nase („wenn die Nase läuft").
    - Man wählt als lokalen Punkt Di 20 und einen Fernpunkt entlang des *Yang-Ming*-Hauptmeridians, etwa Ma 45.
    - Man behandelt auf beiden Körperseiten.
  - Tränende Augen
    - Man nimmt als lokale Punkte Gb 1, Bl 2 und Ma 2. Diese Punkte werden bei Kindern am besten mit Akupressur behandelt. Fernpunkte wählt man aus dem Verlauf der *Yang*-Meridiane aus, zum Beispiel Gb 34 und Bl 60.
- Ohrenschmerzen:
  - Man wählt als Nahpunkte Gb 2, Dü 19, 3E 21 und als Fernpunkt Gb 34.
  - Merke: Gb 34 und Bl 60 sind die am häufigsten verwendeten Fernpunkte für Symptome an Kopf und Oberkörper.

Allgemeine Hauptpunkte

Dies sind wichtige Punkte, mit denen überall im Körper spezifische Wirkungen erzielt werden können.

- Ma 36, für alles, speziell für die Stärkung der Abwehrkraft; tonisiert *Yin Qi*, *Yuan* (angeborenes) *Qi*, nährendes *Qi*, Magen-*Qi*.
- Di 4 ist zusammen mit Ma 36 ein wirksamer Punkt zur Stärkung der Abwehrkraft:
  - Er vertreibt sehr effektiv Kopfschmerzen und jegliche Fülle-Symptome von Kopf und Gesicht.
  - Bei einem Kind mit Mangel-Zustand sollte er nur mit Vorsicht eingesetzt werden.
- Du 16, Windpalast – um sowohl inneren als auch äußeren Wind zu vertreiben
- Gb 20, Windteich – um äußeren Wind zu vertreiben
- Di 11, beseitigt überall Hitze
- Du 14 – Fieber jeglichen Ursprungs
- Ma 40, beseitigt überall Feuchtigkeit oder Schleim
- Ni 7 – vertreibt Kälte; kann durch unterstützende Maßnahmen verstärkt werden, zum Beispiel heißen Dampf
- Ren 17, Ren 6 – tonisieren *Qi* generell:
  - Ren 17 ist der Kreuzungspunkt von Perikard, Herz, Leber, Milz, Dreifachem Erwärmer und Dünndarm; tonisiert *Qi*.
  - Ren 6 eignet sich bei einem chronischen *Qi*-Mangel gut zur Tonisierung.
- Ren 12, Kreuzungspunkt von Milz, Magen, Dreifachem Erwärmer und Lunge, tonisiert den mittleren Erwärmer.
- Du 20 und *Sishenchong* – stimulieren das Gehirn, beseitigen trübe Gedanken und Stimmungen jeglicher Ursache.
- Bl-*Shu*-Punkte zur Tonisierung von *Yin*-Organen
  - Bl 13 Lunge
  - Bl 15 Herz
  - Bl 18 Leber
  - Bl 20 Milz
  - Bl 23 Niere
- Ren 8; starker Punkt, um ein von Kälte betroffenes Abdomen/mittleren Erwärmer durch Auflegen wärmender Kräuter oder Ingwer zu erwärmen (eine Akupunkturnadelung ist kontraindiziert)
- Bl 60, Berg von Kunlun, ist der effektivste Bewegungspunkt auf *Tai Yang*, vom Kursus für medizinische Akupunktur an der UCLA scherzhaft als „universelle Müllhalde" bezeichnet. Er wird häufig als Fernpunkt genommen, um Energie von proximalen Punkten auf beliebigen *Yang*-Meridianen nach unten abzuziehen.
- *Yintang*, Ren 7 – verringert geopathische Belastungen durch elektromotorische Kräfte, Röntgenstrahlung, Computer, Licht.
- Du 26 für Notfälle; man nimmt noch Ni 1 hinzu, wenn der Notfall das Zentralnervensystem betrifft, beispielsweise bei einem Krampfanfall oder einer Kopfverletzung.

- Sifeng – Spezialpunkte für Kinder (M-UE-9) auf dem Handteller, in den Querfalten der Grund-, Mittel- und Endgelenke der vier mittleren Finger; sie helfen bei ernährungsbedingten Störungen, Nahrungsstau und haben eine sehr starke zerstreuende Wirkung; sie dürfen nicht bei extremen Mangel-Zuständen verwendet werden.

7.5.2 Allgemeine Behandlungsprotokolle

Stärkung und Regulation der Immunreaktion

- Ma 36 ist der wichtigste Punkt für das Immunsystem.
- Di 4 muss bei Kindern immer zusammen mit Ma 36 verwendet werden.
- Blasen-*Shu*-Punkte: Bl 13, 18, 19, 20, 23.

Zur Behandlung werden Akupunkturnadeln eingeführt und dann im Uhrzeigersinn gedreht, um die Punkte zu tonisieren.

Magnete werden so aufgesetzt, dass der Bio-Süd(+)-Pol auf der Haut aufliegt und der Bio-Nord(–)-Pol nach außen zeigt (Abb. 7.8). Wenn Ionenpumpenkabel verwendet werden, verbindet man die schwarze (–)-Klemme mit Bl 13 und die rote (+)-Klemme mit Bl 23, um den Fluss durch die Blasen-*Shu*-Punkte zu verstärken.

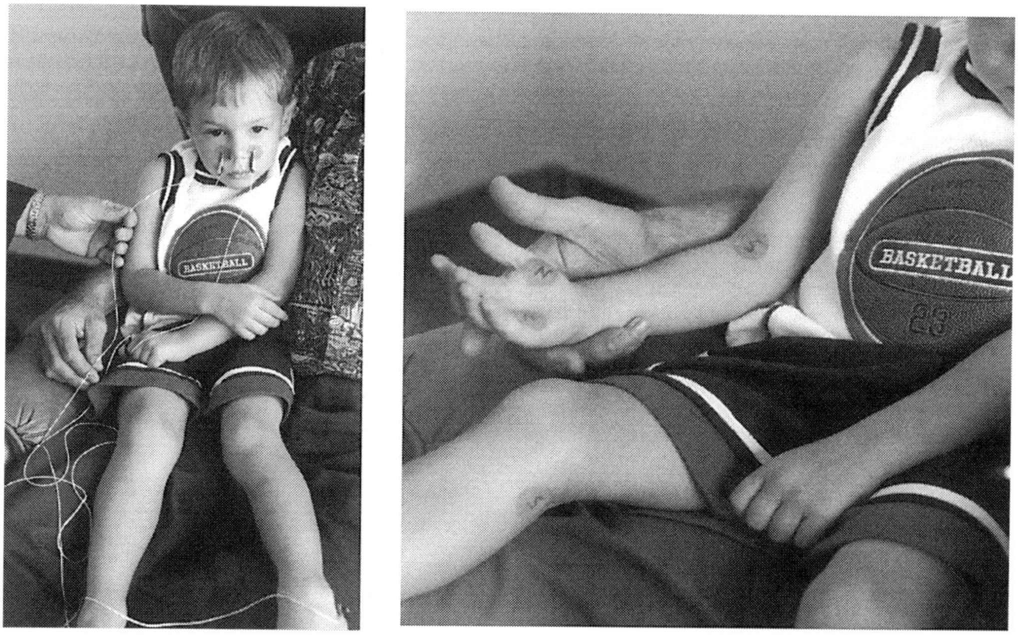

Abbildung 7.8 Linkes Bild: Der Bio-Nord(–)-Magnet ist auf Di 20 aufgesetzt und über ein Ionenpumpenkabel mit dem auf Bl 60 aufgesetzten Bio-Süd(+)-Magneten verbunden, um die laufende Nase des Kindes zu behandeln. Rechtes Bild: Eine Behandlung mit vier Magneten, um Lungen-Hitze abzuleiten: Bio-Nord(–) auf Lu 10, He 7; Bio-Süd(+) auf Lu 5, Ni 10.

Stärkung

Protokoll für die tonisierende Behandlung

Tabelle 7.1 gibt einen Überblick über die einfache *Yin*- oder *Yang*-Tonisierung von Organen/Meridianen. Die einfache Tonisierung und Sedierung eines Meridians mithilfe von zwei Punkten wird folgendermaßen ausgeführt. Zur Tonisierung und Sedierung eines gesamten Meridians nach einem einfachen Zwei-Punkte-Protokoll nimmt man die auf den Armen und Beinen gelegenen Meisterpunkte für die fünf Elemente. Diese Technik basiert im Grunde auf der Elektrophysiologie der Akupunktur.

	Yin	*Yang*
Lunge	Lu 9 tonisiert Lungen-*Yin*	Lu 9 tonisiert Lungen-*Qi* Lu 7 stimuliert das Absteigen und die Verteilung von Lungen-*Qi*, lässt *Wei Qi* zirkulieren, leitet nach außen ab
Milz	Mi 6 tonisiert Blut und *Yin*	Mi 3 tonisiert die Milz
Magen	Ren 12, Mi 6 tonisiert Magen-*Yin*	Ma 36 tonisiert *Qi* und *Yin* des Magens
Herz	He 7 tonisiert Herz-Blut	He 5 tonisiert Herz-*Qi*
Niere	Ni 3 tonisiert Nieren-*Yin*, -Essenz Ni 6 tonisiert Nieren-*Yin*	Ni 3 tonisiert Nieren-*Yang* Ni 7 tonisiert Nieren-*Yang*
Leber	Le 3 nährt Leber-Blut und -*Yin*	Le 3, Le 13 bewegt Leber-*Qi*

Tabelle 7.1 Einfache *Yin*- oder *Yang*-Tonisierung von Organen/Meridianen

Obwohl die Beschaffenheit von *Qi* nicht genau definiert ist, weiß man, dass der *Qi*-Fluss elektromagnetisch ist und dass Akupunkturpunkte Bereiche mit geringerem elektrischem Widerstand und folglich erhöhter elektrischer Leitfähigkeit sind. Wenn eine Nadel in einen Akupunkturpunkt eingestochen wird, kann dies lokal eine Störung der Elektro-Ionenströme verursachen. Bei Tonisierungsverfahren wie dem raschen Drehen der Nadel im Uhrzeigersinn oder dem Einführen der Nadel in Richtung des Meridianflusses kommt es im Prinzip zu einem minimalen Zufluss an Energie vom elektromagnetischen Feld der Erde. Wenn an zwei verschiedenen Punkten Nadeln eingeführt werden, fließt von der Nadel, an der netto eine negative Ladung entsteht, ein Elektro-Ionenstrom zu der positiv geladenen Nadel und zwar so lange, bis ein Gleichgewicht eingetreten ist. Dieser Fluss kann verstärkt werden, indem man die Nadeln elektrisch stimuliert – was selbst Teenager noch unangenehm finden und einige Kleinkinder richtig ängstigt – oder indem man die Nadeln über ein Ionenpumpenkabel miteinander verbindet.

Tonisierung

Nadeltechnik

Man führt in zwei Meisterpunkte eines Meridians Nadeln ein und verbindet sie mit einem Ionenpumpenkabel, indem man die schwarze Krokodilklemme (Bio-Nord) an den Punkt mit der niedrigeren Nummer und die rote Krokodilklemme (Bio-Süd) an den Punkt mit der höheren Nummer im Meridianverlauf anschließt, um den Energiefluss in Richtung des Meridianverlaufs anzuregen.

Magnete

Man setzt den Bio-Nordpol an einem Punkt mit einer niedrigeren Nummer auf die Haut auf, den Bio-Südpol entsprechend an einem Punkt mit höherer Nummer. Dann verbindet man die beiden über ein Ionenpumpenkabel, indem man die schwarze (–)-Krokodilklemme an dem Magneten auf der niedrigeren Nummer und die rote (+)-Klemme an dem Magneten auf der höheren Nummer anbringt (die Klemmen bleiben von selbst an den Magneten haften).

Um beispielsweise die Niere zu stärken, nadelt man Ni 3 oder setzt dort den Magneten mit dem Bio-Nordpol in Richtung Haut auf und man nadelt Ni 10 oder setzt dort den Magneten mit dem Bio-Südpol in Richtung Haut auf. Man verbindet die beiden über das Ionenpumpenkabel, indem man die schwarze Klemme an Ni 3 und die rote Klemme an Ni 10 anlegt, so dass es in Richtung von Ni 3 zu Ni 10, der normalen Flussrichtung im Nieren-Meridian, zu einem verstärkten Energiefluss kommt. Erfahrungsgemäß können Kinder bei einer Nadelung in 5–10 Minuten, mit Magneten und Ionenpumpenkabeln in 20–30 Minuten tonisierend behandelt werden.

Sedierung

Die Sedierung eines Meridians ist das genaue Gegenteil der Tonisierung.

Nadeltechnik

Man setzt in zwei Meisterpunkte eines Meridians Nadeln und verbindet sie durch ein Ionenpumpenkabel, indem man die schwarze Krokodilklemme (Bio-Nord) an dem Punkt mit der höheren Nummer und die rote Krokodilklemme (Bio-Süd) an dem Punkt mit der niedrigeren Nummer anlegt, um einen Energiefluss in der dem Meridianverlauf entgegengesetzten Richtung anzuregen.

Magnete

Man setzt den Bio-Nordpol an einem Punkt mit einer höheren Nummer auf die Haut auf, den Bio-Südpol entsprechend an einem Punkt mit niedrigerer Nummer. Dann verbindet man die beiden über ein Ionenpumpenkabel, indem man die schwarze (–)-Krokodilklemme an dem Magneten auf der höheren Nummer und die rote (+)-Klemme an dem Magneten auf der niedrigeren Nummer anbringt (die Klemmen bleiben von selbst an den Magneten haften).

Um beispielsweise den Dickdarm zu sedieren, nadelt man Di 11 oder setzt dort den Magneten mit dem Bio-Nordpol in Richtung Haut auf und man nadelt Di 5 oder setzt dort den Magneten mit dem Bio-Südpol auf. Dann schließt man das Ionenpumpenkabel an, indem man die schwarze Klemme an Di 11 und die rote Klemme an Di 5 anlegt, so dass ein dem normalen Meridanverlauf entgegengesetzter Energiefluss stimuliert wird. Erfahrungsgemäß können Kinder bei einer Nadelung in 15–20 Minuten, mit Magneten in etwa 30 Minuten sedierend behandelt werden.

Ein an den fünf Elementen orientiertes Vier-Punkte-Protokoll zur Tonisierung und Sedierung eines Organs

Eine sehr starke Tonisierung und Sedierung von Organen erreicht man, wenn man sich an den nährenden und kontrollierenden Beziehungen der fünf Elemente orientiert. Um ein Organ im Mangel-Zustand zu kräftigen, tonisiert man die „Mutter“ und sediert die „Großmutter“, indem man die korrespondierenden Punkte auf den Organmeridianen und den jeweiligen Elementpunkt auf dem „Mutter“- und „Großmutter“-Meridian verwendet. Um beispielsweise das der Erde zugeordnete *Yin*-Organ Milz zu kräftigen, nimmt man den Feuerpunkt Mi 2 als „Mutter“ des Erdpunkts auf dem Milz-Meridian. Der „Großmutter“-Punkt auf dem Milz-Meridian ist der Holzpunkt Mi 1. Dann geht man zu den von Feuer und Holz bestimmten korrespondierenden *Yin*-Organmeridianen und wählt dort die dem bestimmenden Element entsprechenden Punkte aus: Der Feuerpunkt auf dem Herz-Meridian ist He 8, der Holzpunkt auf dem Leber-Meridian ist Le 1. Bei einer an den fünf Elementen orientierten Vier-Punkte-Tonisierung der Milz wird man daher Mi 2 und He 8 tonisieren und Mi 1 sowie Le 1 sedieren. Um ein von Fülle betroffenes Organ auszugleichen, würde man die „Großmutter“ tonisieren und den „Sohn“ sedieren. Um einen Überschuss des *Yang*-Organs Gallenblase abzubauen, tonisiert man Gb 44, den dem Element Metall zugeordneten „Großmutter“-Punkt auf dem Gallenblasen-Meridian, und sediert Gb 38, den dem Element Feuer zugeordneten Meridianpunkt für den „Sohn“. Dann geht man zu den von Metall und Feuer bestimmten korrespondierenden *Yang*-Organmeridianen und wählt dort die dem bestimmenden Element zugeordneten Punkte aus: man tonisiert Di 1, den Metallpunkt auf dem Dickdarm-Meridian, und sediert Dü 5, den Feuerpunkt auf dem Dünndarm-Meridian.

Allgemein tonisiert und sediert man *Yin*-Organe mit den jeweiligen anderen *Yin*-Organen und *Yang*-Organe mit den jeweiligen *Yang*-Organen. Man stärkt daher die Milz über die *Yin*-Organe Herz und Leber und sediert die Gallenblase mithilfe der *Yang*-Organe Dickdarm und Dünndarm.

- Nadeltechnik:
  Um einen Punkt zu tonisieren, dreht man die Nadel im Uhrzeigersinn, um ihn zu sedieren, gegen den Uhrzeigersinn.
- Magnet:
  Wird der Magnet so aufgesetzt, dass der Bio-Süd(+)-Pol in Richtung der Haut zeigt, tonisiert man den Punkt, ist es der Bio-Nord(–)-Pol, sediert man den Punkt.

In Tabelle 7.2 sind die den fünf Elementen zugeordneten Punkte aller Meridiane aufgeführt, Tabelle 7.3 zeigt die dem bestimmenden Element zugeordneten Meridianpunkte, Tabelle 7.4 listet die Vier-Punkte Protokolle zur Tonisierung, Tabelle 7.5 zur Sedierung der Organe auf. Als Feuerorgan wird in der Regel das Herz und nicht das Perikard genommen. In Tabelle 7.6 findet man dann eine Zusammenfassung der Tonisierungs-, in Tabelle 7.7 der Sedierungsprotokolle.

	Yin-Organe						*Yang*-Organe				
	Holz	**Feuer**	**Erde**	**Metall**	**Wasser**		**Metall**	**Wasser**	**Holz**	**Feuer**	**Erde**
Lu	11	10	9	8	5	**Di**	1	2	3	5	11
Mi	1	2	3	5	9	**Ma**	45	44	43	41	36
He	9	8	7	4	3	**Dü**	1	2	3	5	8
Ni	1	2	3	7	10	**Bl**	67	66	65	60	40
Pe	9	8	7	5	3	**3E**	1	2	3	6	10
Le	1	2	3	4	8	**Gb**	44	43	41	38	34

Tabelle 7.2 Die den fünf Elementen zugeordneten Punkte aller Meridiane

	Yin-Organe						*Yang*-Organe				
	Holz	**Feuer**	**Erde**	**Metall**	**Wasser**		**Metall**	**Wasser**	**Holz**	**Feuer**	**Erde**
Lu				8		**Di**	1				
Mi			3			**Ma**					36
He		8				**Dü**				5	
Ni					10	**Bl**		66			
Pe		8				**3E**				6	
Le	1					**Gb**			41		

Tabelle 7.3 Die dem bestimmenden Element zugeordneten Meridianpunkte

	Holz	Feuer	Erde	Metall	Wasser	Lu	Mi	He	Ni	Pe	Le
Yin-Organe											
Lu		-Lu 10	**Lu 9**				**Mi 3**	-He 8			
Mi	-Mi 1	**Mi 2**						**He 8**			-Le 1
He	He 9				-He 3				-Ni 10		Le 1
Ni			-Ni 3	**Ni 7**		**Lu 8**	-Mi 3				
Pe	**Pe 9**				-Pe 3				-Ni 10		**Le 1**
Le				-Le 4	**Le 8**	-Lu 8			**Ni 10**		
	Metall	**Wasser**	**Holz**	**Feuer**	**Erde**	**Di**	**Ma**	**Dü**	**Bl**	**3E**	**Gb**
Yang-Organe											
Di				-Di 5	**Di 11**		**Ma 36**	-Dü 5			
Ma			-Ma 43	Ma 41				**Dü 5**			-Gb 41
Dü		-Dü 2	Dü 3						-Bl 66		**Gb 41**
Bl	Bl 67				-Bl 40	**Di 1**	-Ma 36				
3E		**-3E 2**	3E 3						-Bl 66		**Gb 41**
Gb	-Gb 44	**Gb 43**				-Di 1			**Bl 66**		

Tabelle 7.4 Vier-Punkt-Protokoll zur Tonisierung
Fett gedruckte Punkte zeigen Tonisierung, – Sedierung an.

	Holz	Feuer	Erde	Metall	Wasser	Lu	Mi	He	Ni	Pe	Le
Yin-Organe											
Lu		**Lu 10**			-Lu 5			**He 8**	-Ni 10		
Mi	**Mi 1**			-Mi 5		-Lu 8					**Le 1**
He			-He 7		**He 3**		-Mi 3		**Ni 10**		
Ni	-Ni 1		**Ni 3**				**Mi 3**				-Le 1
Pe			-Pe7		**Pe-3**		-Mi 3		**Ni 10**		
Le		-Le 2		Le 4		Lu 8		-He 8			
	Metall	**Wasser**	**Holz**	**Feuer**	**Erde**	**Di**	**Ma**	**Dü**	**Bl**	**3E**	**Gb**
Yang-Organe											
Di		-Di 2		**Di 5**				**Dü 5**	-Bl 66		
Ma	-Ma 45		**Ma 43**			-Di 1					**Gb 41**
Dü		**Dü 2**			-Di 8		-Ma 36		**Bl 66**		
Bl			-Bl 65		**Bl 40**		**Ma 36**				-Gb 41
3E		3E 2			-3E 10		-Ma 36		**Bl 66**		
Gb	**Gb 44**			-Gb 38		**Di 1**		-Dü 5			

Tabelle 7.5 Vier-Punkt-Protokoll zur Sedierung
Fett gedruckte Punkte zeigen Tonisierung, – Sedierung an.

	Tonisierung		Sedierung	
Lu	Lu 9	Mi 3	Lu 10	He 8
Mi	Mi 2	He 8	Mi 1	Le 1
He	He 9	Le 1	He 3	Ni 10
Ni	Ni 7	Lu 8	Ni 3	Mi 3
Pe	Pe 9	Le 1	Pe 3	Ni 10
Le	Le 8	Ni 10	Le 4	Lu 8
Di	Di 11	Ma 36	Di 5	Dü 5
Ma	Ma 41	Dü 5	Ma 43	Gb 41
Dü	Dü 3	Gb 41	Dü 2	Bl 66
Bl	Bl 67	Di 1	Bl 40	Ma 36
3E	3E 3	Gb 41	3E 2	Bl 66
Gb	Gb 43	Bl 66	Gb 44	Di 1

Tabelle 7.6 Zusammenfassung des Tonisierungs-Protokolls

	Tonisierung		Sedierung	
Lu	Lu 10	He 8	Lu 5	Ni 10
Mi	Mi 1	Le 1	Mi 5	Lu 8
He	He 3	Ni 10	He 7	Mi 3
Ni	Ni 3	Mi 3	Ni 1	Le 1
Pe	Pe-3	Ni 10	Pe-7	Mi 3
Le	Le 4	Lu 8	Le 2	He 8
Di	Di 5	Dü 5	Di 2	Bl 66
Ma	Ma 43	Gb 41	Ma 45	Di 1
Dü	Dü 2	Bl 66	Dü 8	Ma 36
Bl	Bl 40	Ma 36	Bl 65	Gb 41
3E	3E 2	Bl 66	3E 10	Ma 36
Gb	Gb 44	Di 1	Gb 38	Dü 5

Tabelle 7.7 Zusammenfassung des Sedierungs-Protokolls

7.5.3 Ein an den fünf Elementen orientiertes Vier-Punkte-Protokoll zur Vertreibung von Kälte und Hitze

Um sowohl innere als auch äußere Kälte und Hitze zu vertreiben kann ebenfalls ein an den fünf Elementen orientiertes einfaches, aber wirkungsvolles Vier-Punkte-Protokoll angewandt werden (Tabelle 7.8). Um aus einem Organ Hitze abzuleiten, stärkt man den Wasserpunkt und sediert den Feuerpunkt des Organs, dann tonisiert man den Wasserpunkt auf den Wassermeridianen, dem Nieren- und dem Blasen-Meridian, für die Wasser das bestimmende Element ist, und sediert den Feuerpunkt auf den Feuermeridianen, dem Herz- und dem Dünndarm-Meridian. Um Kälte zu vertreiben, tut man genau das Gegenteil: erst tonisiert man den Feuerpunkt und sediert den Wasserpunkt auf den Organmeridianen, dann tonisiert man den Feuerpunkt auf dem Herz- oder Dünndarm-Meridian und sediert den Wasserpunkt auf dem Nieren- und dem Blasen-Meridian. Man nimmt dabei die entsprechenden *Yin*-Leitbahnen für *Yin*-Organe und *Yang*-Leitbahnen für *Yang*-Organe.

Wenn man beispielsweise Hitze aus dem Magen ableiten will, stärkt man Ma 44, den Wasserpunkt des Magen-Meridians, und sediert Ma 41, den Feuerpunkt des Magen-Meridians. Dann geht man zu den Meridianen der *Yang*-Organe, denen Wasser und Feuer zugeordnet ist, und sucht die Punkte des bestimmenden Elements: Man stärkt Bl 66, den Wasserpunkt des vom Wasser bestimmten *Yang*-Blasen-Meridians, und sediert Dü 5, den Feuerpunkt des vom Feuer bestimmten *Yang*-Dünndarm-Meridians. Macht man das Gegenteil, vertreibt man Kälte. Wenn man beispielsweise innere Kälte aus den Lungen vertreiben will, tonisiert man Lu 10, den Feuerpunkt des Lungen-Meridians, und sediert Lu 5, den Wasserpunkt des Lungen-Meridians. Dann geht man zu den Meridianen der *Yin*-Organe, denen Wasser und Feuer zugeordnet ist, und stärkt He 8, den Feuerpunkt des vom

Organ	Tonisierung des Wasserpunktes	Sedierung des Feuerpunktes	Tonisierung des bestimmenden Elements: Wasser	Sedierung des bestimmenden Elements: Feuer
Vertreibung von Hitze aus *Yin*-Organen				
Lu	**Lu 5**	Lu 10	**Ni 10**	He 8
Mi	**Mi 9**	Mi 2	**Ni 10**	He 8
He	**He 3**	He 8	**Ni 10**	Pe-8
Ni	**Ni 10**	Ni 2	**Ni 10**	He 8
Pe	**Pe 3**	Pe 8	**Ni 10**	He 8
Le	**Le 8**	Le 2	**Ni 10**	He 8
Yang-Organen				
Di	**Di 25**	Di 5	**Bl 66**	Dü 5
Ma	**Ma 44**	Ma 41	**Bl 66**	Dü 5
Dü	**Dü 2**	Dü 5	**Bl 66**	3E 6
Bl	**Bl 66**	Bl 60	**Bl 66**	Dü 5
3E	**3E 2**	3E 6	**Bl 66**	Dü 5
Gb	**Gb 4E**	Gb 38	**Bl 66**	Dü 5
	Man sediert Wasserpunkt	**Man tonisiert Feuerpunkt**	Man sediert das bestimmende Element: Wasser	**Man tonisiert das bestimmende Element: Feuer**
Vertreibung von Kälte aus *Yin*-Organen				
Lu	Lu 5	**Lu 10**	Ni 10	**He 8**
Mi	Mi 9	**Mi 2**	Ni 10	**He 8**
He	He 3	**He 8**	Ni 10	**Pe-8**
Ni	Ni 10	**Ni 2**	Ni 10	**He 8**
Pe	Pe 3	**Pe 8**	Ni 10	**He 8**
Le	Le 8	**Le 2**	Ni 10	**He 8**
Yang-Organen				
Di	Di 25	**Di 5**	Bl 66	**Dü 5**
Ma	Ma 44	**Ma 41**	Bl 66	**Dü 5**
Dü	Dü 2	**Dü 5**	Bl 66	**3E 6**
Bl	Bl 66	**Bl 60**	Bl 66	**Dü 5**
3E	3E 2	**3E 6**	Bl 66	**Dü 5**
Gb	Gb 4E	**Gb 38**	Bl 66	**Dü 5**

Tabelle 7.8 Zusammenfassung der Vertreibung von Hitze und Kälte
Fett gedruckte Punkte zeigen Tonisierung an.

Feuer bestimmten *Yin*-Herz-Meridians, und sediert Ni 1, den Wasserpunkt des vom Wasser bestimmten *Yin*-Nieren-Meridians. Die für Hitze/Feuer und Kälte/Wasser zuständigen 5-Elemente-Punkte zeigt Tabelle 7.9.

	Holz	Feuer	Erde	Metall	Wasser		Metall	Wasser	Holz	Feuer	Erde
Lu	11	**10**	9	8	**5**	Di	1	**2**	3	**5**	11
Mi	1	**2**	3	5	**9**	Ma	45	**44**	43	**41**	36
He	9	**8**	7	4	**3**	Dü	1	**2**	3	**5**	8
Ni	1	**2**	3	7	**10**	Bl	67	**66**	65	**60**	40
Pe	9	**8**	7	5	**3**	3E	1	**2**	3	**6**	10
Le	1	**2**	3	4	**8**	Gb	44	**43**	41	**38**	34

Tabelle 7.9 Die für Hitze/Feuer und Kälte/Wasser zuständigen 5-Elemente-Punkte

7.5.4 Spezifische Behandlungsprotokolle

Das Behandlungsprinzip sieht vor, das Pathogen zu vertreiben, den Körper ins Gleichgewicht zu bringen und das Kind nach einer akuten Erkrankung wieder zu stärken.

Eindringen von Wind

Zwei wichtige Punkte, um Wind zu vertreiben:

- Gb 20 *Fengchi*, Windteich
- Du 16 *Fengfu*, Palast des Winde

Eindringen von Wind-Kälte

Die Behandlung richtet sich nach dem Stadium der Erkrankungen.

Tai-Yang-Stadium

- Lu 7, Le 4, Bl 12 sind die von der TCM empfohlenen Punkte zur Vertreibung von Wind-Kälte.
- Le 4 und Ni 7 lassen das Kind schwitzen.
- Le 20 als lokaler Punkt für eine verstopfte Nase; er kann über ein Ionenpumpenkabel mit einem Fernpunkt, zum Beispiel einem Magen-Punkt oder einem universellen Auffangpunkt wie Bl 60 verbunden werden.
- Man tonisiert *Wei Qi* mit dem vollständigen Protokoll zur Stärkung der Abwehrkräfte oder nur minimal zusammen mit Bl 13, Bl 20, Bl 23.

Shao-Yang-Stadium

- Lu 7, Le 4, Bl 12
- Le 4 und Ni 7
- Du 14, falls Fieber vorhanden ist
- Mithilfe eines Zwei-Punkte-Tonisierungsprotokolls stärkt man vorbeugend den Magen- und den Dickdarm-Meridian, um dadurch ein weiteres Vordringen des Pathogens und den Übergang ins *Yang-Ming*-Stadium zu verhindern.
- Wenn die *Shao-Yang*-Symptome abgeklungen sind, stärkt man das Immunsystem.

Yang-Ming-Stadium

- Das Kind braucht sehr viel zusätzliche Flüssigkeit, damit es nicht austrocknet.
- Du 14 und kühlende Maßnahmen, um gegen das Fieber vorzugehen
- Di 11, um insgesamt Hitze abzuleiten
- Man befolgt das an den fünf Elementen orientierte Vier-Punkte-Protokoll, um die Hitze in den *Yang-Ming*-Meridianen abzuleiten: dem Dickdarm- oder dem Magen-Meridian oder beiden.
- Mithilfe eines Zwei-Punkte-Tonisierungsprotokolls stärkt man vorbeugend den Milz- und den Lungen-Meridian, um dadurch ein weiteres Vordringen des Pathogens und den Übergang in das nächste Stadium zu verhindern.
- Wenn die *Yang-Ming-* und *Shao-Yang*-Symptome abgeklungen sind, stärkt man das Immunsystem.

Tai-Yin-Stadium

In diesem Stadium muss die Kälte energisch mit dem an den fünf Elementen orientierten Vier-Punkte-Protokoll aus der Lunge oder der Milz vertrieben werden.

- Ni 3, Ni 7 stärken das *Yang*, wärmen das Kind.
- Lu 7, Bl 13 gegen Husten
- Lu 5 löst den Schleim der Lunge, sorgt dafür, dass das Lungen-*Qi* wieder nach unten steigt.
- Mithilfe eines Zwei-Punkte-Tonisierungsprotokolls stärkt man vorbeugend die *Shao-Yin*-Organe: man verbindet zum Beispiel He 3 (–) mit He 7 (+), Ni 3 (–) mit Ni 10 (+).
- Wenn das Kind wieder auf dem Weg der Besserung ist, stärkt man das Immunsystem und die Lunge.

Shao-Yin-Stadium

In den *Shao-Yin*-Meridianen und -Organen herrscht jetzt innere Kälte und das Kind ist ernstlich krank. Es ist eine westliche Intensivbehandlung mit intravenös zugeführten Antibiotika und Medikamenten sowie einer engmaschigen Überwachung der Vitalfunktionen erforderlich. Eine Akupunkturbehandlung kann durchgeführt werden, um die Kälte aus dem Herzen und der Niere zu vertreiben. Die Behandlung ist jetzt ganz darauf abgestellt, das Kind zu kräftigen, indem man die innere Kälte verringert, da das Kind jetzt zu schwach ist, um das Pathogen zu vertreiben.

Blut und *Yin* der Leber müssen jetzt kräftig tonisiert werden; dazu nimmt man am besten das an den fünf Elementen orientierte Vier-Punkte-Protokoll, da es wirksamer ist als die einfache Meridiantonisierung mithilfe von zwei Punkten.

Wenn das Kind wieder auf dem Weg der Besserung ist, stärkt man das Immunsystem und alle inneren Organe, die durch die Invasion Schäden erlitten haben.

Jue-Yin-Stadium

Das Kind ist nun ernstlich krank und braucht eine westliche Notfall-/Intensivbehandlung und Überwachung. Man findet große Schwankungen zwischen extremen Kälte- und Hitzesymptomen. Akupunkturbehandlungen, mit denen Kälte und Hitze zerstreut werden sollen, müssen mit äußerster Vorsicht erfolgen, weil das Kind nicht zu sehr gekühlt oder erwärmt werden darf. Die Akupunktur kann als eine unterstützende, symptomatische Behandlung beispielsweise bei Erbrechen durchgeführt werden. Sobald das Kind wieder auf dem Weg der Besserung ist, sind langfristige Tonisierungsbehandlungen erforderlich, um wieder alle inneren Organe ins Gleichgewicht zu bringen.

Eindringen Wind-Hitze

Wei-Qi-Ebene

- Man vertreibt den Wind mit Gb 20, Du 16.
- Le 4 und Ni 7 lassen das Kind schwitzen.
- Du 14 gegen das Fieber
- Di 11, um Hitze abzuleiten
- Ni 3, um den Wechsel von Fieber und Kälteschauern auszugleichen
- Man stärkt das Immunsystem.
- Lokale Punkte wie Ren 22 gegen Pharyngitis.

Da sich Wind-Hitze-Invasionen rasch ausbreiten, ist es wichtig, schon auf dieser anfänglichen Ebene damit zu beginnen, die als nächstes befallenen Organe zu stärken, um ein weiteres Vordringen des Pathogens zu verhindern. Um die *Shao-Yang-* und *Yang-Ming-*Leitbahnen zu tonisieren, arbeitet man mit einer einfachen Zwei-Punkt-Technik.

Qi-Ebene

Man geht mit Du 14, Le 11 entschieden gegen das Fieber vor und vertreibt die Hitze aus jedem Meridian, bei dem sich klinische Symptome zeigen. Husten mit Fieber und gelbem Schleim spricht beispielsweise für Lungen-Hitze, so dass bei der Behandlung das Fünf-Elemente-Vier-Punkte-Protokoll zur Vertreibung von Lungen-Hitze genommen werden muss. Bauchschmerzen mit Erbrechen und trockener Kehle sprechen für Magen-Hitze und werden mit dem entsprechenden Fünf-Elemente-Vier-Punkte-Protokoll zur Ableitung von Magen-Hitze kuriert. Außerdem muss Flüssigkeit zugeführt werden, um eine Dehydratation zu verhindern.

Die nächste Ebene muss kräftig tonisiert werden, um ein weiteres Fortschreiten aufzuhalten. Wenn die Pathogene zum Beispiel im *Yang-Ming*-Kanal und -Organ angelangt sind, muss das Fünf-Elemente-Vier-Punkte-Protokoll zur Tonisierung der Lunge eingesetzt werden. Wenn bereits Lungen-Symptome vorhanden sind, nimmt man das Fünf-Elemente-Vier-Punkte-Protokoll zur Stärkung von Herz und Niere. Da Wind-Hitze sehr viel virulenter ist als Wind-Kälte, wird statt einer einfachen Zwei-Punkte-Tonisierung der Meridiane das wirksamere Vier-Punkte-Protokoll eingesetzt.

Sobald das Pathogen vertrieben ist, geht man wieder dazu über, die verschiedenen Organe und Leitbahnen zu kräftigen und das Immunsystem zu stärken.

Ebene des nährenden *Qi*

Die Behandlung ist dieselbe wie im *Shao-Yin*-Stadium der Wind-Kälte-Invasion.

Blut-Ebene

Die Behandlung ist dieselbe wie im *Jue-Yin*-Stadium der Wind-Kälte-Invasion.

Feuchtigkeit

- Ma 40 ist ein wichtiger Punkt, um Feuchtigkeit zu vertreiben.
- Mi 9 ist ein weiterer wichtiger Punkt, vor allem bei Feuchtigkeit im unteren Erwärmer.
- Feuchtigkeit geht oft mit Hitze einher; die Behandlung der feuchten Hitze zielt dann darauf ab, in den spezifischen Organen/Meridianen die Feuchtigkeit zu beseitigen und die Hitze abzuleiten.

Literatur

1. Colbert A. (2001) Magnet researcher. Personal communications.
2. Honzumi M., Shigemori C., Ito H., Mohri Y., Urata H. & Yamamoto T. (1995) An intestinal fistula in a 3 year old child caused by the ingestion of magnets: report of a case. Surgery Today 25(60): 552–553.
3. Liu S. (2001) Laser acupuncture primer. California Journal of Oriental Medicine 12(1): 23–29.
4. Schlager A., Offer T. & Baldissera I. (1998) Laser stimulation of point P 6 reduces postoperative vomiting in children undergoing strabismus surgery. British Journal of Anesthesia 81: 529–532.
5. Asagai Y., Kianai H., Miura Y. & Ohshiro T. (1994) Application of low reactive-level laser therapy (LLLT) in the functional training of cerebral palsy patients. Laser Therapy 6: 195–202.
6. Loo M., Naeser M.A., Hinshaw S. & Bay R.B. Laser acupuncture treatment for ADHD. NIH grant #1 RO3 MH56009–01.
7. Naeser M.A. & Wei X.B. (1994) Laser Acupuncture, An Introductory Textbook for Treatment of Pain, Paralysis Spasticity, and Other Disorders. Boston Chinese Medicine, Boston.
8. Makela R. & Makela A. (1999) Laser Acupuncture. Earthpulse Flashpoints, Finland.
9. Mester E., Mester A.F. & Mester A. (1985) The biomedical effects of laser application. Lasers in Surgery and Medicine 5: 31–39.
10. Naeser M.A. (2001) Personal communication.
11. Oleson T. (1996) Auriculotherapy Manual: Chinese and Western Systems of Ear Acupuncture. Los Angeles, Health Care Alternatives.
12. Chow E.P.Y. & McGee C.T. (1996) Miracle Healing from China. Qigong. Coeur d'Alene, ID, Medipress.

8 Ernährung

Als Teil der Früherkennungsuntersuchungen achten die westlichen Kinderärzte im ersten Lebensjahr gut auf die Ernährung der Kinder und vermerken sorgfältig, ob das Baby gestillt oder mit industriell hergestellter Säuglingsmilch ernährt wird, wie viel Gramm es bei jeder Mahlzeit und ab wann es feste Nahrung zu sich nimmt, etc. Danach dient das Wachstum des Kindes als Maßstab dafür, ob die Ernährung angemessen ist: Man trägt Größe und Gewicht in Wachstumskurven ein, die dem Geschlecht und Alter des Kindes entsprechen. Ein Kind mit Durchschnittsgröße und -gewicht wird in der Regel als gesund erachtet; an den beiden äußersten Enden des Gewichtsspektrum stehen einerseits Kinder, die nicht gedeihen, und andererseits Kinder, die zu dick sind.

Bei älteren Kindern rät der Kinderarzt zu einer ausgewogenen Ernährung, in der Nahrungsmittel aus den fünf großen Nährstoffgruppen vertreten sein sollten: Kohlenhydrate, Fette, Proteine, Vitamine und Mineralien. Der Nährwert des Nahrungsmittels bemisst sich nach der Anzahl der Kalorien, die es liefert: 4 Kalorien pro Gramm bei Kohlenhydraten und Proteinen, 9 Kalorien pro Gramm bei Fett. (1 Kcal oder 1000 cal entsprechen der Menge an Energie, die 1 kg Wasser um 1 °C erwärmt; heute in Joule angegeben: 1 cal = 4,1868 J.)

Proteine sorgen für das Wachstum der Gewebe und die Aufrechterhaltung eines physiologischen Gleichgewichts. Kohlenhydrate, die zu Glukose oder Zucker abgebaut werden, sind die Hauptenergieträger in unserer täglichen Ernährung. Fette sind als Energiespeicher nützlich, sie bilden eine Art Reservetank, wenn der Vorrat an Kohlenhydraten erschöpft ist. Die Ernährungswissenschaft gibt Empfehlungen, wie viel Nahrung man entsprechend seines Alters und Geschlechtes täglich zu sich nehmen sollte und wie viel Kalorien man braucht. Dieses auf der Aufnahme von Kalorien basierende Ernährungssystem berücksichtigt weder die Frische des Nahrungsmittels noch die Zeit seiner Ernte, weder seinen Geschmack (außer der Süße) noch seine Wirkung auf Organsysteme oder die Körpertemperatur. Tatsächlich gibt man Kindern, die nicht richtig gedeihen, häufig synthetisch hergestellte, mild schmeckende, hochkalorische Dosennahrung, um ihr Gewicht zu steigern. Zu stark gesüßte Lebensmittel und solche mit geringem Nährwert (Junk-Food) werden meist missbilligt.

In einigen Fällen wird eine Ernährungsberatung aufgesucht, etwa bei Fettsucht, um die Kalorienzufuhr einzuschränken, oder bei Diabetes, um eine spezielle Diät zu erhalten. Doch trotz aller biochemischen Erklärungsversuche steht die moderne Wissenschaft den meisten ernährungsbedingten Erkrankungen – etwa Fettsucht und Essstörungen – noch immer hilflos gegenüber.

In China legen die Kinderärzte sehr viel mehr Wert darauf, was das Kind im Laufe seiner Kindheit zu sich nimmt. Sie interessieren sich nicht nur dafür, was die Kinder essen, sondern auch wann und wie sie essen. Obwohl keiner weiß, woher der Satz „man ist, was man isst“ stammt, drückt er doch sehr gut aus, für wie wichtig man in China die Rolle der Ernährung bei Gesundheit und Krankheit hält. Die Liebe der Chinesen zum Essen zeigt sich an ihrer berühmten Kochkunst – man kann mindestens ein Jahr lang jeden Tag ein anderes chinesisches Gericht essen, ohne dass es auch nur eine Wiederholung gäbe. Entsprechend des Bonmots: Wenn heute etwas Neues erfunden würde, würden es die Deutschen analysieren, die Amerikaner würden eine Möglichkeit finden, es auf den Mond zu schießen, und die Chinesen würden versuchen, es zu essen, ist es daher nicht überraschend, dass man in China der Ansicht ist, Gesundheit und Krankheit hingen eng mit der Ernährung zusammen. Da Nahrungsmittel in der Tat auch medizinischen Wert haben, vertreten einige chinesische Ärzte die Ansicht, alle Erkrankungen hätten ihren Ursprung in einer nicht adäquaten und ungeeigneten Ernährung.

Diätetische Maßnahmen bei Kindern betreffen vor allem Nahrungsmittel, die generelle Wirkungen erzielen, solche mit organspezifischen Effekten und die Art zu essen. Außerdem muss auch jede Störung, die nach dem Essen auftritt, mitberücksichtigt werden.

8.1 Die Art der Nahrungsmittel

8.1.1 Ernährung zur allgemeinen Erhaltung der Gesundheit

Nahrungsmittel für den Erhalt der Gesundheit: Frisch, natürlich, organisch

Abgesehen vom Unterschied im Geschmack ist es für das auf Kalorien fixierte westliche System nicht von Belang, ob ein Nahrungsmittel frisch ist oder nicht; ein Paket tiefgefrorener Broccoli hat denselben Kaloriengehalt wie die gleiche Menge frischer Broccoli.

Für Chinesen ist die Frische der Nahrungsmittel dagegen sehr wichtig, da nur lebendige Dinge, Pflanzen oder Tiere, *Qi* liefern. Nur wenn man ganz frisch geerntetes Gemüse und gerade geschlachtete Tiere isst, nimmt man mit der Nahrung ein Maximum an *Qi* auf. In China geht man traditionell im Morgengrauen auf den Markt, um frisch gepflückte Gemüse und Fisch zu kaufen, der noch im Wasserbecken schwimmt. Das *Qi* der Nahrungsmittel, *Gu Qi*, verbindet sich mit dem *Qi* in der Luft, die wir einatmen, zum nährenden *Qi*, das in unserem Körper kreist. Abgepackte und gefrorene Lebensmitteln sind im Hinblick auf das nährende *Qi* wertlos. Von daher bevorzugt man pflanzliche Nahrungsmittel, die ohne Pestizide organisch gewachsen sind, und Tiere aus naturbelassener Zucht und Haltung, um eine chemische Kontamination der Nahrungsmittel möglichst auszuschließen.

Die Nahrung muss eine ausgewogene Mischung von fünf Geschmacksrichtungen aufweisen, um das Organgleichgewicht zu erhalten: scharf/würzig, salzig, sauer, bitter und natürlich süß. Im Abschnitt über die Geschmacksrichtungen wird dies ausführlicher erläutert werden.

Stärkende Nahrungsmittel

Nahrungsmittel können als Stärkungsmittel für allgemeine Mangel-Zustände verwendet werden. Man unterscheidet dabei generell vier Gruppen: *Yin*-, *Yang*-, *Qi*- und Blut-stärkende Nahrungsmittel. Das Vorgehen ist sehr einfach: bei einem *Yin*-Mangel, gibt man dem Kind *Yin*-stärkende Nahrungsmittel und reduziert die Nahrungsmittel, die das *Yang* stärken; bei einem *Yang*-Mangel verfährt man umgekehrt. Hat das Kind einen *Qi*- oder Blut-Mangel, gibt man entsprechende *Qi*- und Blut-stärkende Nahrungsmittel.

Yin-stärkende Nahrungsmittel

Kinder haben schon von Natur aus einen Mangel an *Yin*, der sich bei immer wiederkehrenden Erkrankungen schnell vergrößert, da Hitze *Yin* verbraucht. Durch den regelmäßigen Verzehr von *Yin*-stärkenden Nahrungsmitteln können die negativen Folgen einer Hitze-Erkrankung verringert werden. Solche Nahrungsmittel wären beispielsweise (in alphabetischer Reihenfolge): Abalone, Äpfel, Ananas, Austern, Bananen, Birnen, Brombeeren, Datteln, Ente, Erbsen, Feigen, Garnelen, Gartenbohnen, Gerste, Granatäpfel, Hirse, Honig, Hühnereier, Jamswurzel, Kantalup-Melonen, Kidneybohnen, Kokosnussmilch, Krabben, Mandarinen, Mangos, Mikroalgen (vor allem *Chlorella* und *Spirulina*), Muscheln, Reis, rote Bete, Sardinen, Schweinefleisch, Seegurke, Seetang, Spargel, Sternfrucht (Karambolen), Tintenfisch, Tofu, Tomaten, Trauben, Venusmuscheln, Walnüsse, Wassermelonen, Weizen, Weizenkeime und Zitronen. Wenn diese Nahrungsmittel mit mehr Flüssigkeit, also zum Beispiel als Suppe oder Eintopf zubereitet werden, wird die *Yin*-Qualität gesteigert, so dass sich ihre Heilkraft erhöht.

Yang-stärkende Nahrungsmittel

Kinder neigen zu einem *Yang*-Überschuss und *Yin*-Mangel, haben jedoch ein „junges *Yang*" und ein „junges *Yin*". Manchmal sind jedoch auch für sie *Yang*-stärkende Nahrungsmittel wichtig, denn bei bestimmten Mangel-Zuständen etwa der Milz besteht häufig ein Mangel an *Yin* und *Yang*. Die *Yang*-stärkenden Nahrungsmitteln können in kleinen Mengen gegeben werden, um den *Yin*-Mangel nicht zu vergrößern: Dillsamen, Erdbeeren, Gewürznelken, Himbeeren, Hummer, Kastanien, Pistazien und Zimt.

Qi-stärkende Nahrungsmittel

Bei Kindern ist das *Qi* noch empfindlich und kann durch körperliche und emotionalen Belastungen, chronische Erkrankungen, ungeeignete Ernährung, zu ausgiebiges Lernen oder Üben leicht in einen Mangel-Zustand geraten. Die Symptome sind nicht so ausgeprägt wie beim *Yang*-Mangel und können allmählich über Wochen oder sogar Monate hinweg auftreten: Müdigkeit, eine leisere Stimme, ein allgemeines Schwächegefühl, schlechter Appetit, geblähter Bauch, chronisch weiche Stühle und häufige Erkältungen oder Infektionen. Die *Qi*-stärkenden Nahrungsmittel können einen generellen *Qi*-Mangel lindern: Aal, Datteln (rot und schwarz), Gans, Gartenbohnen (weiß), Gingko, Ginseng, Haifischflosse, Hering, Honig, Hühnchen, Kaninchen, Kartoffeln (Süßkartoffeln und weiße Kartoffeln), Kirschen, Kokosnuss, Kürbis, Lakritze, Longanfrüchte (getrocknete Drachenauge-Früchte), Oktopus, Reis, Rindfleisch, Shitake-Pilze, Stör, Taube (Eier und Fleisch), Tofu, Trauben, Vogelnester und Zucker (Kandiszucker).

Blut-stärkende Nahrungsmittel

Weil das *Qi* die treibende Kraft für das Blut ist, geht ein *Qi*-Mangel häufig mit einem Blut-Mangel einher. Letzterer kann durch eine Blutung noch gravierender werden, beispielsweise durch Nasenbluten oder bei jungen Mädchen durch die Menstruation. Die westliche Diagnose bei einem solchen Mangel lautet Anämie; zu den Symptomen gehören Schwindelanfälle, Herzklopfen, Nervosität, bleiche Gesichtsfarbe, Taubheitsgefühl in den Händen und Füßen und bei jungen Mädchen ein Hellerwerden der Periodenblutung. Wenn das *Shen* betroffen ist, kann noch mangelnde Konzentration, Schlaflosigkeit und Vergesslichkeit hinzukommen. In solchen Fällen können folgende Blut-stärkenden Nahrungsmittel helfen: Austern, Hühnereier, Leber (vom Rind und vom Schwein), Litschies, Longanfrüchte, Milch (Muttermilch), Oktopus, Rindfleisch, Seegurke, Schinken, Spinat und Trauben.[1]

Kontraindikationen für stärkende Nahrungsmittel

Es gibt zwei Kontraindikationen für die Gabe eines Tonikums. Stärkende Nahrungsmittel dürfen nicht während einer aktiven Infektion verabreicht werden, denn dann käme es, wie in Kapitel 6 beschrieben, zum „Einfangen des Einbrechers". Wenn die akute Infektion vorbei ist, der Einbrecher also hinausgejagt wurde, kann man das Kind stärken.

Stärkende Nahrungsmittel sind außerdem bei Verdauungsstörungen kontraindiziert, weil das Tonikum dann nicht verdaut oder aufgenommen werden kann. Man behandelt besser erst das zugrundeliegende gastrointestinale Problem und gibt dann die richtigen Stärkungsmittel, um dem Kind einen generellen Anstoß zu geben.

8.1.2 Thermoregulatorische Eigenschaften von Nahrungsmitteln

Die westliche Medizin sieht in der Körpertemperatur einen wichtigen Hinweis auf die Gesundheit. Normal liegt die Temperatur oral gemessen bei 37 °C. Eine erhöhte Temperatur oder Fieber ist in der Regel ein Zeichen für eine Infektion; eine Unterkühlung kann dagegen bedeuten, dass man kaltem Wetter ausgesetzt war oder unter chronischen Erkrankungen, möglicherweise auch Krebs leidet. Nahrungsmitteln wird kein direkter Einfluss auf die Körpertemperatur zugeschrieben.

In der chinesischen Medizin werden den Nahrungsmitteln dagegen sehr wirksame thermoregulatorische Eigenschaften zuerkannt, die Einfluss auf die Bewegungen des *Qi* und der Körperflüssigkeiten haben. Auf diesen Eigenschaften beruht im wesentlichen der medizinische Wert von Nahrungsmitteln. Man unterscheidet folgende Merkmale:

- Heiß:
  Yang-Nahrungsmittel, die *Qi* und die Körpersäfte nach oben und nach außen zur Haut leiten; beispielsweise Lamm, Pfeffer (schwarzer, weißer und Cayennepfeffer), Pfirsiche, Rosenkohl, rote Beete, Zimt
- Warm:
  Eine ähnliche, aber mildere Wirkung als bei den heißen Nahrungsmitteln; beispielsweise Erdnüsse, Hühnchen, Kürbis, Rotwein, Spargel
- Neutral:
  In diese Kategorie fallen die meisten Nahrungsmittel; beispielsweise brauner Reis, Erdnüsse, Fisch, Mandeln, Mangold, Roggen, Salat, Süßkartoffel, Tarowurzel
- Kühl:
  Yin-Nahrungsmittel, die Energie und Körpersäfte nach unten und innen lenken, so dass der obere Teil des Körpers und die Haut kalt sind; beispielsweise Aubergine, Erdbeeren, Gerste, Schweinefleisch, Tofu
- Kalt:
  Ähnlich wie kühle Nahrungsmittel, aber mit stärkerer Wirkung; beispielsweise Äpfel, Hüttenkäse, Muscheln, Salz, Sellerie

Die verschiedenen Nahrungsmittel sind in Tabelle 8.1 aufgelistet.

	Kalt	Kühl	Neutral	Warm	Heiß
Gemüse	Bohnensprossen, Chinakohl, chinesische Erbsen, Seetang, Wasserkastanien, weiße Champignons	Alfalfasprossen, Aubergine, Bambussprossen, Blumenkohl, Pak Choy, Broccoli, Brunnenkresse, Endivien, Gartenkürbis, Gurke, Karotten, Kartoffeln, Kohl, Kopfsalat, Mais, Champignon, Romanasalat, Rote Beete, Rüben, Sellerie, Sojabohnensprossen, Sommerkürbis, Spargel, Spinat, Winterkürbis, Wintermelone, Zucchini	Jamswurzel, Kopfsalat, Mangold, Shitake-Pilze, Süßkartoffeln, Tarowurzel	Chinesischer Schnittlauch, Frühlingszwiebeln, grüne Bohnen, Grün- oder Blattkohl, Paprika, Pastinaken, Petersilie, Porree, Senf	Ingwer, Knoblauch, Schalotten
Obst	Bananen, Birne, Grapefruit, Kantalupmelone, Wassermelone	Apfel, Aprikose, Erdbeeren, Feige, Kakipflaume, Orange, Pfirsich, Tomaten, Zitrone	Chinesische Datteln, Mango, Oliven, Papaya	Ananas, Himbeere, Kirschen, Kokosnuss, Litschis, Mandarine, getrocknete Papaya, Pflaumen, Trauben	

Tabelle 8.1 Thermoenergetische Eigenschaften von Nahrungsmitteln

	Kalt	Kühl	Neutral	Warm	Heiß
Getreide		Hirse, Perlgraupen, geschälter Reis, Weizen	Buchweizen, Maismehl, Reiskleie, Roggen, Vollkornreis	Hafer, Milchreis, Weizenkleie, Weizenkeime	
Samen, Kerne, Bohnen	Kürbiskerne	Mungbohnen, Sojabohnen, Tofu, Wintermelonenkerne	Erbsen, Erdnüsse, Haselnüsse, Kidneybohnen, Mandeln, schwarze Sesamkerne, Sonnenblumenkerne	Schwarze Bohnen, braune Sesamkerne, Kastanien, Linsen, Pinienkerne, Walnüsse	
Tierische Produkte	Schweinefleisch	Hühnereier, Krabben, Venusmuscheln	Austern, Gelatine, Meeresfisch, Milchprodukte	Garnelen, Hühnchen, Rindfleisch, Süßwasserfisch, Truthahn	Lamm
Diverses	Salz, Vitamin C, weißer Zucker	Tee	Gerstenmalz, Honig, Reismalz, Black-Fungus- und White Fungus-Pilze	brauner Zucker, Kaffee, Melasse, Reisessig, Wein	

Tabelle 8.1 Fortsetzung

Die Aufzucht und die physikalischen Merkmale der Pflanzen beeinflussen ihre thermoregulatorischen Eigenschaften. Kühlende Nahrungsmittel wachsen rasch wie beispielsweise Salat und Rettiche, sind unter Umständen chemisch gedüngt (weshalb sie schneller wachsen) und haben „kühlere" Farben wie blau, grün und purpurrot, während wärmendere Nahrungsmittel rot, orange oder gelb gefärbt sind.

Die Behandlung und Zubereitung der Speisen kann ebenfalls ihre thermoregulatorischen Eigenschaften beeinflussen. Jeder Vorgang, bei dem die Nahrungsmittel zerlegt, beispielsweise gehackt oder geschnitten wird, setzt mehr *Qi* und Hitze frei. Bei mäßigem Kochen gehen relativ wenig Nährstoffe verloren und die Struktur wird aufgelöst, so dass mehr Nährstoffe verfügbar werden. Wenn die Nahrungsmittel lange bei geringer Hitze gekocht werden sind sie wärmender als bei kurzem Kochen mit hohen Temperaturen. Im folgenden sind die Zubereitungsarten nach ihren wärmenden Eigenschaften aufgelistet, angefangen bei derjenigen, die die meiste Wärme vermittelt: Frittieren oder Tempura, Backen, unter Rühren anbraten oder Pfannenrühren im Wok, Sautieren, Zubereitung im Schnellkochtopf, brodelnd kochen, Dämpfen und Kochen ohne Wasser bis unterhalb des Siedepunktes. Beim elektrischen Kochen wird am wenigsten Wärme erzeugt, so dass es für schwache Menschen nicht zu empfehlen ist. Die Mikrowelle schädigt die molekulare Struktur der Nahrungsmittel und verringert das *Qi*. Um Rohkost zu verdauen, ist mehr *Qi* erforderlich; sie ist daher kühlend.

Eine gut ausgewogene Ernährung setzt sich aus der jeweils richtigen Menge an heißen, warmen, neutralen, kühlen und kalten Nahrungsmitteln zusammen. Zu viele heiße oder warme und zu wenige kühle oder kalte Speisen können zu einem Überschuss an Hitze (oder *Yang*) mitsamt den entsprechenden Symptomen führen: trockener Mund, Verstopfung, Durst, rotes Gesicht, Widerwillen gegen Hitze, schweißige Hände, roter Hautausschlag, Anstieg der Herzfrequenz, Nervosität u.s.w.. Kindern mit einem Überschuss an Hitze sollte man weniger heiße oder warme, sondern mehr kühle oder kalte Nahrungsmittel sowie mehr Flüssigkeit geben. Und man sollte dafür sorgen, dass sie weniger Stress haben.

Anzeichen für einen Überschuss an Kälte (oder *Yin*) können sein: Kältegefühl, große Urinmengen, wässrige Stühle, verstärkte Angst, bleiches Gesicht, Abneigung gegen Kälte, Schwierigkeiten, sich zu bewegen und so weiter. Diese Kinder sollten mehr heiße oder warme, weniger kühle oder kalte und überhaupt keine rohen oder in der Mikrowelle zubereitete Speisen erhalten.

Auf Nahrungsmittel, die Schleim oder Feuchte produzieren, sollte man speziell bei Kindern besonders achten, da sie der Milz schaden, die im Kindesalter ohnehin noch schwach ist. Feuchtigkeit und Schleim hemmen den *Qi*-Fluss in den Meridianen und verhindern, dass die Milz ihre Verdauungsfunktionen erfüllt, das heißt, *Qi* umwandelt und weitertransportiert. Milz-Schwäche und Feuchtigkeit können wiederum dafür verantwortlich sein, dass es zu einer Kongestion und zur Schleimbildung in den Atemwegen kommt.

- Schleim-produzierende Nahrungsmittel:
  Erdnüsse, Honig, Mandeln, Milch und Milchprodukte, Schweinefleisch oder Zucker
- Nahrungsmittel, die den Schleimverdünnen:
  Erdbeeren, Gartenbohnen, Gartenkürbis, Kartoffeln, Papaya, Pilze (Champignons), Rettiche

8.2 Nahrungsmittel für die Behandlung spezifischer Organe gemäß der Fünf-Elemente-Lehre

Die Zuordnung der Geschmacksrichtungen und jahreszeitlichen Veränderungen zu den fünf Elementen kann man sich nicht nur zum Erhalt der Organgesundheit zunutze machen, sondern auch, um die Schwäche eines bestimmten Organs zu überwinden (Tabelle 8.2).

Element	Geschmack	Organe	Jahreszeit
Holz	Sauer	Leber, Gallenblase	Frühling
Feuer	Bitter	Herz/Perikard, Dünndarm/ Dreifacher Erwärmer	Sommer
Erde	Süß	Milz/Pankreas, Magen	Spätsommer
Metall	Scharf/würzig	Lunge, Dickdarm	Herbst
Wasser	Salzig	Nieren, Blase	Winter

Tabelle 8.2 Die fünf Elemente: zugeordnete Organe, Geschmacksrichtungen und Jahreszeiten

8.2.1 Geschmacksrichtungen

Für die chinesische Medizin hat jede der hauptsächlichen Geschmacksrichtungen von Nahrungsmitteln eine spezifische Wirkung auf den *Qi*-Fluss, die Körperflüssigkeiten und die nach der Fünf-Elemente-Lehre zugeordneten *Yin-Yang*-Organpaare.

Für die Kost des Kindes ist eine ausgewogene Mischung der fünf Grundaromen ideal. Sobald eine Geschmacksrichtung zu wenig oder zu oft vertreten ist, kann das entsprechende Organ geschwächt werden. Je nach Alter des Kindes und seiner Entwicklungsphase kann jedoch ein Organ/System anfälliger sein und das Kind dementsprechend bei einer bestimmten Geschmacksrichtung empfindlicher reagieren. Wenn das Kind beispielsweise in der Holzphase seiner Entwicklung steht, reagiert es empfindlicher auf einen sauren Geschmack.

Im Allgemeinen ist der natürliche Geschmack immer besser als ein künstliches Aroma und sollte daher bevorzugt werden. Die in Obst und Gemüse vorhandene Süße beispielsweise ist für die Kinder gesund, Kekse, Süßigkeiten und Kuchen, bei denen Zucker hinzugefügt wurde, dagegen nicht. Um einen Mangel auszugleichen, kann man jedoch ein Aroma in moderaten Mengen künstlich zuzufügen, beispielsweise zusätzlich salzen, wenn es in der Ernährung einen Mangel an salzigen Nahrungsmitteln gibt.

Sauer – Leber (Holz)

Sauer ist ein *Yin*-Aroma und verursacht tendenziell eine Kontraktion mit einem entsprechenden adstringierenden Effekt auf die Körperflüssigkeiten und die Energie. Dieses Aroma gelangt in die Leber und trägt dazu bei, schwere, ölige und fetthaltige Speisen mit hohem Cholesteringehalt zu verdauen. Für den sauren Geschmack sind viele unterschiedliche Säuren verantwortlich, etwa Zitronen-, Gerb– und Ascorbinsäure (Vitamin C). Er ist in der westlichen Ernährung am seltensten vertreten. Die reinsten sauren Aromen kommen in schwarzem und grünen Tee sowie in Brombeerblättern vor. Andere saure Nahrungsmittel sind Essiggurken, Limonen, Mehlbeeren (Früchte des Weißdorns), Sauerkraut, saure Äpfel (Holzäpfel), saure Pflaumen und Zitronen.

Die meisten Kindern haben in ihrer Leber zuviel *Yang* und zu wenig *Yin*. *Yin*-stärkende Nahrungsmittel würden dem Kind helfen, ein besseres inneres Gleichgewicht zwischen dem Leber-*Yin* und -*Yang* zu erreichen. Die meisten der von Kindern bevorzugten Speisen mit geringem Nährwert, aber hoher Kalorienzahl (Junk-Food) sind eher fette, frittierte Nahrungsmittel wie Pommes frites, Chips oder frittierte Hähnchen, die für die Leber schädlich sind. Eine gesunde Balance zwischen sauren, gewürzten und süßen Speisen würde den *Ke*-Zyklus in der Beziehung zwischen Metall und Holz sowie Holz und Erde harmonisieren und gleiche Mengen an salzigen, sauren und bitteren Nahrungsmitteln würden einen Überschuss oder einen Mangel im Wasser-Holz-Feuer-Produktionszyklus verhindern.

Bitter – Herz (Feuer)

Bitter ist ein kühlendes *Yin*-Aroma, das das *Qi* im Körper nach unten bewegt. Eine moderate Menge an bitteren Speisen kann Symptome wie Lautsein, rote Gesichtsfarbe und Aggressivität, die für ein Übermaß an Feuer sprechen, verringern, aber zu viele bittere Nahrungsmittel können manchmal auch das Gegenteil bewirken. Der bittere Geschmack kann außerdem Fieber reduzieren, Hitze beseitigen (beispielsweise nach zu vielen schweren, fetten Speisen) und Trockenheit verursachen.

Zu den bitteren Nahrungsmitteln gehören viele Arzneipflanzen wie Alfalfa, Baldrian, Bittermelone, *Echinacea*, Kamille, Hopfen, Löwenzahnblätter oder -wurzel, Roggen und Romanasalat.

Die meisten Kinder finden einen bitteren Geschmack unangenehm. Aber Mary Poppins Rezept, wonach „ein kleines bisschen Zucker bittre Medizin versüßt," kann nur funktionieren, falls es sich bei dem „Zucker" um ein natürlich süßes Nahrungsmittel handelt. Wenn Arzneien sehr bitter sind, kann dies einen Feuer-Mangel verursachen. Eine Schwäche des Herzens, der Mutter der Milz, kann zu einem Mangel bei Milz/Erde führen. Natürlich süße Nahrungsmittel können die Milz stärken, während künstlicher Zucker die Milz weiter schwächen und damit verhindern würde, dass die Arznei vom Körper aufgenommen wird.

Mit einer kleinen Menge natürlich vorkommender bitterer Nahrungsmittel kann man vor allem bei Jugendlichen in der Feuerphase ihrer Entwicklung das Herz auszubalancieren. Kinder haben zwar selten Herzbeschwerden, aber eine sparsame Verwendung bitterer Aromen kann bei Symptomen von Milz-Schwäche wie Verdauungsproblemen, Müdigkeit oder auch einer Konzentrationsschwäche beim Auswendiglernen von Fakten helfen.

Wenn die Kinder häufig unter Kälte, Schwäche, Trockenheit oder Fülle-Symptomen der Lunge leiden, sollte man mit bitteren Aromen vorsichtig sein, da das Feuer das Metall und dementsprechend die Lunge kontrolliert und daher schwächt. Vom Standpunkt der chinesischen Medizin aus gesehen, ist es daher paradox, Kindern mit Asthma oder einer rezidivierenden Pneumonie Arzneien mit bitteren Geschmack zu geben.

Süß – Milz/Pankreas (Erde)

Süß ist die häufigste Geschmacksrichtung in der Kost von Kindern. Es ist ein *Yang*-Aroma, das im Allgemeinen eine wärmende Wirkung hat und das *Qi* nach oben und außen durch die Haut transportiert. Es baut Gewebe und Flüssigkeiten – das *Yin* des Körpers – auf und stärkt daher bei Mangelzuständen das *Yin*.

In der Ernährung der meisten Menschen dominiert der süße Geschmack ganz automatisch, weil die natürlichen Nahrungsmittel wie Getreide, Gemüse, Nüsse, Samen, Kerne und Obst größtenteils diesen Geschmack haben. Wenn sich diese Dominanz des Süßen in vernünftigen Grenzen hält, steht sie durchaus in Einklang mit der menschlichen Physiologie, da die Milz und der Magen Erdorgane sind und daher Süßes bevorzugen. Heutzutage nehmen die Kinder jedoch ein Übermaß an Süßigkeiten, Kuchen, Kekse und Limonaden zu sich, künstlich gesüßte Lebensmittel, die sehr schädlich für die Verdauungsorgane sind. Selbst die Zwischenmahlzeiten, die als „gesund" angesehen werden, enthalten in Wirklichkeit viel zu viele Süßstoffe. Die These, dass natürlich süße Nahrungsmittel gesünder sind als synthetisch gesüßte, kann biochemisch untermauert werden. Die Zucker haben zwar die gleiche Summenformel $C_6H_{12}O_6$, aber die Fructose, der Zucker, der in den meisten Früchten und einigen Gemüsen vorkommt, ist biochemisch ein Keton, eine sehr reaktive organische Verbindung der allgemeinen Formel $R-C=O-R'$, wobei R und R' für organische Radikale stehen und $C=O$ das Ketonradikal ist. Unter normalen Bedingungen oxidieren die Ketone rasch zu Wasser und Kohlendioxid und sind wichtige Zwischenprodukte im Zellstoffwechsel. Kohlenhydrate werden zu dem einfachen Monosaccharid Glukose abgebaut, dem Hauptnährstoff für das Gehirn und eine wichtige Energiequelle. Künstliche Süßstoffe, vor allem Puderzucker haben viele Kalorien, aber dafür weniger Nährwert und sind schwieriger zu verdauen.

Die wichtigsten natürlich süßen Nahrungsmittel kommen alle aus dem Bereich der Getreide. Diese Kohlenhydrate werden zu Glukose abgebaut. Andere Beispiele sind:

- Obst:
  Äpfel, Aprikosen, Datteln, Feigen, Kirschen, Papayas
- Gemüse:
  Auberginen, Erbsen, Gurken, Jamswurzel, Karotten, Kartoffeln, Kürbis, Mangold, Champignons, Shitake-Pilze, rote Beete, Süßkartoffeln
- Nüsse und Samen:
  Mandeln, Kastanien, Kokosnüsse, Pinienkerne, Sesamkerne und -öl, Sonnenblumenkerne, Walnüsse
- Natürliche Süßstoffe:
  Melasse, Reissirup und Honig. Dabei ist zu beachten, dass Honig, der oft bei Stau- und Fülle-Zuständen gegeben wird, weil er den Schleim trocknet, bei Kindern mit Mangel-Zuständen mit Vorsicht verwendet werden sollte, da er noch darüber hinaus trocknend wirken und dadurch das *Yin* schädigen kann.

Weil das Element Erde das Element Metall hervorbringt und nährt, können natürlich süße Nahrungsmittel den Lungen vor allem bei Mangel-Zuständen gut tun. Sie helfen auch bei Kindern mit Merkmalen wie trocken, kalt, nervös, dünn oder schwach, die zu Mangel-Zuständen neigen. Aggressive, wütende oder ungeduldige Kinder – mit einem Überschuss an Holz-*Yang* – können von der verzögernden Wirkung des süßen Geschmacks profitieren. In einer solchen Situation hilft oft ein zusätzlicher Verzehr von Weizen, Reis und Hafer.

Westliche wie chinesische Ärzte würden einem übergewichtigen Kind raten, weniger Süßes zu essen. Der westliche Arzt tut dies, weil er der Ansicht ist, dass Süßigkeiten zu viele Kalorien enthalten. Die Empfehlung des chinesischen Arztes beruht auf der Tatsache, dass bei übergewichtigen Kinder – genauso wie bei Kindern, die oft verschleimt sind – eine Milz-Schwäche vorliegt und zu viel Süßes die Schwäche vergrößert. Es ist daher wichtig, dass die

Kinder lernen, Kohlenhydrate und andere süße Nahrungsmittel gründlich zu kauen. Denn dank der Speichelenzyme kann dann der Abbau bereits im Mund beginnen, so dass sich die Belastung für Magen und Milz verringert.

Milch und Milchprodukte gelten im Westen als ein wichtiger Bestandteil der Ernährung von Kindern. Der chinesischen Medizin zufolge schädigen diese Schleim-bildenden Nahrungsmittel jedoch die Milz, die Trockenheit bevorzugt. Die Kombination von künstlich gesüßten und Schleim-bildenden Nahrungsmitteln prädisponiert viele Kinder für eine schwache Milz und einen Milz-Mangel.

Scharf/Würzig – Lunge (Metall)

Dieser Geschmack hat *Yang*-Qualitäten. Er wärmt den Körper, trägt zur Zirkulation von Blut und *Qi* bei, regt den Verdauungsprozess an, löst Schleim auf und gelangt in die Lungen. Husten und schleimbildende respiratorische Erkrankungen wie etwa Infektionen der oberen Atemwege, Bronchitis oder Asthma können sich verschlimmern, wenn das Kind nicht genügend würzige Aromen aufnimmt. Beispiele für scharfe/würzige Nahrungsmittel sind: Kamille, Knoblauch, Minze, Schalotten, die zum Schwitzen anregen und daher in den Frühstadien einer Invasion dazu beitragen können, die Pathogene zu vertreiben. Diese und andere würzige Nahrungsmittel wie Basilikum, Cayennepfeffer, Ingwerwurzel, Knoblauch, Pfeffer, Zimt, Zwiebeln dürfen dem Kind nicht während eines Fieberanfalls gegeben werden. Andere wie Pfefferminz, weißer Pfeffer oder Rettichblätter, die eher kühlen, können dagegen bei Fieber verabreicht werden. Die Heilkraft von scharfen/würzigen Nahrungsmitteln kann sich beim Kochen verringern.

Um die Lungen zu stärken, muss das Kind annähernd gleiche Mengen von natürlich süßen (Erde ernährt Metall) und scharf/würzigen sowie entsprechend geringere Mengen von bitteren Nahrungsmitteln (Feuer zerstört Metall) zu sich nehmen. Weil Metall Wasser nährt, kann ein vorsichtiger Verzehr von scharfen/würzigen Nahrungsmitteln (niemals zu viel) bei einem Mangel an Nieren-*Yang* mit Kälte-Symptomen wie kalten Extremitäten helfen. Außerdem sollten scharfe/würzige Speisen bei Zuständen von Trockenheit und Hitze nur in kleinen Mengen konsumiert werden. Auch bei Kindern, die Medikamente einnehmen, sollte man weniger Gewürze verwenden, um eine weitere Schädigung der Leber zu verhindern; denn das Element Metall kontrolliert das Element Holz und die Leber ist durch die Einnahme von Medikamenten häufig ohnehin schon geschwächt.

Salzig – Nieren (Wasser)

Salzig ist die zweithäufigste Geschmacksrichtung in der Ernährung der Kinder; in Junk-Food wie Chips, Brezeln und Pommes frites, das Kinder gerne essen, ist meist zu viel Salz enthalten.

Salz ist ein *Yin*-Aroma, das den Körper eher kühlt, befeuchtet und entgiftet. In der richtigen, ausgewogenen Dosierung kann es den Appetit steigern und die Verdauung verbessern. Es hilft bei Erkrankungen, bei denen Trockenheit eine Rolle spielt (Gurgeln mit

Salzwasser ist beispielsweise bei Halsschmerzen empfehlenswert und bei leichten Zahnfleischentzündungen sollte man die Zähne mit feinkörnigem Speisesalz putzen).

Die wichtigsten salzigen Nahrungsmittel sind das Salz selbst und Seetang (Kelp). Andere salzige Speisen sind Miso, Pickles und Sojasauce. Gerste und Hirse sind primär süße Nahrungsmittel, haben aber auch Salzeigenschaften.

Um die Nieren zu kräftigen, sollte das Kind gleiche Mengen an salzigen und scharfen/würzigen (Metall nährt Wasser) sowie entsprechend geringere Mengen von süßen Nahrungsmitteln (Erde zerstört Wasser) zu sich nehmen. Bei einer Nierenstörung, etwa einer kongenitalen Nierenerkrankung, sollte nur sehr beschränkt Salz aufgenommen werden. Weil das Element Wasser das Element Feuer kontrolliert, kann sich ein Übermaß an Salz auch negativ auf das Herz auswirken, was bei Jugendlichen im Feuerstadium ihrer Entwicklung von Bedeutung ist.

8.2.2 Nahrungsmittel und Jahreszeiten

In der westlichen Ernährungslehre legt man wenig Wert auf die saisonale Beziehung der Nahrungsmittel. Da mittlerweile jederzeit konservierte und gefrorene Lebensmittel zur Verfügung stehen, ist es nicht mehr notwendig, Nahrungsmittel zu essen, für die gerade Saison ist. In der chinesischen Medizin vertritt man allerdings einen anderen Standpunkt. Der Mensch ist ein Teil der Natur, als Mikrokosmos ein verkleinertes Abbild des Makrokosmos. Wenn die Kinder Nahrungsmittel der jeweiligen Saison erhalten, sorgt man dafür, dass sie mehr in Übereinstimmung mit dem Rhythmus der Natur, dem natürlichen Wandel der fünf Elemente leben.

Holz – Frühling

Der Frühling steht für Jugend, Erneuerung und Wachstum, er entspricht einem jungen Baum, der seine Nährstoffe aus der Erde bezieht und gen Himmel wächst. In einer gut dazu passenden Ernährung sind alle diese Charakteristika vertreten: natürlich süße Erd-Nahrungsmittel, grüne Blattgemüse, Sprossen und Samen sowie rohe oder zarte, junge Gemüse wie junge Karotten und kleine rote Beten.

Von Nahrungsmitteln, die für die Holz-Leber belastend sind, sollte weniger verzehrt werden: fetthaltige, ölige Lebensmittel, chemische Substanzen (Medikamente werden vor allem in der Leber abgebaut), Alkohol und konservierte Nahrungsmittel. Kinder in der Holzphase ihrer Entwicklung sind besonders anfällig, so dass sie, wenn sie in diesem Alter Alkohol konsumieren, sehr viel größere Leber-Schäden davontragen als Jugendliche und Erwachsene. Einige chinesische Ernährungsexperten sind der Ansicht, dass das „Frühlingsfieber" durch den Verzehr von Lebensmitteln verursacht wird, die nicht zur Jahreszeit passen, daher schlecht verdaut und verstoffwechselt werden. Die Nahrung wird stattdessen in Hitze umgewandelt, was dann als „Fieber" empfunden wird.[2]

Im Frühling sollten die Speisen mit einigen scharfen/würzigen Kräutern und Samen gekocht werden: Basilikum, Dill, Fenchel, Kümmel, Lorbeerblätter, Majoran und Rosmarin. Die Zubereitung sollte in kürzerer Zeit und bei höheren Temperaturen erfolgen: Pfannenrühren, Sautieren in wenig Öl (um eine Schädigung der Leber zu vermeiden) und Dämpfen oder leichtes Sieden. Da Frühling gleichbedeutend ist mit Holz, Wachstum, Bewegung, sollten die Kinder in dieser Zeit körperlich aktiv sein.

Feuer – Sommer

Im Sommer ist das *Yang* auf seinem Gipfel. Kinder sollten sich in dieser Zeit viel an der frischen Luft aufhalten und bewegen, im Schatten sitzen, um auf natürliche Weise wieder abzukühlen, und viel Wasser trinken, um nicht auszutrocknen. Sie sollten leuchtend gefärbte Früchte und Gemüse der Saison essen und leichte Mahlzeiten zu sich nehmen, etwa Salate mit Sprossen, Alfalfa und Gurke, pflanzliche Kost wie Tofu, Obst wie Wassermelone, Äpfel und Zitronen und dazu Getränke wie Zitronenlimonade und Apfelsaft. Schwere Kost wie Fleisch, Eier und ein Übermaß an Getreide, Nüssen und Samen sollten vermieden werden. Die Nahrungsmittel sollten so schnell wie möglich und mit großer Hitze zubereitet werden.

Moderate Mengen scharfer/würziger Nahrungsmitteln können manchmal günstig sein, weil sie zum Schwitzen anregen: zum Beispiel Cayennepfeffer, Ingwer (frisch, nicht getrocknet), Meerrettich und Pfeffer (schwarzer ebenso wie roter und grüner Pfeffer). Hier gilt das Prinzip, den Körper harmonisch an die Umgebungstemperatur anzupassen. Schwitzen leitet die Körperhitze durch die Poren ab, so dass sich Haut- und Lufttemperatur mehr angleichen und sich dementsprechend ein größeres körperliches Wohlbefinden einstellt. Daher sind die Speisen in tropischen Ländern häufig sehr stark gewürzt. Mäßigung ist wichtig: Wenn die Kinder im Sommer zu große Mengen heißer, würziger Nahrungsmittel essen, können sie zu viel innere Hitze verlieren, wenn im Herbst und Winter die kälteren Monate beginnen.

Im Gegensatz zur heutigen Praxis im Westen sind eisgekühlte Getränke und Speisen selbst an den heißesten Sommertagen nicht empfehlenswert. Wenn solche Speisen in den Magen gelangen, verursachen sie eine Kontraktion und verlangsamen dadurch den Verdauungsprozess. Außerdem kontrahieren die Poren, so dass der Schweiß nicht austreten kann und es letztlich zu einem unangenehmeren „fiebrigen" Gefühl kommt. Ein ähnlicher Schock tritt ein, wenn die Kinder sehr schnell von der heißen Außenluft in einen sehr kalten, klimatisierten Raum überwechseln. Eines der schädlichsten Getränke für Kinder ist eines, das Eis, Zucker und einen Farbzusatz enthält; die beiden letzteren enthalten häufig ein organisches Aldehydradikal, das wie Alkohol wirkt.

Erde – Spätsommer

Dies ist die Zeit der Ernte, des Übergangs vom *Yang* (Wachstum) zum *Yin* (Ruhe). Die Kinder müssen jetzt alles langsamer und gemäßigter angehen. In dieser Erd-Jahreszeit sollte man seine pädiatrischen Patienten eher zu ruhigeren Aktivitäten anhalten, damit sie mehr ihre Mitte finden.

Die Kinder müssen verstärkt natürlich süße Nahrungsmittel in „Erd"-farben essen, beispielsweise Karotten, gelbe Kürbisse und gelber Mais. Zur Zentrierung dienen kugelförmige Nahrungsmittel wie Aprikosen, Erbsen, Kichererbsen, Haselnüsse, Hirse, Kantalup-Melone, Kastanien, Kohl, Reis und Sojabohnen. Die Nahrungsmittel sollten mit milden Gewürzen und bei mäßigen Temperaturen gekocht werden.

Metall – Herbst

Paradoxerweise beginnt die Schule im Herbst, in einer Zeit, in der sich die Kinder mehr nach innen zurückziehen und langsamer werden sollten, um sich auf den Winter vorzubereiten. Aber das Element Metall passt zur Organisation, einer wichtigen Fähigkeit, die die Kinder in der Schule lernen, indem sie beispielsweise ihre Zeit und ihr Lernpensum einteilen oder, wenn sie älter sind, Pläne für das College und die Zukunft schmieden.

Da Metall den Lungen zugeordnet ist und die Nase die äußere Öffnung der Lungen darstellt, kann der Duft und Geruch vom langsamen Köcheln auf kleiner Flamme den Appetit der Kinder anregen. Dies ist die Jahreszeit, in der respiratorische Erkrankungen wie Infektionen der oberen Luftwege und Asthma überwiegen. Säuglinge und Kleinkinder in der Metallphase oder der Übergangsphase von Metall zu Wasser sind dabei besonders anfällig. Da Trockenheit den Lungen schadet, können die Kinder von Nahrungsmitteln profitieren, die den Körper eher befeuchten: Äpfel, Austern, Birnen, Black-Fungus- und White-Fungus-Pilze, Eier, Erdnüsse, Gerste, Gerstenmalz, Hering (gekocht), Hirse, Honig, Kakipflaumen, Krabben, Mandeln, Milchprodukte, Muscheln, Pinienkerne, Reissirup, Schweinefleisch, Seetang, Sesamsamen, Sojabohnenprodukte wie Sojamilch und Tofu, Spinat und Venusmuscheln.

Wasser – Winter

Im Winter ist das *Yin* am höchsten. In dieser Jahreszeit brauchen die Kinder mehr Ruhe, da die Tage kürzer werden. Genauso wie Tiere, die Winterschlaf halten, müssen sie jetzt das Innere des Körpers warm halten und die Poren zusammenziehen, um ihre Haut kühl zu halten und so mit der äußeren Umgebung in Einklang zu stehen. Kinder können es sich leisten, ein wenig Gewicht zuzulegen, da dies jetzt die Saison ist, um Nahrung zu speichern, die dann im folgenden Sommer verbrannt werden kann.

Im Winter sind warme, herzhafte Suppen mit Zugabe von wenig Salz das perfekte Essen. Zu viel Wasser in der Suppe kann die Organsysteme schwächen. Die Zubereitung sollte bei niedrigen Temperaturen und mit langen Kochzeiten erfolgen. Sofern Salz nicht aus medizinischen Gründen (etwa bei einer Nieren-Störung) vermieden werden sollte, kann die Salzaufnahme gesteigert werden. Als Gegengewicht zu den salzigen können einige bittere Nahrungsmittel gegeben werden, um das Herz zu nähren und die Fröhlichkeit zu bewahren. Eine gute Kost, um die Nieren zu nähren, enthält Gerste, Hirse, Miso, Salz, Seetang, und Sojasauce. Da es im Winter kalt ist, sollten die Kinder mehr natürlich wärmende Nahrungsmittel zu sich nehmen.

8.3 Tischsitten

Abgesehen von der Sorge, dass es zu Verdauungsstörungen kommen könnte, wenn die Kinder zu schnell essen, achtet die westliche Medizin im Allgemeinen nicht auf die Tischsitten, da die Kalorien, egal, wie man sie aufnimmt, immer gleich bleiben. Die chinesische Medizin behauptet dagegen, dass die Art der Nahrungsaufnahme erhebliche *Qi*-Störungen verursachen kann, selbst wenn man die nahrhaftesten und frischesten Nahrungsmittel zu sich nimmt.

Zu einem gesunden Essen gehört mehr als nur der Verzehr von Speisen. Die Mahlzeiten sollten eine angenehme Erfahrung sein, damit das Kind das Essen genießt und die Nahrung zu schätzen weiß. Die großen internationalen Küchen achten alle sehr darauf, wie sie ihre Gerichte präsentieren, damit die Speisen auch das Auge erfreuen, wodurch wiederum der Appetit angeregt wird. Ein Häufchen Kartoffelbrei und ein Makkaroni können vielleicht einen hungrigen Kindermagen füllen, tragen aber wenig dazu bei, den Essensgenuss zu steigern.

Zu guten Tischmanieren gehört es, sich beim Essen genügend Zeit zu lassen. Die Essenszeiten spielen dabei ebenso eine Rolle wie die Essgewohnheiten, die Unterschiede beim Appetit und die Gefühle, die man beim Essen hat.

8.3.1 Genügend Zeit für die Mahlzeiten

Unsere heutige schnelllebige Zeit zeigt sich oft auch darin, dass man im Gehen und Stehen isst. Die Kinder essen nach der Schule auf dem Weg nach Hause oder wenn sie zum Fußballspielen gehen und schlucken dabei die Bissen meist schon, bevor sie sie gründlich gekaut haben. Angesichts des vollen Terminplans der Eltern nehmen sich immer weniger Familien die Zeit, gemeinsam zu essen. Die Kinder erhitzen dann Reste oder Fertiggerichte in der Mikrowelle und essen, während sie ihre Hausaufgaben machen, lesen oder fernsehen.

Westliche Kinderärzte warnen die Kinder davor, zu schnell zu essen, weil dies zu Verdauungsstörungen führen kann. Die Verdauung beginnt beim Kauen, das die Speichelsekretion anregt, so dass die Speichelenzyme den Verdauungsprozess in Gang setzen können. In China wird der Wert des Speichels ebenfalls anerkannt; man bezeichnet ihn dort als „wertvollen, goldenen Saft", der die Nahrung anwärmt.

Der angedaute Speisebrei wird dann zum Magen hinuntergeschickt, in dem die Nahrung „verrottet und reift". Dies entspricht dem westlichen Konzept einer weiteren Aufschlüsselung der Nahrung durch Magensäure und Enzyme. Wenn die Kinder den Speisebrei herunterschlucken, ohne ausreichend gekaut zu haben, gelangt eine große, von den Speichelenzymen noch nicht richtig verarbeitete Menge an Nahrung in den Magen, der dadurch überladen wird. Es resultiert ein *Qi*- und Nahrungsstau. Der Magen ist überlastet und überanstrengt, so dass es zu einem Magen-*Qi*-Mangel kommt. Am nächsten Verdauungsschritt ist das Milz-*Qi* beteiligt, das die Nahrung in das nährende *Qi* umwandelt und das *Qi* in den Rest des Körpers transportiert. Wenn das Kind gewohnheitsmäßig beim Lernen isst, wird sich eine Milz-Schwäche einstellen, weil man auch beim Denken und Aufnehmen von Informationen Milz-*Qi* benötigt. Dies kann sogar bei „geistlosen" Aktivitäten wie dem Fernsehen passieren.

8.3.2 Die Essenszeiten

Die westliche Medizin empfiehlt im Allgemeinen, dass Kinder drei gesunde Mahlzeiten pro Tag zu sich nehmen sollten, ein Frühstück, ein Mittag- und ein Abendessen. In der chinesischen Medizin richtet man sich nach dem *Qi*-Zyklus der Organe, dem zufolge aller zwei Stunden ein anderes Organ mit maximalem *Qi* arbeitet. Das Magen-*Qi* hat sein Maximum zwischen 7.00 und 9.00 Uhr morgens, während das Milz-*Qi* zwischen 9.00 und 11.00 Uhr morgens sein Maximum erreicht. Das Minimum liegt beim Magen-*Qi* zwischen 19.00 und 21.00 Uhr, beim Milz-*Qi* in der Zeit von 21.00 bis 23.00 Uhr. Es würde daher am besten mit dem physiologischen Ablauf übereinstimmen, wenn man ein reichhaltiges Frühstück, ein frühes Mittagessen und noch vor 19.00 Uhr ein leichtes Abendessen zu sich nimmt. Es wäre auch vernünftig, abends möglichst keine großen Mahlzeiten zu verzehren und nach 21.00 gar nichts mehr zu essen.

Der vollgepackte Stundenplan der Schulkinder zwingt oft zu einer unphysiologischen Essweise. Die Kinder lassen häufig das Frühstück aus, vor allem diejenigen, deren Schule schon frühmorgens um 7.00 Uhr anfängt. Wenn das Magen-*Qi* nicht gefordert wird, wird es nach und nach defizient. Die Kinder essen dann häufig erst um 19.00 oder sogar nach 21.00 Uhr zu Abend, wenn sie vom Sport, dem Musikunterricht oder anderen außerschulischen Aktivitäten zurückgekommen sind. In dieser Zeit ist die Funktion von Magen- und Milz-*Qi* am geringsten. Manche Kinder haben außerdem die Angewohnheit, vor dem Schlafengehen noch eine Kleinigkeit wie einen Keks oder Eiscreme zu essen. Dies alles kann zu einem Mangel an Magen-*Qi* und -*Yin* führen.

8.3.3 Essgewohnheiten

Kinder entwickeln beim Essen oft schlechte Angewohnheiten, die eine Magen- und Milz-Schwäche, Nahrungsstau oder sogar körperliche Symptome wie Bauchschmerzen verursachen können.

Einige Kinder knabbern den ganzen Tag irgendetwas, anstatt regelmäßige Mahlzeiten zu sich zu nehmen. Die Verdauungsfunktionen sind dann ungleichmäßig über den ganzen Tag verteilt, so dass es zu einem Nahrungsstau und möglicherweise einer Stagnation des Magen-*Qi* kommt.

Radikaler Wechsel der Ernährungsgewohnheiten

Wenn die Ernährungsgewohnheiten plötzlich wechseln – wie es beispielsweise häufig bei einer Scheidung oder einem Umzug der Fall ist, wenn der gewohnte Tagesablauf der Familie gestört wird –, können sich bei den Kindern vor allem im Oberbauchbereich Schmerzen und andere Magen-Beschwerden einstellen.

Zu extremen Essgewohnheiten kommt es bei Essstörungen, die mit übertriebenem Fasten oder Essanfällen einhergehen, bei denen in kürzester Zeit große Nahrungsmengen aufgenommen und anschließend durch selbstausgelöstes Erbrechen wieder ausgeschieden werden. Dadurch werden sowohl Milz als auch Magen belastet und geraten in einen Mangel-Zustand.

8.3.4 Unterschiede beim Appetit

Kinderärzte haben häufig mit Eltern zu tun, die über das wählerische Essverhalten ihrer Kinder und Probleme mit deren Appetit klagen. Solange sich die Wachstumsparameter im normalen Bereich bewegen, wird den Eltern in der Regel versichert, dass sie sich keine Sorgen machen müssen. Die chinesische Medizin bietet hier andere Erklärungen an:

- Kinder, die beim Essen sehr wählerisch sind oder einen schlechten Appetit haben, weisen im Allgemeinen einen *Qi*-Mangel der Milz auf.
- Wenn der Appetit gut, aber der Stuhlgang unregelmäßig ist, ist das *Qi* im Magen stark, in der Milz jedoch unzureichend.
- Bei unregelmäßigem Appetit befinden sich vermutlich noch zurückgebliebene pathogene Faktoren im Körper.

8.3.5 Gefühle während des Essens

Die westliche Medizin führt Symptome für Verdauungsstörungen gelegentlich darauf zurück, dass das Kind während der Mahlzeiten Stress ausgesetzt ist. In China ist man der Meinung, dass Essen eine wohltuende Erfahrung sein sollte. Der Geruch des Essens, eine angenehme Unterhaltung und/oder musikalische Untermalung, sogar die Geräusche, die bei der Zubereitung der Gerichte entstehen, oder das Klappern der Gerätschaften und des Geschirrs regen den Appetit an und bringen das Verdauungs-*Qi* in Gang. Unangenehme Gefühle sollten dagegen niemals mit einer Mahlzeit verbunden sein. Durch Gefühle kann Hitze auflodern – etwa Leber-Feuer aufsteigen; außerdem können Gefühle auch Verdauungsfunktionen schwächen, so dass es zu einer mit Hitze verbundenen Stagnation des Magen-*Qi* kommt.

8.4 Ernährungsbedingte Störungen

- Erbrechen geringer Mengen nach dem Füttern:
  Dies spricht für einen *Yang*-Mangel des Magens oder Wasser im Magen; bei Säuglingen kann es ein Zeichen dafür sein, dass die Muttermilch zu wässrig ist.
- Erbrechen großer Mengen nur teilweise verdauter Nahrung:
  Dies zeigt in jedem Alter entweder eine Stagnation oder eine Milz-Kälte aufgrund eines Mangels an.

- Schleimansammlung:
  Das Kind erbricht möglicherweise nur Wasser; es gelingt ihm nicht, den dicken Schleim hoch zu befördern.
- Trockenes Würgen:
  Das andere Extrem des Symptomenspektrums bei einer Ansammlung von Schleim ist das trockene Würgen, das einer Austrocknung aufgrund eines Flüssigkeitsverlustes oder aufgrund eines *Yin*-Mangels entspricht.
- Blähungen nach den Mahlzeiten:
  Dies ist ein Hinweis auf eine *Qi*-Stagnation und einen Mangel an Milz-*Qi*.

Tabelle 8.3 gibt einen Überblick über das Verhalten beim Essen und den entsprechenden energetischen Störungen.

	Nahrungsstau	Magen-*Qi*-Stau	Magen-*Qi*-Mangel	Magen-*Yang*-Mangel	Magen-*Yin*-Mangel	Milz-*Qi*-Mangel
Essweise						
Stehend, gehend, zu schnell	✗	✗	✗			
Beim Lernen/Lesen	✗	✗				✗
Beim Fernsehen	✗	✗				✗
Ohne richtig zu kauen	✗	✗	✗			
Ohne Zeit zur Verdauung zu lassen			✗			
Zur falschen Zeit						
Weglassen des Frühstücks			✗			
Spätes Abendessen			✗		✗	
Schlechte Essgewohnheiten						
Ständiges Knabbern	✗	✗				
Rascher Wechsel der Gewohnheiten (Bauchschmerzen)	✗	✗				
Extreme Essstörungen			✗			✗

Tabelle 8.3 Zusammenfassung von Disharmonien bei der Nahrungsaufnahme und energetischen Störungen

	Nahrungsstau	Magen-*Qi*-Stau	Magen-*Qi*-Mangel	Magen-*Yang*-Mangel	Magen-*Yin*-Mangel	Milz-*Qi*-Mangel
Appetit						
Schlecht, wählerischer Esser						✗
Unregelmäßig (zurückgebliebener pathogener Faktor)						
Gut, unregelmäßig Stuhlgang (starker Magen)						✗
Störungen nach dem Essen						
Erbrechen kleiner Mengen				✗		
Erbrechen von teilweise verdauter Nahrung	✗		✗			
Trockenes Würgen					✗	
Blähungen		✗				✗
Essen bei Ärger und Verstimmung		+ Hitze				

Tabelle 8.3 Fortsetzung

8.5 Ernährungsempfehlungen für Kinder

8.5.1 Ernährung zur Erhaltung der Gesundheit

- Die Kinder sollten frische, nahrhafte Kost erhalten, in der die fünf Geschmacksrichtungen in einem ausgewogenen Verhältnis vertreten sind.
- Man sollte soweit wie möglich feste Essenszeiten einhalten.
- Die Nahrungsmittel sollten so weit wie möglich zur Jahreszeit passen.
- Man sollte Junk-Food sowie zu fette, künstlich gesüßte und gefärbte Lebensmittel meiden.
- Es sollten nicht zu viele energetisch heiße oder kalte Nahrungsmittel gegessen werden.
- Bei den Mahlzeiten sollten Tischsitten und Essgewohnheiten eingeführt werden, die der Gesundheit förderlich sind.

8.5.2 Ernährung zur Behandlung von Erkrankungen

- Eine Heilung durch Nahrungsmittel geht nur langsam vonstatten, man sollte daher keine raschen und plötzlichen Veränderungen hervorrufen.
- Generelle Erkrankungen und Mangel-Zustände werden mit einem Tonikum behandelt.
- Stärkende Mittel sind kontraindiziert:
  - Bei einer aktiven Infektion
  - Bei Verdauungsproblemen. Das Kind könnte das Mittel dann wieder von sich geben oder nicht aufnehmen. Daher muss erst das Verdauungsproblem kuriert werden, bevor man die richtigen stärkenden Mittel gibt.
- Bei Kälte- oder Hitze-Zuständen ergänzt man die Akupunkturbehandlung durch eine thermoregulatorische Kost.
- Die weit verbreiteten Nahrungsmittel, die viele Kinder heutzutage bevorzugen, sollten nur noch eingeschränkt verzehrt werden. In Tabelle 8.4 sind die fünf Nahrungsmitteltypen und die entsprechenden Organschäden aufgelistet.
- Ein spezifisches Organungleichgewicht wird mit korrespondierenden Geschmacksrichtungen behandelt:
  - Man erhöht das entsprechende Aroma, wenn ein Mangel vorliegt;
  - Man verringert das entsprechende Aroma, wenn das Kind zu viel davon verzehrt.
- Schädliche Essweisen sollten unterbunden werden.
- Wenn bei den Mahlzeiten ein Übermaß an Gefühlen im Spiel ist, sollte man die individuellen oder familiären Gründe dafür erkunden und die zugrundeliegenden emotionalen Probleme behandeln.
- Man sollte auch erwägen, das Kind und/oder die Familie insgesamt in die Therapie mit einzubeziehen.

Art des Nahrungsmittels	Spezifisches Organ, das geschädigt wird
Zu stark künstlich gesüßt	Milz/Pankreas
Zu salzig	Nieren
Fett, frittiert	Leber
Schleim-bildend	Milz
Thermoregulatorisch „kalt"	Milz

Tabelle 8.4 Nahrungsmitteltypen

Literatur

1. Cao J. et al. (1990) Essentials of Traditional Chinese Pediatrics. Beijing, Foreign Language Press.
2. Pitchford P. (1993) Healing with Whole Foods, Oriental Traditions and Modern Nutrition. Berkeley, North Atlantic Books.

9 Kinderkrankheiten und Immunisierung: aktueller Stand und Kontroversen

Die Immunisierung ist ein bedeutender und wesentlicher Teil der konventionellen Kinderheilkunde. Sie ist ein Meilenstein der präventiven Kinderbehandlung und hat darüber hinaus eine große soziale und politische Bedeutung, weil vielen Staaten in den USA und überall auf der Welt für einen Schuleintritt ordnungsgemäße Impfungen verlangen. Hinsichtlich der Frage, ob Kinder, insbesondere Säuglinge, auf jeden Fall geimpft werden sollten, werden allerdings immer mehr Bedenken und kontroverse Ansichten geäußert. Vor- und Nachteile einer Immunisierung haben bei Kinderärzten und Eltern zu einem Umdenken geführt. Viele Eltern beginnen zu fragen, ob die Impfungen wirklich erforderlich sind und welche Nebenwirkungen auftreten können. Einige suchen bereits Alternativen für die herkömmlichen Impfstoffe. Im Westen wie im Osten ist es äußerst wichtig, dass die behandelnden Ärzte über die unterschiedlichen Positionen Bescheid wissen, damit sie besser auf die Fragen der Eltern vorbereitet sind. In diesem Kapitel werden die unterschiedlichen Sichtweisen der westlichen und der chinesischen Medizin zur Immunisierung von Kindern erläutert und aktuelle Impfempfehlungen gegeben. Es muss allerdings darauf hingewiesen werden, dass dieses Kapitel wirklich nur Informationen liefern soll. Die Autorin gibt keinerlei Empfehlungen. Die schwierige Entscheidung, ob man sein Kind impfen lassen soll oder nicht, liegt ganz allein bei den Eltern, die sich so gut wie möglich über die eventuellen Vor- und Nachteile jeder einzelnen Schutzimpfung informieren sollten. Sie sollten genau abwägen, welche Risiken und Vorteile zu erwarten sind, wenn sie zulassen, dass ihr Kind eine bestimmte Kinderkrankheit durchmacht, und welche Risiken und Vorteile dagegen eine Schutzimpfung bietet. Denn letztlich sind es immer die Eltern, die mit den Folgen ihrer Entscheidung leben müssen.

9.1 Westliche Medizin und Immunisierung

9.1.1 Die wissenschaftlichen Grundlagen der Impfung

Der Ansatz der westlichen Medizin besteht darin, mit einer Immunisierung dieselbe Art aktiver Immunität hervorzurufen wie durch die Erkrankung selbst. Das Immunsystem reagiert auf die Erkrankung normalerweise mit der Bildung antigenspezifischer Antikörper und einer zellulären Immunreaktion. Der aktive Immunschutz kann viele Jahre oder sogar lebenslang anhalten. Eine Schutzimpfung bietet den Vorteil einer aktiven Immunität, ohne dass die Krankheit samt eventueller Komplikationen durchlitten werden muss. Bei einer passiven Immunität stammen die schützenden Antikörper von einem Tier oder einem anderen Menschen und werden per Injektion der geimpften Person übertragen. Diese Art der Immunisierung ist nicht dauerhaft, sondern bleibt nur Wochen, Monate oder auch Jahre bestehen.[1]

Grundsätzlich unterscheidet man Lebendimpfstoffe aus lebendigen, virulenzabgeschwächten Erregern und Totimpfstoff aus inaktivierten Erregern. Zur Herstellung von Lebendimpfstoffen wird eine virulente Wildform des Virus oder Bakteriums in einem Labor so verändert, dass die immunogene Wirkung erhalten bleibt, ohne dass eine Krankheit ausgelöst wird. Inaktivierte Impfstoffe können entweder aus dem gesamten Virus oder Bakterium oder aus Fraktionen von Untereinheiten, Toxoiden (entgifteten Bakterientoxinen) oder Konjugaten mit Polysacchariden der bakteriellen Zellwand bestehen.[1]

9.1.2 Die Wirksamkeit der Impfstoffe

1870 stellte Louis Pasteur die erste Vakzine aus vermehrungsfähigen abgeschwächten Bakterien her. Die moderne Schutzimpfung begann 1963 mit der Zulassung des Masern-Impfstoffes und der trivalenten Schluckimpfung gegen Kinderlähmung. Seitdem gibt es beeindruckende Statistiken zur Impfung gegen Kinderkrankheiten. Die Ausrottung der Pocken ist ein beredtes Zeugnis für die Stärke und Wirksamkeit der Schutzimpfung. 1966 führte die Weltgesundheitsorganisation (WHO) weltweit die Pockenimpfung ein. Damals erkrankten pro Jahr etwa 10 bis 15 Millionen Menschen an Pocken, von denen zwei Millionen starben. 1979, zwei Jahre nachdem der letzte indigene Pockenfall gemeldet worden war, erklärte die WHO die Pocken auf der Welt für ausgerottet.[1] Obwohl ein solcher Erfolg bisher noch bei keiner anderen Erkrankung gelungen ist, ist es ein überzeugender Beweis für die Wirksamkeit von Impfstoffen.

Masern

Die ersten Beschreibungen der Masern stammen aus dem 7. Jahrhundert nach Christus. Im 10. Jahrhundert nach Christus waren die Masern „gefürchteter als die Pocken."[1]

Das Masernvirus ist ein Paramyxovirus. Es hat einen Durchmesser von 100 bis 200 nm sowie einen Nukleinsäurekern aus einsträngiger RNA. Es löst eine systemische Infektion aus, die vom respiratorischen Epithel des Nasenrachenraums ausgeht. Die Inkubationszeit vom Eintritt des Virus in den Körper bis zum Prodromalstadium beträgt im Schnitt etwa zehn bis 12 Tage, von der Ansteckung bis zum Auftreten des Hautausschlags vergehen durchschnittlich 14 Tage (das Spektrum reicht von 7–18 Tagen). Das Prodromalstadium dauert zwei bis vier Tage (Bandbreite 1–7 Tage) und ist von Fieber gekennzeichnet, das allmählich ein Maximum von 39,4 bis 40,5 °C erreichen kann, gefolgt von Symptomen in den oberen Atemwegen wie Husten, Rhinitis und/oder Konjunktivitis. Kennzeichnend für die Erkrankung sind Koplik-Flecken, bläulich-weiße Flecken auf der Wangenschleimhaut, die ein bis zwei Tage vor dem Hautausschlag auftreten und ihn noch ein bis zwei Tage überdauern. Der makulopapulöse Hautauschlag beginnt mit einzelnen Läsionen, die dann miteinander verschmelzen. Er beginnt am Haaransatz, breitet sich über das Gesicht und den Hals aus und geht von da aus auf die Hände und Füße über. Er dauert in der Regel fünf bis sechs Tage.

In etwa 30 Prozent der Masernfälle kommt es zu Komplikationen – meist einer Diarrhö, gefolgt von Otitis media und Pneumonie, an der die meisten Masern-Patienten sterben. Zu einer Enzephalitits kommt es in 0,1 Prozent der gemeldeten Fälle. Bei der subakuten sklerosierenden Panenzephalitis (SSPE) handelt es sich um eine seltene degenerative Erkrankung des Zentralnervensystems, die durch ein Persistieren des Masernvirus im Gehirn verursacht wird. Sie kann in einem Zeitraum von einem Monat bis zu 27 Jahren nach Ausbruch der akuten Infektion auftreten, die durchschnittliche Inkubationszeit liegt bei sieben Jahren. Der Ausbruch ist schleichend; es kommt zu allmählich fortschreitenden psychischen und intellektuellen Veränderungen sowie Veränderungen im Verhalten, zu Ataxie und myoklonischen Anfällen, bis schließlich der Tod eintritt. Die subakute sklerosierende Panenzephalitis ist seit den frühen 1980er Jahren extrem selten geworden.

Die Diagnose erfolgt primär aufgrund des klinischen Bildes und wird durch das Blutbild sowie unter Umständen einen Nachweis von IgM-Antikörpern im Serum unterstützt. Im Labor wird das Masernvirus nur bei der Überwachung einer Epidemie etwa aus Abstrichen aus dem Nasenrachenraum und Urinproben isoliert, um besser orten zu können, aus welcher geographischen Region das Virus stammt.

Vor der Einführung des Masernimpfstoffes wurden jährlich etwa 500.000 Erkrankungen und 500 Todesfälle mit alle zwei bis drei Jahren auftretenden Epidemien gemeldet. Die tatsächliche Anzahl der Fälle wurde auf drei bis vier Millionen jährlich geschätzt. Über 50 Prozent der Personen hatten bis zum Alter von sechs, über 90 Prozent bis zum Alter von 15 Jahren Masern gehabt. Bei den Fünf- bis Neunjährigen traten die meisten Neuerkrankungen auf; aus dieser Altersgruppe kamen generell mehr als 50 Prozent der berichteten Fälle. Nachdem man 1963 mit den Impfungen begonnen hatte, sank die Inzidenz um mehr als 98 Prozent und die alle zwei bis drei Jahre auftretenden Epidemien blieben aus. 1978 setzte man sich in einem Programm zur Ausrottung der Masern das Ziel, die indigenen Masern bis zum 1. Oktober 1982 ausgerottet zu haben. Obwohl dieses Ziel verfehlt wurde, wurden 1983 nur 1497 Fälle gemeldet (0,6 Fälle pro 100.000); das war der niedrigste jährliche Stand, der bis dahin je gemeldet worden war. Von 1985 bis 1988 traten 42 Prozent der Fälle bei Personen auf, die an oder nach ihrem ersten Geburtstag geimpft worden waren, 68 Prozent bei Kindern im Schulalter (5 – 19 Jahre). Dass Kinder, die bereits geimpft waren, noch Masern bekamen, führte zur Empfehlung, in dieser Altersgruppe eine zweite Impfung durchzuführen. Da man sich intensiv um rasches Durchimpfen bemühte, sank die Inzidenz in der Zeit von 1993 bis 1999. Seit 1993 tritt die Krankheit nur noch bei Bevölkerungsteilen, die die Impfung verweigern, gehäuft auf.[1]

Der derzeitige Masernimpfstoff besteht aus einem vermehrungsfähigen, abgeschwächten Stamm von Masernviren, der in der Regel zusammen mit Impfstoffen gegen Mumps und Röteln verabreicht wird (Masern-Mumps-Röteln-Impfstoff, MMR). Der Impfstoff ruft eine symptomlose oder -arme, milde und nicht ansteckende Infektion hervor. Bei etwa 95 Prozent der Kinder, die im Alter von 12 Monaten geimpft werden, und bei 98 Prozent der Kinder, die mit 15 Monaten geimpft werden, entwickeln sich Antikörper. Der Mumpsimpfstoff besteht aus einem vermehrungsfähigen, abgeschwächten Mumpsvirus und führt bei 97 Prozent der Kinder zur Bildung von Antikörpern. Man geht davon aus, dass die durch den Impfstoff induzierte Immunität mindestens 25 Jahre, meist jedoch lebenslang anhält. Man empfiehlt, die erste Dosis nach dem ersten Geburtstag und eine zweite Dosis im Alter von vier bis sechs Jahren zu geben. Beide Impfungen werden in Form des MMR-Impfstoffs verabreicht.

Mumps

Mumps wurde bereits im 5. Jahrhundert vor Christus von Hippokrates beschrieben. Der Erreger, ein Paramyxovirus mit einem einsträngigen RNA-Genom, wird über eine Tröpfcheninfektion übertragen. Das Virus vermehrt sich im Nasenrachenraum und den benachbarten Lymphknoten. Die Inkubationszeit beträgt 14 bis 18 Tagen. Zu den unspezifischen Prodromalsymptomen zählen Muskelschmerzen, Appetitlosigkeit, Unpässlichkeit, Kopfschmerzen und leicht erhöhte Temperatur. Klinisch manifestiert sich die Erkrankung meist in einer Parotitis, einer Entzündung der Ohrspeicheldrüse, die bei 30–40 Prozent der infizierten Personen auftritt. Die ein- oder beidseitige Parotitis hält in der Regel eine Woche bis zehn Tage an. Bis zu 20 Prozent der Mumpsinfektionen verlaufen ohne Symptome, bei 40 bis 50 Prozent zeigen sich sehr leichte, unspezifische oder vorwiegend respiratorische Symptome.

Bei Mumps kann das Zentralnervensystem angegriffen werden, häufig in Form einer aseptischen Meningitis, die bei 50 bis 60 Prozent der infizierten Personen symptomlos verläuft (im Liquor findet man allerdings Entzündungszellen), während 15 Prozent der Infizierten Meningitissymptome wie Kopfschmerzen und Nackensteifigkeit zeigen. Eine Enzephalitis ist selten, sie tritt in noch nicht einmal zwei von 100.000 Fällen auf. Nach der Pubertät ist eine Orchitis oder Hodenentzündung mit einer Inzidenz von 20 bis 50 Prozent die häufigste Komplikation bei männlichen Patienten. Die Orchitis kann mit Schmerzen und Schwellung noch vor, gleichzeitig mit oder auch nach Ausbruch der Parotitis einhergehen. In etwa 50 Prozent der Fälle kann eine gewisse Hodenatrophie nachgewiesen werden, Sterilität ist allerdings selten. Bei 5 Prozent der postpubertären Patientinnen kommt es zu einer Eierstockentzündung, die sich aber nicht auf die Fruchtbarkeit auswirkt. Selten tritt eine Pankreatitis mit einer vorübergehenden und reversiblen Hyperglykämie auf. Eine durch Mumps hervorgerufene Ertaubung ist einer der häufigsten Gründe für eine erworbene Schallempfindungsschwerhörigkeit im Kindesalter; die Inzidenz liegt schätzungsweise bei etwa 1 von 20.000. Der Hörverlust beschränkt sich in etwa 80 Prozent der Fälle auf eine Seite. Er tritt spontan auf und führt zu einer dauerhaften Beeinträchtigung des Hörens.

Die Diagnose erfolgt – vor allem bei einer Parotitis – in der Regel aufgrund des klinischen Erscheinungsbildes. Das Mumpsvirus kann im Speichel, im Urin und im Liquor nachgewiesen werden. Die Proben sollten innerhalb der ersten fünf Krankheitstage genommen werden. Serologisch lassen sich Antikörper zuverlässiger und aussagekräftiger mithilfe eines Enzym-Immunassays (EIA) oder Hämolyse-Plaque-Tests als aufgrund einer Komplementbindungsreaktion oder Hämagglutination-Hemmung nachweisen.

Bevor der Mumpsimpfstoff im Jahre 1967 zugelassen wurde, trat die Erkrankung vorwiegend bei Fünf- bis Neunjährigen auf. In den 1980er Jahren lag der Schwerpunkt mehr bei älteren Kindern. Seit 1989 eine zweite Mumpsimpfung eingeführt wurde, ist ein ständiger Rückgang zu verzeichnen. Beim Mumpsimpfstoff handelt es sich ebenfalls um einen vermehrungsfähigen, virulenzabgeschwächten Stamm, der eine ähnliche Antikörperbildung wie der Masernimpfstoff auslöst und der einen etwa genauso lange Impfschutz bietet.

Röteln

Die Röteln wurden zunächst als eine Variante der Masern betrachtet, bis sie 1814 in der deutschen medizinischen Literatur als eigenständige Erkrankung beschrieben wurden. 1962 wurde das Rötelnvirus erstmals isoliert. Es handelt sich um ein Togavirus, ein RNA-Virus mit einer Hülle und einem einzigen Antigentyp. Die Erreger werden per Tröpfcheninfektion übertragen und vermehren sich im Nasenrachenraum und den benachbarten Lymphknoten. Fünf bis sieben Tage nach der Ansteckung überschwemmt das Virus die Blutbahn und breitet sich im gesamten Körper aus. Diese Virämie ist die Phase, in der bei einer Embryo- oder Fetopathie rubeolosa, einem kongenitalen Fehlbildungssyndrom aufgrund einer Rötelnerkrankung der Mutter, das Kind über die Plazenta infiziert wird.

Die Inkubationszeit dauert 12 bis 23 Tage. Die Erkrankung verläuft in der Regel mit leichten Symptomen, in 30 bis 50 Prozent der Fälle subklinisch oder asymptomatisch. Kinder haben selten ein Prodromalstadium, bei ihnen manifestiert sich die Erkrankung für gewöhnlich gleich als Hautausschlag. Bei älteren Kindern findet man oft ein ein- bis fünftägiges Prodromalstadium mit erhöhter Temperatur, Unwohlsein, geschwollenen Lymphknoten und Symptomen der oberen Atemwege, die dem Hautausschlag vorangehen. Das bei Röteln typische makulopapulöse Exanthem beginnt im Gesicht, schreitet vom Kopf zu den Füßen fort und dauert etwa drei Tage. Es kann gelegentlich jucken und konfluiert im Gegensatz zum Hautausschlag bei Masern nicht. Eine Woche vor dem Hautausschlag kann eine Lymphadenopathie einsetzen und etliche Wochen anhalten, von der vor allem die Lymphknoten hinter dem Ohr, am Nacken und am Hinterkopf betroffen sind. Erwachsene leiden häufig unter begleitenden Gelenkschmerzen und -entzündungen. Ungewöhnliche Komplikationen kommen bei Erwachsenen häufiger vor als bei Kindern, davon ausgenommen ist die thrombozytopenische Purpura, die mit einer Inzidenz von 1 von 3000 Fällen bei Kindern häufiger ist.

Die Diagnose erfolgt aufgrund des klinischen Bildes. Sie wird von Laboruntersuchungen in Form von serologischen Tests untermauert, die einen erheblichen Anstieg an Röteln-IgG oder das Vorhandensein von IgM-Antikörpern zeigen. Isoliert wird das Virus nur zu epidemiologischen Untersuchungen.

Die schlimmste Folge einer Rötelnerkrankung ist das kongenitale Fehlbildungssyndrom bei Embryopathie rubeolosa. Dabei können alle Organe betroffen sein, so dass es zu multiplen Manifestationen etwa in Form von Mikrozephalie, geistiger Behinderung, Schwerhörigkeit, Katarakten, Herzfehlern, pathologischen Knochenveränderungen, Leber- und Milzschäden kommt. Eine Impfung gegen Röteln soll daher vor allem eine intrauterine Infektion verhindern. Säuglinge mit einem angeborenen Röteln-Syndrom können noch bis zu einem Jahr nach der Geburt hoch infektiös sein und über ihre Körperausscheidungen große Virusmengen verbreiten, so dass sich jeder, der sich um sie kümmert und nicht geimpft ist, anstecken kann, vor allem Schwangere.

Rötelnepidemien traten gewöhnlich alle sechs bis neun Jahre auf. Bei der letzten größeren Epidemie in den USA von 1964 erkrankten 12,5 Millionen Menschen an Röteln. Es wurden 20.000 Kinder mit Embryopathia rubeolosa geboren. Die Kosten wurden auf 840 Millionen US-$ geschätzt, etwa 200.000 US-$ lebenslange Kosten pro Fall. Der 1969 zugelassene Rötelnimpfstoff besteht aus einem vermehrungsfähigen, virulenzabgeschwächten Virus, das nicht übertragbar ist. Seitdem hat es keine größeren Epidemien mehr gegeben. Kleinere Ausbrüche waren seit 1969 allerdings bei der nicht geimpften Bevölkerung zu verzeichnen, etwa bei Bevölkerungsgruppen, die eine Impfung aus religiösen oder weltanschaulichen Gründen ablehnen.[1]

Keuchhusten

Im 20. Jahrhundert gehörte Keuchhusten zu den häufigsten Kinderkrankheiten und war einer der wichtigsten Faktoren für die Kindersterblichkeit in den USA. Bevor in den 1940er Jahren der Impfstoff gegen Keuchhusten zur Verfügung stand, wurden über eine Million Erkrankungsfälle gemeldet, durchschnittlich 175.000 pro Jahr (etwa 150 Fälle pro 100.000 Personen). Seitdem der Impfstoff weit verbreitet eingesetzt wird, ist die Inzidenz um über 98 Prozent zurückgegangen, seit 1980 bis auf durchschnittlich etwa 3700 Fälle pro Jahr. Unter dem nicht immunisierten Teil der Weltbevölkerung sterben pro Jahr noch immer 300.000 Menschen an Keuchhusten.[1]

Diphterie

Bevor das Diphterie-Toxoid eine Immunisierung ermöglichte, war die Diphterie eine Hauptursache für die Morbidität und Mortalität von Kindern. In den 1930er Jahren gehörte die Diphterie in England und Wales zu den drei häufigsten Todesursachen bei Kindern unter 15 Jahren.[1] In den 1940er Jahren begann man, das Diphterie-Toxoid routinemäßig einzusetzen. Von 1980 bis 1999 wurden in den USA lediglich 49 Diphteriefälle und 1998 sowie 1999 jeweils nur ein Fall pro Jahr gemeldet.

Das Diphterie-Toxoid steht nicht als einzelnes Antigen zur Verfügung, sondern wird den Kindern zusammen mit dem Tetanus-Toxoid und dem Keuchhustenimpfstoff injiziert. In diesem Kombinationsimpfstoff ist drei bis vier Mal so viel Diphterie-Toxoid enthalten wie im Diphterie-Tetanus-Toxoid für Erwachsene.[1]

Tetanus

Vor den 1940er Jahren wurden pro Jahr 500 bis 600 Tetanusfälle gemeldet (etwa 0,4 Fälle pro 100.000 Personen). Nach Einführung des Tetanus-Toxoids sank die Inzidenz für Tetanus drastisch und stetig. Seit Mitte der 1970er Jahre werden 50 bis 100 Fälle pro Jahr verzeichnet. Bis Ende der 1990er Jahre waren dies vor allem ältere Personen, seitdem erkranken jedoch vermehrt junge Drogenkonsumenten. In fast allen bekannten Fällen handelt es sich um Personen, die entweder nie geimpft wurden oder nach 10 Jahren keine Auffrischung erhielten.

Poliomyelitis

Die ersten Polioepidemien brachen Anfang des 19. Jahrhunderts in Europa und den USA aus. Danach wurden in jedem Sommer und Herbst zunehmend schwerere Epidemien aus der nördlichen Hemisphäre gemeldet. 1952 wurde in den USA ein Maximum mit über 21.000 Patienten mit Kinderlähmung erreicht. 1955 wurde ein inaktivierter Polioimpfstoff (IPV) zugelassen, der dann bis in die 1960er Jahre hinein umfassend eingesetzt wurde. 1963 wurde dann in den USA und den meisten anderen internationalen Ländern die trivalente Polioschluckimpfung zum Impfstoff der Wahl. Die Schluckimpfung ist ein Lebendimpfstoff mit abgeschwächten Stämmen aller drei Serotypen des Poliomyelitisvirus. Diese abgeschwächten Viren vermehren sich in der Darmschleimhaut und in Lymphoidzellen sowie in Lymphknoten, die die Lymphe aus dem Darm ableiten. Der Impfling scheidet noch bis zu sechs Wochen, nachdem er eine Dosis des Impfstoffs erhalten hat, Viren mit dem Stuhl aus. Nachdem 1963 die Schluckimpfung eingeführt worden war, sank die Inzidenz für Polio drastisch. 1979 wurde in den USA der letzte Fall einer Kinderlähmung mit dem Wildtyp-Virus gemeldet.[1]

Die Schluckimpfung kann allerdings zu einer Impfpoliomyelitis oder einer Kontaktimpfpoliomyelitis führen, was unter zwei bis drei Millionen verabreichten Dosen einmal vorkommt, so dass in den USA jedes Jahr acht bis zehn Fälle dieser Erkrankung auftreten. Seit 1980 macht die mit der Impfung assoziierte Kinderlähmung 95 Prozent aller Poliomyelitisfälle in den USA aus.[1] 1996 empfahl die Impfkommission der USA (Advisory Committee on Immunization Practices, ACIP) einen Impfkalender, bei dem erst der Tot- und dann der Lebendimpfstoff verabreicht wird, doch das Risiko einer Impfpoliomyelitis blieb. Seit 2000 rät die ACIP daher, nur noch den inaktivierten Polioimpfstoff (IPV) zu verwenden.[1]

Obwohl 1994 die Kinderlähmung in Nord- und Südamerika offiziell als eliminiert galt und weltweit gegen Polio geimpft wird, kann man sich noch in vielen Teilen der Welt wie in Indien,[2] Laos,[3] den östlichen Mittelmeerländern und Afrika anstecken.[1] In der Dominikanischen Republik und Haiti kam es den Zentren für Gesundheitsüberwachung (Centers for Disease Control) zufolge erst im Winter 2000 zu einem Ausbruch von Polio.[1]

Haemophilus influenzae

Haemophilus influenzae wurde erstmals 1892 beschrieben. Bevor es wirksame Impfstoffe dagegen gab, war H. influenzae der wichtigste Auslöser einer bakteriellen Meningitis und anderer invasiver bakterieller Erkrankungen von Kindern unter fünf Jahren. Zu Beginn der 1980er Jahre traten in den USA schätzungsweise 20.000 Fälle pro Jahr auf (40 bis 50 Fälle unter 100.000 Personen). In zwei Drittel der Fälle erkrankten Kleinkinder unter 18 Monaten. 95 Prozent der invasiven Erkrankungen wurden von *H. influenzae* Typ B (Hib) verursacht. Nach Einführung des Hib-Impfstoffes Ende der 1980er Jahre gingen die

Hib-Erkrankungen gegenüber der Zeit vorher um mehr als 99 Prozent zurück.[1] Bei einer 1990 durchgeführten Reihenuntersuchung an 29.309 Kindern, die im Alter von 18 bis 60 Monaten geimpft worden waren, erwies sich der Hib-Impfstoff als äußerst sicher und wirksam: nur 2 Prozent der Kinder zeigten lokale und systemische Reaktionen; 0,15 Prozent mussten stationär behandelt werden; nur ein einziges 30 Monate altes Kind bekam eine Hib-Meningitis, und ein 29 Monate altes Kind starb.[4] Zwischen 1996 und 1997 wurden nur 144 invasive Hib-Erkrankungen bestätigt.[1] Ein ähnlicher Rückgang war auch in anderen Ländern zu beobachten.[5]

Der 1985 zugelassene, reine Polysaccharidimpfstoff (HbPV) wirkte bei Kindern unter 18 Monaten nicht so gut. 1987 konnte man mit dem ersten Hib-Konjugatimpfstoff (PRP-D, ProHIBIT), bei dem ein Kapselpolysaccharid an ein Trägerprotein gekoppelt war, die Immunität vor allem bei Kleinkindern erheblich verbessern.[1] Aus schulmedizinischer Sicht wird es aufgrund des Konjugatimpfstoffs wahrscheinlich bald keine Hib-Erkrankungen bei Säuglingen mehr geben.[6]

Pneumokokken

Streptococcus pneumoniae ist ein gramnegatives Bakterium mit 90 bekannten Serotypen. Seine Virulenz beruht vor allem auf der Polysaccharidkapsel. Trotz des Einsatzes des seit den 1940er Jahren verfügbaren Penizillins ist das Bakterium nach wie vor weit verbreitet und ruft Erkrankungen und Todesfälle hervor. Pneumokokken sind im Atemtrakt sehr häufig vorhanden, ohne dass erkennbare Symptome auftreten; etwa 27 bis 58 Prozent aller Studenten sind Keimträger. Eine Pneumokokkeninfektion setzt meist plötzlich mit Fieber und Schüttelfrost ein. Der produktive Husten mit eitrigem Auswurf kann von Schmerzen in der Brust, beschleunigtem Atmen, Kurzatmigkeit und Hypoxie begleitet sein. Pneumokokken verursachen schätzungsweise 150.000 bis 570.000 Infektionen pro Jahr. Zu den wichtigsten Erkrankungen gehören die akute Mittelohrentzündung, Pneumonie und bakterielle Meningitis; letztere wird bei Kindern unter 5 Jahren meist von Pneumokokken ausgelöst; etwa zehn von 100.000 Kindern unter einem Jahr erkranken an einer bakteriellen Meningitis.[1,7]

1977 wurde in den USA der erste Impfstoff gegen Pneumokokken, 2000 der erste Konjugatimpfstoff zugelassen. Gegenüber den sieben virulentesten Serotypen, die bei Kindern unter sechs Jahren für etwa 80 Prozent der schwerwiegenden Erkrankungen verantwortlich sind, zeigte der Konjugatimpfstoff eine über 90 Prozent stärkere Wirkung.[7]

Hepatitis B

Hippokrates hat im 5. Jahrhundert vor Christus als erster eine Gelbsuchtepidemie beschrieben. Die ersten dokumentierten Hepatitis-B-Fälle traten vermutlich 1883 in Verbindung mit der Pockenimpfung auf. Im 20. Jahrhundert kam es dann zur Serumhepatitis, weil kontaminierte Nadeln verwendet wurden. 1965 wurde erstmals das Oberflächenantigen des Hepatitis-B-Virus (HBsAg) beschrieben. Etwa 10 Prozent aller akuten Hepatitis-Viren-Infektionen gehen in ein chronisches Stadium über. 90 Prozent der Säuglinge, die von ihren Müttern bei der Geburt mit Hepatitis-Viren infiziert wurden, sowie 30 bis 50 Prozent der Kinder, die sich zwischen ihrem ersten und fünften Lebensjahr mit Hepatitis-Viren angesteckt haben, werden zu Virusträgern.[1]

In den 1980er Jahren stieg in der Bevölkerung der USA und Kanadas die Anzahl der Neuerkrankungen an Hepatitis B. Impfstoffe gegen Hepatitis B stehen in den USA seit 1981 zur Verfügung. In den Jahren von 1981 bis 1991 konnten die Impfprogramme, die vor allem für Bevölkerungsgruppen mit hohem Erkrankungsrisiko gedacht waren, an der Inzidenz insgesamt allerdings nichts ändern. 1991 begann man in den USA im Rahmen eines umfassenden Hepatitis-B-Präventionsprogramms, pränatale HBsAG-Tests an schwangeren Frauen durchzuführen; auf diese Weise konnte man herausfinden, welche Feten eine Immunprophylaxe benötigten, um eine perinatale Infektion des Neugeborenen zu verhindern. Außerdem wurde das allgemeine Routineimpfprogramm für Säuglinge um eine Hepatitis-B-Impfung erweitert.[1] Kanada erließ Hepatitis-B-Immunisierungsprogramme für 9- bis 13-Jährige. Aufgrund dieser Maßnahmen stieg die Anzahl der gegen Hepatitis B geimpften Säuglinge in den USA von 8 Prozent im Jahre 1992 auf 82 Prozent im Jahr 1996. In Kanada waren 1996 über 90 Prozent der 9–13-jährigen Kindern geimpft.[8]

Anfangs wurde die Hepatitis-B-Vakzine aus Plasma gewonnen. Dieser Impfstoff wurde – vielleicht, weil man eine Übertragung von vermehrungsfähigen Hepatitis-Viren befürchtete – nicht ausreichend angenommen. Seit 1986 wird eine gentechnisch hergestellte Hepatitis-B-Vakzine verwendet. Dafür wird in Bierhefe ein Plasmid mit dem Gen für HBsAG eingeführt. Die Hefezellen produzieren dann HBsAG, das isoliert und aufgereinigt wird. Der gentechnisch hergestellte Impfstoff enthält über 95 Prozent HBsAG und kann nachweislich keine Hepatitis-Viren-Infektion verursachen.[1]

Schätzungen zufolge infizieren sich jedes Jahr 200.000 Menschen, vorwiegend junge Erwachsene, mit dem Hepatitis-B-Virus. Mehr als 11.000 Menschen müssen aufgrund ihrer Erkrankung stationär behandelt werden, 4.000 bis 5.000 Menschen sterben an einer chronischen Hepatitis B.[9] Die Hepatitis-B-Vakzine wird in drei Dosen intramuskulär injiziert, was einen 80- bis 100-prozentigen Schutz vor einer Infektion bietet.[1]

Varizellen (Windpocken)

An Windpocken erkrankt praktisch Jeder. Ein Großteil der Fälle verläuft leicht und heilt von selber wieder aus. Es kann jedoch auch zu Komplikationen wie einer sekundären bakteriellen Infektion, einer Pneumonie (bei Kindern selten) oder Erkrankungen des Zentralnervensystems kommen; im letzteren Fall reicht das Spektrum von einer aseptischen Meningitis bis zu einer Enzephalitis.[1] Jährlich müssen 11.000 Patienten stationär behandelt werden und 120 sterben an der Erkrankung. Der Lebendimpfstoff aus einem vermehrungsfähigen abgeschwächten Varizella-Virenstamm wurde 1988 in Japan und Korea, 1995 in den USA zum allgemeinen Einsatz zugelassen. Zunächst wurden nur Personen mit geschwächtem Immunsystem geimpft, 2001 wurde dann jedoch die Windpockenimpfung in vielen Staaten in das Routineimpfprogramm für Kinder zwischen 12 und 18 Monaten mit aufgenommen.[10]

9.1.3 Aktuelle Statistiken

Zur Zeit sind die Erkrankungsraten für Krankheiten, die sich durch eine Impfung verhindern lassen, so niedrig wie noch nie zuvor. 1999 erkrankten in den USA nur 86 Personen an Masern, 238 an Röteln, eine an Diphterie, 33 an Tetanus und kein einziger an einer durch das Wildtyp-Virus verursachten Kinderlähmung.[1]

9.1.4 Die Sicherheit der Impfstoffe

Die Sicherheit der Impfstoffe wird ständig kontrolliert. Impfkomplikationen werden einer Meldestelle, dem Vaccine Adverse Reporting System (VAERS), gemeldet, die den Zentren für Gesundheitsüberwachung (Centers for Disease Control) und der FDA untersteht. Zu solchen Zwischenfällen kommt es etwa 10.000 Mal pro Jahr. Die Daten werden zwischen unabhängigen Wissenschaftlern des Joint Committee on Vaccination and Immunization und den Kontrollausschüssen der Medicines Control Agency international ausgetauscht. Sobald die Sicherheit nachweislich gefährdet ist, wird das Produkt aus dem Verkehr gezogen.[11]

9.1.5 Aktuell empfohlenes Impfprogramm

Gegenwärtig ist die Reihenfolge der empfohlenen Impfungen für Säuglinge, Kinder und Jugendliche bis zum 18. Lebensjahr festgelegt. Dieses Impfprogramm wird von der American Academy of Pediatrics (AAP), der American Academy of Family Physicians (AAFP) und dem Advisory Committee on Immunization Practices (ACIP) unterstützt.[12] In Deutschland stammen die Impfempfehlungen von der Ständigen Impfkommission am Robert-Koch-Institut (STIKO) und werden unter anderem vom Berufsverband der Kinder- und Jugendärzte (BVKJ) unterstützt.

Kombinationsimpfung DTaP: Diphtherie- und Tetanustoxoide, azellulärer Pertussisimpfstoff (aP)

- Insgesamt fünf Impfungen mit DTaP im Alter von zwei, vier, sechs, 15 – 18 Monaten und vier bis sechs Jahren
- Empfohlene Impfung mit Tetanus- und Diphtherietoxoiden mit 11 – 12 Jahren, wenn die letzte Impfung mit DPT, DTaP oder DT mehr als fünf Jahre zurückliegt
- Es wird empfohlen, die Impfung anschließend alle 10 Jahre mit Tetanus- und Diphtherietoxoiden aufzufrischen.

IPV (inaktivierter Polioimpfstoff)

Vier Impfungen mit dem inaktivierten Polioimpfstoff (IPV) im Alter von zwei, vier, 6 – 18 Monaten und vier bis sechs Jahren.

Hib (Konjugatimpfstoff aus Haemophilus influenza Typ b)

- Eine bis vier Impfungen – die Anzahl der erforderlichen Impfungen hängt von dem Alter ab, in dem das Kind zum ersten Mal mit Hib geimpft wird.
- Generell im Alter von zwei, vier, sechs Monaten und einer vierten Impfung zwischen dem 12. und 15. Monat.

Hepatitis B (HB)

Drei Impfungen mit Hepatitis-B-Vakzine:

- HBsAg-negative Mütter – Säuglinge von HBsAg-negativen Müttern sollten
  - Die erste HB-Impfung im Alter von zwei Monaten
  - Die zweite HB-Impfung mindestens einen Monat nach der ersten
  - Die dritte HB-Impfung mindestens vier Monate nach der ersten, zwei Monaten nach der zweiten Impfung, aber nicht vor Vollendung des sechsten Lebensmonats erhalten.
- HBsAg-positive Mütter – Säuglinge von HBsAg-positiven Müttern sollten
  - Hepatitis-B-Vakzine und Hepatitis-B-Immunglobulin sofort innerhalb der ersten 12 Stunden nach der Geburt erhalten.
  - Es wird empfohlen, die zweite Impfung im Alter von ein bis zwei Monaten
  - Und die dritte im Alter von sechs Monaten durchzuführen.
- Mütter, deren HBsAg-Status man nicht kennt – diese Säuglinge sollten innerhalb von 12 Stunden nach der Geburt gegen Hepatitis B geimpft werden.

Bei allen Kinder und Jugendlichen, die nicht gegen Hepatitis B immunisiert sind, sollte, sobald sie einen Arzt aufsuchen, mit den Impfungen begonnen werden.

Kombinationsimpfung MMR: Masern-Mumps-Röteln-Impfstoff

Mit MMR wird zwei Mal geimpft:

Die erste Impfung wird mittlerweile im Alter von 12 bis 15 Monaten empfohlen.

Die zweite Impfung im Alter von vier bis sechs Jahren, um auch die Kinder zu erfassen, die nach der ersten Impfung keine Immunität ausgebildet haben.

Heptavalenter Konjugatimpfstoff gegen Pneumokokken (PCV 7)

Der Konjugatimpfstoff gegen Pneumokokken wurde im Jahr 2000 zur allgemeinen Verwendung zugelassen. Es wird insgesamt vier Mal, im Alter von zwei, vier, sechs und 12 bis 15 Monaten geimpft.

Windpockenimpfung

2001 wurden in vielen Staaten neue Richtlinien für die Windpockenimpfung erlassen. In Kalifornien ist seit dem 1. Juli 2001 gesetzlich vorgeschrieben, dass 18 Monate alte oder ältere Kinder, die in Kindertagesstätten versorgt werden, Kinder, die in den Kindergarten kommen und ältere Kinder unter 18 Jahren, die von einem anderen Staat oder aus dem Ausland erstmals in eine kalifornische Schule überwechseln und nachweislich weder an Windpocken erkrankt waren noch geimpft wurden, geimpft werden müssen.[13]

9.1.6 Künftige Entwicklung der Impfung

Es existieren Pläne, nach denen die Schutzimpfungen demnächst auch noch auf das Herpes-simplex-Virus, das Zytomegalie-Virus, Gruppe B Streptokokken, Parainfluenzaviren, Adenoviren und andere Viren ausgedehnt werden soll.[14]

9.1.7 Generelle Kontraindikationen für eine Impfung

Generelle Gegenanzeigen sind moderate oder schwere akute Erkrankungen mit oder ohne Fieber, frühere anaphylaktische (schwere allergische) Reaktionen auf den Impfstoff, hohes Fieber, neurologische Symptome wie Krämpfe, eine Enzephalopathie oder Bewusstseinsstörungen. MMR- und Windpockenimpfung sind bei immunschwachen Kindern kontraindiziert. Eine lokale Rötung oder Schwellung, leichte akute Erkrankungen, leicht erhöhte Temperatur, die gleichzeitige Einnahme von Antibiotika, das Rekonvaleszenzstadium einer Erkrankung, wenn man vor kurzem einer ansteckenden Krankheit ausgesetzt war, Allergien auf Penizillin oder unspezifische Allergien sowie konstante neurologische Erkrankungen wie Zerebralparesen gelten dagegen nicht als Kontraindikationen; in derartigen Fällen kann geimpft werden.[1]

9.1.8 Amtliche Statistiken

1996 hatten etwa 98 Prozent der amerikanischen Kinder bei ihrem Eintritt in die Schule alle grundlegenden Impfungen erhalten, 67 Prozent der Zweijährigen waren entsprechend des Impfkalenders immunisiert.[15] 1998 waren jedoch nur noch 79 Prozent der 19 bis 35 Monate alten Kinder vollständig geimpft. Bei Kindern aus einkommensschwachen Familien oder aus Minderheitengruppen ist die Gefahr eines unzureichenden Impfschutzes besonders groß,[1] da die Impfstoffe teuer sind.

In jüngster Zeit hat die Sorge über eventuelle negative Auswirkungen der Impfstoffe dazu geführt, dass Eltern die Impfung ihrer Kinder eher ablehnen.

9.1.9 Impfkomplikationen und -nebenwirkungen

Bei einigen schwerwiegenden Erkrankungen von Kindern ist umstritten, ob sie mit Impfungen in Zusammenhang gebracht werden können: Dazu zählen eine Beeinträchtigung des Immunsystems, neurologische Folgeerscheinungen, Autismus und Morbus Crohn.

Impfung und Immunsystem

In der Ärzteschaft äußert man sich besorgt, welche Folgen eine Impfung für das noch unausgereifte Immunsystem insbesondere von Neugeborenen haben könnte.[16]

Nach wie vor besteht Uneinigkeit über einen möglichen Zusammenhang mit Autoimmunerkrankungen, beispielsweise zwischen den Masern- und Hepatitis-B-Impfstoffen und multipler Sklerose (MS). Bei Patienten, die diese Impfstoffe erhielten, zeigten sich Symptome einer Autoimmunreaktion, und man fand Antikörper in ihrem Gehirn. Man hat bereits Tetanus-Toxoid, Grippe-, Polio- und andere Impfstoffe mit Phänomenen in Verbindung gebracht, die von der Bildung von Autoantikörpern bis hin zu voll ausgeprägten Krankheiten wie rheumatoider Arthritis oder dem Guillain-Barré-Syndrom reichen. Neueren Befunden zufolge könnte das Immunsystem auch bei Autismus eine Rolle spielen.[17]

In letzter Zeit wurde nur eine einzige Studie veröffentlicht, bei der man in Form eines kontrollierten Tierversuchs einem möglichen kausalen Zusammenhang zwischen Impfstoffen und Autoimmunreaktionen nachgegangen ist: Dabei fand man heraus, dass gesunde Welpen, die mit einer Reihe üblicher Impfstoffe immunisiert worden waren, entsprechend unterschiedliche Autoantikörper entwickelten. Bei keinem der Tiere kam es allerdings zum offenen Ausbruch einer Autoimmunkrankheit. Wie es nach einer Immunisierung zu Autoimmunreaktionen kommt, ist bisher noch unbekannt. Möglicherweise beruht die Reaktion auf einer molekularen Ähnlichkeit zwischen einem viralen Antigen (oder einem anderen Bestandteil des Impfstoffes) und einem Autoantigen. Diese Ähnlichkeit könnte dann die Autoimmunreaktion hervorrufen.[18]

Pertussisimpfstoff und neurologische Folgeerscheinungen

Vor 1991 wurde ein Ganzkeimimpfstoff zur Keuchhustenimpfung verwendet. Er bestand aus einer Suspension von *Bordetella-pertussis*-Zellen, die durch Formalin inaktiviert worden waren. Dieser rief bei bis zu 50 Prozent der Impfungen lokale Reaktionen wie Rötung, Schwellung und Schmerzen an der Injektionsstelle hervor, Fieber und andere leichte systemische Symptome waren ebenfalls an der Tagesordnung. Eine von 1750 verabreichten Impfungen führte zu Krämpfen, während eine akute Enzephalopathie mit 10,5 Fällen pro einer Million verabreichter Impfungen selten war. Der plötzliche Kindstod und frühkindliche Spasmen wurden ebenfalls mit DPT-Impfungen in Verbindung gebracht.[1] In den 1970er Jahren weckten Berichte über eine Verbindung von Keuchhustenimpfung und frühkindlichen Hirnschäden[19] das Interesse der Medien, deren Berichte wiederum viel zur zunehmenden Besorgnis der Eltern und Ärzteschaft beigetragen haben. Die Impfrate ging von 80 auf 30 Prozent zurück. Zwischen 1976 und 1988 gab es in den USA drei große Keuchhustenepidemien, aufgrund derer über 300.000 Erkrankte stationär behandelt werden mussten und mindestens 70 Menschen starben.[11] In Ländern wie Schweden, Japan, Großbritannien, Irland, Italien und Australien formierten sich Protestaktionen gegen den Einsatz des Ganzkeimimpfstoffes bei der Keuchhustenimpfung.[20]

Für die Impfgegner sind die Impfrisiken bei weitem größer als die Vorteile. Sie argumentieren außerdem, dass sich die Anzahl der Neuerkrankungen eher aufgrund der verbesserten Lebensumstände und nicht aufgrund der Impfung verringert habe; dank der modernen medizinischen Behandlung sei der Keuchhusten zu einer relativ harmlosen Erkrankung geworden. Die Befürworter der Keuchhustenimpfung führen dagegen an, dass kein einziges charakteristisches Syndrom durch die Impfung hervorgerufen wird und dass die vorübergehenden Nebenwirkungen keine durch den Impfstoff ausgelöste Erkrankung, sondern wahrscheinlich Ausdruck einer zugrundeliegenden Disposition seien. Schließlich manifestierten sich viele neurologische Erbkrankheiten im ersten Lebensjahr. Die erhöhte Temperatur und andere systemische Effekte des Pertussisimpfstoffes sorgten möglicherweise dafür, dass sich die latent vorhandenen Störungen des Zentralnervensystems, die ohnehin zum Ausbruch gekommen wären, verstärkt oder beschleunigt in Symptomen wie Fieberkrämpfen und Epilepsie äußern würden.[1] Der bisher umfassendsten Studie zufolge, die vom National Institute of Child Health and Human Development der National Institutes of Health (NIH) durchgeführt wurde, sterben in Wirklichkeit weniger frisch geimpfte Säuglingen den plötzlichen Kindstod. Eine andere groß angelegte Studie zeigte, dass dauerhafte neurologische Folgeerscheinungen des Keuchhustenimpfstoffs so selten sind, dass sie quantitativ nicht zu erfassen sind.[21]

Dennoch wurde aufgrund der Befürchtung, dass es zu einer Hirnschädigung kommen könnte, ein azellulärer Pertussisimpfstoff aus nur noch aufgereinigten, inaktivierten Bestandteilen von *Bordetella-pertussis*-Zellen entwickelt. In dieser Form zeigt der Impfstoff seltener Nebenwirkungen und der Impfschutz ist sogar noch besser geworden. Der azelluläre Pertussisimpfstoff wurde 1991 zunächst für die vierte und fünfte Keuchhustenimpfung, 1996 auch für die Erstimpfung zugelassen. Etlichen Studien aus Europa und Afrika zufolge weisen die in den USA zugelassenen DTaP-Impfstoffe eine 71- bis 84-prozentige Wirksamkeit auf. Seit kurzem wird nur noch azellulärer Pertussisimpfstoff eingesetzt.[1]

Bislang wurde noch keine Enzephalopathie registriert. An Nebenwirkungen waren lokale Reaktionen, gering erhöhte Temperatur und selten moderate bis schwere systemische Reaktionen wie etwa Fieber über 40,5 °C, Krämpfe, dreistündiges ununterbrochenes Schreien und hypoton-hyporeaktive Episoden (HHE) zu beobachten. Bei HHE kommt es in der Regel bei Kindern unter zwei Jahren innerhalb von 48 Stunden nach einer Keuchhustenimpfung zu einem plötzlichen Absinken des Blutdrucks, nachlassenden Reaktionen, Blässe oder Zyanose. Bei 1750 DTP-Impfungen ist dies ein Mal der Fall. Im Rahmen der bislang umfassendsten Studie mit 40.000 untersuchten Fällen wurden HHE nach der Injektion von DTaP, aber auch anderen Impfstoffen, die keinen Pertussisimpfstoff enthielten, beobachtet; außerdem stellte man fest, dass die Erkrankung generell gutartig verläuft, von alleine endet und nicht immer wieder auftritt.[22]

Ein direkter Zusammenhang zwischen Enzephalopathie und Keuchhustenimpfstoff wäre biologisch betrachtet jedenfalls plausibler als die Hypothese, dass eine Verbindung zwischen Autismus und Keuchhusten – beziehungsweise Masernimpfstoffen – besteht.[11]

Autismus

Autismus und Impfstoffe gegen Keuchhusten und Masern

In einigen Gemeinden der USA ist die Inzidenz für Autismus von 1 von 10.000 im Jahre 1978 auf 1 von 300 im Jahre 1999 gestiegen. Nach einer Studie an 60 autistischen Kindern könnte ein Pertussis-Toxin, das im DPT-Impfstoff gefunden wurde, ein möglicher Grund für Autismus sein. Das Toxin löst aus Retinoid-Rezeptoren das G-alpha-Protein heraus. Die Rezeptoren sind für das Sehen, die Sinneswahrnehmung, Sprachverarbeitung, Aufmerksamkeit und damit für charakteristische Problembereiche bei Autismus entscheidend. Das höchste Autismusrisiko haben Kinder, bei denen zumindest ein Elternteil einen G-alpha-Proteindefekt aufweist. Ein solcher Defekt zeigt sich klinisch in Form von Nachtblindheit, Pseudohypoparathyreoidismus, einem Adenom der Schilddrüse oder der Hypophyse. Die Funktion von Retinoid-Rezeptoren kann durch natürlich vorkommendes Vitamin A wieder hergestellt werden.[23]

Masernimpfstoff und seine Beziehung zu Autismus und Morbus Crohn

In den letzten Jahren wird zunehmend über die strittige Frage diskutiert, ob es eine Verbindung zwischen Autismus oder Morbus Crohn und dem MMR-Impfstoff gibt.

MMR und Autismus

Im Rahmen einer britischen Studie an 12 autistischen Kindern fand man im gesamten Magen-Darm-Trakt der Kinder hyperplastische Lymphknoten. Dieser Befund führte zu der Hypothese, dass essentielle Vitamine und Nährstoffe nur unzureichend, dafür aber fälschlicherweise nicht permeable Peptide oder „nicht abgebaute Toxine" aufgenommen werden. Diese Toxine gelangen in die Leber und das Zentralnervensystem, wo sie zu Veränderungen führen, die sich als Autismus manifestieren. Bei acht Kindern berichteten die Eltern, dass es kurz nach der Impfung der Kinder mit MMR-Impfstoff zu einer Regression gekommen sei, wie sie für Autismus charakteristisch ist.[24, 14] Bei weiteren Studien in Irland fand man im Magen-Darm-Trakt von 96 Prozent der autistischen Kinder, aber nur 6,6 Prozent der normalen Kinder Masernviren. Alle autistischen Kindern waren gegen Masern geimpft worden.[26] Zahlreiche Veröffentlichungen, epidemiologische Artikel sowie die Weltgesundheitsorganisation leugnen jegliche Verbindung zwischen Autismus und der MMR-Impfung; man hält die Verknüpfung für ein zufälliges Zusammentreffen, da der Autismus bei den Kindern in der Regel im Alter von 12 bis 18 Monaten manifest wird, wenn auch die MMR-Impfung durchgeführt wird.[27–34]

Masernimpfstoff und Morbus Crohn

Nachdem Schulkinder 1994 in einer nationalen Aktion eine zweite MMR-Impfung erhalten hatten, verzeichneten die Kinderärzte einen „dramatischen Anstieg" von Morbus Crohn.[35] In Irland entdeckte Dr. John O'Leary bei 75 Prozent der Kinder mit Morbus Crohn Masernviren.[26] Zwei schwedische Studien kamen zu dem Schluss, dass alle, die im Mutterleib Masernviren ausgesetzt waren, ein hohes Risiko hatten, an Morbus Crohn zu erkranken.[36, 37] Anderen Studien zufolge wird durch eine Impfung mit vermehrungsfähigen, abgeschwächten Masernviren das Risiko, eine entzündliche Darmerkrankung zu bekommen, genauso hoch wie bei der intrauterinen Exposition.[38, 39]

Diese Thesen wurden von der Weltgesundheitsorganisation[40] und zahlreichen Studien zurückgewiesen, in denen kein kausaler Zusammenhang zwischen einer zweiten Masernimpfung und Morbus Crohn gefunden werden konnte.[41–45] Der vermeintliche Zusammenhang könnte aufgrund eines Artefakts, Zufalls oder auch einer zweifelhaften Methodik entstanden sein.[46]

Rückgang der MMR-Impfung

Die Kontroverse hat jedenfalls die Aufmerksamkeit der Medien erregt, deren Berichterstattung zu einem Rückgang der MMR-Impfungen geführt hat.[47] In Großbritannien gingen die Impfungen insgesamt um 1 Prozent, in einem Fünftel der Distrikte um 2 Prozent zurück, nachdem die Presse die MMR-Impfung mit Morbus Crohn in Verbindung gebracht hatte.[48] Selbst Krankenschwestern gaben zu, bezüglich der Sicherheit der Impfstoffe Bedenken zu haben und ihre eigenen Kindern nicht ein zweites Mal mit MMR impfen zu lassen.[49] Ärzte, Krankenschwester und Heilpraktiker haben oft mit ängstlichen Eltern zu tun, die ihre Sorgen auch gegenüber Politikern geäußert haben. Im April 2000 führte der Kongressabgeordnete Dan Burton, der selber zwei Enkelkinder hat, bei denen kurz nach der MMR-Impfung autistische Symptome auftraten, den Vorsitz bei einer Kongressanhörung über dieses Thema. Die Kontroverse wird sicher so schnell kein Ende finden.

9.2 Chinesische Medizin und Impfungen

9.2.1 Historische Perspektive

Die Chinesen gehörten zu den ersten, die – zunächst mit einer Pocken-Vakzine – Impfungen durchgeführt haben. In der chinesischen Medizin werden Infektionen als übles oder pathogenes äußeres *Qi* angesehen, durch das das *Qi* von Menschen, die dafür anfällig sind, aus dem Gleichgewicht gerät. Aufgrund eines epidemisch üblen äußeren *Qi* können unter Umständen sogar sehr gesunde und sehr gut ausbalancierte Personen erkranken. Die Pocken sind ein solches Pathogen. Die Chinesen entnahmen den Pockenpusteln relativ gesunder Personen, die von der Krankheit betroffen waren – bei einem milden Verlauf, hatte man nur ein paar Pusteln –, etwas Flüssigkeit, die das Pockenvirus enthielt. Sie trockneten diese Flüssigkeit und führten das so gewonnene Puder in die Nase von Personen ein, die noch nicht erkrankt waren, um sie gegen die Krankheit zu immunisieren. Diese Methode wurde als „Einpflanzen von Pocken“ bezeichnet und in dem von Paul Unschuld übersetzten Buch „Forgotten Tradition of Ancient Chinese Medicine“ beschrieben.

9.2.2 Theorie der chinesischen Medizin zur Immunisierung

Krankheitsebene: Vergleich einer natürlichen Erkrankung mit einer durch Impfstoff ausgelösten Erkrankung

Wie in Kapitel 6 bereits erörtert, durchlaufen Wind-Hitze-Infektionen die vier *Qi*-Ebenen: von der Abwehr-*Qi*-Ebene über die *Qi*-Ebene und die Ebene des nährenden *Qi* zur Blut-Ebene. Bei Kindern laufen Infektionen überwiegend auf den oberflächlicheren Ebenen ab: Abwehr-*Qi*- und *Qi*-Ebene. Sobald die Infektionen die Blut-Ebene erreicht haben, sind sie gravierender. Injizierte Impfstoffe müssen zur Blut-Ebene gelangen, um wirken zu können und im Serum die Bildung von Antikörpern hervorzurufen. Vom Standpunkt eines Biochemikers aus ist das nicht beunruhigend, weil die aus abgeschwächten oder inaktivierten Viren gewonnen Impfstoffe eine Immunantwort auslösen können, aber nicht mehr als infektiös angesehen werden.

Aus der bioenergetischen Sichtweise der chinesischen Medizin heraus tragen sie jedoch noch die Energie des Virus in sich und können schleichende Infektionen auslösen, da die Energie des abgeschwächten oder inaktivierten Virus nach wie vor Veränderungen beim *Qi* des Kindes hervorrufen kann. Da der Impfstoff außerdem ins Blut injiziert wird, wird das *Qi* des infektiösen Agens direkt in die innerste Blut-Ebene eingeführt. Die klassische intranasale Vakzine gelangte über die Nase in den Körper, die äußere Öffnung der Lunge und damit des Organs, das das Abwehr-*Qi* steuert. Dadurch wurde ein natürlicher Krankheitsverlauf angeregt, der auf den oberflächlicheren Ebenen bleibt. Eine solche Impfung stimuliert die Zirkulation von Abwehr-*Qi* und *Qi* und stärkt das Kind, so dass es das äußere Pathogen leichter aus dem System heraustreiben, sozusagen den Einbrecher aus dem Haus werfen kann, und nicht zulässt, dass die Infektion tiefere Körperschichten erreicht.

Wirkung von Kombinationsimpfstoffen

Der chinesischen Medizin zufolge kann der Körper in der Regel nur mit jeweils einem Krankheitsprozess fertig werden. Wenn zwei verschiedene Prozesse gleichzeitig ablaufen, kann der Körper, insbesondere das empfindliche System eines Säuglings oder Kleinkinds dabei zu sehr überlastet werden. Obwohl es für die Kinder weniger traumatisch ist, wenn sie verschiedene Impfstoffe auf einmal erhalten, und dadurch auch der Pflegeaufwand geringer ist, kann das noch nicht ausgereifte Immunsystem durch eine solche Kombination leicht überfordert werden, so dass das Kind geschwächt wird oder erkrankt. Hinzu kommt noch, dass man eine lokale Reaktion, eine leichte akute Erkrankung, leicht erhöhte Temperatur, die gleichzeitige Einnahme von Antibiotika oder allergische Reaktionen im Westen nicht als Kontraindikationen für eine Impfung ansieht, die chinesische Medizin jedoch jede einzelne dieser leichten Krankheitserscheinungen als einen separaten Krankheitsprozess betrachtet, der das Immunsystem belastet, vor allem wenn als zusätzlicher Reiz noch eine Impfung dazukommt. Nach Meinung vieler TCM-Ärzte ist daher bei solchen Kindern das Immunsystem tatsächlich nach der Impfung geschwächt und die Kinder sind in späteren Jahren für verschiedene Immunerkrankungen in Form von Allergien, Hypothyreose und Lupus erythematodes bis Krebs prädisponiert.[50]

Warum Kinderkrankheiten einen natürlichen Verlauf nehmen müssen

Hinzu kommt noch, dass die TCM als Ursache für die meisten Kinderkrankheiten ein „Gebärmutter-Toxin“ ansieht, das heißt, Überreste von Infektionen der Mutter, die sie auf das Kind in ihrem Bauch übertragen hat. Es ist daher ein ganz natürlicher Vorgang, dass das Kind diese Toxine durch Kinderkrankheiten los werden muss. Wenn dieses normale Ventil für die angehäuften Toxine blockiert ist, können die Toxine im Körper bleiben, wo sie dann in späteren Jahren Probleme hervorrufen oder Erkrankungen auslösen. Dies steht in direktem Widerspruch zur westlichen medizinischen Praxis, vor allem der ersten MMR-Impfung. In der Schulmedizin hat man die MMR-Impfung vom 12. auf den 15. Lebensmonat verschoben, weil man befürchtet, dass noch vorhandene mütterliche Antikörper die Bildung eigener Antikörper durch das Kind stören könnten. Im Alter von 15 Monaten sind keine mütterlichen Antikörper mehr nachweisbar, so dass das Kind nun seine eigenen Antikörper bilden kann. Aus chinesischer Sicht bleibt jedoch die Energie oder das *Qi* der mütterlichen Erkrankung auch dann noch zurück, wenn im Serum keine Antikörper mehr vorhanden sind, und das Kind kann das „Gebärmutter-Toxin“ nur austreiben, wenn es die Erkrankungen richtig durchmacht, was durch eine Impfung jedoch verhindert wird.[51–54]

Begrenztes Wissen und fehlende Langzeittests bei modernen Impfstoffen

Die westliche Medizin legt sehr viel Wert auf die Sicherheit der Impfstoffe, lässt aber gleichzeitig zu, dass das Wissen darüber nur begrenzt ist. Da eine wissenschaftliche Dokumentation der Impfrisiken fehlte, erstellte Sir Graham Wilson, der frühere Direktor des Public Health Laboratory Service in Großbritannien, 1967 den ersten Übersichtsartikel zur Sicherheit von Impfstoffen zusammen. 1986 wurde per Gesetz (National Childhood Vaccine Injury Act) die Kommission des Institute of Medicine gegründet, um die Nebenwirkungen von Impfstoffen gegen Kinderkrankheiten zu untersuchen. Diese Gruppe fand heraus, dass bei der Frage nach der Sicherheit von Impfstoffen noch sehr vieles unklar war und auch bei den wissenschaftlichen Untersuchungen zu diesem Thema einiges im Argen lag. Dazu gehörte beispielsweise, dass man die biologischen Mechanismen, die zu den Komplikationen führten, nicht richtig verstanden hatte, dass die Informationen aus Fallberichten unzureichend oder nur anektodisch waren, dass die Nachuntersuchungen bei vielen bevölkerungsbezogenen epidemiologischen Studien nicht umfassend genug angelegt oder nicht lange genug durchgeführt wurden.[1] Die chinesische Medizin beurteilt Sicherheit dagegen auf der Basis von Tausenden Jahren praktischer Erfahrung und neigt zur Skepsis gegenüber allen „neuen“ Methoden, die sich noch nicht lange genug, das heißt, nicht mindestens über Jahrhunderte hinweg bewährt haben –Jahre oder Jahrzehnte zählen dabei nicht.

9.2.3 Die klassischen chinesischen Impfempfehlungen

In China empfiehlt man bei Impfungen traditionell folgendes:

- Die Impfungen sollten intranasal erfolgen, um einen Schutz durch das Abwehr-*Qi* hervorzurufen.

- Es sollte jeweils nur ein Impfstoff gleichzeitig verabreicht werden, weil der menschliche Körper von seiner Physiologie her mit nur jeweils einer Erkrankung oder einem Problem fertig wird.
- Es sollte niemand geimpft werden, der schon krank ist.
- Die allgemeinen Umstände sollten bei einer Impfung mit berücksichtigt werden, da die Natur unser Wohlbefinden mit beeinflusst. So sollte man beispielsweise nicht impfen, wenn ein ungünstiges oder unbeständiges klimatisches *Qi* vorhanden ist, also während eines Sturmes beispielsweise.

Da die Bevölkerungsdichte in den Städten und rund um die Städte sehr hoch ist, übernimmt China inzwischen die westlichen Impfpraktiken. Man befürchtet, dass ungeimpfte Kinder den Ausbruch einer allgemeinen Epidemie verursachen könnten, wenn sie die Kinderkrankheiten natürlich durchmachen würden.[47, 55]

Andere alternative Praktiken wie die Homöopathie und die Chiropraktik raten ebenfalls von einer Impfung ab. Die Homöopathen halten die homöopathischen Impfstoffe für sehr viel wirksamer und sicherer als konventionelle Impfstoffe. In der Chiropraktik geht man davon aus, dass es für die Kinder sicherer ist, die Kinderkrankheiten durchzumachen, und dass man mit Wirbelsäulenmassagen Nebenwirkungen lindern kann.[56]

9.2.4 Der chinesische Umgang mit Kinderkrankheiten

Der chinesischen Medizin zufolge werden Kinderkrankheiten durch ein fetales Toxin oder „Gebärmutter-Hitze" verursacht, die in der Mutter vorhanden ist und pränatal oder bei der Empfängnis auf das Baby übertragen wird. Die Erkrankungen können solange latent sein, bis sie durch ein externes Pathogen hervorgerufen werden und sich dann auf der Körperoberfläche in Form von Hautausschlag, Pusteln oder Bläschen manifestieren. Wenn dieser Hautausschlag voll ausgeprägt ist, trägt das Kind die Toxine nicht mehr länger in sich und der Körper heilt auf natürliche Weise. Es gibt Fallberichte in der chinesischen medizinischen Literatur, bei denen sich im späteren Leben in Verbindung mit Fetaltoxinen, die nicht richtig zum Ausdruck kamen oder vertrieben wurden, chronische Gesundheitsprobleme entwickelt haben.[51–54] Manche chinesischen Ärzte raten tatsächlich, die Kinder gezielt Kinderkrankheiten auszusetzen, solange sie noch klein sind, da die Symptome bei älteren Kindern oder Erwachsenen in der Regel gravierender sind. Früher hat man Masern- oder Windpockenparties veranstaltet, damit die Kinder diese Erkrankungen bekamen.[53, 55]

Wenn sich die Eltern gegen eine Impfung entscheiden, empfiehlt die Autorin folgendermaßen vorzugehen.

Stärkung der Immunität

Man beginnt bei der Geburt oder in den ersten Lebensmonaten, das Immunsystem zu stärken. Während in der westlichen Kinderheilkunde die prophylaktische Immunisierung als Meilenstein gilt, kann die chinesische Kinderheilkunde das Kind prophylaktisch stärken, damit die Erkrankung möglichst leicht verläuft. Wenn es zu einem akuten Ausbruch der Krankheit kommt, sollte das Immunsystem erst gestärkt werden, wenn die Erkrankung wieder zurückgegangen ist.

- Ma 36, Di 4
- Bl 13, 18, 20, 21, 23

Ableiten von Hitze

Während der Erkrankung kann man durch Ableiten der Hitze dafür sorgen, dass keine Hitze zurückbleibt und das *Yin* austrocknet.

- Di 11, Du 14, generelle Ableitung von Hitze, Behandlung des Fiebers

Man zerstreut die Lungen-Hitze. Die Lunge steuert das Abwehr-*Qi* und korrespondiert mit der Haut; in der Regel sind Krankheitssymptome der oberen Luftwege vorhanden; möglicherweise kommt es zu Komplikationen durch eine Pneumonie.

Das Vier-Punkte-Protokoll sieht Folgendes vor:

- Man tonisiert Lu 5, Ni 10, sediert Lu 10, He 8.
- Lu 5 stärkt das *Yin* der Lunge
- Ni 6, Mi 6 stärkt *Yin*.

Stärkung der Niere

Durch eine Tonisierung der Niere erreicht man eine generelle Stärkung, durch eine Stärkung des Marks, des Gehirns, verhindert man Komplikationen, die wie beispielsweise eine Enzephalitis das Zentralnervensystem betreffen. Falls Komplikationen wie eine Pneumonie oder eine Enzephalitis auftreten, ist es das Beste, eine konventionelle Therapie durchzuführen und durch Akupunktur zu ergänzen.

9.2.5 Entscheidung über eine Immunisierung

Die Entscheidung, ob ein Kind geimpft werden soll oder nicht, ist sowohl für die Eltern als auch für den Arzt sehr schwierig. Die Vorteile einer Impfung sind schwer von der Hand zu weisen, während die möglicherweise damit verbundenen vorübergehenden Nebenwirkungen und Kontroversen über potenzielle Risiken verwirrend sind. Es liegt in der Verantwortung jedes einzelnen Praktikers, die Eltern über den neuesten Wissensstand zu informieren und ihnen zu erklären, welche Punkte für oder gegen eine Impfung sprechen. Der Arzt sollte so objektiv wie möglich sein, seine eigenen Überzeugungen außen vor lassen und die Eltern, egal welche Entscheidung sie treffen, unterstützen und Verständnis für sie zeigen. Eltern sollten sich so optimal wie möglich informieren, alle Punkte, die für, und alle, die gegen die Impfung sprechen, bedenken, Risiken und Vorteile gegeneinander abwägen und sich klar machen, dass letztlich sie mit dem Ausgang ihrer Entscheidung leben müssen.

Literatur

1. Public Health Foundation (2001) Epidemiology and Prevention of Vaccine-Preventable Diseases. The Pink Book, 6th edition. Waldorf, MD, Public Health Foundation.
2. Banerjee K. et al. (2000) Surveillance for polio eradication: current status and lessons learnt – India 1999. Journal of Indian Medical Association 98(1), 6–9.
3. Kuroiwa C. et al. (2000) Risk of poliomyelitis importation and re-emergence in Laos. Lancet 356(9240), 1487–8.
4. Vadheim C.M., Greenberg D.P., Marcy S.M.K., Froeschle J. & Ward J.I. (1990) Safety evaluation of PRP-D Haemophilus influenzae type b conjugate vaccine in children immunized at 18 months of age and older: follow-up study of 30,000 children. Pediatric Infectious Diseases Journal 9(8), 555–61.
5. Campbell H. & Carter H. (1993) Rational use of Haemophilus influenzae type b vaccine. Drugs 46(3), 378–83.
6. Heath P.T. (1998) Haemophilus influenzae type b conjugate vaccines: a review of efficacy data. Pediatric Infectious Diseases Journal 17(9 Suppl), S. 17–22.
7. Zimmerman R.K. & Burns I.T. (2000) Child vaccination, part 1: routine vaccines. Journal of Family Practice 49(9 Suppl), S. 2–3.
8. Scheifele D. (1998) Universal childhood hepatitis B vaccination: infants vs. preadolescents, the Canadian perspective. Pediatric Infectious Diseases Journal 17(7 Suppl), S. 5–7.
9. US Department of Health and Human Services, Centers for Disease Control and Prevention. Vaccine Information Statement. Hepatitis B. 8/23/2000.
10. US Department of Health and Human Services, Centers for Disease Control and Prevention. Vaccine Information Statement. Varicella. February 2001.
11. Nicoll A., Elliman D., & Ross E. MMR vaccination and autism 1998. Déjà vu – pertussis and brain damage 1974? British Medical Journal 316(7133), 715–16.
12. Advisory Committee on Immunization Practices (1999) Combination vaccines for childhood immunization: recommendations of the Advisory Committee on Immunization Practices (ACIP), Pediatrics 103(5 Pt 1), 1064–77.
13. California Department of Health Services, Immunization Branch. New childcare and school entry varicella IZ requirement. January 25, 2001.
14. Eskola J. (1994) Epidemiological views into possible components of pediatric combined vaccines in 2015. Biologicals 22(4), 323–7.
15. Kimmel S.R., Madlon-Kay D., Burns I.T. & Admire J.B. (1996) Breaking the barriers to childhood immunization. American Family Physician 53(5), 1648–66.
16. Ugazio A.G. & Plebani A. (1993) Vaccinations in childhood: when and why. Recent Progress in Medicine 84(12), 864–72.
17. Megson M.N. (2000) Is autism a G-alpha protein defect reversible with natural vitamin A? Medical Hypotheses 54(6), 979–83.
18. Shoenfeld Y. & Aron-Maor A. (2000) Vaccination and autoimmunity-"vaccinosis": a dangerous liaison? Journal of Autoimmunity 14(1), 1–10.
19. Kulenkampff M., Schwartzman J.S. & Wilson J. (1974) Neurological complications of pertussis inoculation. Archives of Diseases of Children 49, 46–9.
20. Gangarosa E.J. et al. (1998) Impact of anti-vaccine movements on pertussis control: the untold story. Lancet 351 (9099), 356–61.
21. Miller D., Madge N., Diamond J., Wadsworth J. & Ross E. (1993) Pertussis immunization and serious acute neurological illness in children. British Medical Journal 307, 1171–6.
22. DuVernoy T.S. & Braun N.M. (2000) Hypotonic–hyporesponsive episodes reported to the Vaccine Adverse Event Reporting System (VAERS), 1996–1998. Pediatrics 106(4), E52.
23. Megson M.N. (2000) Is autism a G-alpha protein defect reversible with natural vitamin A? Medical Hypotheses 54(6), 979–83.
24. Wakefield A.J., Murch S.H., Linnell A.A.J. et al. (1998) Ileal–lymphoid-nodular hyperplasia, non-specific colitis and pervasive developmental disorder in children. Lancet 351, 637–41.
25. Passwell J.H. (1999) MMR vaccination, Crohn's disease, and autism: a real or imagined "stomach ache/ headache?" Israel Medical Association Journal 1(3), 176–7.

26. www.letstalkhealth.com
27. Chen R.T. & Destefano F. (1998) Vaccine adverse events: causal or coincidental? Lancet 351, 611–12.
28. DeStefano F. & Chen R.T. (2000) Autism and measles, mumps, and rubella vaccine: No epidemiological evidence for a causal association. Journal of Pediatrics 136(1), 125–6.
29. DeStefano F. & Chen R.T. (1999) Negative association between MMR and autism. Lancet 353(9169), 1987–8.
30. Tettenborn M.A. (1998) Autism, inflammatory bowel disease, and MMR vaccine. Lancet 351(9112), 1357.
31. Amin J. & Wong M. (1999) Measles-mumps-rubella immunisation, autism, and inflammatory bowel disease: update. Communicable Diseases Intelligence 2398, 222.
32. Birmingham K. & Cimons M. (1998) Reactions to MMR immunization scare. Natural Medicine 4(5 suppl), 478–9.
33. Fombonne E. (1999) Are measles infections or measles immunizations linked to autism? Journal of Autism and Developmental Disorders 29(4), 349–50.
34. Miller D., Wadsworth J., Diamond J. & Ross E. (1997) Measles vaccination and neurological events. Lancet 349, 730–1.
35. Wakefield A.J. (1997) National Vaccine Information Center's First International Public Conference on Vaccination. Alexandria, Virginia, September 13–15, 1997.
36. Ekbom A., Wakefield A.J., Zack M. & Adami H.O. (1994) Perinatal measles infection and subsequent Crohn's disease. Lancet 344, 508–10.
37. Ekbom A., Daszak P., Kraaz W. & Wakefield A.J. (1996) Crohn's disease after in-utero measles virus exposure. Lancet 348, 515–7.
38. Thompson N.P., Montgomery S.M., Pounder R.E. & Wakefield A.J. (1995) Is measles vaccination a risk factor for inflammatory bowel disease? Lancet 345, 1071–4.
39. Calman K.C. (1995) Measles vaccination as a risk factor for inflammatory bowel disease. Lancet 345, 1362–4.

10 Häufige Erkankungen im Kindesalter aus westlicher und chinesischer Sicht

10.1 Einführung

Erkrankungen im Kindesalter sind einfach und komplex zugleich: einfach, weil die meisten Erkrankungen im Kindesalter akute, ganz normale Erkrankungen sind; komplex, weil die Kinder je nach Alter und Entwicklungsstadium eine unterschiedliche Physiologie und Pathophysiologie aufweisen. Westliche Medizin ist einfach und komplex: einfach, weil als Therapie meist nur Medikamente verschrieben werden, komplex, weil dafür ein enormes konkretes und technologisches Wissen über alle Details des menschlichen Körpers erforderlich ist. Chinesische Medizin ist einfach und komplex: einfach, weil sie von sehr fundamentalen Vorstellungen und Naturgesetzen ausgeht, komplex, weil sie vier Aspekte der menschlichen Existenz ergründet, die man weder sehen noch hören kann und die sich daher einer wissenschaftlichen Überprüfung entziehen.

Es ist keine einfache Aufgabe, die jeweilige Einfachheit und Komplexität der verschiedenen Ansätze miteinander zu vereinen. Im Folgenden werden die gängigen Erkrankungen im Kindesalter auf dem neuesten evidenzbasierten Wissensstand der westlichen und chinesischen Medizin dargestellt. In der westlichen Medizin gibt es eine Unzahl gut begründeter Studien, die den strengen Regeln der wissenschaftlichen Methodik genügen. In der chinesischen Medizin war die Forschung dagegen schwierig, da die chinesische Medizin ein anderes Paradigma besitzt. Während die wissenschaftliche Methode reduktionistisch arbeitet und verallgemeinert, ist die chinesische Medizin holistisch und individualisiert. Zwei Kinder mit derselben Diagnose können zwar dieselben Medikamente erhalten, werden aber entsprechend ihrer individuellen Eigenheiten unterschiedlich akupunktiert.

Die Tatsache, dass die Persönlichkeitsrechte von Kindern leicht verletzt werden können und Kinder besonderen Risiken ausgesetzt sind, erschwert die pädiatrische Akupunkturforschung noch zusätzlich. Kinder gleichen Alters können sich in ihrer kognitiven Entwicklung und hinsichtlich des intellektuellen Niveaus unterscheiden, das erforderlich ist, um ausreichend informiert der Teilnahme an einer Studie zuzustimmen (informed consent). Wegen der Fälle von Missbrauch in der pädiatrischen Forschung werden Kinder oft zu „therapeutischen Waisenkindern." Seit dem Contergan-Debakel ist die Sensibilität gegenüber Risiken für Kinder gewachsen.

Gegenwärtig gibt es nicht genügend Daten über die Akupunkturbehandlung bei Kindern. Die meisten Befunde in diesem Kapitel stammen aus Untersuchungen an Erwachsenen, die auf die Verhältnisse bei Kindern übertragen wurden; dabei handelt es sich oft um klinische Berichte oder Tests, die nicht den strengen Forschungsstandards entsprechen. Trotz der im Vergleich zur westlichen Medizin mangelhaften Methodik sind die Daten in diesem

Kapitel die besten, die es zur Zeit für Akupunkturbehandlungen gibt; daher sollten sie angesichts der zahlreichen Schwierigkeiten, vor denen man bei der Akupunkturforschung steht und die mit der Quadratur des Kreises verglichen werden können, entsprechend geschätzt werden. Es sind jedoch verlässliche Daten in Sicht, weil die National Institutes of Health Forschungsarbeiten über komplementäre und alternative Medizin sehr stark fördern.

10.2 Adipositas

Überall auf der Welt nimmt die Anzahl der fettleibigen Kinder und Jugendlichen epidemisch zu:[614-616] In jeder Altersgruppe erhöht sich das Körpergewicht jährlich um 0,2 kg.[619] Adipositas hat sich bei Kindern zu einem großen Gesundheitsproblem entwickelt.[620] Statistiken zur Fettleibigkeit von Kindern sprechen von zehn Prozent[621], 20 Prozent[617] sowie 25 Prozent[622] und man geht davon aus, dass selbst mit 30 Prozent noch nicht alle Fälle erfasst sind.[623] Bei bestimmten Gruppen von Minderheiten wie Amerikanern afrikanischer Herkunft ist die Anzahl der Betroffenen deutlich angestiegen.[617] Ob ein Kind fettsüchtig ist, zeigt sich in der Regel mit fünf bis sechs Jahren.[255]

Fettleibigkeit bei Kindern ist schwer zu definieren, weil dabei Alter, Entwicklungsstadium, körperliche Verfassung sowie individuelle Schwankungen beim Kalorienbedarf eine Rolle spielen. An der Dicke der Hautfalten ist die Erkrankung bei Kindern schwer festzumachen.[624] Im Allgemeinen spricht ein Body-Mass-Index (BMI; in kg/m^2) zwischen dem 85. und 95. Perzentil dafür, dass ein Risiko für eine Übergewichtigkeit besteht, und ein BMI über dem 95. Perzentil zeigt Übergewicht an.[617] Kinder gelten als übergewichtig, wenn ihr Gewicht bei über 120 Prozent des nach ihrer Größe zu erwartenden Gewichts liegt. Da adipöse Kinder ein erhöhtes Risiko haben, auch als Erwachsene fettsüchtig zu sein und in ihrem späteren Leben unter den Folgen ihres Übergewichts zu leiden, ist es äußerst wichtig, Fettsucht früh zu erkennen und zu behandeln.[615, 617, 618, 625] Die Wahrscheinlichkeit, dass die Fettsucht bis ins Erwachsenenalter erhalten bleibt, steigt, wenn jemand bereits in jungen Jahren oder in der Jugendzeit zu dick ist, wenn die Eltern bereits fettleibig waren, sowie mit der Schwere der Erkrankung.[626] Das Risiko auch im Erwachsenenalter adipös zu sein, ist größer, wenn zumindest ein Elternteil adipös ist, vor allem, wenn das Kind bereits vor dem zehnten Lebensjahr daran erkrankt.[627]

Die westliche Sicht

Ätiologie

Endogene Fettsucht in Form von Stoffwechselerkrankungen oder Hormonstörungen sowie Syndrome wie das Prader-Labhart-Willi-Syndrom sind bei Kindern selten.[255, 623] Im Rahmen einer umfassenden Anamnese und Untersuchung kann man normalerweise herausfinden, ob medizinische Gründe für die Fettsucht vorliegen.[614] In den meisten Fällen ist die Adipositas bei Kindern exogen bedingt und beruht auf einem Missverhältnis zwischen Kalorienaufnahme und -verbrauch. Genetische Faktoren beeinflussen die Vererbung eines übergewichtigen Phänotyps, der Haupteffektoren für den Körperfettgehalt, für Energieaufnahme und -verbrauch sowie die Reaktion auf Ernährungsveränderungen.[618, 624] Fettleibigkeit ist höchstwahrscheinlich ein komplexes polygenes Merkmal.[628]

Das größte Problem bei einer exogenen Fettsucht besteht darin, das richtige Verhältnis zwischen Energieaufnahme und -verbrauch zu finden. Die Hauptfaktoren für den Energieverbrauch sind der Grundumsatz, die Reaktion des Stoffwechsels auf Nahrung, körperliche Aktivitäten und das Wachstum; diese Faktoren hängen bei Kindern vom Alter ab.[255] Die traditionelle Sicht, dass Fettleibigkeit bei Personen mit niedrigem Grundumsatz oder dann auftritt, wenn die Zufuhr den Verbrauch übersteigt, ist inzwischen vor allem, wenn es um Kinder geht, umstritten. Untersuchungen haben gezeigt, dass der Stoffwechsel von fettleibigen Personen mit dem von Normalgewichtigen vergleichbar ist[621] und manche fettleibige Menschen sogar höhere Stoffwechselraten aufweisen.[628] Fettsüchtige und Normalgewichtige ähneln sich oft in ihrer Energieaufnahme und -verbrauch.[617, 624] Das bedeutet, das schon ein geringfügiges Ungleichgewicht in dem Verhältnis von Energieaufnahme und -verbrauch ausreichen kann, um den Unterschied zwischen beiden Gruppen hervorzurufen,[617, 624] – eventuell schon minimale Unterschiede im Grundumsatz oder den thermischen Wirkungen von Nahrungsmitteln.[624] Darüber hinaus durchlaufen Kinder beispielsweise in ihrer frühen Kindheit und Jugend bestimmte Entwicklungsphasen, die unterschiedlich viel Energie erfordern. Da jeder einen unterschiedlichen Energiebedarf hat[255] und anders auf Störungen im Energiehaushalt reagiert[617] und da Veränderungen bei der Aufnahme oder dem Verbrauch bei Kindern mit physiologischen Vorgängen wie den hormonellen Veränderungen in der Pubertät einhergehen können, hängen Gewichtszunahmen vor allem in den kritischen Entwicklungsphasen nicht immer direkt mit dem Energieverbrauch zusammen.[617]

Der Energiehaushalt des Körpers wird zentral vom Hypothalamus aus gesteuert. In ihm kommen die neuronalen, hormonellen und ernährungsbedingten Botschaften aus dem Darm und Kreislauf zusammen und er sendet Signale an die höheren Zentren, was zu einem Gefühl von Hunger oder Sättigung führt. Der Hypothalamus kontrolliert über das autonome Nervensystem und die Hypophysenhormone auch den Energieverbrauch. Die Kerne des Hypothalamus enthalten über 40 verschiedene Neurotransmitter, die die Nahrungsaufnahme und Wärmebildung beeinflussen. Solche wie die Opioide und Neuropeptid Y, die den Appetit anregen, unterdrücken die Aktivität des sympathischen Nervensystems und verringern so den Energieverbrauch, während Neurotransmitter wie Serotonin, Dopamin oder Cholecystokinin, die die Nahrungsaufnahme hemmen, die entgegengesetzte Wirkung haben: sie senken den Appetit und erhöhen den Energieverbrauch. Es gibt Anhaltspunkte dafür, dass Hormone wie Insulin sowie die Konzentrationen von Nährstoffen wie Glukose und Aminosäuren ebenfalls eine Rolle spielen. Vor nicht so langer Zeit wurde das Hormon Leptin entdeckt, das im Fett gebildet wird und auf den Hypothalamus einwirkt, um die Nahrungsaufnahme zu bremsen und den Energieverbrauch zu erhöhen. Die Leptin-Konzentration ist bei fast allen fettsüchtigen Menschen hoch und sinkt bei Gewichtsverlust wieder, was dafür spricht, dass der Körper bei Adipositas offenbar nicht richtig auf die zentralen Effekte des Leptins anspricht.[617]

Fettsucht bei Kinder ist oft mit zu starkem Verzehr von Süßigkeiten und dick machenden Nahrungsmitteln verbunden, worüber bei Kindern meist zu wenig berichtet wird.[621] Dieser Konsum führt in Verbindung mit einer zunehmend sitzenden Lebensweise der Kinder,[624] einem erhöhten Fernsehkonsum[629] sowie geringerer regelmäßiger körperlicher Betätigung[621] vor allem bei Mädchen vor der Pubertät[617] zu Fettleibigkeit.

Probleme

Fettsüchtige Kinder sind für körperliche und psychische Probleme prädisponiert. Zu den körperlichen Folgen gehören Bluthochdruck[630, 631] und Herzkreislauferkrankungen;[623, 632] Autopsien zeigen, dass sich bereits bei sehr jungen Menschen fortgeschrittene arteriosklerotische Plaques bilden können.[617] Unabhängig von der Schwere der Adipositas kann auch eine Fettleber auftreten.[255] Einer der dramatischsten und verstörendsten Befunde im letzten Jahrzehnt war die enorme Zunahme von Diabetes-Typ II bei fettleibigen Kindern und Jugendlichen.[617, 633, 634] Zu den weiteren körperlichen Beschwerden gehören orthopädische Probleme, weil auf Hüften und Knien ein größeres Gewicht lastet,[623] sowie ein obstruktives Schlafapnoesyndrom, bei dem der Patient schnarcht und im Schlaf schlecht Luft bekommt.[635]

Auf einem fettsüchtigen Kind lastet außerdem ein hoher psychischer Druck; so ist beispielsweise sein Selbstwertgefühl gering,[622] weshalb es weniger soziale Kontakte mit Gleichaltrigen hat und weniger Mannschaftssport betreibt.[255] Das kann langfristig negative psychosoziale Folgen haben, zumal Frauen, die in der Jugend übergewichtig waren, weniger häufig heiraten, schlechter bezahlte Arbeitsplätze bekommen und nicht so lange auf der Schule bleiben. Übergewichtige Männer heiraten ebenfalls seltener.[617]

Westliche Behandlung

Fettsucht bei Kindern gehört zu den Problemen, die am schwierigsten zu behandeln sind. Sie wird von den Kinderärzten häufig ignoriert oder als eine Art sozialer Devianz betrachtet. Wenn die Therapie versagt, wird dies den Patienten oder ihren Familien angelastet.[624] Die Behandlung ist oft erfolglos.[614] Mit steigender Tendenz wird Fettsucht allerdings mittlerweile schon früh identifiziert und präventiv behandelt, indem man die Ernährungs- und Lebensweise umstellt. Bei den Kinderfrüherkennungsuntersuchungen müssen Kinderärzte die Säuglinge und Kinder identifizieren, die ein hohes Risiko aufweisen und präventive Maßnahmen wie eine andere Ernährung und Lebensweise sowie Verhaltensänderungen ansprechen.[615, 623] Durch neuere molekularbiologische und molekulargenetische Daten – etwa Forschungsarbeiten zur Rolle des Leptins in der Fettsucht – wird es in Zukunft möglich werden, Personen, die zur Fettleibigkeit neigen, schon sehr früh und eindeutig zu erkennen.[636]

Bei der Adipositas bleiben Ernährung und körperliche Bewegung die Eckpfeiler westlicher Therapie.[628] Ein multidisziplinäres Team aus Kinderärzten, Ernährungsberatern, Psychotherapeuten und anderen Helfern – die Anzahl steigt mit dem Engagement, das Ärzte und Kliniken in Schulen zeigen – erarbeitet einen angemessenen Behandlungsplan. Bei der

Bekämpfung des Übergewichts versucht man in der Regel, sinnvolle Ziele für die Gewichtsreduzierung zu setzen;[623, 626] dabei kombiniert man eine gesunde Ernährung mit körperlichen Aktivitäten, um die sitzende Lebensweise zu ändern.[614, 623] Theoretisch sollte man pro Woche ein halbes Kilo Fett verlieren, wenn pro Tag 500 kcal weniger zugeführt werden.[255]

Die Experten sind sich einig, dass bei der Bekämpfung der kindlichen Fettsucht die Mitarbeit der Familie entscheidend ist.[614, 620, 621, 623, 626, 637] Eltern haben oft einen großen Einfluss auf die Essensvorlieben und körperlichen Aktivitäten (oder fehlenden Aktivitäten) ihrer Kinder.[621] Die Bereitschaft der Familie für Veränderungen beeinflusst auch die Therapie.[626] Um langfristig Erfolg zu haben, müssen die Eltern das Kind unterstützen und motivieren, damit es die gesünderen Lebens- und Essgewohnheiten beibehält.[621] Schlankheitsmittel haben starke Nebenwirkungen wie Herzerkrankungen oder pulmonale Hypertonie und wurden von der Food and Drug Administration der USA nicht für Kinder zugelassen. Ein Magenbypass wie bei noch nicht ernsthaft erkrankten adipösen Erwachsenen sollte bei Kindern und Jugendlichen höchstens in Ausnahmefällen gelegt werden.[626]

Die chinesische Sicht

Aktuelle Daten zur Akupunktur

Es gibt eine Reihe von Studien, überwiegend klinische Untersuchungen an Erwachsenen, die die Wirksamkeit der Akupunktur bei der Behandlung von Fettleibigkeit belegen. Akupunktur ist eine sichere, einfache, ökonomische und effiziente Methode, die man zusammen mit schulmedizinischen Therapieformen anwenden kann. Während die westliche Medizin alle fettsüchtigen Kinder gleich behandelt, betrachtet die chinesische Medizin verschiedene *Qi*-Disharmonien, die jeweils unterschiedlich behandelt werden müssen, als Ursache der Fettsucht. Durch einen energetischen Ausgleich der Eingeweide kann eine Akupunkturbehandlung das Gewicht – oft langfristig – verringern.[638, 639] Darüber hinaus konnte man zeigen, dass sich westliche anatomische und biochemische Parameter nach Akupunkturbehandlungen normalisieren.

Man konnte mit Akupunktur den Hypothalamus und das autonome Nervensystem beeinflussen und so beeindruckende Erfolge bei der Gewichtskontrolle erzielen. Schon allein mit Ohrakupunktur kann man Fettleibigkeit erfolgreich bekämpfen[640, 641] und selbst bei nicht fettsüchtigen Personen das Gewicht verringern.[642] Einer Hypothese zufolge blockiert die Stimulation des Magen-Punkts am Ohr das afferente Signal vom Hypothalamus und unterdrückt so den Hunger, was zu einer geringeren Nahrungsaufnahme führt.[638, 639] Eine japanische Studie hat Anhaltspunkte dafür, dass eine Ohrakupunktur der Unterfunktion des Hypothalamus entgegenwirkt und die Gewichtszunahme und Fettablagerung hemmt.[638, 639] Eine klinische Studie an 19-jährigen, in der die Nüchternwerte von Blutzucker sowie die Noradrenalin-, Dopamin-, Adrenalin- und Kortison-Konzentrationen bestimmt wurden, ergab, dass bei Patienten mit einer einfachen Adipositas eine Unterfunktion des Systems aus Sympathikus und Nebenniere sowie der Hypothalamus-Hypophyse-Nebennieren-Achse vorliegt. Durch eine Akupunkturbehandlung verbesserten sich die Funktionen beider Systeme und verringerte sich das Gewicht.[643] In weiteren Arbeiten desselben chinesischen Forschers konnten ebenfalls die verbesserten Funktionen der beiden Systeme belegt werden.[638, 639] In einer Tierstudie führte eine Elektroakupunktur an den Punkten Ma 36 und Ma 44 durch die Stimulation der Sättigungszentrums im Hypothalamus zu einem Gewichtsverlust.[644]

Die westliche Medizin geht auch davon aus, dass der Hypothalamus den Energieverbrauch über das autonome Nervensystem steuert. Nogier in Frankreich berichtete, dass die Stimulation des Lungen-Punktes am Ohr (der vom N. vagus innerviert wird) zu Appetit- und Gewichtsverlust führt.[638, 639] Einer japanischen Studie zufolge haben fettsüchtige Patienten gleichzeitig eine Unterfunktion des sympathischen und eine Überfunktion des parasympathischen Systems, die durch eine Akupunktur ausgeglichen werden können, indem die Funktion des sympathischen Nervensystem gestärkt und die Überfunktion des parasympathischen Nervensystem gehemmt wird.[638, 639]

Aktuelle Befunde zeigen auch, dass Akupunktur den Lipid- und Kohlenhydratstoffwechsel, die Regulation des Salz- und Flüssigkeitshaushalts sowie endokrine Funktionen beeinflusst. Die Akupunktur kann offenbar auch eine Hyperlipidämie[645] und den Cholesterin- und High-Density-Lipoprotein-Stoffwechsel regulieren[646] sowie für einen Anstieg des cAMPs sorgen, das die Lipase aktivieren und den Lipidabbau fördern kann.[638, 639] Bei einer russischen Studie an 62 Kindern verringerte sich durch eine Elektroakupunktur der Anteil des Fettgewebes und die Serumlipidwerte normalisierten sich.[647] Eine Akupunktur an Ohr- und Körperpunkten scheint synergistisch Cholesterin und Triglyzeride zu reduzieren und so zu einem Gewichtsverlust zu führen.[648] Eine Akupunkturbehandlung kann auch den Kohlenhydratstoffwechsel positiv beeinflussen, indem sie die Konzentration der Glukose im Serum senkt und die der Laktatdehydrogenase erhöht.[649] Es hat sich gezeigt, dass eine Akupunktur die Ödembildung bei Fettsucht verringert, indem sie durch Senkung der Natrium- und Aldosteron-Konzentration im Serum den Wasser- und Salzhaushalt reguliert.[650] Anderen Studien zufolge kann eine Akupunktur Hormon- und Stoffwechselfunktionen steuern, die für die Bekämpfung der Fettsucht wichtig sind. Eine japanische Studie ergab, dass Akupunktur den Grundumsatz erhöht,[638, 639] und eine europäische Studie zeigte, dass bei einer Akupunktur die Konzentration an Hypophysen- und Schilddrüsenhormonen erhöht sind.[638, 639]

Akupunktur kann auch die Folgen der Fettsucht verhindern, indem sie den Arteriosklerose-Index, den Indikator für die Ausprägung einer Herzkreislauferkrankung,[651] verringert und den Blutdruck senkt.[652] Selbst wenn das Gewicht nach einer Akupunktur nicht sinkt, kann die Akupunktur die psychische Verfassung fettleibiger Patienten verbessern.[653] In einem integrativen Ansatz mit Ohrakupunktur, Ernährungskontrolle und Aerobic gelang es bei 86,7 Prozent der Patienten, das Gewicht zu senken.[654]

Differenzierung der Fettsucht in der chinesischen Medizin

Die meisten Studien benutzen TCM-Regeln, um zwischen verschiedenen Syndromen als Ursache für die Fettsucht zu differenzieren, wodurch der Ansatz der westlichen Medizin um entscheidende Aspekte erweitert wird.

Bei vielen Kindern mit einer exogen bedingten Adipositas besteht keine große Diskrepanz zwischen Energieaufnahme und -verbrauch; sie reagieren daher nicht auf schulmedizinische Ernährungstherapien. Bei diesen Kindern gibt es diverse Unausgewogenheiten im *Qi* der Eingeweide, die sich nicht durch konventionelle Untersuchungen oder Laborstudien nachweisen lassen, aber gut auf eine Akupunktur ansprechen. Der Schlüssel zu einer erfolgreichen Akupunkturbehandlung ist die richtige Differenzierung der verschiedenen Typen von Fettsucht und die Auswahl der richtigen Punkte, um die jeweilige Disharmonie auszugleichen. Die Fünf-Elemente-Lehre kann zum besseren Verständnis der Funktionsstörungen beitragen, die bei Kindern zur Fettleibigkeit führen.

Bei der Fettsucht sind vor allem Magen, Milz, Leber und Niere von einer Fehlfunktion betroffen. In der aktuellen Akupunkturforschung postuliert man drei wichtige Fettsucht-Syndrome, die auch bei Kindern zutreffen können:

- *Qi*-Mangel in Milz und Magen
- *Yang*-Überschuss und *Qi*-Stau in der Leber
- *Qi*- und *Yin*-Mangel in der Niere[640, 641, 643, 648, 649]

Qi-Mangel in Milz und Magen

Qi-Mangel in Milz und Magen ist das häufigste TCM-Syndrom bei fettleibigen Kindern. Kinder haben von Natur aus eine schwache Milz und entwickeln oft eine Milz- und Magen-Schwäche, was wiederum zu Feuchtigkeit im mittleren Erwärmer führen kann. Kinder sind außerdem anfällig für das Eindringen von Wind und bei ihnen sammelt sich leicht Hitze an, weil jedes mit dem Eindringen des Windes auftretende Fieber *Yin* verbraucht. Insgesamt führt das dazu, dass die Nahrung nur unzureichend in *Qi* umgewandelt wird und der *Qi*-Transport durch den Körper gestört ist; aufgrund der unzureichenden Umwandlung von Flüssigkeiten sammelt sich weitere Hitze an. Nahrung und Flüssigkeiten werden häufig im Magen zurückbehalten. Diese Kinder nehmen schnell an Gewicht zu. Wenn die Magen-Hitze dominiert, haben die Kinder einen größeren Appetit. Das sind die Kinder, die sich bei Stress mit Fett „polstern". Wenn dagegen ein *Qi*-Mangel der Milz vorherrscht, ist der Appetit schlecht. In beiden Fällen sprechen die Kinder aus zwei Gründen nicht auf einen westlichen Ernährungsplan an: (1) die Nahrungsmittel, die zu dem anhaltenden Ungleichgewicht führen, haben nicht viele Kalorien; es handelt sich vielmehr um energetisch heiße Nahrungsmittel und Gewürze wie Ingwer oder Knoblauch, die keine Kalorien enthalten; (2) selbst kleine Mengen von jeder Art von Nahrung häufen sich an, ohne umgewandelt oder transportiert zu werden, was zu einer Gewichtszunahme führt. Diese übergewichtigen Kinder sitzen in der Regel viel, teilweise aufgrund der Gewichtszunahme, teilweise aber auch, weil sie aufgrund der Milz-Schwäche und Feuchtigkeit schwache Muskeln haben, so dass die Beine schwer werden und bereits bei leichten Aktivitäten schnell ermüden. Psychisch kommt dieses Syndrom darin zum Ausdruck, dass sich die Kinder viel zu viel Sorgen machen, oft hinsichtlich ihres Gewicht, was noch schlimmer wird, wenn sie von ihren Kameraden, Eltern oder Ärzten Aufmerksamkeit erlangen. In extremen Fällen werden die Gewichtssorgen zwanghaft und können zu einer Depression und einer Überweisung in die Psychiatrie führen. Dass sich als Komplikation Schnarchen und ein obstruktives Schlafapnoesyndrom einstellen, lässt sich durch eine Anhäufung von Schleim aufgrund des *Qi*-Mangels in der Milz erklären. Die Behandlungen, die in den verschiedenen Studien erfolgreich waren, bestanden darin, die Hitze zu vertreiben, die Feuchtigkeit zu beseitigen und den mittleren Erwärmer zu harmonisieren. Es hat sich gezeigt, dass Akupunkturbehandlungen der Milz und des MagenS das Gewicht senken, weil sie sich positiv auf den Kohlenhydratstoffwechsel auswirken, indem sie die Cholesterin- und Triglyzerid-Konzentration[648] sowie die Glukose-Konzentration im Serum verringern und die Konzentration der Laktatdehydrogenase erhöhen.[649]

Untersuchung

Bei einer Anamnese und körperlichen Untersuchung ergeben sich Anhaltspunkte für einen *Qi*-Mangel der Milz in Verbindung mit Hitze und Feuchtigkeit.

Behandlung

- Die Hitze vertreiben:
  - Man streicht heiße Gewürze und Nahrungsmittel aus dem Speiseplan und gibt dem Kind weniger warme und mehr kühlende Speisen.
  - Mithilfe des Fünf-Elemente-Vier-Punkte-Protokolls vertreibt man die Hitze aus dem Magen: Tonisierung von Ma 44, Bl 66 und Sedierung von Ma 41, Dü 5.
  - Di 11 zur Vertreibung der Hitze überall
- Beseitigung der Feuchtigkeit
- Keine oder weniger künstlich gesüßte Nahrungsmittel, vor allem Süßigkeiten, Kuchen und Kekse
- Ma 40 zur Vertreibung der Feuchtigkeit
- Tonisierung von Milz und Magen und Harmonisierung des mittleren Erwärmers
- Stärkung der Milz mit dem Vier-Punkte-Protokoll: Tonisierung von Mi 2, He 8 und Sedierung von Mi 1, Le 1
- Stärkung des mittleren Erwärmers: Ren 12
- Stärkung des Magens: Tonisierung von Ma 41, Dü 5 und Sedierung von Ma 43, Gb 41
- Spezifische „starke Punkte“ aus den Studien: Ma 25, Ma 36, Ma 37, Ma 40, Ma 44, Mi 6, Mi 9
- Ohrpunkte: *Shenmen*, Nullpunkt, Hunger, Mund, Ösophagus, Magen, Milz, *Sanjiao*, endokrin
- Körperliche Bewegung

Zu Beginn der Behandlung sollte sich das Kind nicht vermehrt körperlich bewegen, weil es entmutigt würde, wenn es nicht genug Leistung bringen kann. Der Behandlungsplan kann um Übungen oder verstärkte körperliche Aktivitäten erweitert werden, sobald das Kind auf die Behandlung anspricht, indem es etwa weniger Anzeichen von Hitze und Feuchtigkeit, einen geringen *Qi*-Mangel in der Milz oder einen gewissen Gewichtsverlust zeigt. Die Aktivitäten müssen langsam gesteigert werden, so wie das Kind es verträgt.

Yang-Überschuss und *Qi*-Stau in der Leber

Die meisten fettleibigen Kinder befinden sich in der Holzphase ihrer Entwicklung, in der die Leber anfällig ist und es in der Leber leicht zu einem *Qi*-Stau und *Yang*-Überschuss kommt. Der Grund dafür ist ein *Yin*-Mangel in der Leber. Da die Leber in einer zerstörerischen Beziehung zur Milz steht, führt ein Überschuss in der Leber zu einer Milz-Schwäche und den bereits erwähnten Disharmonien. Diese Kinder reagieren möglicherweise auf eine kalorienreduzierte Ernährung, weil fetthaltige und fett machende Nahrungsmittel für die Leber schädlich sind. Falls zu viele Medikamente eingenommen werden, kann es ebenfalls zu einem Ungleichgewicht in der Leber kommen. Die Kinder sitzen viel, weil der Gesamttransport des *Qi* durch den Körper durch einen *Qi*-Stau in ihrer Leber behindert wird und sie deshalb leicht ermüden. Emotional schlägt sich ein *Yang*-Überschuss in der Leber häufig in Form von Frustrationen, Reizbarkeit, schwelendem Ärger und manchmal Rückzug und Depressionen nieder. Diese Kinder sprechen nicht auf eine psychiatrische Behandlung an, da sie sich mit affektiven Veränderungen schwer tun. Die psychischen Manifestationen eines *Yin*-Mangels der Leber offenbaren eine Verwirrung der Geist-Seele und somit des *Shens*: geistige Ruhelosigkeit wie Ängstlichkeit, Nervosität, die sich im Laufe des Tages verschlimmert, und Schlaflosigkeit. Den Studien zufolge war die Behandlung erfolgreich, wenn das *Qi* in Bewegung gesetzt, das *Yang* der Leber gebändigt und das *Yin* in der Leber gestärkt wurde. Der Lipidstoffwechsel war bei fettsüchtigen Patienten mit einem Leber-*Yang*-Überschuss-Syndrom anomal, was erklärt, warum die Fettlebern, die westliche Mediziner gefunden haben, nicht mit der Schwere der Fettsucht korrelierten. Akupunktur sorgte für einen besseren Lipidstoffwechsel und senkte darüber hinaus den Blutdruck.[651]

Man versucht mithilfe der Fünf-Elemente-Lehre den Ursprung der kindlichen Fettsucht zu ergründen. Falls diese im Säuglingsstadium oder der frühen Kindheit begann oder falls es eine ausgeprägte familiäre Veranlagung zur Fettsucht gibt, liegen die Wurzeln der Fettsucht des Holz-Kindes in der Wasserphase seiner Entwicklung. *Yin*- und Essenz-Mangel in der Niere führen dann zu einem *Yin*/Geist-Seele-Mangel in der Leber. In der Niere herrscht kein *Yang*-Mangel, da es in der Leber einen *Yang*-Überschuss gibt.

Behandlung

- Veränderung der Ernährung
  - Keine fettreichen und fett machenden Nahrungsmittel, weniger saure Nahrungsmittel
  - Man reduziert die Einnahme von Medikamenten, vor allem freiverkäuflichen, die gerne wahllos genommen werden.
- Man behandelt den *Yang*-Überschuss in der Leber.
- Le 3, Le 13 zur Bewegung des Leber-*Qi*
- *Yintang* zur allgemeinen Beruhigung
- Verringerung von Stress, der sich in Frustration und Ärger niederschlägt
- Stärkung des Leber-*Yin*:
  - Le 3, Le 8
- Bl 47 *Hunmen*, Tor der Geist-Seele, zur Beruhigung der Geist-Seele

- He 7 zur Stärkung des Herz-*Yin* und Beruhigung des Geistes
- Bl 44 *Shentang*, Haus des *Shen*, zur Beruhigung des *Shen*
- Ni 6 zur Nährung des Nieren-*Yin*
- Ohrakupunktur: *Shenmen*, Nullpunkt, Leber, Herz, Milz, Niere
- Körperliche Bewegung

Man sollte für das körperliche Training dieselben Grundsätze wie beim vorigen Syndrom befolgen und vorsichtig anfangen. Wenn das Kind dann auf die Behandlung reagiert hat, kann der Behandlungsplan allmählich – in dem Maße, wie das Kind es verträgt – um Übungen oder verstärkte körperliche Aktivitäten erweitert werden.

Qi- und *Yin*-Mangel in der Niere

Die Fettsucht des Nieren-Schwäche-Typs beginnt in der Regel im Säuglingsalter oder der frühen Kindheit vor dem 6. Lebensjahr. Normalerweise besteht eine starke familiäre Veranlagung zur Fettsucht; ein oder beide Elternteile haben Übergewicht. Babys sind normalerweise pausbäckig und haben ein rundes Gesicht, dicke Händchen und Füße – der Erscheinungstyp des Elements Wasser, da sie sich in der Wasserphase ihrer Entwicklung befinden. Manche älteren Kindern neigen dazu, diese Wasser-Physis beizubehalten; sie sind kleiner und rundlich und haben Ödeme an ihren Extremitäten. Der chinesischen Medizin zufolge bildet die Niere die Grundlage des Marks, des Gehirns. Das entspricht in der westlichen Medizin der Beteiligung des Hypothalamus und des autonomen Nervensystem. Die chinesische Niere ist sowohl mit der Niere als auch mit der Nebenniere der westlichen Medizin vergleichbar. Kommt es zu einem Ungleichgewicht beim Wasser, so ist das auf eine Fehlfunktion sowohl der Niere als auch der Nebenniere zurückzuführen, was wiederum einen Einfluss auf das sympathische Nervensystem und die Achse aus Nebenniere, Hypophyse und Hypothalamus hat. Zahlreiche der im letzten Abschnitt zitierten Akupunkturstudien belegen die Wirkung auf den Hypothalamus, das autonome Nervensystem und die Systeme aus Sympathikus und Nebenniere sowie aus Nebenniere, Hypophyse und Hypothalamus.

Da das *Qi* und *Yin* in der Niere die Grundlage für das *Qi* und *Yin* aller Organe bildet, kommt es in der Regel zu weiteren Disharmonien. Das Nieren-*Yin* hat wegen seiner nährenden Mutter-Kind-Beziehung zur Leber und der zerstörerischen Feuer-Wasser-Beziehung zum Herzen eine spezifischere und direktere Wirkung auf Herz und Leber. Das Kind neigt in der Holzphase der Entwicklung eher zu einem *Yin*-Mangel in Niere und Leber, der sich sowohl in körperlichen Anzeichen für einen *Yin*-Mangel in Niere und Leber als auch in psychischen Anzeichen wie Angst und Frustration oder Ärger sowie den bereits erwähnten Störungen der Geist-Seele und des Verstands niederschlägt. Falls Niere und Herz nicht im Gleichgewicht sind, flammt normalerweise ein Herz-Feuer auf, weil das Wasser das Feuer nicht unter Kontrolle bringen kann. Beim Kind manifestieren sich dann weitere Störungen des *Shen*: es kann sich nicht konzentrieren oder klar denken, ist ruhelos und agitiert. Das passiert bei einem Kind eher in der Feuerphase seiner Entwicklung – das heißt bei einem Teenager. Diese Kinder sind für einen Psychotherapeuten normalerweise sehr frustrierend, weil sie sich an der Therapie nicht beteiligen, absichtlich nichts sagen oder gelangweilt dreinschauen und dabei weitere Wassermerkmale zeigen; oder sie können während der Sitzungen „feurig" werden und den Therapeuten oder Familienmitglieder beschimpfen, weil diese sie dorthin geschickt haben.

Ein *Yang*-Mangel in der Niere hat wegen der ernährenden Mutter-Kind-Beziehung zwischen Lunge und Niere und der zerstörerischen Beziehung zwischen Milz und Niere eine spezifischere Wirkung auf Lunge und Milz. Ein fettsüchtiges Kind mit einem *Yang*-Mangel in Niere und Milz zeigt körperliche Anzeichen und Symptome für beide Mängel, wobei allerdings die Zeichen für den *Qi*-Mangel der Milz wegen des begleitenden *Yang*-Mangels der Niere sehr viel deutlicher ausgeprägt sind. Trotz des sehr geringen Appetits bleibt das Kind rundlich und nimmt weiter zu. Diese Kinder verabscheuen meist körperliche Übungen, weil sie aufgrund beider *Yang*-Defizite sehr schnell müde werden, schwere Beine bekommen, an denen sich häufig Ödeme ausbilden, und Knie und Muskeln oft schon bei leichten Bewegungen schmerzen. Diese Kinder sprechen unter Umständen ein wenig auf eine Diät an, bei der Süßigkeiten nicht erlaubt sind, in der Regel aber nicht auf eine schulmedizinische Behandlung. Psychisch können diese Kinder schwerfällig oder teilnahmslos erscheinen; ihnen fehlt der Wille oder die Motivation, eine Diät durchzuhalten, oder sie geben bei jedem Projekt oder jeder Arbeit für die Schule leicht auf. Sie sind furchtsam und innerlich beunruhigt, können aber nach außen hin apathisch erscheinen: „Es stört mich nicht, wenn Leute mich als fett bezeichnen." Ihre Gleichgültigkeit ist eine Herausforderung für den Psychotherapeuten. Die Kombination aus Nieren- und Lungen-Schwäche schlägt sich in einem *Yang*-Mangel in der Niere und einem *Qi*-Mangel in der Lunge nieder. Diese Kinder haben Schwierigkeiten bei einem körperlichen Training, weil sie schnell außer Atem kommen und zu husten beginnen, wenn sie irgendetwas tun, was körperlich anstrengend ist. Bluthochdruck und Herzkreislaufprobleme sind in dieser Gruppe am häufigsten anzutreffen. Von ihrer Psyche her sind diese Kinder traurig und furchtsam, eine Kombination, die sie veranlasst, sich zurückzuziehen und depressiv zu werden. Es dauert in der Regel viele Sitzungen, bis solche Kinder dem Therapeuten in die Augen sehen und sich soweit öffnen, dass sie über sich sprechen können. Zu dieser Gruppe von Kindern gehören auch „normal korpulente" Kinder, die sehr früh übergewichtig werden, und „anomal korpulente" Kinder mit angeborenen Syndromen wie dem Prader-Labhart-Willi- oder dem Wiedemann-Beckwith-Syndrom, die weitere Anomalien etwa in der Niere oder dem Zentralnervensystem (Niere-Mark) aufweisen.

Angesichts der komplexen Gründe für eine Gewichtszunahme aufgrund einer Nieren-Schwäche – ein früher Beginn mit einer familiären Prädisposition und sekundäre Beteiligung anderer *Yin*-Organe – ist diese Art der Fettsucht bei Kindern am schwierigsten zu therapieren. Zur Behandlung gehören zum einen eine Stärkung, wenn eine genetische oder konstitutionelle Prädisposition (Nieren-Essenz-Mangel) vorhanden ist, die in der Familie schon seit vielen Generationen vorliegen kann, zum anderen eine Harmonisierung von *Yin* und *Yang* insgesamt sowie letztlich die Korrektur von Funktionsstörungen in einzelnen Organen. In die Behandlung dieser Kinder muss unbedingt die Familie mit einbezogen werden und es wäre in der Tat ratsam, Eltern und Geschwister mit zu behandeln, die höchstwahrscheinlich ähnliche Merkmale aufweisen. Der Ernährungsplan sollte für die gesamte Familie gelten.

Untersuchung

Ein früher Beginn der Fettsucht und eine familiäre Veranlagung sprechen für eine Nieren-Schwäche. Man achtet auf Anzeichen und Symptome, die für eine Beteiligung anderer Organe sprechen.

Behandlung

Man sollte sich darüber klar sein, dass die Nieren-Schwäche die Wurzel des Problems ist und die Manifestationen in anderen Organen sekundär sind. Bei der Behandlung muss man einerseits das *Yin* und *Yang* in der Niere stärken und andererseits die Fehlfunktion im sekundär betroffenen Organ behandeln. Da aber die Niere für das Ungleichgewicht verantwortlich ist, sollten auch bei der Behandlung der sekundären Organe immer einige Nieren-Punkte mit genadelt werden.

- Nach Möglichkeit untersucht man auch die Familienmitglieder, um die Symptome des Kindes besser verstehen zu können, oder bezieht die Familienmitglieder in die Behandlung mit ein.
- Ein Ernährungsplan, der möglicherweise für die gesamte Familie geeignet ist:
  - Nicht zu viel Salz: Man fügt nicht zusätzlich noch Salz hinzu und streicht salzige Nahrungsmittel wie Brezeln oder Chips vom Speiseplan.
  - Bei *Yin*-Symptomen der Leber: Man streicht oder reduziert saure Speisen und nimmt weniger Medikamente.
  - Bei Herz-Feuer-Symptomen: Man streicht bittere Speisen und ist auch bei der Einnahme von Medikamenten zurückhaltend, die normalerweise bitter sind.
  - Bei Milz-Schwäche: keine künstlich gesüßten Speisen (einige Kinder-Medikamente enthalten ebenfalls künstliche Süßstoffe)
  - Bei Lungen-Schwäche: keine gewürzten Speisen
- Stärkung von *Yin* und *Qi* in der Niere
- Falls in der Leber kein *Yang*-Überschuss herrscht, kann man die Niere insgesamt nach dem Vier-Punkte-Protokoll stärken: Tonisierung von Ni 7, Lu 8 und Sedierung von Ni 3, Mi 3
- Bl 52 zur Festigung der Willensstärke und Verringerung der Angst
- Bei der Behandlung aller sekundärer Funktionsstörungen von Organen sollten immer auch einige Nieren-Punkte mitgenadelt werden: Ni 3 zur Stärkung von *Yin* und *Yang* in der Niere oder Ni 6 zur Stärkung des Nieren-*Yin* , Ni 7 zur Stärkung des Nieren-*Yang* .
- Behandlung der spezifischen sekundär betroffenen Organe:
  - Stärkung der Milz entsprechend des Vier-Punkte-Protokolls.
  - Ma 40 zur Vertreibung von Feuchtigkeit
  - Stärkung der Lunge mit dem Vier-Punkte-Protokoll: Tonisierung von Lu 9, Mi 3 und Sedierung von Lu 10, He 8

  - Stärkung des Herzens mit dem Vier-Punkte-Protokoll: Tonisierung von He 9, Le 1 und Sedierung von He 3, Ni 10.
- Bl 44, damit *Shen* zur Ruhe kommt
- Harmonisierung der Leber
- Man behandelt psychische Probleme an den jeweiligen „Seele"-Punkten; man ändert die Lebensweise so, dass möglichst wenige Situationen auftreten, die Frustrationen, Ärger, Angst oder Traurigkeit hervorrufen.
- Die Akupunktur kann in Verbindung mit einer Einzel- oder Familientherapie durchgeführt werden.
- Ohrpunkte: *Shenmen*, Nullpunkt, Niere, Nebennieren, *Sanjiao*, Hypothalamus, Hypophyse. Man nehme spezifische Organpunkte am Ohr dazu: Milz, Leber, Lunge, Herz.[655–658]

10.3 Akne

Akne ist die Hauterkrankung, die am häufigsten bei Jugendlichen auftritt.[74, 75] Sie ist ein normales weltweit verbreitetes physiologisches Phänomen.[76, 77] Die Inzidenz liegt bei etwa 80 Prozent weltweit,[78, 79] besonders männliche Teenager sind betroffen; am häufigsten leiden 14–17-jährige Mädchen und 16–19-jährige Jungen unter Akne.[77]

Die Erkrankung betrifft die Talgdrüsenfollikel,[80] die aufgrund einer verstärkten Aktivität von Androgenen in den Hoden, Eierstöcken und Nebennieren im Rahmen des normalen Reifeprozesses vermehrt Talg bilden.[77] Akne ist darüber hinaus eine bekannte Nebenwirkung systemisch wirkender Steroide. Die westliche Ernährung spielt bei der Pathogenese der Akne offenbar keine wesentliche Rolle.[77]

Obwohl die Akne mit zunehmendem Alter von selbst zurückgeht, ist eine Behandlung erforderlich, weil die schwere Entzündung bleibende und entstellende Narben hervorrufen kann,[78, 79] die sozial ausgrenzen und langfristige psychologische Folgen haben können.[74–76, 80]

Man kann Akne grob in zwei Gruppen einteilen: eine verstopfende Form, bei der Mitesser gebildet werden, und eine entzündliche, bei der Pusteln entstehen.[79–81] Gegenwärtig kann Akne nicht geheilt werden,[1, 2] aber eine Behandlung mit einer lokalen und oralen Medikation, meist Antibiotika, soll die Ausbreitung des Prozesses und die Narbenbildung unterbinden.[74, 75, 80]

Die chinesische Sicht

Der chinesischen Medizin zufolge wird Akne durch eine Ansammlung von Schleim und Hitze hervorgerufen, was der westlichen Vorstellung einer verstopfenden und einer entzündlichen Form mit Komedonen beziehungsweise Pusteln entspricht. Die physiologischen Veränderungen während der Pubertät führen vor allem in den Magen- und Lungen-Meridianen zu einem Ungleichgewicht, können aber auch Leber- und Gallenblasen-Meridiane betreffen.[82, 83] Am meisten betroffen ist das Gesicht, weil es von zahlreichen

Meridianen durchzogen wird und der Teil des Körpers ist, der am meisten der Wind-Hitze ausgesetzt ist. Weitere häufig betroffene Bereiche sind Brust und oberer Rücken.[83] Da die Haut der Lunge zugeordnet ist, kann sich überschüssige Hitze in der Lunge in Form von Akne manifestieren. Kinder in der Holz-Phase der Entwicklung sind anfälliger für Leber- und Gallenblasen-Hitze, bei der sich die Akneläsionen im Gesicht und auf dem Körper überwiegend in den lateralen Bereichen ausbreiten.

Während die Ernährung in der westlichen Medizin keinen Einfluss auf die Pathophysiologie oder Behandlung zu haben scheint, geht die chinesische Medizin davon aus, dass Speisen, die energetisch heiß sind und Schleim enthalten, bei Akne eine Rolle spielen. Aus Sicht der chinesischen Medizin erklärt sich die Wirkung der Antibiotika dadurch, dass sie entzündungshemmende Substanzen sind und daher als energetisch kalt anzusehen sind. Eine ähnliche Wirkung kann man unter Umständen erzielen, indem man den Anteil der als energetisch kalt eingestuften Nahrungsmittel auf dem Speiseplan erhöht. Eine Akupunkturbehandlung an Körper- und Ohrpunkten scheint synergistisch für ein Gleichgewicht der Organe zu sorgen und *Yin* und *Yang* auszubalancieren.[82]

Behandlung

- Nahrungsmittel, die Hitze oder Schleim erzeugen, sollten gemieden werden.
- Man erhöht den Anteil der als kalt eingestuften Nahrungsmittel.
- Man verbindet Lokalpunkte im Gesicht und auf dem Rücken über ein Ionenpumpenkabel mit einem Fernpunkt auf dem entsprechenden Meridian oder mit Bl 60. Wenn es beispielsweise auf der Stirn rund um Magen-Punkte Akneläsionen gibt, nadelt man einen lokalen Magen-Punkt im Gesicht sowie einen distalen Magen-Punkt wie Ma 45 oder nimmt Bl 60 als Fernpunkt. Man verbindet die schwarze Klemme des Ionenpumpenkabels mit dem Gesichtspunkt des Magen-Meridians und die rote mit einem distalen Magen-Punkt oder mit Bl 60. Wenn man Magnete benutzt, setzt man den biologischen Nordpol (–) auf den Nahpunkt und den biologischen Südpol (+) auf den Fernpunkt und verbindet beide, wie oben beschrieben, über ein Ionenpumpenkabel.
- Ma 40, Mi 6 zur Auflösung von Schleim
- Du 14, Di 11 zur Vertreibung von Hitze; man konnte zeigen, dass das bei Aknepusteln hilft.[84]

Bei chronischen oder schweren Fällen von Akne – besonders, wenn Pusteln vorhanden sind – vertreibt man die Hitze mithilfe einer stärkeren Behandlung wie etwa dem Zwei- oder Vier-Punkte-Protokoll aus den Meridianen:

- Um Hitze aus dem Lungen-Meridian abzuleiten: Tonisierung von Lu 5, Ni 10 und Sedierung von Lu 10, He 8 oder Tonisierung von Lu 5 und sediert Lu 10.
- Um Hitze aus dem Magen-Meridian abzuleiten: Tonisierung von Ma 44, Bl 66 und Sedierung von Ma 41, Dü 5 oder Tonisierung von Ma 44 und Sedierung von Ma 41
- Um Hitze aus dem Leber-Meridian abzuleiten: Tonisierung von Le 8, Ni 10 und Sedierung von Le 2, He 8 oder Tonisierung von Le 8 und Sedierung von Le 2.
- Um Hitze aus dem Gallenblasen-Meridian abzuleiten: Tonisierung von Gb 43, Bl 66 und Sedierung von Gb 38, Dü 5.

- Ohrpunkte: *Shenmen*, Nullpunkt, Meisterpunkt der Haut, endokrine Hormone, Lungen-Punkte.[85]
- Niere, Milz und Herz, falls Pusteln vorhanden sind.[82]

10.4 Asthma

Asthma ist eine der häufigsten chronischen Erkrankungen in der Kindheit, sie wurde bei etwa zehn Prozent aller Kinder in den USA diagnostiziert.[77, 86] Asthma führt zu erheblichen Fehlzeiten in der Schule.

In verschiedenen Ländern ist die Krankheit ganz unterschiedlich stark verbreitet; die größte Verbreitung findet man im Vereinigten Königreich, Australien und Neuseeland, die geringste in Osteuropa, China und Indien.[87, 88] In den letzten Jahren breitet sich Asthma weltweit vor allem bei Kindern unter zwölf Jahren immer mehr aus.[89, 90]

Gehäuftes Auftreten von Asthma in jungen Jahren

Obwohl man Asthma in jedem Alter bekommen kann, treten bei 80–90 Prozent der asthmatischen Kinder die ersten Symptome bereits vor dem vierten bis fünften Lebensjahr auf.[77] Kinder bis zu vier Jahren haben andere Symptome und müssen gesondert betrachtet werden.[91] Sie nehmen verstärkt den Gesundheitsdienst in Anspruch, wozu auch mehr stationäre Behandlungen pro Jahr gehören.[92] Die Anzahl der Krankenhausaufenthalte von Kindern im Alter von einem bis vier Jahren hat sich in den USA zwischen 1980 und 1992 nahezu verdoppelt. Den selben Trend beobachtet man weltweit auch in anderen Ländern.[93] Unter amerikanischen Kindern im Alter von fünf bis 14 Jahren hat sich auch die Anzahl der Sterbefälle aufgrund von Asthma in der Zeit von 1980–1995 nahezu verdoppelt.[89, 94] In Neuseeland und Kanada ist ein ähnlicher Anstieg bei der Schwere der Erkrankung und der Mortalitätsrate zu beobachten.[95, 96]

Die westliche Sicht

Pathophysiologie

Asthma ist eine diffuse, reversible, obstruktive Lungenerkrankung, die drei wichtige Merkmale aufweist: einen Krampf der glatten Bronchialmuskulatur, Ödeme und Entzündungen der Schleimhaut in den Atemwegen sowie intraluminale Schleimpfropfen.[77, 86] In den letzten beiden Jahrzehnten hat man erkannt, dass neben einer Kontraktion der glatten Muskulatur auch eine chronische Entzündung der Atemwege eine Schlüsselrolle bei der Pathogenese der Asthmaerkrankung von Erwachsenen spielt.[97, 98] Obwohl dieser Zusammenhang bei Kindern nicht so genau untersucht ist, hat man bei den Richtlinien zur Bekämpfung des Asthma bronchiale bei Kindern besonderen Wert darauf gelegt, dass die Therapie auf die Bekämpfung der Entzündung ausgerichtet ist.[99–101] Die chronische Entzündung wird durch eine lokale Synthese von entzündungsfördernden Substanzen sowie eine verstärkte Rekrutierung von Entzündungszellen, vor allem eosinophilen Zellen und Mastzellen, hervorgerufen. Studien an jungen Erwachsenen sprechen dafür, dass die chronische Entzündung für langfristige Veränderungen in der Lunge, einschließlich einer Überreaktivität der Bronchien, eines Umbaus der Atemwege sowie einer irreversiblen Behinderung des Luftstroms verantwortlich ist.

Weil an Säuglingen und Kleinkindern nur unter großen Schwierigkeiten wissenschaftliche Studien durchzuführen sind, stehen nicht genügend Daten zur Verfügung.[102] In limitierten Studien wurden in der Lunge von Säuglingen und Kleinkindern vermehrt Entzündungszellen sowie eine Verdickung der Basalmembran nachgewiesen; außerdem hat man gesehen, dass im Alter von sechs Jahren die Lungenfunktion bei asthmatischen Kinder gegenüber gesunden Kindern deutlich eingeschränkt ist, wenn beide Gruppen im Alter von sechs Monaten auf dem gleichen Niveau anfangen haben. Diese Befunde sprechen dafür, dass bereits in sehr jungen Jahren eine asthma-artige Entzündung vorliegen kann, die mit einer irreversiblen Verschlechterung der Lungenfunktion verbunden ist.[103]

Die umfangreichen entzündlichen Veränderungen deuten darauf hin, dass Asthma auf einer ungesteuerten „Fehlreaktion des Immunsystems“ basiert, sodass nicht der Wirt geschützt, sondern durch die Überreaktion des Immunsystems normales Gewebe geschädigt wird. Bei einem akuten Anfall sowie nach einem Allergenkontakt oder nach einer körperlichen Belastung sind in den Atemwegen sowie im Blut und Urin von Asthmatikern[98] die Konzentrationen an entzündungsfördernden Substanzen wie Histaminen und Leukotrienen erhöht.[104] Cysteinyl-Leukotriene sind entzündungsfördernde Substanzen, die für die Pathophysiologie von Asthma besonders wichtig sind.[104] Es scheint eine Korrelation zwischen Infiltraten von Lymphozyten und Eosinophilen in die Submukosa und der Schwere der Erkrankung zu geben.[97] Zusätzlich zu den entzündlichen Veränderungen werden auch die Epithelien im Bereich der Luftröhre und des gesamten Bronchialbaums zerstört, so dass die Nervenendigungen frei liegen und die Atemwege des Asthmatikers übererregbar werden.[105] Wegen der chronischen Entzündung und der Hyperreaktivität der Atemwege wird die mukoziliäre Klärfunktion behindert, so dass die Atemwege aufgrund von Auslösern wie Allergenen,[106] Reizstoffen aus der Umwelt[107] wie etwa Passivrauchen,[108] körperlicher Belastung,[109] emotionalem Stress,[110] und Medikamenten leicht akut blockiert werden können. Es spricht einiges dafür, dass Asthma mit einer Infektion des Respiratory-Syncytial-Virus (RSV) einhergeht; Kinder, die bereits im ersten Lebensjahr in einer Kindertagesstätte betreut werden und früh in ihrem Leben Viren ausgesetzt sind, entwickeln eine Immunität, die dazu führt, dass sie weniger Allergien ausbilden.[111] Bei den meisten Kindern, bei denen das Asthma vor allem durch Infektionen der Atemwege in jüngeren Jahren ausgelöst wurde, gehen die Asthma-Symptome im jugendlichen Alter wieder zurück.[103] Bei älteren Kindern und Teenagern spielen Emotionen eine wesentliche Rolle: sowohl als Auslöser der Symptome als auch durch die Folgen, die eine chronische Erkrankung auf das Selbstbild der Kinder sowie die Dynamik in der Familie hat.[77]

Diagnosestellung

Die neuesten Richtlinien zur Bekämpfung von Asthma unterscheiden beim Asthma von Kindern vier Schweregrade: eine periodisch auftretende leichte Form, eine persistierende leichte Form, eine moderate persistierende Form sowie eine schwere Variante.[101] Das periodisch auftretende leichte Asthma ist dadurch gekennzeichnet, die es durch körperliche Belastung ausgelöst wird – ein häufiger Zustand bei Kindern.[101] Die schwere Form des Asthmas, bei der es immer häufiger zu Anfällen kommt, die kaum auf eine konventionelle Behandlung ansprechen, ist bei amerikanischen Kindern immer häufiger anzutreffen.[86] Der Status asthmaticus ist ein Zustand fortschreitender respiratorischer Insuffizienz, bei dem konventionelle Therapieansätze keinen Erfolg zeigen.[101] Die genaue Definition dieses Zustand ist von Autor zu Autor verschieden. In der Praxis sollte man bei jedem Patienten, der nicht auf eine Erstbehandlung mit bronchienerweiternden Mitteln reagiert, einen Status asthmaticus in Betracht ziehen.[112]

Westliche Behandlung

Seit dem 16. Jahrhundert konnte man Asthma dadurch erfolgreich bekämpfen, dass man Allergene mied. Heutzutage ist das Problem angesichts der zunehmenden Menge an Schadstoffen und Chemikalien in der Umwelt, die für Kinder potentielle Allergene darstellen, sehr viel komplexer.[113] Eine Belehrung der Eltern, besonders im Hinblick auf das Rauchen, kann die Anzahl der Krankenhausaufenthalte verringern.[114] Da die Infektionen, die Asthmaanfälle auslösen, überwiegend viraler Natur sind,[115] sind Antibiotika in der Regel nicht angebracht. Die medikamentöse Therapie besteht vor allem aus der Gabe bronchienerweiternder Mittel und der Inhalation von Steroiden – eine Therapie, die inzwischen als Erstversorgung sowohl bei der Langzeitbehandlung [99] als auch bei akuten Anfällen[117] gerechtfertigt ist. Da mittlerweile klar ist, dass sich das Wachstum aufgrund der inhalierten Kortikosteroide verlangsamt,[118] wäre es wichtig, zwischen Säuglingen mit einer früh einsetzenden Asthmaerkrankung und solchen, die nur vorübergehend Probleme haben, zu unterscheiden.[119] Vor wenigen Jahren hat die FDA die Verwendung von Antagonisten des Leukotrien-Rezeptors bei asthmatischen Kindern unter vier Jahren genehmigt,.[120] Diese Mittel unterbinden die Überreaktion des Immunsystems, woraufhin dann die Entzündung der Atemwege eingedämmt wird und weniger Eosinophile in die Schleimhaut der Atemwege und den peripheren Blutkreislauf gelangen.[104] Der Status asthmaticus erfordert den entschiedenen Einsatz vieler verschiedener Medikamente. Eine Beatmung sollte so weit wie möglich unterlassen werden, weil die Lungen durch einen positiven Druck nur noch weiter aufgebläht werden.[86]

Die chinesische Sicht

Aktuelle Daten zur Akupunktur

Asthma entspricht den Vorstellungen der chinesischen Medizin von „Winter Krankheit, Sommer Heilung“. Viele asthmatische Kinder in China, bei denen im Sommer an Akupunkturpunkten Kräuterpflaster aufgelegt worden waren, hatten während der Asthmasaison kaum oder keine Symptome.[121, 122] Die wenigen aktuellen Studien und klinischen Berichte über Akupunkturbehandlungen von asthmatischen Kindern sind in der Regel vielversprechend.[121, 123, 124] Empirische Daten zu einfachen Akupunkturbehandlungen bei asthmatischen Kindern in Deutschland waren positiv.[125] Eine Studie zeigte, dass die Akupunktur zwar nicht den basalen Tonus der Bronchialmuskulatur beeinflusst, ein durch körperliche Belastung ausgelöster Asthmaanfall, wie man ihn bei Kindern häufig antrifft, jedoch abgeschwächt werden konnte, wenn 20 Minuten vor der Belastung eine Akupunktur durchgeführt wurde.[126] Eine mögliche Wirkungsweise der Akupunktur besteht darin, die reflexive Komponente der Bronchokonstriktion zu verringern, die durch Histamin ausgelöste Kontraktion der glatten Muskulatur wird hingegen nicht beeinflusst.[127] Es hat sich gezeigt, dass bei Kindern, die sich vor Nadeln fürchten oder sie nicht vertragen, auch eine Behandlung ohne Nadeln wie das Schröpfen, das Anbringen von Kügelchen an Ohrpunkten [123] oder eine Massage von Akupunkturpunkten[124] wirkt.

Studien an Erwachsenen sprechen dafür, dass eine in Verbindung mit einem allergischen Asthma auftretende allergische Rhinitis mit deutlich veränderten Serumwerten von IgE und Lymphozyten erfolgreich mit Akupunktur behandelt werden kann.[128] Selbst wenn nur *Zusanli* (Ma 36), der Meisterpunkt für die Immunität akupunktiert wurde, ließ sich die Anzahl der Eosinophilen verringern.[129] Zwei Punkte auf dem Lungen-Meridian, Lu 6 und Lu 10, zeigten bei akuten Asthmaanfällen vom „Kälte"-Typ entsprechend der TCM-Diagnostik eine direkte Wirkung. Wenn man die Nadeln 40 Minuten beließ, erzielte man langfristig eine positive Wirkung.[130] Eine Kombination aus elektrischer Stimulation und lokaler Anwendung von Kräutern führte zu Synergieeffekten und war sowohl bei akuten Anfällen als auch bei Langzeittherapien wirksamer.[121] Wenn sowohl am Ohr als auch auf dem Körper Akupunkturpunkte genadelt wurden, konnten Asthmatiker, die auf Steroide angewiesen sind, mit der Steroiddosis heruntergehen.[123]

Der für die Zukunft interessanteste Aspekt, den die Akupunktur bei der Behandlung von Asthma bieten kann, liegt darin, dass die Akupunktur sowohl die Immunreaktion stimulieren als auch – und das ist noch wichtiger – eine überschießende Immunreaktion regulieren oder modulieren kann. Augenblicklich sprechen zahlreiche biochemische Befunde dafür, dass Akupunktur sowohl den humoralen als auch den zellulären Zweig des Immunsystems aktiviert, um den Wirt zu schützen.[131–136] Untersuchungen haben darüber hinaus ergeben, dass die Akupunktur die Synthese und Freisetzung entzündungsfördernder Mediatoren steuern kann.[135, 137, 138] Aktuelle Hypothesen besagen, dass das höchstwahrscheinlich durch einen gemeinsamen Weg vermittelt wird, der Immunsystem und Opioide verbindet,[139–141] die nachweislich für die schmerzlindernde Wirkung der Akupunktur mit verantwortlich sind.

Pathophysiologie

Der chinesischen Medizin zufolge entspricht das kindliche Asthma dem Eindringen einer akuten Wind-Kälte oder Wind-Hitze oder einem inneren Nieren-, Milz- oder Leber-Ungleichgewicht. Eine gründliche Anamnese kann die Ätiologie entschlüsseln und die Aufstellung eines Behandlungsplans erleichtern.

Anamnese bei Asthma

Alter bei Krankheitsausbruch: Das Einsetzen der Atemprobleme in der Wasserphase der Entwicklung im Säuglingsalter oder in der frühen Kindheit spricht für eine schwache Konstitution der Niere, weshalb eine längere Behandlung erforderlich sein wird. Ein Kind in der Holzphase der Entwicklung hat häufiger ein gestörtes Gleichgewicht in der Leber; bei ihm gibt es bei den Asthmaanfällen auch öfter eine emotionale Komponente.

Ernährungsvorgeschichte: Es ist eine ausführliche Anamnese erforderlich, die sich auf Schleim-bildende und zu viele energetisch kalte oder heiße Nahrungsmittel sowie auf Süßigkeiten konzentriert.

Familienanamnese: Eine Familiengeschichte mit vielen Asthmafällen weist auf eine genetische Veranlagung und damit eine Prädisposition durch das *Yin-* oder die Essenz der Niere hin.

Andere frühere Krankheiten: Andere Krankheiten können das Kind schwächen; so können etwa von häufigen Episoden mit viraler Gastroenteritis noch pathogene Einflüsse zurückgeblieben sein und die Milz schwächen.

Frühere Notfallbehandlungen und Krankenhausaufenthalte aufgrund von Asthma: Häufigkeit und Dauer der Notfallbehandlungen und Krankenhausaufenthalte sind Anzeichen für die Schwere einer Krankheit, die dann eventuell schwieriger zu behandeln ist.

Auslösende Faktoren: Wind-Kälte, Wind-Hitze, externe Allergene, Ernährung und Emotionen sind alles Faktoren, die Asthma-auslösend sind.

Augenblickliche und frühere Medikation(en): Alle Medikamente, die genommen werden, sind wichtige Informationen – vor allem die Dosierung und Häufigkeit der Einnahme von Steroiden, weil Steroide eine Akupunkturbehandlung stören.

10.4.1 Akute Episoden aufgrund von externen Pathogenen

Wind-Kälte-Invasion

Eine Wind-Kälte-Invasion entspricht einer Virusinfektion und Allergenen wie Pollen und (Blüten-)Staub, die mit dem Wind verbreitet werden. Das Pathogen hat die *Yang*-Stadien durchlaufen und das *Tai-Yin*-Stadium erreicht, sodass das Kind zu wenig innere Kälte hat. Die Lunge, das Organ, das die Haut reguliert, ist ebenfalls empfänglich für Wind, der über die Haut in die Bronchien gelangt. Wenn man mehrfach einer Wind-Kälte-Invasion ausgesetzt war, kann sich schon Wind in den Atemwegen festgesetzt haben, wodurch diese für weitere Invasionen empfänglicher werden. Das *Tai-Yin*-Stadium der Invasion schwächt darüber hinaus auch die Milz, die bei Kindern bereits von Natur aus schwach ist. Eine schwache Milz kann die Flüssigkeiten nicht effizient umformen und transportieren, wodurch Feuchtigkeit und Schleim zunehmen, die die Meridiane und Atemwege blockieren. Wenn das Lungen-*Qi* nicht absteigen kann, kommt es zu einer Umkehr des *Qi*-Flusses oder einem „rebellischen *Qi*", wodurch Symptome des Keuchens und Hustens mit klarem oder weißem Schleim ausgelöst werden.

Sowohl aus westlicher wie aus chinesischer Sicht sind die Lungen für den Immunschutz des Wirts mit verantwortlich. Das *Tai-Yin*-Stadium zeigt an, dass das *Wei Qi* nicht stark genug war, um den „Einbrecher daran zu hindern, in das innere Haus einzudringen." Dass entzündungsfördernde Zellen vorhanden sind, die eine Überreaktion des Immunsystems selbst bei einem akuten Anfall anzeigen,[104] spricht dafür, dass die Steuerung der Immunreaktion bereits beeinträchtigt ist. Sowohl eine ineffiziente als auch eine unmodulierte Immunantwort sind die biochemischen Korrelate einer schwachen Lunge – einer Lunge, die ihre normalen Funktionen nicht mehr richtig erfüllen kann.

Behandlung

Bei akuten Anfällen:

- *Dingchuan*, ein spezieller Punkt, um die keuchende Atmung in den Griff zu bekommen
- Bl 12, Bl 13, Pe 6, Ren 17, Lu 1[142]
- Bei einer Wind-Kälte-Erkrankung müssen mehrere Behandlungen aufeinanderfolgen, um den Krankheitsverlauf zu verkürzen:
  - Erst vertreibt man die Kälte aus der Lunge, dann stärkt man die Lunge und dann das Immunsystem.
- *Tai-Yin* ist das letzte Stadium, in dem das Pathogen, „der Eindringling," vertrieben werden kann. Wenn man die Lunge oder das Immunsystem stärkt, ohne zuerst die Kälte vertrieben zu haben, so ist das, als „würde man den Einbrecher im Haus einschließen." Da die Milz daran ebenfalls direkt oder indirekt beteiligt ist, wäre eine ähnliche Behandlung der Milz sinnvoll.
- Vertreibung der Kälte: Ni 3, Ni 7
- Vertreibung der Kälte mithilfe des Vier-Punkte-Protokolls:
  - Lungen-Kälte: Tonisierung von Lu 10, He 8 und Sedierung von Lu 5, Ni 10.
  - Milz-Kälte: Tonisierung von Mi 2, He 8 und Sedierung von Mi 9, Ni 10.

  (Da He 8 und Ni 10 bei beiden Behandlungen akupunktiert werden, reichen sechs Punkte aus, um die Kälte aus Lunge und Milz zu vertreiben.)
- Bei Säuglingen und Kleinkindern müssen nur die Lungen- oder Milz-Punkte stimuliert werden.
- Stärkung mithilfe des Vier-Punkte-Protokolls:
  - Stärkung der Lunge: stärke Lu 10; beruhige Lu 5
  - Stärkung der Milz: stärke Mi 2; beruhige Mi 9
  - Bei Säuglingen und Kleinkindern nadelt man nur die Lungen- oder Milz-Punkte.
- Stärkung und Modulierung des Immunsystems:
  - Ma 36; *Shu*-Punkte auf dem Rücken: Bl 13, 18, 20, 21, 23
- Veränderungen bei der Ernährung:
  - Man vermindert den Verzehr von energetisch kalten Getränken und Nahrungsmitteln sowie von süßen Nahrungsmitteln.
  - Schleim-bildende Nahrungsmittel wie Milchprodukte, Zucker, Honig, Erdnüsse, Mandeln oder Schweinefleisch sollten vermieden werden.
  - Man wählt Nahrungsmittel, die den Schleim tendenziell verdünnen, wie Erdbeeren, Gartenbohnen, Kartoffeln, Kürbis, Papayas, Pilze oder Radieschen.

Invasion von Wind-Hitze

Die Invasion der Wind-Hitze entspricht einer bakteriellen Infektion, die entweder die Folge einer Virusinfektion oder aber eine Primärinfektion sein kann. Lungen-Symptome sprechen dafür, dass das virulente Pathogen die *Qi*-Ebene oder sogar die Ebene des nährenden *Qi* erreicht hat. Die Milz ist ebenfalls beteiligt und wird weiter geschwächt. Zur Hitze kommt schnell Schleim hinzu, das jetzt dick und eitrig wird. Die Invasion kann auch rasch auf die größeren Atemwege und sogar auf das Lungengewebe übergreifen, wodurch es zu einer bakteriellen Bronchitis oder einer Pneumonie kommt. Durch die Hitze trocknet außerdem das *Yin* rasch aus, so dass die Lunge erheblich geschädigt wird, die gegenüber Trockenheit empfindlich ist. Daher sind die Lungen-Funktionen bei einer Wind-Hitze-Invasion sehr viel stärker beeinträchtigt als bei einer Wind-Kälte-Invasion.

Im akuten Anfall:

- *Dingchuan*, Bl 12, Bl 13, Pe 6, Ren 17, Lu 1
- Du 14, Di 11 zur Vertreibung der Hitze

Bei Wind-Hitze-Erkrankungen muss erst die Hitze aus der Lunge und Milz vertrieben und dann beide Organe durch eine weitere Tonisierung des Lungen- und Milz-*Yin* umfassend gestärkt werden; anschließend muss noch das Immunsystem gekräftigt werden.

Vertreibung der Hitze:

- Mit Du 14, Di 11
- Mithilfe des Vier-Punkte-Protokolls:
  - Lungen-Hitze: Tonisierung von Lu 5, Ni 10 und Sedierung von Lu 10, He 8.
  - Milz-Hitze: Tonisierung von Mi 9, Ni 10 und Sedierung von Mi 2, He 8. (Da He 8 und Ni 10 bei beiden Behandlungen akupunktiert werden, kann man die Hitze bei älteren Kindern über sechs Punkte aus Lunge und Milz vertreiben.)
  - Bei Säuglingen und Kleinkindern benutzt man nur die Lungen- und Milz-Punkte.
- Mithilfe des bereits erwähnten Vier-Punkte-Protokolls stärkt man Lunge und Milz.
- Stärkung des *Yin* über Ni 6 und Mi 6
- Stärkung und Modulation des Immunsystems
- Man senkt den Verzehr von energetisch heißen Getränken und Nahrungsmitteln sowie von Schleim-bildenden und süßen Nahrungsmitteln.
- Bei dickem und gelbem „heißem" Schleim sind White-Fungus-Pilze am gesündesten. Falls man diese nicht hat, nimmt man Äpfel, Birnen, Mango, Möhren, Sellerie oder Spargel und meidet heiße Nahrungsmittel wie Knoblauch und Ingwer.

10.4.2 Chronisches Asthma bei konstitutioneller Schwäche

Lungen- und Nieren-Schwäche

Kinder haben konstitutionell eine schwache Lunge. Diese gilt als „unausgereift" und anfällig gegenüber Kälte und Trockenheit. Die zunehmende Anzahl von Asthmatikern unter den Kleinkindern lässt sich mit der an den fünf Elementen orientierten Entwicklungstheorie erklären. Säuglinge und Kleinkinder befinden sich in der Wasserphase ihrer Entwicklung, in der die Niere verletzlich ist. Niere und Lunge sind eng miteinander verbunden. Das Konzept des Nieren-*Jing* oder der Nieren-Essenz entspricht der westlichen Vorstellung von einer genetischen Veranlagung. Nieren-*Jing* steht auch in einer engen Beziehung zur Körper-Seele, die ihren Sitz in der Lunge hat und für körperliche Vorgänge und Empfindungen wie Atmen und Juckreiz verantwortlich ist. Das Nieren-*Yang* ist die Quelle allen *Yang* im Körper und die Wurzel des defensiven *Wei Qi*. Das Nieren-*Yang* kann aus einer unreinen Flüssigkeit, die ausgeschieden werden muss, eine klare Flüssigkeit herausfiltern. Die klare Flüssigkeit fließt dann den Blasen-Meridian hinauf, den Rücken und Nacken entlang in die Haut und die Muskeln, wo sie sich mit dem Abwehr-*Qi* vermischt. Das wird im *Tai-Yang*-Stadium zur ersten Abwehrfront gegen eine Wind-Kälte-Invasion oder eine Virusinfektion. Abgesehen von einer verringerten *Wei-Qi*-Zirkulation und der damit erhöhten Anfälligkeit für eine Virusinfektion gelangt auch weniger klare Flüssigkeit hoch zum oberen Erwärmer, so dass es dort eher zu der Bildung von „Schleimpfropfen" und der schlechteren „mukoziliären Klärfunktion" des westlichen Konzepts kommt. Eine Lungen-Schwäche führt dazu, dass das *Qi* nicht richtig nach unten geleitet und verteilt wird. Die schwache Niere kann dagegen *Qi* weder empfangen noch festhalten, so dass „rebellisches" *Qi* aufsteigt, was sich dann in Form von Husten und Atemproblemen manifestiert. Wenn das mehrfach vorkommt, entwickelt sich eine innere Kälte, durch die die Meridiane zusätzlich kontrahiert werden und die Zirkulation von *Qi* und Flüssigkeit weiter eingeschränkt wird, sodass das Kind noch anfälliger wird für weitere Wind-Kälte-Attacken, andere Schädigungen der Atemwege durch externe Faktoren wie Schadstoffe und Rauch sowie für energetisch kalte Nahrungsmittel. Durch die enge Beziehung zwischen Niere und Lunge erklärt sich auch, weshalb es im Herbst und Winter häufig zu Asthma-Anfällen kommt: denn das der Lunge zugeordnete Element Metall entspricht dem Herbst, das der Niere zugeordnete Element Wasser dem Winter.[142]

Behandlung

Bei einem akuten Anfall gilt dasselbe Protokoll wie bei einer externen Wind-Invasion.

Zwischen den Anfällen führt man folgende Stärkung durch:

- Vertreibung der Kälte in der Lunge
- Stärkung der Lunge
- Stärkung der Niere mit dem Vier-Punkte-Protokoll durch Tonisierung von Ni 7, Lu 8 und Dämpfung von Ni 3, Mi 3
- Man reduziert den Verzehr energetisch kalter Nahrungsmittel.
- Man senkt den Verzehr von gewürzten und salzigen Speisen, die für die Lunge und Niere schädlich sind.
- Man sorgt dafür, dass das Kind möglichst wenig Umwelt-Allergenen wie Rauch ausgesetzt ist.

Milz-Schwäche

Kinder haben von ihrer Konstitution her auch eine schwache Milz, die durch die heutige Ernährung, in der viel Schleim-bildende Nahrungsmittel wie Milch und Milchprodukte sowie künstlich gesüßte Speisen wie Kuchen und Kekse enthalten sind, zusätzlich geschädigt wird. Lunge und Milz sind funktionell eng miteinander gekoppelt. Die Milz extrahiert *Qi* aus der Nahrung und schickt es aufwärts, damit es sich mit der Luft, die die Lunge beim Atmen aufnimmt, zum reifenden *Qi* vereint, das letztlich die Grundlage für die Bildung des Nahrungs- und Abwehr-*Qi* bildet. Eine Milz-Schwäche führt daher zu einem Mangel an *Wei Qi*.

Durch eine Milz-Schwäche verschlechtert sich der Transport und die Umwandlung von Flüssigkeiten, wodurch sich Feuchtigkeit und Schleim bilden, die sich in den Lungen ansammeln und den Fluss von *Qi* und Flüssigkeiten behindern. Weil in „verstopften" Meridianen weder *Qi* absteigen noch Flüssigkeit aufsteigen kann, hustet und keucht das Kind.

Behandlung

Bei einem akuten Anfall verfährt man nach demselben Protokoll wie bei einer externen Wind-Invasion.

Zwischen den Anfällen stärkt man folgendermaßen die Milz:

- Ma 40 zur Umwandlung von Schleim
- Moxibustion an Ren 8, um den mittleren Erwärmer zu wärmen
- Nachdrückliche Stärkung von Lunge und Milz samt Tonisierung der Meridiane oder Zwei- beziehungsweise Vier-Punkte-Tonisierungsprotokolle entsprechend der fünf Elemente
- Man reduziert die gewürzten, Schleim-bildenden und künstlich gesüßten Speisen.
- Bei Kindern im schulpflichtigen Alter sollte man für eine richtige Mischung aus Lernen, körperlichen Aktivitäten und Ruhe sorgen.
- Ohrpunkte: *Shenmen*, Nullpunkt, Milz, Magen, Lunge, Asthmapunkte

Leber-*Yin*-Mangel/Leber-*Yang*-Zunahme

Bei älteren Kindern lösen Emotionen häufig Asthmaanfälle aus. Nach der an den fünf Elementen orientierten Entwicklungslehre befinden sich diese Kinder in der Holzphase ihrer Entwicklung, in der die Leber am verletzlichsten ist. Kinder haben konstitutionell einen *Yin*-Mangel in der Leber und kommen in dieser Holzphase häufig in einen *Yang*-Überschuss hinein, der sich mit Symptomen für einen Anstieg des Leber-*Yang* manifestiert; so neigen sie motorisch zu einer Hyperaktivität und emotional sind sie leicht gereizt, frustriert, verärgert oder sehr ungeduldig. Durch eine Zunahme des Leber-*Yang* kann das Lungen-*Yin* austrocknen und die Lunge schnell geschwächt werden.

Das Leber-*Qi* kann sich in der Brust stauen, das Absteigen des Lungen-*Qi* blockieren und zu Symptomen wie Atemnot, Husten und Keuchen führen. Da Holz/Leber im Fünf-Elemente-Zyklus in einer zerstörerischen Beziehung zu Erde/Milz und Metall/Lunge steht, kann eine Fülle der Leber letztlich Milz und Lunge schwächen, so dass beide Organe gleichzeitig in ihrer Funktion beeinträchtigt werden.

Behandlung

Bei einem akuten Anfall wendet man dasselbe Protokoll wie bei einer externen Wind-Invasion an.

- Man stellt ein Gleichgewicht in der Leber her:
  - Le 3 zur Stärkung des Leber-*Yin*, Sedierung des Leber-*Yang* und Bewegung des Leber-*Qi*
  - Le 13 zur Bewegung des Leber-*Qi*
- Stärkung von die Lunge
- Stärkung von die Milz
- Man reduziert den Verzehr saurer und gebratener Speisen und die Einnahme der Medikamente.
- Man hilft dem Kind herauszufinden, welche Faktoren für den emotionalen Stress verantwortlich ist, und versucht Wege zu finden, um diese Einflüsse möglichst auszuschalten.
- Man zeigt dem Kind, wie es mit *Qigong*- oder Meditationstechniken zur Ruhe kommen kann.
- Ohrpunkte: *Shenmen*, Nullpunkt, Leber, Stressregulation (NEBENNiere), Lunge, Asthmapunkte

10.4.3 Langzeittherapie für alle Formen von Asthma

„Sommerheilung"

Eine prophylaktische Behandlung, wie sie in der Literatur beschrieben wird, besteht aus einer drei- bis fünfminütigen Massage der Blasen-Punkte mit anschließender Auflage einer Kräutermischung.[143] Das Personal der TCM-Kinderabteilung am Xinhua-Krankenhaus in Shanghai stimuliert Ren 22 und Blasen-Punkte.[122] Ich persönlich hatte Erfolg mit der Stimulierung von Ren 22 und Ma 36 und dadurch, dass ich den Eltern gezeigt habe, wie sie im Sommer, wenn das Asthma zurückgeht, den Blasen-Meridian in Richtung des Energieflusses massieren sollen.

Medikamente absetzen

Für den Akupunkteur wäre es das Beste, die Medikamente gemeinsam mit dem Arzt abzusetzen – vor allem Steroide, weil durch die chronische Steroidzufuhr die von Hypothalamus, Hypophyse und Nebenniere gebildete Achse gehemmt wird, die für die Akupunkturwirkung wichtig ist. Die chinesische Medizin vertritt die Ansicht, dass Steroide eine Nieren-Schwäche hervorrufen können.[38] Daher wäre es vernünftig, die Niere zu stärken, solange das Kind noch Steroide nimmt. Das Absetzen der Bronchospasmolytika wird sich von alleine ergeben, weil das Kind automatisch weniger Medikamente braucht, wenn es besser atmen kann (weitere Literatur zu diesem Thema findet man in der Bibliographie).

10.5 Aufmerksamkeits- und Hyperaktivitätsstörung (ADHS)

Die Aufmerksamkeits- und Hyperaktivitätsstörung (ADHS) ist die häufigste neurologische Entwicklungsstörung bei Kindern.[144–146] Aufgrund der enormen Vielfalt an Symptomen von Hyperaktivität, Unaufmerksamkeit und impulsivem Verhalten in Verbindung mit den vielen anderen gleichzeitig auftretenden krankhaften Zuständen ist die Definition von ADHS umstritten,[147] und die Diagnose schwierig.[148] Drei bis elf Prozent der Kindern im schulpflichtigen Alter – im Mittel rund 5 Prozent – sind daran erkrankt.[144–152] ADHS ist unter Jungen stärker verbreitet,[149] bleibt aber möglicherweise bei vielen Mädchen unentdeckt.[150, 153] Es ist ein chronischer, heterogener Zustand mit schulischen, sozialen und emotionalen Folgen.[144, 154] Die störenden Symptome bleiben bei etwa 85 Prozent der Kinder bis ins Jugendalter[155] und bei etwa 50 Prozent von ihnen bis ins Erwachsenenalter bestehen.[149, 150, 152–155] Die primären Erkrankungssymptome verändern sich allerdings im Laufe der Entwicklung[156]: Die Hyperaktivität geht zurück, während die Konzentrationsprobleme andauern oder sich mit der Zeit sogar vergrößern.[144] ADHS ist auch mit zahlreichen anderen krankhaften Zuständen gekoppelt.[153]

Die westliche Sicht

Ätiologie

Die Ätiologie der Krankheit ist noch immer nicht ausreichend aufgeklärt,[148] doch im Zuge der komplexen Diskussion, ob Anlage- oder Umweltfaktoren entscheidend sind, kommen immer neue multifaktorielle Ursachen[147] und gegensätzliche Ansichten ins Spiel.[158] Man ist sich generell darin einig, dass ADHS eine starke genetische Komponente aufweist.[145, 152, 153, 157, 159–162] Die Wahrscheinlichkeit, dass sich bei einem Verwandten ersten Grades ADHS zeigt, ist etwa fünfmal so groß wie in der Gesamtbevölkerung.[153, 156] Molekulargenetische Untersuchungen deuten darauf hin, dass bei ADHS mindestens drei Gene eine Rolle spielen: das für den D4-Dopamin-Rezeptor, das für den Dopamintransporter sowie das für den D2-Dopamin-Rezeptor.[156] Aufgrund neurobiologischer Studien und bildgebender Verfahren ist zu vermuten, dass für die Symptomatologie sowohl neuroanatomische als auch Neurotransmitter-Defekte eine Rolle spielen. Zu den fehlerhaften Strukturen im Zentralnervensystem gehören der präfrontale Cortex,[163], der Frontallappen[156] sowie der corticostriatale Weg.[145, 156, 159, 164, 165] Zu den neurobiologischen Anomalien zählt man eine Fehlsteuerung der Neurotransmitter, vor allem des Dopamins und der Katecholamine.[166] Viele ADHS-Spezialisten sind der Ansicht, dass der entscheidende Fehler eine gestörte Hemmung der Motorik und des Verhaltens ist, die dazu führt, dass der Betreffende es nicht schafft, Selbstbeherrschung zu zeigen, die nötigen sozialen Fähigkeiten zu erwerben und seine Zeit einzuteilen. Alles zusammen führt zu Hyperaktivität, Lernbehinderung, Aggression, Ängstlichkeit und anderen primären und sekundär vorhandenen pathologischen Merkmalen.[167–169] Gegenwärtig überprüfen Forscher, inwieweit ein Zusammenhang zwischen dem Temperament des Säuglings/Kindes – etwa einer geringen Frustrationstoleranz und einer geringen Anpassungsfähigkeit – und der Ausbildung von ADHS besteht.[170]

Zu den nicht genetischen so genannten „Umweltfaktoren“ gehört eine Frühgeburt, bei der das noch nicht ausgereifte Zentralnervensystem in unterschiedlichem Ausmaß durch Hypoxie und Ischämie geschädigt werden kann.[163, 164] Man hat außerdem verschiedenen Nahrungsmitteln wie zuviel Zucker, künstlichen Farbstoffen, Zusatzstoffen und Konservierungsmitteln eine entscheidende Rolle bei der Beeinflussung des Verhaltens und der Stimmungslage der ADHS-Kinder zugeschrieben.[145, 171, 172] Es konnte gezeigt werden, dass Umweltchemikalien, Schimmel und Pilze sowie Substanzen wie Schwermetalle und Schadstoffe aus Organohalogenverbindungen, die für die neuronale Entwicklung giftig sind, mit ADHS-Symptomen assoziiert sind.[145] Eine Unterfunktion der Schilddrüse[145] sowie Anomalien beim Fettsäurestoffwechsel von Phospholipiden[147] wurden ebenfalls als mögliche Ursachen für ADHS diskutiert. Andererseits scheint es keine zwingende Korrelation zwischen traumatischen Hirnverletzungen und der Ausbildung von ADHS zu geben.[173]

Untersuchung

Zur Befunderhebung werden die ADHS-Kinder einer umfassenden medizinischen und neurologischen Untersuchung unterzogen, anhand verschiedener Skalen bewertet und Tests zum neurologischen Entwicklungsstand der Kinder sowie eine Befragung der Eltern und Lehrer durchgeführt. Eine präzise Beurteilung ist aus mehreren Gründen kaum möglich: es gibt keine spezifischen biologischen und psychologischen Tests oder Marker für diese Krankheit;[146, 154, 159, 165, 174] die Fragen werden sehr subjektiv beantwortet, da schon Vater und Mutter hinsichtlich des Ausmaßes der Hyperaktivität oder Konzentrationsfähigkeit ihres Kindes unterschiedlicher Ansicht sein können; bei den diagnostischen Kriterien der 4. Ausgabe des diagnostischen und statistischen Handbuchs (DSM-IV) besteht ein fließender Übergang zu Verhaltensweisen, die auch normalerweise in der Bevölkerung anzutreffen sind – jeder kann beispielsweise einmal ungeduldig werden, wenn er in einer Schlange warten muss -, und sie können auch mit anderen neurologischen und psychiatrischen Erkrankungen verbunden sein. Kinder im Vorschulalter einzuschätzen, ist noch schwieriger, da ein starker Bewegungsdrang, Impulsivität sowie kurze Aufmerksamkeitsspannen bis zu einem gewissen Grad altersbedingte Merkmale von Kleinkindern sind.[175] Die 18 DSM-IV-Kriterien werden in drei Kategorien eingeteilt: Unaufmerksamkeit, Hyperaktivität und Impulsivität. Bei der Diagnose unterscheidet man einen unaufmerksamen von einem hyperaktiven oder einem gemischten Typ, der beide Merkmale aufweist.

Die diagnostischen DSM-IV-Kriterien für ADHS[176]

- 1 oder 2:
  1. Mindestens sechs der folgenden Anzeichen von Unaufmerksamkeit waren mindestens sechs Monate lang in einem Ausmaß vorhanden, das nicht dem Entwicklungsstand angepasst oder mit ihm nicht vereinbar ist:
     - Unaufmerksamkeit
     (a) Achtet oft nicht gut genug auf Einzelheiten oder macht bei den Schulaufgaben, der Arbeit oder anderen Aktivitäten Flüchtigkeitsfehler
     (b) Hat oft Schwierigkeiten, bei Aufgaben oder beim Spielen aufmerksam zu bleiben
     (c) Scheint oft nicht zuzuhören, wenn man direkt mit ihm/ihr spricht

(d) Befolgt Anweisungen oft nicht vollständig und führt seine Hausaufgaben, häuslichen Pflichten oder Aufgaben am Arbeitsplatz häufig nicht zu Ende (nicht aus einer Oppositionshaltung heraus oder weil er/sie die Anweisungen nicht verstanden hat)
(e) Hat oft Probleme, sich seine Aufgaben und Aktivitäten einzuteilen
(f) Übernimmt nicht gerne Aufgaben, die (wie Arbeiten in der Schule und Hausaufgaben) längere Anstrengungen erfordern; versucht es, zu vermeiden oder tut es nur widerwillig
(g) Verliert oft Dinge, die für seine/ihre Aufgaben oder Aktivitäten nötig sind (wie Spielzeug, Angaben zu den Hausaufgaben, Stifte, Bücher oder Handwerkszeug)
(h) Lässt sich oft leicht durch Dinge ablenken, die nicht zur Sache gehören
(i) Ist oft sehr nachlässig bei seinen alltäglichen Aktivitäten

2. Mindestens sechs der folgenden Anzeichen von Hyperaktivität/Impulsivität waren mindestens sechs Monate lang in einem Ausmaß vorhanden, das nicht dem Entwicklungsstand angepasst oder mit ihm nicht vereinbar ist:
   – Hyperaktivität
   (a) Fuchtelt oft mit den Händen und Füssen oder zappelt auf seinem Stuhl herum
   (b) Verlässt oft seinen Sitzplatz im Klassenraum oder bei anderen Gelegenheiten, in denen erwartet wird, dass er/sie sitzen bleibt
   (c) Rennt und klettert in Situationen, in denen es nicht angebracht ist, oft überall herum (kann bei Jugendlichen oder Erwachsenen auf ein subjektives Gefühle von Ruhelosigkeit beschränkt sein)
   (d) Hat oft Probleme, beim Spielen oder bei Freizeitaktivitäten leise zu sein
   (e) Ist oft „auf dem Sprung“ oder agiert wie „von etwas getrieben“
   (f) Redet oft zu viel
   – Impulsivität
   (g) Platzt oft schon vor dem Ende der Frage mit den Antworten heraus
   (h) Hat oft Probleme zu warten, bis er/sie dran ist
   (i) Unterbricht oft andere oder stört sie (mischt sich beispielsweise in Unterhaltungen oder Spiele ein)

- Einige störende Anzeichen für Hyperaktivität, Impulsivität oder Unaufmerksamkeit waren bereits vor dem siebten Lebensjahr vorhanden.
- Eine Beeinträchtigung durch die Symptome ist an mindestens zwei Schauplätzen zu beobachten (z. B. in der Schule, bei der Arbeit oder Zuhause).
- Es muss eindeutige Hinweise für eine klinisch relevante Beeinträchtigung im sozialen, schulischen oder beruflichen Bereich geben.
- Die Symptome treten nicht nur im „Verlauf einer generellen Entwicklungsstörung, Schizophrenie“ oder einer anderen psychotischen Störung auf und lassen sich nicht eher einer anderen Geisteskrankheit (wie einer affektiven Störung, einem Angst-Syndrom, einer dissoziativen oder einer Persönlichkeitsstörung) zuordnen.

Neben den DSM-IV-Merkmalen weist diese komplexe Erkrankung auch zahlreiche andere pathologische Zustände auf: oppositionelles Trotzverhalten, Verhaltensauffälligkeit, antisoziale oder dissoziale Persönlichkeitsstörung, Tics, Depression, Angstgefühl sowie andere affektive Störungen.[146, 149, 177–181] Etwa 20–25 Prozent der Kinder mit ADHS sind lernbehindert.[177, 182] Die häufigste Lernstörung ist eine Leseschwäche oder Dyslexie;[183] weitere Schwierigkeiten sind ein Unvermögen, Gehörtes zu verarbeiten,[184] Kommunikationsstörungen,[185] Störungen der Psychomotorik,[186] eine Störung der exekutiven Funktionen,[187] das Unvermögen, kausale Zusammenhänge zu erfassen[182] sowie Probleme, Antworten zu strukturieren, auszuarbeiten und zu unterdrücken.[165] Bei einigen Untersuchungen wurden in der Parietalregion Unterschiede bei den Abweichungen vom EEG-Grundrhythmus gefunden, nachdem eine Aufgabe gestellt worden war.[188] Gegenwärtig wird nicht empfohlen, von Kindern mit ADHS routinemäßig ein EEG zu erstellen. Schulische Probleme führen zu weiteren Verhaltensstörungen, fehlender Akzeptanz bei Gleichaltrigen, zwischenmenschlichen Problemen,[165] einem geringen Selbstwertgefühl,[144] sowie häufig zu Alkohol- und/oder Drogenmissbrauch.[149, 189] Das schwierige ADHS-Kind sorgt für weitere Komplikationen, da Familien, die mit diesen Kindern zurecht kommen müssen, größerem Stress ausgesetzt sind und mehr Probleme haben,[155] und der Heranwachsende mit ADHS, der alle vor die Zerreißprobe stellt und von Drogen oder Medikamenten abhängig ist, ist nur schwer in einer therapeutischen Einrichtung unterzubringen.[190] Das Kind mit ADHS ist tendenziell autoaggressiv und erleidet häufiger Verletzungen.[191]

Westliche Behandlung

Wegen der chronischen, weitreichenden Auswirkungen der zahlreichen Symptome muss eine ADHS-Therapie facettenreich und langfristig angelegt sein.[165] Die Medikation steht weiterhin im Zentrum der Behandlung, wobei Psychostimulanzien, vor allem Methylphenidat (Ritalin), immer noch am häufigsten eingesetzt werden.[144, 146, 153, 159, 192, 193] Obwohl diese Medikamente allem Anschein nach die Aufmerksamkeit verbessern und die Hyperaktivität eindämmen, bleibt umstritten, ob sie hinsichtlich der kognitiven Fähigkeiten, schulischen Leistungen, des Betragens sowie Sozialverhaltens wirklich einen Nutzen haben.[144, 194] In den 1970er Jahren sind die trizyklischen Antidepressiva als alternative Medikation dazugekommen, zu denen sich in den 1980er Jahren noch Clonidin, Buspiron (Buspar) und andere Antidepressiva und Neuroleptika hinzu gesellt haben.[196, 197] Diese Mittel werden inzwischen für Kinder, die nicht auf eine Stimulation ansprechen, sowie für solche, die mehrere psychiatrische Erkrankungen haben, empfohlen. Für komplexere Fälle von ADHS wird manchmal eine kombinierte Arzneimitteltherapie verschrieben.[153]

Obwohl man sich generell darin einig ist, dass Medikamente kurzfristig von Nutzen sind, fehlen Daten zur Langzeitwirkung und Arzneimittelsicherheit,[194, 198] – besonders bei Kindern unter drei Jahren.[175] Bei ADHS-Kindern, die medikamentös behandelt werden, sollten in engen Zeitabständen Kontrollen erfolgen.[159, 199] Es gibt eine zunehmende Kontroverse wegen der häufigen Verschreibung von Ritalin.[145] Man ist vor allem wegen möglicher langfristiger Nebenwirkungen besorgt, zu denen eine unzureichende Gewichtszunahme sowie – besonders bei Kindern, in deren Familien bereits Fälle von Tourette-Syndrom aufgetreten sind – die Ausbildung von Tics gehören. Pemolin, bei dem die Gefahr eines akuten Leberversagens gegeben war,[200] wird nicht mehr benutzt. Clonidin hat viele Nebenwirkungen und kann leicht überdosiert werden.[201, 202]

Neben der Arzneimitteltherapie wird häufig ein multimodaler Ansatz mit einer Kombination aus Medikamenten und anderen Methoden wie kognitiver Verhaltenstherapie, Psychotherapie, Sozialtherapie und Schulinterventionen verschrieben. Kognitive Verhaltenstherapien sind die häufigste Alternative zur Arzneimitteltherapie. Frühere Studien waren enttäuschend.[203–206] 1992 begannen die National Institutes of Mental Health eine 14-monatige, multizentrische klinische Studie, die Multimodal Treatment of Attention Deficit Hyperactivity Disorder (MTA) Studie. Ihr zufolge ist eine qualitativ hochwertige medikamentöse Behandlung (mit einer sorgfältigen Einstellung und Folgeuntersuchungen) oder eine Kombination aus Medikation und intensiver Verhaltenstherapie einer Verhaltenstherapie und der allgemein üblichen medikamentösen Behandlung deutlich überlegen. Eine Kombination aus medikamentöser Behandlung und Verhaltenstherapie schneidet etwas besser ab als eine rein medikamentöse Therapie.[207] Psychotherapie kann eine Medikation effizient unterstützen,[144, 154] erfordert aber, dass man eine mehrjährige Behandlung durchhält. Bedenken wegen der Nebenwirkungen der Medikamente, der Akzeptanz der Behandlung und der Compliance[208–210] erschweren zusätzlich die Behandlung von ADHS-Kindern. Es besteht daher ein immer größeres Interesse an natürlicheren, ganzheitlichen und integrativen Ansätzen für eine ADHS-Behandlung.[145]

Die chinesische Sicht

Aktuelle Daten zur Akupunktur

Es gibt kaum Daten über eine ADHS-Behandlung im Rahmen der chinesischen Medizin. Ein klinischer Test mit einem tonisierenden Heilkraut zeigte, dass sich das Verhalten und die schulische Leistung verbesserten und der Dopamin- und Katecholamin-Stoffwechsel angeregt wurde.[211] Bei anderen Versuchen, bei denen Kräuterpräparate verwendet wurden, um Leber und Milz auszubalancieren, verbesserten sich die intellektuellen Fähigkeiten.[212] Ein ausführlicher Reviewartikel zu alternativen Behandlungsmethoden bei ADHS führte 24 komplementär- und alternativmedizinische Therapien auf und zeigte, dass die Behandlung mit chinesischen Arzneimitteln vielversprechend war. Eine einfache Einschränkung beim Zucker scheint keinerlei Wirkung zu haben.[213]

In einer von der Autorin durchgeführten prospektiven, randomisierten Doppelblind-Pilotstudie, die von den NIH finanziert wurde, wurden die diagnostischen DSM-IV-Kriterien, konventionelle Theorien zur Fehlfunktion des Frontallappens und zu den Anomalien bei den Neurotransmittern mit traditionellen chinesischen Theorien über energetische Disharmonien zusammengebracht. Bei sieben- bis neunjährigen Kindern, bei denen gerade eine ADHS diagnostiziert worden war, wurde eine Laserakupunktur durchgeführt. Erste Befunde zeigten bei Kindern mit leichten bis moderaten Formen von ADHS hoffnungsvolle Ansätze für eine Verringerung der ADHS-Anzeichen und -Symptome sowie eine Verbesserung des Verhaltens und der kognitiven Fähigkeiten.[214]

Ursachen

Wie die westliche Medizin, die die ADHS als eine komplexe neuronale Entwicklungsstörung betrachtet, die sich auf alle Aspekte des Lebens eines Kindes auswirkt, befasst sich auch die chinesische Medizin mit den vielen Facetten der Erkrankung, von der die wichtigen Organe auf allen Ebenen betroffen sind – der energetischen, der körperlichen, der emotionalen und sogar der geistigen Ebene. Die folgenden Ausführungen basieren auf der 20-jährigen Erfahrung der Autorin im Umgang mit ADHS-Kindern; in sie sind sowohl der westliche Wissensstand als auch die an den fünf Elementen orientierte Entwicklungstheorie (Kapitel 5) eingeflossen, um ein wenig Klarheit in die komplizierten Zusammenhänge beim ADHS-Kind zu bringen.

Die starke genetische Veranlagung entspricht einer Beteiligung der Nieren-Essenz und des Nieren-*Qi*. Das ist besonders wichtig bei Kleinkindern in der Wasserphase ihrer Entwicklung, dem Vorschulalter. In diesem Alter sind Kinder von Natur aus egozentrisch, neugierig, aktiv und darauf aus, sich jeden Genuss sofort zu verschaffen. Die Kinder befinden sich noch im präoperationalen Stadium; sie denken unlogisch und irrational, weil sie die Welt nach ihren eigenen Erfahrungen ohne Rücksicht auf Raum und Zeit interpretieren. Ihre Handlungen und Bewegungen sind nicht immer zielgerichtet, sie „rennen herum" und untersuchen dies und das in der Welt. Wachstum und Entwicklung sind eng mit der Reifung des Gehirns verbunden, dem Mark in der chinesischen Medizin. Die Niere, in der das Mark gebildet wird, ist die Basis für sämtliche Funktionen des Gehirns/Marks. Davon ausgehend kann man schließen, dass eine genetische Veranlagung für ADHS durch die Nieren-Essenz übertragen wird, und die Fehlfunktionen in der Neuroanatomie und bei den Neurotransmittern als *Yang*-Mangel in der Niere betrachten. Das junge Wasser-Kind ist sowohl für direkte als auch für indirekte Nebenwirkungen der Medikamente anfälliger. Die körperlichen Nebenwirkungen, die für ADHS-Medikamente aufgelistet sind, verraten nichts von der starken energetischen Wirkung, die in der Regel das Nieren-*Yang* schädigt. Daher tonisiert man bei einer Therapie von ADHS-Kindern im Vorschulalter kräftig das *Yin* und *Yang* der Niere.

Das Holz-Kind ist das operationale Kind im schulpflichtigen Alter, das von einem unrealistischen, vom Es getriebenen eindimensionalen Denken in das zweidimensionale Reich aus Ursache und Wirkung, richtig und falsch vordringt. Seine Bewegungen und Aktivitäten werden zielgerichteter, es bildet seine motorische Koordinationsfähigkeit und soziale Kompetenz aus und kann Mannschaftssportarten betreiben. Das Holz-Kind hat in der Regel einen Überschuss an Leber-*Yang*, wenn der junge Baum in den Himmel wächst; das Kind lernt, Entscheidungen zu treffen und zielgerichtet zu handeln. Das unausgeglichene Holz-Kind besitzt dagegen eine „ziellose" motorische Hyperaktivität und ist nicht in der Lage, richtig und falsch zu unterscheiden, wenn es körperlich aggressiv wird. Ein Kind, das ziellos aus der Leber, dem *Qi*-General, heraus agiert, entspricht nach westlicher Terminologie einem Kind mit einer gestörten Hemmung seiner Motorik und seines Verhaltens. Dieses Kind kann besonders durch eine Medikation geschädigt werden, die in der Leber metabolisiert wird. Leber-*Yang* führt aufgrund der zerstörerischen Beziehung im Zyklus der fünf Elemente zu einem Mangel an Milz-*Yang*. Die Milz ist besonders am Erinnerungsvermögen für Daten und Fakten sowie an der Konzentrationsfähigkeit und damit am schulischen Lernen beteiligt. Diese Einflüsse werden durch *Yi*, den Milz-Geist, vermittelt. Eine Milz-Schwäche erklärt auch die verschiedenen Empfindlichkeiten von ADHS-Patienten gegenüber Nahrungs- und Konservierungsmitteln sowie Zusatzstoffen. Eine schwache Milz führt wegen der nährenden Beziehung zwischen Erde und Metall wiederum zu einer schwachen Lunge, sodass das Kind Probleme haben kann, etwas zu organisieren, und zu Traurigkeit und einer gedrückten Stimmung neigt. Bei einer Lungen-Schwäche wird das Kind auch empfindlich gegenüber Chemikalien und Umweltgiften. Zum Überschuss an Leber-*Yang* kommt der konstitutionelle Leber-*Yin*-Mangel hinzu, was umso gravierender ist, wenn auch noch eine Nieren-Schwäche vorhanden ist. Das Leber-*Yin* ist Sitz der Geist-Seele, des *Huns*, das menschliche Wesen spirituell miteinander verbindet. Ein ADHS-Kind besitzt Verhaltensmerkmale, die soziale Kontakte mit Gleichaltrigen erschweren, was in die chinesische Medizin übertragen einer rastlosen Geist-Seele entspricht, die sich nicht im Umfeld einer Leber mit *Yin*-Mangel niederlassen kann. Die Geist-Seele ist auch eng mit dem Geist verbunden, dem *Shen*, das im Herzen beheimatet ist. Unaufmerksamkeit und leichte Ablenkbarkeit sind Manifestationen einer „Gehirn"-Schwäche, in der chinesischen Medizin aber Anzeichen für ein gestörtes *Shen*, einen Geist, der keinen Frieden hat. Daher sind bei einem ADHS-Kind im schulpflichtigen Alter mehrere Organe/Systeme gestört, was sich vor allem als Ungleichgewicht in der Leber manifestiert, sich aber auch auf die Niere, Herz, Milz und Lunge erstreckt.

Teenager mit ADHS unterscheiden sich enorm von erkrankten Vorschul- und Schulkindern. Wie die westliche Medizin aufgezeigt hat, ist die motorische Hyperaktivität bei den älteren Kindern nicht so stark ausgeprägt, dafür werden sie mehr von einer inneren Unruhe geplagt. Das Übermaß an Bewegung beim Holz-Kind weicht einem gestörten *Shen* in einem hitzigen Teenager, der sich nach Freud in der genitalen Phase seiner Entwicklung mit einschneidenden hormonellen und körperlichen Veränderungen befindet. Teenager entdecken nach und nach ihre sexuelle Identität, wenn sie leidenschaftliche Beziehungen zum anderen Geschlecht eingehen und sich von ihren Eltern distanzieren. Jugendliche Feuer-Kinder haben keine Angst und sind nur schwer zu steuern. Sie sammeln Erfahrungen mit Drogen und Alkohol und rebellieren in einer therapeutischen Einrichtung. Ihr Überschuss an Herz-Feuer oder -*Yang* geht mit einem Herz-*Yin*-Mangel einher, der durch den Nieren- und Leber-*Yin*-Mangel hervorgerufen wird. Die Geist-Seele und das *Shen* sind ruhelos und können in schwachen „Häusern" keinen Trost finden. Da Feuer Metall zerstört, können Depression und affektive Störungen bei einer Lungen-Schwäche gravierender ausfallen. Die Schwäche der Milz kann je nachdem, in welchem Ausmaß das *Yin-Yang*-Gleichgewicht von Leber und Herz gestört ist, ganz unterschiedlich ausgeprägt sein. Teenager können auch leicht durch Medikamente geschädigt werden, weil ein Überschuss an bitterem Geschmack das Herz weiter angreifen würde. Eine traditionelle chinesische Behandlung konzentriert sich auf das Herz, bringt aber auch Niere, Leber, Milz und Lunge wieder ins Gleichgewicht. In Tabelle 10.1 sind sämtliche DSM-IV-Merkmale sowie ihre Entsprechung bei den Fünf-Elemente-Organen aufgeführt.

DSM-IV-Merkmale	Holz/ Leber	Feuer/ Herz	Erde/ Milz	Metall/ Lunge	Wasser/ Niere
Unaufmerksamkeit					
achtet nicht auf Details, unbedacht		✗	✗		✗
nur kurzfristig aufmerksam		✗	✗		✗
hört nicht zu		✗			✗
versteht und befolgt Anweisungen nicht		✗	✗		✗
hat Probleme, sich Aufgaben einzuteilen und Aktivitäten zu strukturieren				✗	✗
meidet Aufgaben, die ein Lernen von Daten erfordern			✗		
verliert Dinge, die für Aufgaben erforderlich sind		✗ (Gedächtnis)			✗
leicht ablenkbar		✗	✗		✗
nachlässig, vergesslich		✗ (Gedächtnis)	✗ (Tatsachen)		✗ (Ereignisse)
Hyperaktivität					
nervös	✗				
ruhelos	✗				
unangemessenes Verhalten (innere Ruhelosigkeit, Ängstlichkeit)	✗ (Geist-Seele)	✗			
kann nicht still sein	✗	✗			
große motorische Hyperaktivität	✗				
redet zu viel		✗			
Impulsivität					
platzt ungeduldig mit den Antworten heraus		✗			
hat Probleme abzuwarten, bis er dran ist	✗				
unterbricht oder stört andere	✗	✗			
damit verbundene affektive Merkmale					
leicht zu irritieren, schwelender Zorn	✗				
plötzlich verärgert, Temperamentsausbrüche	✗	✗			
körperlich aggressiv	✗	✗			
traurig, depressiv	✗	✗	✗	✗	✗
innerlich unruhig, besessen			✗		
geringe Frustrationstoleranz	✗	✗			
geringes Selbstwertgefühl		✗			

Tabelle 10.1 ADHS und die fünf Elemente

DSM-IV-Merkmale	Holz/ Leber	Feuer/ Herz	Erde/ Milz	Metall/ Lunge	Wasser/ Niere
damit verbundene pathologische Zustände					
Lernstörung	✗	✗	✗		✗
Oppositionelles Trotzverhalten	✗	✗			✗
Verhaltensauffälligkeit	✗	✗			✗
Affektive Störung		✗			
Angst-Syndrom	✗				

Tabelle 10.1 Fortsetzung

Wie das westliche Pendant ist auch die Akupunkturbehandlung der ADHS sehr kompliziert. Bei der Behandlung müssen das Alter und Entwicklungsstadium des Kindes, Stärke und Art der Symptome sowie Ernährungs- und Umwelteinflüsse mit berücksichtigt werden. Die Behandlung muss sorgfältig geplant werden, damit sämtliche Bereiche mit einbezogen werden, in denen Mangel oder Überschuss herrscht, was schrittweise getan werden muss, weil das Kind ein massives, umfassendes Vorgehen möglicherweise nicht verträgt. Der Behandlungsplan folgt keinem festgelegten Schema, sondern sollte flexibel sein und individuell ausgearbeitet werden, damit man bei der Behandlung zunächst die Linderung des dringendsten Problems wie etwa eines sehr störenden hyperaktiven Verhaltens oder zu großer Unaufmerksamkeit in Angriff nimmt, um dann alle Elemente nach und nach wieder ins Lot zu bringen. Durch eine gründliche Befragung zum Ernährungsverhalten, etwa dazu, von welchen Nahrungsmitteln zu viel gegessen wird, zu Zusatzstoffen und Medikamenten oder Drogen und Alkohol, kann die Behandlung besser darauf ausgerichtet werden, den Verbrauch/Verzehr einzustellen oder ausklingen zu lassen. Stress wie Probleme in der Schule oder Querelen in der Familie sind ebenfalls wichtige Informationen, um das Kind umfassend verstehen zu können.

Behandlung

Allgemeine Behandlung für alle Phasen von ADHS:

- *Sishencong* – Du 20 mit zusätzlichen vier Punkten in der Umgebung, um die Wirkung zu verstärken
- Ein spezieller Punkt für den Frontallappen: 0,5 cm seitlich der Stirnmitte
- *Yintang*-Punkt zu Beruhigung

Kinder im Vorschulalter – Wasser-Kind mit ADHS:

- Nachdrückliche Stärkung des *Yin* und *Yang* der Niere:
  - Individuelle Nieren-Punkte:
  - Ni 3 zur Stärkung von *Yin* und *Yang*
  - Ni 6 zur Stärkung von Nieren-*Yin*
  - Ni 7 zur Stärkung von Nieren-*Yang*
  - Bl 52, *Zhishi*, „Raum für Willenskraft" zur Stärkung des Nieren-Geistes und der Willenskraft

- Vier-Punkte-Protokoll: Tonisierung von Ni 7, Lu 8 und Sedierung von Ni 3, Mi 3.
- Man streicht salziges Junk-Food wie Brezeln oder Chips vom Speiseplan und verringert die unnötige Medikamenteneinnahme.
- Man beginnt das Leber-*Yin* zu stärken: Bl 18
  - Le 3 zur Dämpfung des Leber-*Yang* und Stärkung des Leber-*Yin*
- He 7 zur Regulation des Herzens
- Bl 18 zur Stärkung der Milz

Holz-Kinder mit ADHS im schulpflichtigen Alter: Das Hauptaugenmerk liegt auf der Steuerung der Leber und der Beruhigung von *Hun* und Geist:

- Bl 18 zur Stärkung des Leber-*Yin*
- Bl 47 *Hunmen*, „Tor der Geist-Seele," um das Hun zu beruhigen und die mitmenschlichen Beziehungen zu verbessern
- Le 3, um das Leber-*Yang* unter Kontrolle zu bekommen und das Leber-*Yin* zu stärken
- Le 13 zur Steuerung des Leber-*Qi* und Harmonisierung von Leber und Milz
- Bei der Ernährung sollten die fünf Geschmacksrichtungen in einem ausgewogenen Verhältnis vertreten sein:
  - Weniger saure Speisen wie Mixed Pickles, die häufig in Hamburgern und auf Sandwiches zu finden ist
  - Man reduziert die Medikation auf ein Minimum.
  - Man streicht überschüssige künstlich gesüßte Nahrungsmittel.
  - Man gibt möglichst wenig salzige Speisen.
- Beginn der Herz-Regulation:
  - Bl 15, um mit der Stärkung des Herz-*Yin* zu beginnen
  - He 7 zur Regulation und Stärkung des Herzens und Beruhigung des *Shen*
  - Ren 15 zur Regulation des Herzens und Beruhigung des *Shen*
- Weitere Stärkung der Nieren-*Yin*: Ni 3, Ni 6
- Harmonisierung mit den anderen Organen:
  - Bl 20, um die Milz zu stärken
  - Bl 49 *Yishe*, „Gedankenschutz," zur Förderung von Gedächtnis und Konzentration
- Für Kinder mit einer affektiven Komponente/Depression:
  - Lu 10, He 7, Le 1 zur Harmonisierung von Leber, Herz und Lunge
  - Bl 42 *Pohu*, „Pforte zur Geist-Seele", zur Linderung von Traurigkeit und Kummer

Feuer-Teenager mit ADHS: Der Schwerpunkt liegt auf der Harmonisierung des *Yin* und *Yang* des Herzens und der Beruhigung des Geistes:

- He 7, Ren 15 zur Regulation des Herzens und Beruhigung des *Shen*
- Bl 44 *Shentang*, „Halle des *Shen*/Geistes" zur Stärkung und Beruhigung des Geistes und zur Förderung von Klarheit und Intelligenz
- Harmonisierung mit anderen Organen:
  - Bl 20 zur Stärkung der Milz
  - Bl 49 *Yishe*, „Gedankenschutz" zur Förderung des Gedächtnisses und der Konzentration

Stärkung des Nieren-*Yin*, Regulation von Leber, Milz und Lunge, wie bereits beschrieben (weitere Texte über ADHS findet man in der Bibliographie).

10.6 Bauchschmerzen

Bauchschmerzen können für einen Kinderarzt ein schwieriges Problem sein. Sie sind meist der Grund, warum Kinder und Jugendliche Kinderärzte oder Gastroenterologen aufsuchen,[1] und es sind die häufigsten Beschwerden bei Kindern, die in eine Kinderklinik aufgenommen werden.[2] Das Erkrankungsspektrum kann von Fällen ohne nennenswerten pathologischen Befund bis zu lebensbedrohlichen, chirurgischen Notfällen reichen. Die Beurteilung des klinischen Erscheinungsbildes wird noch durch die unterschiedliche Reife und Schmerzempfindlichkeit der Kinder erschwert; hinzu kommt noch – besonders bei Säuglingen und Kleinkindern – die subjektive Interpretation aufgrund des Verhaltens des Kindes. Differenzialdiagnosen unterscheiden sich je nach Alter und Geschlecht des Kindes sowie dem Zeitpunkt, zu dem die akuten oder chronischen Symptome einsetzen.

Eine westliche Befunderhebung besteht aus einer umfassenden körperlichen Untersuchung, aus Laboruntersuchungen wie Bluttests, Analysen von Urin- und Stuhlproben sowie aus Röntgenuntersuchungen. In letzter Zeit haben sich Ultraschalluntersuchungen als große diagnostische Hilfe bei Kindern mit Bauchschmerzen erwiesen.[3–10] In einem integrativen Ansatz kann man die westliche Technologie nutzen, um die pathologischen Strukturen exakt zu erfassen, und ergänzend dazu mithilfe der chinesischen Medizin energetische Disharmonien auffinden und behandeln sowie die Schmerzen lindern.

10.6.1 Akute Bauchschmerzen

Es ist für westliche wie für chinesische Kinderärzte und Praktiker wichtig, mit den gängigen akuten Erkrankungen im Bauchbereich vertraut zu sein und die Fälle erkennen zu können, die für eine Routine- oder Notfallbehandlung an einen Chirurgen überwiesen werden müssen.

Bereits das *Nei Jing*, der Innere Klassiker des Gelben Kaisers, kennt die Akupunktur als therapeutische Maßnahme bei akuten Bauchschmerzen. Obwohl sie heutzutage in China häufig bei Erwachsenen eingesetzt wird,[11] ist ihre Effizienz bei Kindern, die in akuten Situationen labiler sind und deren Zustand sich sehr viel schneller verändern und klinisch verschlechtern kann als bei Erwachsenen, nicht ausreichend belegt. Doch höchstwahrscheinlich kann die chinesische Medizin – zumindest zum gegenwärtigen Zeitpunkt – bei einigen Erkrankungen im Kindesalter, die keine Notfälle sind, spezifische Behandlungen bieten und unterstützend zur Linderung von prä- und postoperativen Schmerzen oder anderen Symptomen eingesetzt werden.

Akute Bauchschmerzen von Kindern unterscheiden sich nach den klinischen Manifestationen und dem Lebensalter, in dem sie auftreten. Gastroenteritis und Obstipation sind in jedem Alter ein häufiger Grund für akut einsetzende Bauchschmerzen. Koliken treten in der Regel bei Säuglingen bis zum Alter von drei Monaten auf. Bei etwas älteren Säuglingen von sechs bis 24 Monaten, die plötzlich starke Bauchschmerzen haben, sollte man an eine Invagination denken. Eine Blinddarmentzündung betrifft in der Regel Kindern im Alter von zwei bis 18 Jahren. Bauchschmerzen nach Nierenerkrankungen findet man normalerweise im Vorschulalter, und Mittelschmerz und Adnexitis kommen bei menstruierenden Jugendlichen in Betracht.

Behandlung

Eine Akupunktur hat sich bei erwachsenen Patienten während verschiedener gastrointestinaler Verfahren zur Linderung von Schmerzen und Erbrechen bewährt. Da die Behandlung gut verträglich ist und keine Nebenwirkungen hervorruft, weil in der Regel nur wenige Punkte stimuliert werden, kann man diese Behandlung auch bei Kindern anwenden. Einem klinischen Bericht zufolge konnte man die Schmerzen bei einer Darmspiegelung erfolgreich durch die Nadelung von vier Akupunkturpunkten – auf beiden Seiten *Hegu* Di 4, *Neiguan* Pe 6, *Zusanli* Ma 36 und *Gongsun* Mi 4 – lindern.[12] Eine Studie aus Taiwan ergab, dass sich das postoperative Erbrechen von Patienten nach einer Laparoskopie ebenso effektiv wie durch die Medikation bei der Anästhesie verringern ließ, indem man nur den Punkt Pe 6 *Neiguan* durch Elektroakupunktur stimulierte.[13] Man kann die Akupunktur bei einer Magenspiegelung mit Fiberendoskop anwenden,[14] und möglicherweise reicht es dann, nur den Punkt *Zusanli* Ma 36 zu nadeln.[15] Wenn man die Schmerzen bei einer Endoskopie des oberen Gastrointestinaltrakts mit Akupunktur bekämpft, liegt die Erfolgsquote bei 88,2 Prozent.[16] Die Durchführung der Endoskopie wurde für den Praktiker wesentlich erleichtert und für den Patienten besser verträglich, wenn der Patient zuvor eine schmerzlindernde Akupunktur erhielt.[17]

Nicht operativ zu behandelnde akute Bauchschmerzen

Behandlung

Wenn chirurgische Notfälle und gravierende Baucherkrankungen ausgeschlossen werden können oder sie bereits behandelt werden, kann man die Schmerzen mithilfe von Ma 36, Ren 12 und Pe 6 behandeln, wobei man den mittleren Erwärmer harmonisiert, das *Qi* reguliert sowie Magen und Milz stärkt.

Kolik

Bei Babys im Alter von unter drei Monaten sind meist Koliken der Grund für „Bauchschmerzen"; die Mütter berichten von anhaltendem Schreien, bei dem die Säuglinge die Beine anziehen und ihr Bauch aufgebläht ist (s. a. Kap. 10.15).

Gastroenteritis

Eine Gastroenteritis ist bei Kindern aller Altersgruppen einer der häufigsten Gründe für akute Bauchschmerzen. Das vorherrschende Symptom ist Diarrhö, manchmal auch Erbrechen, das mit generellen unspezifischen Bauchschmerzen einhergeht. Die meisten Fälle werden durch Viren ausgelöst – was dem Eindringen externer Kälte entspricht –, am häufigsten durch das Rotavirus. Hitze-Pathogene entsprechen bakteriellen Keimen wie *Shigella*, *Salmonella*, *Campylobacter*, *Giardia* und invasivem *E. coli*. Die meisten viral bedingten Diarrhöerkrankungen dauern drei bis sieben Tage. Bei länger andauernden Symptomen sollte der Stuhl untersucht werden, um nicht-virale Pathogene zu finden. Die Behandlung entspricht dem speziellen Stadium oder der Invasionsebene, wobei sie primär darauf abzielt, eine Dehydrierung zu verhindern (s.a. Kap. 10.8).

Obstipation

Eine Obstipation verursacht ebenfalls häufig Bauchschmerzen bei Kindern. Bei Säuglingen mit immer wieder auftretender Obstipation sollte man an eine Hirschsprung-Krankheit denken. Bei Säuglingen, die gestillt werden, können aber auch Zeitabschnitte von sieben bis zehn Tagen ohne Stuhlgang normal sein. Die Bauchschmerzen sind oft damit verbunden, dass sich die Kinder beim Versuch, Stuhlgang zu haben, zu sehr anstrengen und stark pressen. Das kann man häufig bei Kindern im schulpflichtigen Alter beobachten, die sich scheuen, öffentliche Toiletten aufzusuchen. Kinder koten ein, wenn sich im Enddarm so viel Stuhl befindet, dass der Darm ungewöhnlich stark gedehnt wird, wodurch sich seine Motilität verringert. Häufig tritt dann etwas flüssiger Darminhalt aus und verfärbt die Unterwäsche (s.a. Kap. 10.18).

Urologische Gründe für Bauchschmerzen

Dazu gehören Infektionen des Harntrakts, angeborene Anomalien im Genital- und Harntrakt, Nierensteine sowie eine Verengung des Harnleiters im Bereich des Beckens.[18–21] Eine Akupunktur kann sowohl ergänzend bei Harnwegsinfektionen als auch zusätzlich zur Schmerzlinderung eingesetzt werden (s. Kap. 10.24).

Migräne mit intermittierender abdomineller Symptomatik

Migräne mit intermittierender abdomineller Symptomatik ist ein umstrittenes Syndrom,[22] das bei Kindern – vor allem bei solchen, in deren Familie es bereits Fälle von Migräne gegeben hat – mit Kopfschmerzen und immer wiederkehrenden Bauchschmerzen einhergehen kann. Die abdominale Komponente ist häufig bei Jugendlichen weniger stark ausgeprägt und wird dann von den klassischen Migränekopfschmerzen ersetzt.[23, 24] Mit einer Akupunkturbehandlung kann man die Kopfschmerzen lindern (s.a. Kap. 10.17), Stress abbauen und Bauchschmerzen verringern.

Geschwüre

Bei Kindern unter sechs Jahren sind stressbedingte Geschwüre am häufigsten. Nach dem zehnten Lebensjahr können die Kinder die Symptomatik der Geschwüre besser beschreiben: in der Regel treten nach dem Essen epigastrische Schmerzen auf, die von Übelkeit und Blähungen begleitet sein können. Bei Kindern konnte eine Korrelation zwischen Zwölffingerdarmgeschwüren und einer Antrumgastritis nachgewiesen werden.[25] Eine italienische Arbeit, bei der vier Erwachsene mit Akupunktur behandelt wurden, zeigte anhand einer Gastroskopie, dass die Symptome vollkommen verschwinden und die Läsionen ausheilen können.[26] Es gibt keine aktuellen Daten über Akupunkturbehandlungen bei Geschwüren von Kindern.

Falls man bei Kindern Geschwüre vermutet, sollte das mit einer endoskopischen Untersuchung entsprechend abgeklärt und die Behandlung von einem Gastroenterologen überwacht werden. Zur Linderung der Schmerzen kann eine Akupunktur durchgeführt werden.

Pankreatitis

Eine Pankreatitis oder Entzündung der Bauchspeicheldrüse ist zwar selten, kann aber bei Kindern jeden Alters auftreten. Sie kann idiopathisch sein und auf einer familiären Prädisposition beruhen. Bei Kindern wird die Pankreatitis meist von einer Mumpsinfektion ausgelöst. Auch eine Verletzung und Arzneimittel wie Steroide können Symptome am Pankreas hervorrufen.[27] Bei der Ultraschalluntersuchung erkennt man in der Regel eine atypische unspezifische Schwellung des Pankreas. Im Rahmen von Studien an Erwachsenen konnte man durch eine Behandlung, bei der chinesische Medizin mit westlicher kombiniert wird, die Sterberate bei noch nicht lange bestehenden schweren Pankreatitisfällen verringern.[28] In einer anderen Studie zeigte sich, dass eine Körperakupunktur alleine nicht ausreichte, um die Schmerzen bei einer alkoholbedingten Pankreatitis zu lindern,[29] aber der Druck von an den Ohrpunkten *Shenmen*, Sympathikus, Pankreas, Abdomen und Zwölffingerdarm angebrachten Kügelchen die Pankreasschmerzen eines Erwachsenen lindern konnte.[30] Da Kinder auf nicht-invasive Verfahren ansprechen, sollte diese Behandlung in den seltenen Fällen eines Kindes mit Pankreasschmerzen angewandt werden.

Behandlung

Die chinesische Medizin interpretiert eine Pankreatitis als Hitze in Milz/Pankreas. In diesem Fall kann man die Hitze über vier Punkte ableiten:

- Stärkung von Mi 9, Ni 10 und Sedierung von Mi 2, He 8.
- Die bereits angegebenen Ohrpunkte können über Kügelchen aktiviert werden.

Chirurgische Notfälle

Praktiker müssen unbedingt erkennen können, ob ein akuter Bauch vorliegt, der rasch operativ behandelt werden muss. Im Augenblick gibt es keine Daten über Akupunkturbehandlungen von Kindern in entsprechenden Fällen.

Appendizitis

Zu den klassischen klinischen Symptomen einer Appendizitis gehören Fieber, Schmerzen im Bereich des Nabels, die in den rechten unteren Quadranten wandern und dort zu einer punktuellen Druckschmerzhaftigkeit am McBurney-Punkt führen, Appetitlosigkeit, Erbrechen, Berührungsempfindlichkeit im Bauchbereich sowie eine Abwehrspannung.[2] Häufig sind die Zeichen und Symptome allerdings unspezifisch, was besonders bei Kleinkindern die Diagnose erschwert. Häufig werden die Patienten mit der Diagnose Gastroenteritis wieder nach Hause geschickt.[31] Wenn die korrekte Diagnose gestellt wird, geht sie bei 30 bis 65 Prozent der Kinder mit einer Perforation einher.[32–35] Das kann etwa 36 Stunden nach Einsetzen der Schmerzen passieren.[33, 34, 36] Da bei zehn Prozent der Patienten die Anzahl der Leukozyten im normalen Bereich liegen kann, ist die Leukozytenzahl kein zuverlässiges Kriterium.[31] Bei Jugendlichen können gynäkologische Erkrankungen und sogar eine Schwangerschaft ähnliche Symptome wie zu Beginn einer Appendizitis hervorrufen.[23] Während es im Allgemeinen nicht sinnvoll ist, den Bauch zu röntgen, ist eine Ultraschalluntersuchung bei einem Verdacht auf Appendizitis sehr hilfreich. Bei einem erfahrenen Untersucher liegt die Sensitivität bei 85–90 Prozent und die Spezifität bei 95–100 Prozent.[8] Kinderärzte arbeiten häufiger mit einer Laparoskopie.[37]

Die chinesische Medizin kennt einen speziellen Punkt für „Blinddarmentzündungen“, *Lanweixue*, der sich auf dem rechten Bein etwa in der Mitte zwischen den Punkten Ma 36 und Ma 37 befindet.[38, 39] Er wird häufig zur Behandlung von akuter und chronischer Appendizitis eingesetzt, und man schrieb ihm traditionell auch einen möglichen diagnostischen Wert zu.[39] In einer westlichen Studie mit 50 Patienten, bei denen eine Appendizitis vermutet wurde, erwies sich der *Lanweixue*-Punkt allerdings statistisch nicht als guter Indikator,[40] während nach einem klinischen Bericht aus China 63 Prozent der Fälle von Appendizitis durch eine Elektroakupunktur an den Punkten *Lanweixue* und Ma 25 geheilt werden konnten.[41] Es gibt noch weitere Berichte über erfolgreiche Akupunkturbehandlungen bei einer Appendizitis.[42, 43] Durch eine Ohrakupunktur konnten in einer kleinen Gruppe von Erwachsenen mit Appendizitis die Schmerzen gelindert werden.[44] Man kann eine Akupunktur in der Pädiatrie auch als Anästhetikum bei der Entfernung des Wurmfortsatzes einsetzen, da eine klinische Studie an Erwachsenen ergeben hat, dass die durch Akupunktur erreichte Anästhesie mit einer Epiduralanästhesie vergleichbar ist, ohne im gleichen Maß zu einer Atemdepression, niedrigem Blutdruck und Herzrhythmusstörungen zu führen und mit geringerem postoperativen Verbrauch von Schmerzmitteln und Antibiotika.[45] Eine andere Studie sprach von einer 96,6-prozentigen Erfolgrate, wenn man die Akupunktur zur Anästhesie einsetzt.[46]

Angesichts der hohen Aussagekraft des Ultraschalls bei der Diagnose einer Appendizitis bestünde ein integrativer Ansatz für einen Akupunkteur darin, ein Kind, das vermutlich daran erkrankt ist, zur sofortigen Abklärung an einen westlichen Spezialisten zu überweisen. Wegen der zahlreichen Fälle und der Geschwindigkeit, mit der es bei Kindern zu einer Perforation kommt, sowie wegen der fehlenden belastbaren Daten für die Akupunkturbehandlung einer Appendizitis bei Kindern, ist es sinnvoll, die Akupunktur unterstützend zur präoperativen Schmerzbekämpfung einzusetzen, oder postoperativ, um die Schmerzen und andere Komplikationen zu verringern. Vor der Überweisung sollte allerdings nicht schmerzlindernd akupunktiert werden, da das die Symptome verschleiern und damit die klinische Diagnose erschweren könnte.

Invagination

Im Alter von zwei Monaten bis fünf Jahren ist die Invagination nach eingeklemmten Leistenhernien die zweithäufigste Ursache für einen Darmverschluss. Die meisten Fälle treten in der Regel im Alter von vier bis zehn Monaten auf; in den letzten Jahren hat jedoch die Anzahl der Invaginationen bei Kindern über zwei Jahren zugenommen.[47] Die klassische Symptomentrias besteht aus kolikartigen Bauchschmerzen, Erbrechen und Blut im Stuhl. In bis zu 75 Prozent aller Fälle kann das Blut im Stuhl okkult sein.[48] Ein klinischer Verdacht kann entweder mit einer Kontrastuntersuchung (Luft oder Barium) oder mithilfe des Ultraschalls erhärtet werden.[49–51]

Die Ultraschalluntersuchung gilt für die Diagnose einer Invagination als essentiell und ist daher in allen Fällen von akuten Bauchschmerzen anzuraten, wenn diese bei Personen mit hohem Risiko für diese Erkrankung auftreten.[52] Am häufigsten ist diese Erkrankung am Übergang vom Krummdarm (Ileum) zum Blinddarm lokalisiert. In 95 Prozent aller Fälle fehlt ein Divertikel. Je älter das Kind ist, desto eher findet man pathologische Wandausstülpungen: Meckel-Divertikel (am häufigsten), Lymphom, Lymphadenopathie, Schoenlein-Henoch-Purpura.[53]

Purpura Schoenlein-Henoch

Bei der Purpura Schoenlein-Henoch handelt es sich um eine Vaskulitis unbekannter Ätiologie, die meist bei Kindern im Alter von zwei bis acht Jahren auftritt. Bei zwei Dritteln der Kinder ist der Magendarmkanal betroffen; sie haben für gewöhnlich Bauchschmerzen[54] und blutigen Diarrhö, der zu Anfällen mit kolikartigen Schmerzen und einer Invagination führen kann. In der Regel findet man einen charakteristischen roten Hautausschlag an den Beinen, dem Gesäß und den Unterarmen; es kann auch zu Arthritis und Arthralgien kommen. Die Bauchschmerzen behandelt man normalerweise systemisch mit Steroiden, die Invagination operativ.[23]

Es gibt bisher keine Untersuchung über Akupunkturbehandlungen bei einer aus welchen Gründen auch immer erfolgten Invagination. Die Akupunktur sollte hier nur unterstützend eingesetzt werden, um vor der Operation Schmerzen zu lindern. Über den Punkt Mi 1 kann man eine Blutung stoppen.

Volvulus im Mitteldarm

Eine so genannte Darmverschlingung im Bereich des Mitteldarms, bei der sich der Darm um die eigene Achse dreht, kommt meist in den ersten Lebensmonaten vor. Das klinische Bild besteht aus einem galligen Erbrechen, einer deutlichen Aufblähung des Bauchs sowie einer Blutung im oberen Gastrointestinaltrakt. Bei einer guten Röntgenaufnahme kann man die typischen „Doppelblasen" erkennen. Ein solcher Fall ist ein chirurgischer Notfall, da die Arteria mesenterica superior dabei oft vollständig oder teilweise eingeklemmt wird.[23] Einem Bericht aus China zufolge konnte ein Magenvolvulus erfolgreich mit Akupunktur behandelt werden,[55] über die Behandlung eines Volvulus im Mitteldarm von Kindern liegen allerdings keine Berichte vor.

Behandlung

Die Akupunktur kann man palliativ bei prä- und postoperativen Symptomen einsetzen:

- Mi 1 zur Behandlung einer akuten Blutung
- Pe 6 gegen Erbrechen

Fälle, in denen eine Überweisung zum Chirurgen angezeigt ist

Bei einigen Erkrankungen im Kindesalter sollte man das Kind, auch wenn kein Notfall vorliegt, zum Chirurgen überweisen. Weil genügend Zeit vorhanden ist, kann man vorsichtig akupunktieren.

Hypertrophe Pylorusstenose

Dabei handelt es sich um einen meist in den ersten Lebenswochen, in der Regel bei erstgeborenen Jungen auftretenden Verschluss des Pförtners. Das typische Erscheinungsbild ist ein schwallartiges Erbrechen nach jedem Stillvorgang, weshalb der Säugling hungrig bleibt. Die Erkrankung kommt bei einer von 500 Lebendgeburten vor.[56] Man behebt diesen Zustand operativ, indem man den hypertrophen Muskel sorgfältig spaltet. Einer Studie zufolge kann man die Pylorusperistaltik durch eine Elektroakupunktur am Punkt *Zusanli* (Ma 36) regulieren, über den man sowohl eine Unterfunktion als auch eine Überfunktion der Peristaltik ausgleicht.[57]

Behandlung

- Pe 6 bei Erbrechen vor der Operation
- Eine Akupunktur an Mi 1 kann, wie bereits erwähnt, hilfreich sein, solange das Kind noch auf die geplante Operation wartet. Die Autorin hat allerdings keinerlei Erfahrung damit.

Leistenbruch

Die Korrektur eines Leistenbruchs ist die häufigste Operation bei Säuglingen und Kindern. Die Hernie imponiert als eine Vorwölbung in der Leiste oder dem Hodensack, die „kommt und geht", was häufig beim Windelwechseln erkannt wird. Ein Drittel der Fälle wird in den ersten sechs Lebensmonaten diagnostiziert, wenn das Risiko einer Inkarzeration am größten ist.[58] Das Problem tritt bei etwa 1–4 Prozent der Kinder auf, wobei die Inzidenz bei Frühgeborenen erhöht ist. Die Wahrscheinlichkeit, dass ein Bruch eingeklemmt wird, liegt bei etwa zehn Prozent und nimmt mit dem Alter ab; bei Kindern über acht Jahren kommt eine Inkarzeration kaum noch vor.[58] Beim operativen Verschluss des Bruchsacks kann die Anästhesie über eine Elektroakupunktur erfolgen.[59] Es gibt aktuell keine Daten über Akupunkturbehandlungen bei dieser Erkrankung.

Gallensteine

Gallensteine treten im Mittel im Alter von zwölf Jahren auf. Wenn die Patienten älter als fünf Jahre sind, können sie den Schmerz im Allgemeinen im rechten oberen Quadranten lokalisieren, für Patienten unter fünf Jahren ist der Schmerz schwieriger zu charakterisieren und jüngere Kinder haben oft keine Symptome.[60] Bei Erwachsenen konnte eine Gallenkolik erfolgreich mit Elektroakupunktur behandelt werden.[40] In den letzten Jahren wurden Gallensteine von Erwachsenen häufig mit einer Ohrakupunktur behandelt. Dabei kann man an drei bis vier Punkten wie *Shenmen*, *Sanjiao*, Gallenblase und Sympathikus sowohl Nadeln als auch Kügelchen einsetzen. Die Patienten sollten Nahrung mit einem hohen Protein- und Fettanteil zu sich zu nehmen, um die Kontraktion der Gallenblase anzuregen. Steine mit einem Durchmesser von unter einem Zentimeter werden am leichtesten ausgeschieden.[43] Es würde sich wohl lohnen, diese Art der Behandlung auch in den seltenen Fällen auszuprobieren, in denen Kinder Gallensteine haben.

10.6.2 Habituelle chronische Bauchschmerzen

Mit diesem sehr weit gefassten Begriff beschreibt man in der Kinderheilkunde die episodisch auftretenden Bauchschmerzen einer heterogenen Gruppe von Patienten, die durch ihre Schmerzen mindestens drei Monate lang in ihren normalen Aktivitäten beeinträchtigt werden.[26] Berichten zufolge leiden 10–15 Prozent aller Kinder zwischen dem fünften und 15. Lebensjahr darunter; diese Schmerzen gelten als häufigstes Symptom in der Kindheit. Nur bei 5–10 Prozent der Kinder mit dieser Erkrankung ist eine organische Ursache dafür festzustellen:[61–65] meist eine Obstipation, eine entzündliche Darmerkrankung, verschiedene gastrointestinale Symptome wie Schleimhautläsionen sowie nephro-urologische Erkrankungen.[61–62, 64, 66]

Obstipation, entzündliche Darmerkrankung und Harnwegsinfektionen werden in anderen Abschnitten erörtert. Durch Einwirkung von Salzsäure und Pepsin entstandene Erkrankungen sind selten. Die Symptome, mit denen man es in der Regel zu tun hat, sind epigastrische und/oder nächtliche Schmerzen. Einige Kinder leiden unter postprandialen Schmerzen und Gewichtsverlust. Oft gibt es in der Familie bereits Fälle von Ulcus pepticum, das sich als Ösophagitis, Gastritis, Zwölffingerdarmgeschwür oder allgemein als Ulkuserkrankung manifestieren kann.[67] Die meisten Kinder mit habituellen chronischen Bauchschmerzen haben eine funktionelle Störung.

Untersuchung

Bei der medizinischen Untersuchung muss man, um nicht den kleinen Prozentsatz an Kindern zu übersehen, die organische Defekte haben, die richtige Mitte finden, sollte einerseits genügend Tests anordnen, andererseits die Diagnostik nicht übertreiben. Im Allgemeinen führt man, falls erste Blut- und Urintests ergebnislos verlaufen sind, zusätzlich beispielsweise eine Ultraschall-, Röntgen- und/oder endoskopische Untersuchung des Bauchs durch.[64] Eine Ultraschalluntersuchung gilt als wertvolle Hilfe bei der Beurteilung von Kindern mit habituellen chronischen Bauchschmerzen.[22] Endoskopie und sogar Laparoskopie[68] werden oft als notwendig erachtet, um eine Diagnose ausreichend abzusichern. Aber auch wenn nicht viel dabei herauskommt, können Eltern und Kind möglicherweise sehr viel besser verstehen und akzeptieren, dass die funktionellen Bauchschmerzen harmlos sind, wenn sie selbst sehen konnten, dass die Strukturen im Bauchraum normal sind.[22]

Funktionelle Bauchschmerzen

90–95 Prozent der immer wieder auftretenden chronischen Bauchschmerzen bei Kindern sind funktionell, womit ein Zustand mit unbekannter Ätiologie und Pathogenese gemeint ist, für den weder spezifische strukturelle noch infektiöse, entzündliche oder biochemische Ursachen nachgewiesen werden können.[69, 70] Die Diagnose erfolgt anhand der Symptome, durch Ausschluss organischer Ursachen,[70] die auf eine medizinische Behandlung ansprechen.[64] Die Bekämpfung funktioneller Erkrankungen ist komplizierter und schwieriger; bei ihr muss man kognitive, physiologische, psychologische Aspekte sowie Aspekte aus der Entwicklung und Umwelt des Kindes mit berücksichtigen.[71] Möglicherweise besteht ein Zusammenhang mit der Entwicklung und Reifung, da die Symptome bei den meisten Kindern mit der Zeit zurückgehen oder gar verschwinden.[65]

Als mögliche pathogenetische Faktoren werden vor allem eine gestörte Motilität des Gastrointestinaltrakts, eine längere Verweildauer im Darm sowie eine verstärkte Muskelkontraktion des Dünn- und Dickdarms aufgrund einer Vielzahl von körperlichen und emotionalen Reizen angenommen. Bei Biopsien wurden entzündliche Veränderungen beobachtet, die entweder die Ursache oder die Folge der veränderten Darmtätigkeit sind. Es scheint eine starke genetische Veranlagung zu geben, weil man bei den Familienanamnesen häufig auf unspezifische Abdominalerkrankungen, Reizkolon, Ulcus pepticum oder emotional- beziehungsweise stressbedingte Migränekopfschmerzen stößt. Emotionale Belastungen aus verschiedenen Gründen wie Tod oder Trennung von einem wichtigen Familienmitglied, körperlichen Erkrankungen der Eltern oder Geschwister, Problemen in der Schule oder einem kürzlich erfolgten Umzug können die Schmerzen sowie damit verbundene Symptome hervorrufen oder verstärken.[26]

Die Behandlung ist vielschichtig und besteht daraus, die Reaktion der Eltern und Lehrer auf die Symptome abzuändern, die Ernährung umzustellen, Medikamente zu verschreiben und sogar eine Psychotherapie durchzuführen. Es ist wichtig, den Patienten, den Eltern und Lehrern verständnisvoll begegnen und sie zu unterstützen, damit das Kind in den Vorder- und das schmerzorientierte Verhalten in den Hintergrund rückt.[70, 72] Zu den verschiedenen Ernährungsempfehlungen gehört es, wenig Fett und viel Ballaststoffe zu essen sowie Milchprodukte, koffein- und kohlensäurehaltige Getränken, stärkereiche Nahrungsmittel (Getreide, Kartoffeln, Weizen, Hafer) und Süßigkeiten zu reduzieren. Manchmal werden anticholinerge Medikamente verschrieben. Kinder, bei denen emotionale Momente eine wichtige Rolle spielen, werden zur psychologischen und psychiatrischen Untersuchung und Therapie überwiesen. Leider war keines dieser Mittel bislang sehr effizient. Kinder, deren Symptome bereits länger als zwei Jahre anhielten, reagieren besonders schlecht auf die Behandlung.[73] Sowohl die Eltern als auch die Ärzte stehen vor einem Rätsel und sind frustriert, weil deutlich zu erkennen ist, dass die Kinder wirklich Schmerzen haben und dass die Symptome ihre Beteiligung und Leistung in der Schule, die Beziehung zu ihren Mitschülern, ihre Teilnahme an Organisationen und sportlichen Veranstaltungen sowie ihre persönlichen und familiären Aktivitäten beeinträchtigen.

Die chinesische Sicht

Die chinesische Medizin bietet bei der Diagnose wie bei der Behandlung neue Perspektiven. Eine Pathophysiologie ohne konkrete anatomische und biochemische Anomalien kann schlicht als energetische Störung beziehungsweise Störung des *Qi* interpretiert werden, sodass die Behandlung darauf ausgerichtet sein muss, diese spezifische Unausgewogenheit zu beseitigen. Mithilfe eines integrativen Ansatzes, bei dem auf eine westliche Differenzialdiagnose der funktionellen Bauchschmerzen eine chinesische Interpretation erfolgt, kann daher das Verständnis dieses häufigen und komplizierten Zustands aufgeklärt und erweitert werden.

Die westliche Medizin unterscheidet bei habituellen chronischen Bauchschmerzen von Kindern die folgenden drei klinischen Krankheitsbilder:

- Isolierte anfallartige, meist periumbilikale Bauchschmerzen
- Bauchschmerzen, die mit einer Verdauungsstörung einhergehen
- Bauchschmerzen, die mit einer veränderten Darmtätigkeit einhergehen.

Isolierte anfallartige, meist periumbilikale Bauchschmerzen

Die Schmerzen treten in der Regel im Bereich des Bauchnabels auf und strahlen selten aus. Sie sind unterschiedlich stark; anhaltende Schmerzen und schmerzfreie Phasen wechseln sich in unregelmäßiger Folge ab. Die Schmerzen beginnen allmählich und halten bei 50 Prozent der Patienten bis zu einer Stunde und bei 40 Prozent bis zu drei Stunden an. Weniger als 10 Prozent der Kinder haben permanente Schmerzen. Die Kinder können die Schmerzen meist nicht beschreiben. Es besteht in der Regel kein Zusammenhang mit Mahlzeiten, einem bestimmten Nahrungsmittel, einer Aktivität oder der Darmtätigkeit. Die Schmerzen treten häufig am Abend auf, lassen das Kind schlecht einschlafen, wecken es aber selten aus dem Schlaf auf. Die Eltern beschreiben den Patienten als elend und während der meisten Schmerzenattacken als apathisch. Bei schweren Anfällen kann das Kind eine Reihe von Verhaltensweisen zeigen, an denen deutlich wird, wie intensiv der Schmerz ist: es krümmt sich nach vorne, sein Gesicht ist verzerrt, es schreit oder beißt die Zähne zusammen und drückt auf den Bauch. Zu den häufig damit verbundenen Symptomen gehören Kopfschmerzen, Blässe, Übelkeit, Schwindelgefühl, Benommenheit und Müdigkeit, von denen man in 50–70 Prozent der Fälle mindestens eines beobachtet. Die Körpertemperatur liegt im Allgemeinen im normalen Bereich.

Dieses als Reizkolon bezeichnete Krankheitsbild ist bei Jugendlichen sehr verbreitet. Neben den periumbilikalen Schmerzen und den damit verbundenen Symptomen berichten die Teenager mitunter auch über eine unregelmäßige Darmtätigkeit, ein Nachlassen der Schmerzen bei Defäkation, Stuhldrang und das Gefühl eines Blähbauchs.

Die chinesische Medizin bezeichnet diese Art von immer wieder auftretenden chronischen Bauchschmerzen als *Yang*- und *Qi*-Mangel in der Milz, der dazu führt, dass sich Kälte ansammelt. Die Schmerzen treten häufig in der *Yin*-Phase des Tages auf, wenn *Yang* und *Qi* normalerweise geringer werden. Es kann gravierende Folgen haben, wenn die *Qi*-Meridiane und Blutgefäße aufgrund der Kälte kontrahieren und dadurch dann Muskeln und Gewebe schlechter mit *Qi* und Blut versorgt werden. Die westliche Medizin kennt sehr schwere ischämische Schmerzen aufgrund einer verringerten Blutzufuhr. In diesem Fall erzielt man eine symptomatische Linderung durch Druck, einer *Yang*-Form der „Behandlung" von *Yin*-Symptomen. Zu den Symptomen des *Qi*-Mangels gehören Blässe und Müdigkeit. Je nach Ernährung und Lebensweise besonders der weiblichen Teenager können sich die Symptome verstärken. Gewichtsbewusste junge Frauen essen manchmal zu viel Salat, der für das System energetisch kalt ist. Bei der heutigen Mode bleibt der Nabel – Ren 8, ein wichtiger Punkt zur Erwärmung der Därme – oft frei, so dass die Teenager für die Kälte in der Umwelt anfällig werden.

Bauchschmerzen, die mit einer Verdauungsstörung einhergehen

Das sind in der Regel epigastrische Schmerzen oder Schmerzen im Oberbauch, die in zeitlichem Zusammenhang mit dem Essen stehen und mit Symptomen wie Übelkeit, Erbrechen, Sodbrennen, einem geblähten Bauch, Regurgitation der Speisen, schneller Sättigung, übermäßig viel Schluckauf und Aufstoßen verbunden sind. Die Darmtätigkeit kann verändert sein und es kann zu Diarrhö, Obstipation oder dem Gefühl kommen, dass man den Darm nur unvollständig entleert hat.

Die chinesische Medizin erklärt diese Symptome primär durch eine Nahrungsretention aufgrund verschiedener energetischer Disharmonien in Magen und Milz, wodurch die Nahrung nur unzureichend umgewandelt und transportiert wird. Dieser Zustand kann durch die Ernährung, die Art der Nahrungsaufnahme sowie die Gefühlslage des Kindes hervorgerufen werden.

Ernährung: Ein Übermaß an kalten Speisen führt zu Kälte in der Milz und im Magen, Übermaß an heißen/gewürzten und zuckerhaltigen/süßen Speisen erzeugt Hitze im Magen und eine Milz-Schwäche, zu starker Verzehr von Milchprodukten und fetten/gebratenen Speisen kann Schleim und Feuchtigkeit im Magen und eine Milz-Schwäche hervorrufen. Verschiedene Substanzen wie Medikamente, künstliche Zusatzstoffe oder Spuren von Pestiziden können zu verschiedenen Arten von Fehlfunktionen des Magens und der Milz führen. Kinder erhalten beispielweise häufig entzündungshemmende Antibiotika, die Hitze abbauen und daher von Natur aus kalt sind und zu einem Kälte-Überschuss im Magen führen können.

Essensweise: Kinder entwickeln heutzutage häufig ein Essverhalten, das sie für verschiedene Fehlfunktionen des Magens und der Milz prädisponiert. Das Magen-*Qi* kann sich anstauen, wenn man zu schnell oder zuviel, beim Lernen oder beim Fernsehen isst, wenn man direkt nach dem Essen lernt, wenn man isst, obwohl man emotional aufgewühlt ist, oder wenn man permanent etwas knabbert. Es kann zu einem *Qi*-Mangel im Magen kommen, wenn man fastet, nicht frühstückt oder nur unregelmäßig isst. Wenn man spät abends oder in der Nacht isst, entsteht im Magen ein *Yin*-Mangel. Da Magen und Milz ein Organpaar bilden, führt jede Störung im Magen in der Regel zu einer Milz-Schwäche sowie einer Beeinträchtigung der Umwandlungs- und Transportfunktion der Milz.

Emotionale Zuordnung: Ängstlichkeit, Groll, Frustration und Ärger können zu einem Stau des Leber-*Qi* und einer Zunahme des Leber-*Yang* und damit zu einem *Qi*-Mangel in der Milz führen, da das Element Holz das Element Erde kontrolliert. Mithilfe der an den fünf Elementen orientierten Entwicklungstheorie wird dieser Zustand noch besser verständlich, weil sich die meisten Kinder mit wieder auftretenden chronischen Bauchschmerzen in der Holzphase ihrer Entwicklung befinden, in der die Leber am verletztlichsten ist, so dass das Kind leicht einen *Qi*-Stau in der Leber bekommt und das Leber-*Yang* ansteigt.

Bauchschmerzen, die mit einer veränderten Darmtätigkeit einhergehen

Diese Schmerzen sind unterschiedlich stark, treten in der Regel im unteren Bauchraum auf und können durch die Darmtätigkeit gelindert oder verstärkt werden. Zum abweichenden Verhalten des Darms können Diarrhö, Obstipation oder das Gefühl gehören, den Darm nur unvollständig entleert zu haben. Für die westliche Medizin ist vorwiegend der Dickdarm für die Fehlfunktion verantwortlich.

Auch die chinesische Medizin vertritt die Ansicht, dass der Darm die Krankheitsursache ist, wobei die Erkrankung als Kälte im Darm interpretiert wird, die durch den Verzehr kalter Speisen oder dadurch, dass man sich der Kälte aussetzt, hervorgerufen wird. Bei der Bekleidung der Mädchen bleibt oft der Bauch auf Höhe des Nabels frei; dadurch ist auch Ma 25, der *Mu*-Punkt des Dickdarms, der Kälte ausgesetzt, was im Dickdarm zu einer Kältekontraktion führt. Man kann das abweichende Verhalten des Darms mit einem Mangel an *Qi* und *Yang* in der Milz erklären, was Diarrhö auslöst, und mit extremer Kälte im Darm, was ein Absteigen des *Qi* verhindert und so zur Obstipation führt.

Die familiäre Belastung, die bei allen drei Erscheinungsbildern vorliegen kann, entspricht in der chinesischen Medizin einem *Qi*- und *Jing*-Mangel der Nieren. Stress sowie akute emotionale Traumen, die bei einigen Kindern Symptome auslösen, können ebenfalls durch einen akuten Mangel an Nieren-*Qi* verursacht werden.

Untersuchung

Für eine Bewertung aus chinesischer Sicht sind detaillierte Angaben zum Ernährungs- und Essverhalten, zu der Exposition gegenüber äußerer Kälte (einschließlich der Vorlieben der Mädchen für moderne Kleidung), zu familiären Prädispositionen, Stress und emotionalen Tendenzen erforderlich. Die Untersuchung konzentriert sich dann auf Anzeichen von Kälte, *Yang*-Mangel sowie Milz- und Nieren-Schwäche.

Behandlung

Alle drei Krankheitsbilder sind durch Kälte-Überschuss und Milz-Schwäche sowie Bauchschmerzen gekennzeichnet. Daher müssen bei einer allgemeinen Behandlung der drei chronischen funktionellen Erkrankungen die innere Kälte und die Kälte in der Milz abgebaut, die Milz gestärkt und die Schmerzen gelindert werden.

- Man reduziert den Verzehr von zu viel energetisch kalten Nahrungsmitteln oder streicht diese völlig aus dem Speiseplan.
- Man sorgt dafür, dass das Kind weniger der äußeren Kälte ausgesetzt ist, und rät Mädchen, Kleidung zu tragen, die Ren 8 bedecken.
- Ni 3, Ni 7, um insgesamt Kälte zu vertreiben
- Man wärmt den mittleren Erwärmer durch eine Moxibustion an Ren 8 oder führt dort anderweitig Wärme zu.
- Vertreibung der Kälte in der Milz mit dem folgenden Vier-Punkte-Protokoll:
  - Mi 2, He 8 werden gestärkt, Mi 9, Ni 10 gedämpft.
- Stärkung der Milz (nachdem man die Kälte in der Milz beseitigt hat) mit dem folgenden Vier-Punkte-Protokoll:
  - Mi 2, He 8 werden tonisiert, Mi 1, Le 1 gedämpft.
  - Mithilfe von Ma 36, Ren 12 und Pe 6 Kontrolle des mittleren Erwärmers und Linderung der Schmerzen
- Ohrpunkte: *Shenmen*, Nullpunkt, Magen, Milz, Niere, *Sanjiao*

Zusätzliche Behandlung bei isoliertem Schmerz:

- Generelle Stärkung von *Qi* mithilfe von Ni 3 und Ren 6
- Tonisierung von Milz- und Magen-*Qi* mithilfe von Mi 6 und Ma 36

Zusätzliche Behandlung bei einer Verdauungsstörung:

- Man streicht Nahrungsmittel wie ein Übermaß an Süßigkeiten oder Milchprodukten vom Speiseplan oder reduziert den Verzehr.
- Man rät zu regelmäßigeren Essgewohnheiten.
- Bei Stau des Magen-*Qi*:
  - Ren 10 zur Anregung des Flusss des Magen-*Qi* nach unten
  - Ren 6, um eine Stagnation der Nahrung aufzulösen
- Bei *Qi*-Mangel im Magen:
  - Ma 36 zur Stärkung des Magens und Bewegung des Magen-*Qi*
  - Ren 12 zur Stärkung von Magen und mittlerem Erwärmer
- Bei emotionalen Leber-Symptomen:
  - Le 3, Le 13 zur Bewegung des Leber-*Qi*; Le 3, Stärkung des Leber-*Yin* stärken und Reduktino des Leber-*Yang*
  - Le 14, um Leber und Magen zu harmonisieren
  - Man zeigt den Kindern, wie sie sich selbst zur Ruhe bringen können.
- Ohrpunkte: Leber-Punkt dazunehmen

Zusätzliche Behandlung bei veränderter Darmtätigkeit:

- Moxibustion oder Zufuhr von Hitze an Ma 25 zur Vertreibung der Kälte aus dem Darm

- Ma 37, der untere He/Meer-Punkt des Dickdarms zur Vertreibung der Kälte des Dickdarms und Regulation von Magen und Milz
- Ren 5, der Mu-Punkt von *Sanjiao*, zur Stärkung und Harmonisierung des Dreifachen Erwärmers
- Man vertreibt mit dem an den fünf Elementen orientierten Vier-Punkte-Protokoll die Kälte aus dem Dickdarm:
  - Tonisierung von Di 5, Dü 5 und Sedierung von Di 2, Bl 66.
- Ohrpunkte: Dickdarm-Punkt dazunehmen

Für Kinder mit einer familiären Veranlagung oder Schmerzen, die durch akuten Stress/ein akutes Trauma hervorgerufen werden:

- Stärkung von mithilfe des Fünf-Elemente-Protokolls das Nieren-*Yin* und -*Qi*:
  - Ni 7, Lu 8 werden tonisiert, Ni 3, Mi 3 sediert.
- Ohrpunkte: Nieren- und Nebennieren-Punkte hinzunehmen

10.7 Chronisch entzündliche Darmerkrankung

Die chronisch entzündliche Darmerkrankung (inflammatory bowel disease, IBD), zu der die Colitis ulcerosa und die Crohn-Krankheit gerechnet werden, tritt bei Kindern aller Altersstufen immer häufiger auf[570] und hat sich zu einer der bedeutendsten chronischen Erkrankungen von Kindern und Jugendlichen entwickelt.[571] Die IBD stellt eine ganz besondere Herausforderung für die Diagnose und Bekämpfung dar, weil Kinder, die sich körperlich und psychosozial noch in der Entwicklungsphase befinden, oft nicht die klassischen Symptome aufweisen.[572]

Colitis ulcerosa (UC) und Crohn-Krankheit (CD) sind wahrscheinlich eher Syndrome als eigenständige Krankheiten,[573] weil sie sich in ihrer Epidemiologie, Immunologie sowie klinischen und therapeutischen Charakteristika sehr ähneln.[255]

25–30 Prozent aller CD-Patienten und 20 Prozent der UC-Patienten sind noch keine 20 Jahre alt.[574] Vier Prozent aller Fälle von IBD bei Kindern treten im Alter von unter fünf Jahren auf, die meisten Fälle allerdings gegen Ende der Jugendjahre.[572] In Nordamerika bekommen ungefähr zwei von 100.000 Kindern im Alter von 10–19 Jahren eine Colitis ulcerosa und 3,5 von 100.000 einen Morbus Crohn.[575] IBD ist weltweit verbreitet, der Schwerpunkt liegt allerdings in Industrieländern mit einer gut ernährten Bevölkerung.[255] Zu den möglichen Umweltrisiken zählt es, Kinder nicht zu stillen oder zu früh zu entwöhnen, ferner das perinatale Auftreten von Infektionen sowie eine „westliche Ernährungsweise“ mit einem hohen Anteil an Fettsäuren.[255] Obwohl eine IBD möglicherweise durch eine infektiöse Gastroenteritis ausgelöst wird,[572] gibt es keinen überzeugenden oder direkten Beweis für ein infektiöses Agens.[255] Vieles spricht für eine Beteiligung genetischer Faktoren;[577] es wurden bereits bestimmte Loci auf Chromosomen identifiziert.[578, 579] Gegenwärtig geht man meist davon aus, dass es bei der IBD zu einer Überreaktion des Immunsystems in der Schleimhaut des Magen-Darm-Trakts kommt, die durch Faktoren im Darmlumen ausgelöst wird und schließlich in eine chronische Entzündung mit nachfolgender Schädigung des Gewebes mündet.[255]

Eine der Hauptkomplikationen von UC- und CD-Patienten mit einer bereits in der Kindheit einsetzenden Pankolitis ist eine maligne Erkrankung des Kolons.[580] Der chronische lebenslange Erkrankungsprozess hat für die Kinder und Jugendlichen auch erhebliche psychosoziale Folgen.[581]

Die westliche Sicht

Crohn-Krankheit

Die Crohn-Krankheit (CD) ist bei Jungen und Mädchen gleich häufig.[575] Bei 30 Prozent der Kindern gibt es eine familiäre Vorbelastung.[575] Neben den Umweltfaktoren für IBD scheint auch Zigarettenrauch den familiären Typ der CD zu beeinflussen.[582]

Von ihrer Pathologie her ist die Crohn-Krankheit eine transmurale Entzündung mit diskontinuierlichen Läsionen, die charakteristischerweise asymmetrisch und segmental auftreten. Kennzeichnend für die Erkrankung sind Granulome. Jeder Abschnitt des Verdauungstrakts kann erkranken: in Mund, Speiseröhre, Magen oder Zwölffingerdarm können aphtöse Läsionen entstehen,[255] und bei 15 Prozent aller Kinder mit CD können sich perianale Veränderungen wie weiche Fibrome (Fibroma molle), Fissuren, Fisteln und Abszesse ausbilden.[583] Bei den meisten Kindern (50–70 Prozent) mit CD ist der Endabschnitt des Ileums betroffen, bei über der Hälfte dieser Patienten sind auch noch verschiedene Abschnitte des Dickdarms, in der Regel Colon ascendens, entzündet.[255, 584] Bei zehn bis 20 Prozent der Kinder findet man einen isolierten Dickdarmbefall, bei zehn bis 15 Prozent dagegen einen diffusen Dünndarmbefall, bei dem die proximalen Abschnitte von Ileum oder Jejunum betroffen sind.[570]

Das klinische Erscheinungsbild der CD hängt davon ab, welcher Bereich des Gastrointestinaltrakts erkrankt ist. Meist zeigen die Kinder Dünndarm-Symptome wie immer wiederkehrende, schlecht lokalisierbare Bauchschmerzen, chronischen Diarrhö, Mattigkeit, leichtes Fieber am späten Nachmittag und Abend, Appetitlosigkeit sowie einen Gewichtsverlust, der sich über mehrere Monate hin erstreckt.[255, 570] Eine CD, bei der der Dickdarm betroffen ist, ist mit Symptomen wie einer blutigen schleimig-eitrigen Diarrhö, krampfartigen Bauchschmerzen und Defäkationsdrang klinisch nicht von einer Colitis ulcerosa zu unterscheiden.[255]

Fehlendes Wachstum, das bei 30 Prozent der CD-Kinder zu beobachten ist, ist ein beunruhigendes Problem bei Kleinkindern[585, 586] und Jugendlichen, deren sexuelle Entwicklung verzögert sein kann.[572] Die in der Regel schleichende Verlangsamung des Wachstums kann dem Ausbruch der Darmsymptome um Jahre vorangehen[587] und so die Diagnose verschleppen.[588] Zum mangelnden Wachstum tragen eine unzureichende Nahrungsaufnahme, Appetitverlust, Malabsorption, erhöhte Verluste sowie erhöhte Stoffwechselbedürfnisse bei.[570]

Die transmurale Entzündung führt zu einem verstärkten bakteriellen Wachstum und der Bildung von Fisteln und Strikturen, die das Darmlumen einengen. Die Wahrscheinlichkeit eines Adenokarzinoms im Dickdarm ist bei einem Patienten mit Crohn-Colitis vier bis 20 Mal höher als in der Gesamtbevölkerung.[570] Jahre vor dem Auftreten der Darmsymptome der CD kann eine perianale Erkrankung vorhanden sein – meist bei Patienten mit einer Kolitis. Falls die perianale Erkrankung nicht auf eine medikamentöse Therapie anspricht, muss operiert werden.

Colitis ulcerosa

Die Colitis ulcerosa (UC) ist eine diffuse, chronische Entzündung, die auf die Schleimhäute des Rektums und des Dickdarms beschränkt ist. Sie breitet sich kontinuierlich und symmetrisch nach proximal aus und befällt Teile des Dickdarms oder den gesamten Dickdarm.[589] In über 95 Prozent der Fälle ist das Rektum erkrankt.[255] Neben den IBD-Auslösern findet man bei UC-Patienten vermehrt eine Kuhmilchallergie.[255]

Die häufigsten Symptome sind rektale Blutungen, Diarrhö und Bauchschmerzen. Bei Kindern ist die Erkrankung zu dem Zeitpunkt, an dem die Diagnose gestellt wird, normalerweise bereits ausgedehnter als bei Erwachsenen.[589] Bei 50–60 Prozent der Fälle von UC handelt es sich um eine leichte Erkrankung. Für sie ist eine verstärkte Durchblutung der Schleimhaut mit Erythemen und Schleimhautödemen typisch, durch die es zu einer granulierten, „bröckligen" Schleimhaut und in der Folge zu Spontanblutungen kommen kann. Die Erkrankung ist in der Regel auf den distalen Bereich des Dickdarms beschränkt; das Kind zeigt keine systemischen Anzeichen und Symptome.

30 Prozent der erkrankten Kinder haben nur eine moderate Erkrankung, die durch blutige Diarrhö, Krämpfe, Defäkationsdrang und Druckempfindlichkeit am Bauch gekennzeichnet ist. Systemische Anzeichen wie Appetitlosigkeit, gering erhöhte Temperatur und leichte Anämie können ebenfalls vorhanden sein. 15 Prozent der Kinder mit UC haben eine Wachstumsstörung.

Bei etwa zehn Prozent der Patienten findet man eine schwere Kolitis mit druckempfindlichem Bauch, Fieber, Anämie, Leukozytose und Hypoalbuminämie; mehr als sechs Mal täglich wird blutiger Stuhl entleert. Unter fünf Prozent der Kinder mit UC haben Symptome außerhalb des Darms wie eine Gelenkerkrankung, Hautsymptome oder eine Lebererkrankung.[255, 590]

Zu den schwerwiegenderen gastrointestinalen Komplikationen bei der UC gehören starke Blutungen, ein toxisches Megakolon und Karzinome. Ein toxisches Megakolon ist bei jungen Patienten zwar selten, aber wenn es auftritt, ein medizinischer und chirurgischer Notfall, weil das Risiko, dass der Darm durchbricht, es zu einer gramnegativen Sepsis und massiven Blutung kommt, sehr hoch ist.[591] Wenn Kinder unter 14 Jahren eine UC bekommen, liegt ihre kumulative Inzidenzrate für Kolorektalkrebs im Alter von 20 Jahren bei fünf Prozent, im Alter von 35 Jahren bei 40 Prozent.[592] Erfolgt die Erkrankung im Alter von 15–39 Jahren, liegt die kumulative Rate im Alter von 20 Jahren bei fünf Prozent, im Alter von 35 Jahren bei 30 Prozent. Daher schätzt man, dass die Wahrscheinlichkeit, zehn bis

25 Jahre nach der Kolitis-Diagnose an einem kolorektalen Karzinom zu sterben, bei acht Prozent liegt, falls die Symptome nicht bekämpft werden.[593]

Manifestationen außerhalb des Darms

Bei 25-35 Prozent aller Patienten mit CD oder UC findet man mindestens eine extraintestinale Manifestation, die vor, zusammen mit oder nach der IBD-Diagnose festgestellt werden kann.[594] Man kennt Fälle von Hauterkrankungen, Apthen im Mund, Augenerkrankungen wie eine Uveitis, Arthritis (bei 7–25 Prozent der kranken Kinder), hepatobiliäre Erkrankungen, urologische Probleme wie Nierensteine (bei etwa 5Prozent aller Kinder mit IBD) oder Hydronephrose.[570] Vereinzelt kann eine Arthritis bei IBD-Kindern auch das erste und manchmal sogar über Monate und Jahre das einzige Symptom sein.[572] Bei der CD kann auch noch ein charakteristisches Erythema nodosum vorhanden sein: erhabene, rote, druckschmerzhafte Knoten, die bei drei Prozent der Kinder überwiegend auf der Vorderseite des Beins auftreten.[595] Man schätzt, dass 75 Prozent der Patienten mit einem Erythema nodosum letztlich eine Arthritis bekommen.[596]

Diagnostik

Die körperliche Untersuchung und erste Laborwerte können unter Umständen völlig unspezifische Befunde ergeben. Sobald infektiöse Ursachen ausgeschlossen sind, überweist man das Kind am besten zur weiteren Diagnostik an einen Gastroenterologen für Kinder, der dann mithilfe einer Koloskopie das Kolon und den Endabschnitt des Ileums direkt betrachtet und eine Biopsie macht, das heißt Proben aus dem Kolon und dem terminalen Ileum entnimmt. Mithilfe flexibler, dünner Spezialendoskope kann man das Kolon von Kindern aller Altersklassen einschließlich von Säuglingen untersuchen.[597] Bei Kleinkindern arbeitet man mit einer Magen-Darm-Passage, einer Röntgenkontrastuntersuchung von Magen und Dünndarm, während bei älteren Kindern die röntgenologische Doppelkontrastmethode Stand der Technik ist, um die Schleimhäute genau zu untersuchen und schon früh Geschwüre im Dünndarm nachweisen zu können. Wenn man bei einem CD-Patienten Abszesse und Fisteln vermutet, ist es sinnvoll, zusätzlich eine Computertomographie und eine Ultraschalluntersuchung durchzuführen.[570] Im Jahre 1990 wurde ein pädiatrischer CD-Aktivitätsindex samt Wachstumsparametern entwickelt, der sich an zwölf pädriatrischen Magendarm-Zentren als Bewertungssystem für die Diagnose einer CD bewährt hat. Gegenwärtig wird ein entsprechender Index für UC-Kinder entwickelt.[598]

Westliche Behandlung

Das allgemeine Ziel einer Behandlung von Kindern mit einer IBD besteht darin, die Entzündung in den Griff zu bekommen, um das Wachstum durch eine entsprechende Ernährung zu fördern und dem Kind, soweit es geht, ein normales Leben zu ermöglichen, damit es in die Schule gehen und Sport betreiben kann.[570] Die Ernährung ist ein äußerst wichtiger Bestandteil der Therapie, weil das fehlende Wachstum ein zentrales Problem ist.[572] Zu den Empfehlungen für eine Ernährungstherapie gehören eine erhöhte Energie-

und Proteinaufnahme bis auf 150 Prozent der für Größe und Alter empfohlenen Tagesdosis. Einige Studien empfehlen zur Ergänzung der täglichen Nahrungsaufnahme noch zusätzlich nächtliche Infusionen über Nasensonden. Die verbesserte Ernährung hat sich bei Kindern als ebenso wirksame Behandlung erwiesen wie Steroide.[572, 586, 599]

Antibiotika können bei CD hilfreich sein. Omega-3-Fettsäuren können die Rückfallraten senken.[600] Man benutzt bei IBD verschiedene Pharmaka. In letzter Zeit werden immer mehr Immunsuppressiva eingesetzt,[255, 601–603] um die Überreaktion des Immunsystems in der Schleimhaut in den Griff zu bekommen. Bei akuten Schüben nimmt man Steroide, die aber normalerweise ungeeignet sind, um bei Morbus Crohn eine langfristige Remission zu erreichen.[604, 605] Selbst bei geringen Dosen von Steroiden kann es bei Kindern zu einer Wachstumsverzögerung kommen, die man nicht mithilfe von Wachstumshormon bekämpfen kann.[605] Andere immunsuppressive Mittel haben ebenfalls erhebliche toxische Wirkungen, bergen beispielsweise das Risiko einer Infektion und malignen Entartung; daher sollten sie besonders bei Kindern nur nach sorgfältiger Abwägung gegeben werden.[606] Bei einer therapieresistenten IBD ist eine Operation denkbar.[603] Man hat bei einer UC bereits mit Erfolg verschiedene endorektale Operationsverfahren angewandt. Morbus Crohn ist oft schwerer zu therapieren, weil diese Erkrankung nicht operativ heilbar ist. Man wird daher nur bei unkontrollierbaren Blutungen, einer Darmstenose oder Fisteln, die nicht auf eine medikamentöse Therapie reagieren, einen operativen Eingriff in Erwägung ziehen.[570, 604]

Die chinesische Sicht

Aktuelle Daten zur Akupunktur

Etwa 51 Prozent[607] aller IBD-Patienten sind zu alternativen Heilmethoden wie der Akupunktur übergegangen.[608] Die am häufigsten genannten Gründe dafür waren Bedenken wegen der Nebenwirkungen von Medikamenten sowie fehlende Effizienz schulmedizinischer Methoden.[607]

Es gibt nur ganz wenige Studien über Akupunkturbehandlungen bei IBD. Reviews zur aktuellen Literatur stützen die These, dass Akupunktur das Immunsystem beeinflusst.[531] In einer Tierstudie, in der eine bei Meerschweinchen ausgelöste Milz-Schwäche mithilfe einer Kräutertablette behandelt wurde, gingen die Symptome zurück, und das Kolongeschwür und -ödem wurden kleiner.[609] Gegenwärtig gibt es keine Studien am Menschen, bei denen nach einer Akupunkturbehandlung Schleimhautbiopsien entnommen und gezielt untersucht werden. Da man allerdings hat zeigen können, dass eine Akupunktur die Immunreaktion verändern kann,[531] wäre es vernünftig anzunehmen, dass sich eine Akupunktur positiv auf eine überzogene entzündliche Immunreaktion der gastrointestinalen Schleimhaut auswirken kann.[610] Die Akupunkturbehandlung basiert auf einer Differenzierung nach den Prinzipien der TCM.

Differenzierung der TCM

Mehrere mögliche TCM-Diagnosen entsprechen der westlichen Diagnose einer IBD:

- Milz-Schwäche
- Feuchte Hitze im Darm
- Stau des Leber-*Qi*
- Nieren-Schwäche

Milz-Schwäche

Kinder haben von Natur aus eine Milz-Schwäche, die noch durch folgende Faktoren vergrößert werden kann: Leben in einer feuchten Umgebung, Verzehr von zu viel Süßigkeiten, fetten, gebratenen und Schleim-bildenden Speisen, durch eine vererbte Milz-Schwäche, chronische Erkrankungen sowie unregelmäßiges Essen. Bei älteren Kindern kann eine geistige Überforderung, Stress, übersteigerte Gefühle aus der Wandlungsphase Holz wie Ärger, Sorgen und Frustrationen die Milz durch das Eindringen von Holz in Erde schwächen. Aufgrund einer Milz-Schwäche werden Nahrung und Flüssigkeiten nicht richtig umgewandelt und transportiert; dadurch sammelt sich Feuchtigkeit und Trübheit an, die die *Qi*- und Blutzirkulation unterbinden kann, was wiederum Bauchschmerzen und Diarrhö auslöst. In der Regel gibt es noch andere Anhaltspunkte für eine Milz-Schwäche wie Müdigkeit, Blässe und Blähung des Bauchs.

Behandlung

- Ma 40 zur Vertreibung der Feuchtigkeit
- Mi 3, Mi 6, Bl 20 zur Stärkung der Milz
- Kräftige Stärkung der Milz mithilfe des Fünf-Elemente-Vier-Punkte-Protokolls:
  - Tonisierung von Mi 2, He 8 und Sedierung von Mi 1, Le 1
- Ren 12 stärkt den mittleren Erwärmer.
- Man reduziert den Verzehr von Süßigkeiten, fetten/gebratenen und Schleim-bildenden Speisen.

Feuchte Hitze im Darm

Falls eingedrungene externe Hitze nicht richtig vertrieben wurde, kann bei den Kindern noch Hitze zurückgeblieben sein. Bei chronischem Verzehr von zu vielen energetisch heißen und gewürzten Speisen kann sich ebenfalls Hitze ansammeln. Physiologisch steigt die Hitze in der Regel nach oben. Bei Feuchtigkeit wird die Hitze jedoch nach unten in den unteren Erwärmer „gezogen". Externe Feuchtigkeit dringt über Meridiane, die die Beine durchziehen, in den Körper ein und fließt aufwärts in die Milz, wo sie deren Umwandlungs- und Transportfunktion blockiert. Die Feuchtigkeit im Inneren kann durch die bereits aufgeführten Faktoren der Milz-Schwäche hervorgerufen werden. Feuchtigkeit und Trübheit aufgrund von Milz-Schwäche können sich im Darm ansammeln und sich ebenfalls in Hitze verwandeln. Feuchte Hitze im Darm ist für die Darmwände und die Blutgefässe schädlich und stört die Flüssigkeitsabsorption. Sie hindert den Darm daran, seine

Funktionen des Nahrungs- und *Qi*-Transports zu erfüllen, was zu Bauchschmerzen und Diarrhö führt. Feuchte Hitze lässt *Qi* und Blut verklumpen, so dass es zu einem Blut-Stau kommt, der die Blutgefäße und *Qi*-Meridiane weiter verstopft. Bei einem Blutstau kommt es zur Blutung, weil das nicht koagulierte Blut nicht durch die Blutgefäße strömen kann, sondern aus den Gefäßen austritt. Der Dickdarm ist wegen seiner *Yang-Ming-Tai-Yin*-Beziehung zu Magen und Milz stärker betroffen.

CD entspricht der feuchten Hitze im Dünndarm, und UC der feuchten Hitze und dem Blutstau im Dickdarm, die sich im Form einer blutigen Diarrhö und von schweren Bauchschmerzen manifestieren.

Behandlung

- Man streicht oder reduziert energetisch heiße sowie fette/gebratene Speisen, zu viele Süßigkeiten und Schleim-bildende Speisen
- Di 11, um die gesamte Hitze zu vertreiben
- 3E 6 zur Vertreibung der aus dem Darm und Förderung der Darmtätigkeit
- Ren 10 vertreibt Feuchtigkeit und regt das Absteigen von *Qi* im Darm an.
- Vertreibung der Feuchtigkeit:
  - Ma 44 zur Vertreibung von Feuchtigkeit
  - Mi 9 zur Vertreibung von feuchter Hitze
- Ma 25, um Diarrhö zu unterbinden
- Ren 6 zur Tonisierung des unteren Erwärmers
- Stärkung der Milz

Eine klinische Studie aus China erbringt Anhaltspunkte dafür, dass sich durch eine starke Moxibustion an Ma 25, Ren 4 und Bl 23 prinzipiell die Mikrozirkulation der Darmschleimhaut verbessern lässt.[611] Einem anderen klinischen Bericht zufolge kann man durch eine Moxibustion an Ma 25 und Ren 4 eine deutliche Verbesserung erzielen.[612]

Zusätzliche Behandlung bei CD: Vertreibung der Hitze aus dem Dünndarm mithilfe des Fünf-Elemente-Vier-Punkte-Protokolls: Tonisierung von Dü 2, Bl 66 und Sedierung von Dü 5, 3E 6.

Zusätzliche Behandlung bei UC:

- Ma 25, Bl 25 *Mu-Shu*-Punkte des Dickdarms regen das *Qi* des Dickdarms an, lindern Diarrhö und Schmerzen.
- Ma 37, unterer Meer-Punkt des Dickdarms, um die Diarrhö zu stoppen
- Man behandelt auch Blutstau und Blutung:
  - Mi 1, um eine aktuelle Blutung zu stoppen
  - Mi 10, Bl 17 zur Auflösung eines Blutstaus
- Anhand des Fünf-Elemente-Vier-Punkte-Protokolls vertreibt man die Hitze aus dem Dickdarm:
  - Tonisierung von Di 2, Bl 66 und Sedierung von Di 5, Dü 5

Stau des Leber-*Qi*

In der Holzphase seiner Entwicklung ist ein Kind besonders anfällig für eine IBD aufgrund eines Staus des Leber-*Qi*. Das Holz-Kind besitzt von Natur aus einen *Yang*-Überschuss und einen *Yin*-Mangel in der Leber. Emotionale Störungen wie Ärger und Frustration können die Leber daran hindern, den reibungslosen Fluss des *Qi* so zu steuern, wie es ihre Aufgabe wäre. Da sich die Leber mit der Milz in einer zerstörerischen Zyklusbeziehung befindet, führt ein *Yang*-Überschuss oder *Qi*-Stau in der Leber zu einer weiteren Schwächung der konstitutionell schwachen Milz.

Behandlung

- Ren 12, Pe 6 bei einem dumpfen Druckgefühl im Epigastrium[613]
- Man sucht nach Faktoren, die psychische Störungen ausgelöst haben können; man zeigt dem Kind Übungen, durch die es zur Ruhe kommen kann, und massiert zur Beruhigung *Yintang*.
- Man reduziert ein Übermaß an sauren Speisen und Medikamenten.
- Man löst den Stau des Leber-*Qi* auf:
  - Le 14 fördert einen reibungslosen Fluss des Leber-*Qi*.
  - Le 13 harmonisiert Leber und Milz.
  - Le 3, um das Leber-*Yin* zu stärken und das Leber-*Qi* zu bewegen
- Ren 6 zusammen mit Gb 34, um *Qi* in den Bauch zu schleusen und die Bauchschmerzen zu verringern
- Stärkung der Milz:
  - Ren 12, Ma 36, Bl 20 zur Stärkung der Milz
- Entsprechend des Vier-Punkte-Protokolls tonisiert man Mi 2, He 8 und Sedierung von Mi 1 und LR-1
  - Man leitet, je nachdem, welche Symptome vorliegen, Hitze aus dem Dünn- oder Dickdarm ab.

Nieren-Schwäche

Die Nieren-Schwäche entspricht der starken genetischen Veranlagung bei IBD. Sie geht oft mit wässrigem Stuhl oder Diarrhö am frühen Morgen einher und ist gravierender und daher auch schwerer zu behandeln.[613]

Behandlung

- Du 4, Bl 23, um das Feuer von Mingmen anzuregen und das Nieren-*Yang* zu stärken
- Ren 6 zur Erwärmung des unteren Erwärmers und Beendigung der Diarrhö
- Ni 6, Mi 6 zur Stärkung des Nieren-*Yin*
- Starke Moxibustion an Ma 25, Ren 4, Bl 23
- Ohrpunkte: *Shenmen*, Nullpunkt, Dickdarm, Dünndarm, unteres Rektum; je nachdem nimmt man Milz oder Niere hinzu (siehe Bibliographie).

10.8 Diarrhö

Diarrhö, eine entscheidende Ursache für Erkrankungen und Sterblichkeit von Kindern in entwickelten und unterentwickelten Ländern,[255, 280] bereitet unverändert diagnostische und therapeutische Probleme.[281] Als Diarrhö bezeichnet man eine Veränderung des normalen Stuhlgangs, die mit einem erhöhten Wassergehalt (verminderter Festigkeit), Volumen und einer erhöhten Frequenz von über drei Stuhlgängen täglich einhergeht. Eine akute Diarrhö ist eine Durchfall-Phase von bis zu 14 Tagen Dauer. Die akute Diarrhö bei Kindern ist meist eine „infektiöse Diarrhö", das heißt, infektiöser Natur. Eine persistierende Diarrhö dauert länger als 14 Tage, eine chronische Diarrhö hält über 30 Tage lang an.[282]

Die westliche Sicht

Akute infektiöse Diarrhö

Infektiöse Durchfallerkrankungen sind weltweit die zweithäufigste Ursache für Krankheits- und Sterbefälle.[282] Jedes Jahr sterben über vier Millionen Säuglinge und Kleinkinder an einer akuten infektiösen Diarrhö.[255] In den USA haben Kinder unter drei Jahren durchschnittlich etwa 2,5 Mal pro Jahr eine Gastroenteritis.[280, 282] International kommt es im Schnitt 3,3 Mal jährlich zu einer solchen Erkrankung.[255] 30 Prozent aller Krankenhausaufenthalte von Kindern erfolgen aufgrund einer Diarrhö, die für über ein Drittel aller Todesfälle von Kindern unter fünf Jahren verantwortlich ist.[255] Bei Säuglingen bis zum Alter von drei Monaten ist das Risiko, deswegen stationär behandelt werden zu müssen und daran zu sterben, am größten.[283] Man schätzt, dass Diarrhöerkrankungen für zehn Prozent aller verhinderbaren Tode von Säuglingen verantwortlich sind.[255] Kinder, die im Vorschulalter Kindertagesstätten besuchen, haben wegen der dort vorhandenen Ansteckungsmöglichkeiten ein erhöhtes Diarrhörisiko.[284]

Zu den infektiösen Keimen, die bei Kindern eine akute Diarrhö auslösen, gehören Viren, Bakterien und Parasiten.[285] Die Ansteckung erfolgt meist oral über Fäkalien, kontaminierte Lebensmittel oder Wasser,[286] oder dadurch, dass Säuglinge oder Kleinkinder kontaminiertes Spielzeug in den Mund nehmen. Die Art der von Nahrungsmitteln übertragenen Krankheiten ändert sich in dem Maße, in dem mehr massenhaft produzierte, kaum verarbeitete und in aller Welt verteilte Nahrungsmittel in einem Land oder international zum Ausbruch von Diarrhöerkrankungen führen, anstatt nur einige wenige Personen zu infizieren, die eine gemeinsame Mahlzeit eingenommen haben.[282] Die meisten Fälle werden von Viren ausgelöst. Das Rotavirus ist am weitesten verbreitet,[23] aber auch das menschliche Astrovirus (HAstV) ist ein häufiger Grund für Ausbrüche von Diarrhö.[286] Oft infizieren sich Kinder mit mehreren Viren.[286] Bei einer viralen Diarrhö ist tendenziell eher der Dünndarm betroffen, wodurch zwar große Mengen an dünnflüssigem Stuhl ausgeschieden werden, dies aber relativ selten.[287] Diese Erkrankungen sind normalerweise nur von kurzer Dauer – in der Regel drei bis sieben Tage – und hören meist von selbst auf.[23, 285] Sie können sich allerdings bei Kindern, deren Immunsystem geschwächt ist oder deren Gastrointestinaltrakt Anomalien aufweist, verheerend auswirken.[282]

Die häufigsten bakteriellen Keime sind die enteropathogenen *E. coli*, *Shigella* und *Salmonella* sowie *Campylobacter*.[23, 287] Diese Erreger sind viel virulenter und verursachen in der Regel Schleimhautschäden im Dünn- und Dickdarm, wodurch es zu häufigen Entleerungen von oft blutigem Stuhl kommt, in dem Leukozyten enthalten sind.[287] In den USA ist *E. coli* in den letzten Jahren mit über 20.000 Infektionen und bis zu 250 Todesfällen pro Jahr zu einem ernsten öffentlichen Gesundheitsproblem geworden.[288] Übertragen wird die Infektion meist durch den Verzehr von kontaminiertem Fleisch, Wasser, nicht pasteurisierter Milch, Blattsalat, Alfalfasprossen und Ziegenmilch[288, 289] sowie durch kontaminiertes Wasser an Schwimm- und Badeplätzen.[289] Die unterschiedlichen enteropathogenen *E. coli*-Stämme rufen eine entzündliche Diarrhö hervor, indem sie sich an der Darmschleimhaut festsetzen und Toxine freisetzen, die die Zellen schädigen und eine Blutung und Nekrose auslösen.[290] Bei fortschreitender akuter, von Bauchkrämpfen begleiteter Diarrhö wird blutiger Stuhl ausgeschieden; oft kommt es dabei zu ernsthaften Komplikationen wie einem hämolytisch-urämischen Syndrom und einer thrombotisch-thrombozytopenischen Purpura.[288, 289] *Shigella* und *Salmonella* verursachen ähnliche entzündliche Verletzungen, aufgrund deren man Blut und Leukozyten im Stuhl findet.[23] Der Parasit, der am häufigsten Infektionen auslöst, ist *Giardia lamblia*; er ist häufig für eine sekretorische Diarrhö ohne Blut verantwortlich ist[23] und führt oft zu einer chronischen Diarrhö.[291]

Diagnose und Behandlung sind immer noch widersprüchlich. Weil die akute Diarrhö meist von selbst wieder aufhört, nehmen die Ärzte oft keine Stuhlproben und untersuchen nicht auf Eier und Parasiten hin, da es manchmal einige Tage dauert, bis die Resultate zur Verfügung stehen. In einer Kultur aus Stuhlproben kann man verschiedene Bakterientypen identifizieren. Der Nachweis spezifischer enteropathogener *E. coli*-Stämme erfordert allerdings eine spezifische Serotypisierung, die bei Stuhlkulturen nicht routinemäßig durchgeführt wird.[288] Sie ist teuer, zeitaufwändig und oft nicht spezifisch oder empfindlich genug, sodass sie für eine Routinediagnostik nicht empfohlen wird.[290]

Die Behandlung ist vor allem darauf ausgerichtet, die Dehydrierung rückgängig zu machen, die bei einer akuten Diarrhö der entscheidende Faktor für die Zahl der Erkrankten und Todesfälle ist.[292] Die Weltgesundheitsorganisation (WHO) empfiehlt Flüssigkeiten mit entsprechenden Konzentrationen an Elektrolyten und Kohlenhydraten zu trinken;[293] mithilfe dieser Therapie konnte die Todesrate deutlich gesenkt werden.[283, 287, 293–295] Das Grundprinzip dieser Therapie besteht darin, dass Glucose den Natriumtransport im Darm beschleunigt und dieser Mechanismus auch dann noch funktioniert, wenn das Dünndarmepithel durch Enterotoxine geschädigt wurde.[293] Nach einer Rehydrierung ist es wichtig, das Kind schnell wieder mit einer laktosefreien[287] oder normalen altersgemäßen Ernährung[285] zu versorgen, um die Dauer der Diarrhö zu verkürzen, ihre Schwere und die Auswirkungen auf die Nährstoffversorgung zu begrenzen.[293] Es empfiehlt sich, die Ernährung durch bestimmte Inhaltsstoffe wie Vitamin A, Zink und Folsäure, die bei Diarrhö verloren gegangen sind, zu ergänzen.[293]

Da eine akute infektiöse Diarrhö in den meisten Fällen durch Viren ausgelöst wird, ist keine antimikrobielle Therapie erforderlich. Im Oktober 1998 kam in den USA ein Impfstoff gegen das Rotavirus auf den Markt, der wie eine normale Infektion das Risiko einer erneuten akuten Rotavirus-Diarrhö um 50 Prozent und das Risiko einer schweren Diarrhö samt Dehydrierung um über 70 Prozent verringert.[294, 295] Stillen ist eine der wichtigsten Vorsorgemaßnahmen.[296, 297] Wenn das Kind weiterhin gestillt wird, kann man damit nachweislich auch akute Anfälle von Diarrhö in den Griff bekommen.[293] Eine Verbesserung der Hygiene in Form von Händewaschen ist vor allem in Kindertagesstätten ebenfalls wichtig.

Eine Antibiotika-Behandlung muss sehr sorgfältig durchgeführt werden und darf erst nach genauer Identifizierung der Keime und ihrer Sensitivität gegenüber dem Medikament erfolgen. Da sich Antibiotikaresistenzen immer mehr häufen, eignen sich häufig benutzte Antibiotika nicht zur Bekämpfung einer akuten Diarrhö.[282, 294–297] Die Behandlung einer Salmonellose mit Antibiotika kann den Trägerstatus verlängern und zu einer höheren klinischen Rückfallquote führen.[282] Eine ungerechtfertigte antimikrobielle Therapie kann eine Anfälligkeit gegenüber anderen Infektionen hervorrufen, die Besiedelung mit resistenten Keimen beschleunigen,[282, 298] und die normale Darmflora, den natürlichen Schutz des Körpers gegenüber Infektionen, zerstören.[299]

Persistierende Diarrhö

Nach einer akuten Gastroenteritis kann es zu einer verzögerten Erholung und verschleppten Diarrhö, einer Enteropathie nach Enteritis, kommen. Die Diarrhö hält mit fortgesetzter Schädigung der Dünndarmschleimhaut über 14 Tage an.[255, 300] Das passiert am häufigsten bei sehr kleinen Kindern, vor allem solchen, die unter ärmlichen, beengten Verhältnissen groß werden,[255] bei Säuglingen, die mit der Flasche unzureichend ernährt werden, sowie nach einer Rotavirus-Infektion.[301]

In Dänemark schätzt man, dass auf 100 Einweisungen in ein Kinderkrankenhaus drei Fälle von Gastroenteritis kommen.[255] Vom Erscheinungsbild her ist der Säugling apathisch, reizbar, hat oft einen „gequälten Blick“, zeigt erste Anzeichen für Gewichtsverlust und Schwäche durch die persistierende Diarrhö. Bei starken wässrigen Durchfällen kann sich der Bauch vorwölben und aufblähen.[255] Weshalb genau es nach einem Anfall von infektiöser Gastroenteritis zu einer anhaltenden Diarrhö kommt, bleibt unklar, meist sind dafür aber wahrscheinlich mehrere Faktoren verantwortlich: (1) Persistenz des Darmpathogens; (2) eine falsche Ernährung in der akuten Phase wirkt sich nachteilig auf die Reparatur der Darmschleimhaut und die Wiederherstellung der normalen Peristaltik aus; (3) durch die gestörte Motilität kommt es zu einer bakteriellen Kontamination und einem sehr starken bakteriellen Wachstum;[302] (4) Kleinkinder mit einem unreifen Immunsystem reagieren auf antigene Reize.[255] Sekundär können auch noch eine Malabsorption für Laktose und Saccharose sowie ein übermäßiges bakterielles Wachstum im Dünndarm eine Rolle spielen.[302] Der Befund einer Infiltration der Darmschleimhaut durch Lymphozyten spricht für eine zellvermittelte Immunreaktion auf ein Antigen in der Umwelt, sei es in der Nahrung, sei es eine Mikrobe oder beides.[303]

Während bei einer akuten Diarrhö die Dehydrierung das größte Problem ist, kann selbst eine zwei bis drei Wochen persistierende Diarrhö schon zu einer Mangelernährung führen[255] und die Entwicklung behindern.[291, 304, 305] Trotz intensiver klinischer und Laboruntersuchungen in den letzten drei Jahrzehnten bleiben in Bezug auf die Vorsorge und die besten Behandlungsansätze immer noch viele Fragen offen.[255] Kinder mit einer sekundären Laktoseintoleranz haben nach dem Verzehr von Laktose eine mehr wässrige Diarrhö, die mit Aufblähung, Flatulenz und krampfartigen Bauchschmerzen einhergeht.[23] Einigen Säuglingen kann eine generelle laktosefreie Ernährung mit einem Proteinhydrolysat das Leben retten.[301]

Chronische Diarrhö

Die chronische Diarrhö – der Definition nach eine Diarrhö, die länger als 30 Tage dauert[282] – scheint unter Kindern insgesamt zuzunehmen.[306] Zu der langen Liste von Differenzialdiagnosen gehören kongenitale anatomische Anomalien wie das Kurzdarm-Syndrom, Darminfektionen, extraintestinale Infektionen wie Harnwegsinfektionen, eine erworbene Zucker- und Eiweißunverträglichkeit, eine entzündliche Darmerkrankung, Immundefekte, angeborene Stoffwechselstörungen sowie Endokrinopathien.[255, 307] Hunderte von Millionen Kleinkindern sind aufgrund einer chronischen Diarrhö unterernährt, über drei Millionen Kinder unter fünf Jahren sterben jährlich daran.[255] Es fehlt nach wie vor ein genereller diagnostischer und therapeutischer Ansatz.[308] Infektionen sind bei Kindern aller Altersklassen immer noch die häufigste Ursache für eine chronische Diarrhö,[307] wobei die Anzahl der möglichen viralen, bakteriellen und parasitären Erreger zunimmt.[309] Wie bei einer akuten Diarrhö ist es für die Behandlung einer infektiösen chronischen Diarrhö wichtig, das jeweilige Pathogen zu kennen und zu wissen, ob es auf das Medikament anspricht. *Giardia* ist ein Parasit, der häufiger bei Kindern vorkommt und der offenbar medikamentös behandelt werden kann.[310]

Bei nicht infektiösen Zuständen wie einer entzündlichen Darmerkrankung muss die Primärerkrankung behandelt werden. In allen Fällen einer chronischen Diarrhö muss entschieden gegen die Mangelernährung vorgegangen werden, um eine Wachstumsblockade und den möglichen Tod zu verhindern. Diäten sorgen nur dafür, dass die Symptome vorübergehend eingedämmt werden.[311] Die Flüssigkeits- und Kalorienzufuhr muss aufgezeichnet werden und essentielle Spurenelemente wie Zink[312] und Vitamine müssen ergänzt werden.[306]

Neuere Behandlungs- und Präventionsmaßnahmen wie Probiotika und Impfungen spielen eine immer wichtigere Rolle bei der Bekämpfung von chronischer Diarrhö.[309] Eine chronische Diarrhö ohne Mangelernährung wird als unspezifische chronische Diarrhö bezeichnet; sie tritt vor allem bei Kindern im Alter von sechs Monaten bis drei Jahren auf.[255, 313] Das typische klinische Erscheinungsbild ist ein Kleinkind, das als Säugling Koliken hatte und jetzt allmählich drei bis sechs mal täglich flüssigen Stuhlgang hat. Der größte Teil des Stuhls, der unverdaute Nahrungsmittel und Schleim enthält, geht kurz nach dem Aufwachen ab.[314] Ansonsten ist das Kind aktiv, sieht gesund aus und zeigt ein normales Wachstum.[315] Stress und Infektionen können Diarrhö-Anfälle hervorrufen, was sich bei einer Ernährung mit einem geringen Anteil an Ballaststoffen und Fetten sowie einem hohen Kohlenhydratanteil noch verstärkt.[255]

Die genaue Ätiologie der Erkrankung ist noch unbekannt. In der Familienanamnese stößt man oft auf viele funktionelle Darmerkrankungen,[255, 313] sodass es sich um die frühe Manifestation eines Reizdarms handeln kann.[255] Wenn man von einer Infektion ausgeht, so könnte der Dünndarm über die Mikroflora der oberen Atemwege bakteriell besiedelt worden sein.[255] Aktuelle Befunde sprechen dafür, dass eine unspezifische chronische Diarrhö vor allem durch eine Motilitätsstörung des Darms hervorgerufen wird, die von Ernährungsfaktoren beeinflusst werden kann.[255, 316] Eine verringerte Motilität im oberen Teils des Dünndarms[304] kann ein entwicklungsbedingtes physiologisches Phänomen sein.[317] Bei einigen Kindern gehen Verletzungen der Darmschleimhaut[318] mit einer Atrophie der Zotten einher.[291] Wie es zu einer Schleimhautverletzung kommt, ist unklar.[306] Zu den Ernährungsfaktoren gehört der Verzehr von Nahrungsmitteln mit einem geringen Fettanteil, einem hohen Kohlenhydratanteil sowie eine große Flüssigkeitsaufnahme – speziell von Apfelsaft.[319] Vor allem ein zu starker Konsum von Apfelsaft hat als Auslöser besonderes Interesse geweckt. Früher erhielten die Kinder Orangensaft, um Skorbut zu verhindern. In den letzten Jahren ist Apfelsaft der Saft der Wahl in der Gruppe der unter 5-Jährigen geworden.[320] Bei vielen Kindern mit chronischer, unspezifischer Diarrhö bestehen 25–60 Prozent ihrer täglichen Nahrungsaufnahme aus Apfelsaft.[321] Apfelsaft hat einen hohen Sorbit-Anteil und enthält sehr viel mehr Fruktose als Glukose,[322] so dass er zu einem Kohlenhydratungleichgewicht beiträgt. Darüber hinaus hat enzymatisch aufbereiteter („klarer") Apfelsaft im Gegensatz zum frisch gepressten („trüben") Apfelsaft eindeutig eine durchfallfördernde Wirkung. Das spricht dafür, dass die erhöhte Menge an nicht absorbierbaren Mono- und Oligosacchariden, die durch die enzymatische Aufbereitung der Apfelpulpe entstanden ist, ein wichtiger ätiologischer Faktor für die durch Apfelsaft ausgelöste unspezifische, chronische Diarrhö ist.[319]

Normalerweise werden 95–98 Prozent der Darmflüssigkeit wieder absorbiert. Eine gestörte Peristaltik in Kombination mit einer exzessiven Flüssigkeits- und Kohlenhydrataufnahme trägt nachweislich zur Ausbildung einer Diarrhö bei.[255] Andere Hypothesen zur Pathogenese sprechen von einer Nahrungsmittelallergie und -intoleranz,[314, 323] Verhaltensproblemen,[323] Hypogammaglobulinämie,[324] einer kongenitalen Sacharose-Isomaltase-Defizienz[303] sowie iatrogenen Ursachen bei einer exzessiven oralen Substitutionstherapie und Auslassdiät.[325] Eine unspezifische, chronische Diarrhö scheint durchschnittlich nach etwa 1,7 Jahren von selbst wieder aufzuhören. Symptome können allerdings später in der Kindheit wiederkehren,[255] etwa bei Teenagern, die bei einer Frucht- oder Saftdiät Diarrhö bekommen.[322]

Die Behandlung besteht generell aus einer Normalisierung der kindlichen Ernährungsweise, besonders hinsichtlich Fett, Ballaststoffen, Flüssigkeitszufuhr und Fruchtsäften[255, 316] sowie einer Beruhigung der Eltern. Ungekühlte Getränke zu den Mahlzeiten zu trinken, scheint hilfreich zu sein.[313]

Die chinesische Sicht

Aktuelle Daten zur Akupunktur

In einigen Studien hat sich bereits gezeigt, dass Akupunktur bei Diarrhö von Kindern wirkt. Die Behandlungsprotokolle bei der Auswahl der Punkte hängen von der jeweiligen TCM-Diagnose ab, wobei die meisten Punkte wie Mi 3, Mi 4, Mi 6, Ma 25 und Ma 36 auf dem Magen- und dem Milz-Meridian liegen.[326–330] Dabei hat sich eine flache Nadelung, die Kinder besser tolerieren, als effizient erwiesen.[331] Darüber hinaus kann die Akupunktur durch Verbesserung der Darmperistaltik und der humoralen und zellulären Immunität für günstige anatomische und biochemische Veränderungen sorgen.[331]

Differenzierung

Die Akupunktur kann sowohl bei der Diagnose als auch bei der Behandlung einer akuten und chronischen Diarrhö helfen. Die chinesische Medizin betrachtet eine akute Diarrhö als Eindringen von äußerer Kälte und feuchter Hitze, was viralen und bakteriellen Infektionen entspricht. Eine chronische Diarrhö wird vor allem durch ein inneres Ungleichgewicht aufgrund von Milz- und Magen-Schwäche samt *Yang*-Mangel in den Nieren hervorgerufen. Eine falsche Ernährung kann sowohl akute als auch chronische Diarrhö auslösen. Neben der Akupunkturbehandlung kann man den Eltern auch Akupressur- und Massagetechniken zeigen, mit denen sie Zuhause die Symptome lindern und den Verlauf der Diarrhö verkürzen können. Chinesische Ernährungsempfehlungen können die diätetische Bekämpfung der Diarrhö um eine neue Sichtweise erweitern.

Akute Diarrhö

Die akute Diarrhö bekämpft man am besten mit einem integrativen Ansatz. Es ist wichtig, die notwendigen Laboruntersuchungen durchzuführen: Stuhlkulturen für Bakterien und Untersuchungen auf Eier und Parasiten – besonders bei einer blutigen Diarrhö oder einem wässrigen Stuhlgang, der mehr als sieben Tage anhält. Man sollte überprüfen, ob die Keime auf das Antibiotikum ansprechen, um zu verhindern, dass falsche Medikamente gegeben werden. Zur Sofortbehandlung sollte immer eine Rehydrierung durch orale Flüssigkeitszufuhr gehören. Mit Akupunktur kann man Schmerzen lindern, den Krankheitsverlauf durch die Vertreibung der Pathogene verkürzen und das Immunsystem des Kindes stärken.

Pathogenes Eindringen externer Kälte

Magen und Darm sind anfällig für ein Eindringen von Kälte, das einer Virusinfektion entspricht. In diesem Fall erreicht das Kälte-Pathogen die *Tai-Yang-* oder *Yang*-Ming-Ebene. Während das Wind-Kälte-Pathogen, das die Atemwege befällt, in den *Tai-Yang*-Blasen-Meridian eindringt und den oberen Teil des Körpers befällt, gelangt das Kälte-Pathogen der Diarrhö über Exkremente und den Mund, das heißt über den Magen-Darm-Trakt, auf die *Tai-Yang*-Dünndarm-Ebene, wo klare und trübe Flüssigkeiten voneinander getrennt und absorbiert werden. Der Stuhl wird wässrig. Die *Shao-Yang*-Ebene besteht aus dem Dreifachen Erwärmer, der insgesamt zur Regulation der Körperflüssigkeiten da ist. Er entspricht auch dem parasympathischen Nervensystem, das die Darmtätigkeit beeinflusst. Die nächste *Yang*-Ebene ist die *Yang*-Ming-Ebene, die aus dem Magen und Dickdarm besteht. Kälte verschlechtert die *Yang*-Funktion des Magens, was sich wiederum auf das mit ihm verbundene *Yin*-Organ, die Milz, auswirkt, die bei der Flüssigkeitsabsorption im Dickdarm eine Rolle spielt. Sowohl das „Verrotten und Reifen der Nahrung" als auch der Transport und die Umwandlung der Nahrung und Flüssigkeiten sind davon betroffen, was sich als häufige Entleerungen eines wässrigen Stuhls manifestiert, der oft unverdaute Nahrungsmittel enthält. Wenn das Kälte-Pathogen die *Tai-Yin*-Ebene erreicht hat, schädigt es direkt die Milz, und die Diarrhö dauert dann länger und wird chronisch.

Behandlung

Sämtliche Stadien:

- Orale Flüssigkeitszufuhr, um eine Dehydrierung zu verhindern
- Rohe und energetisch kalte sowie Schleim-bildende Nahrungsmittel, die die Milz schädigen, sollten vermieden werden.
- Moxibustion an Ren 8 vertreibt die Kälte aus dem mittleren Erwärmer und dem Darm
- Ni 7 vertreibt die Kälte
- An den ersten Tagen:
  - Ma 39, der untere *He*/Meer-Punkt des Dünndarms, zur Regulation des Dünndarms und zur Beendigung der Diarrhö
- Man vertreibt entsprechend des Vier-Punkte-Fünf-Elemente-Protokolls die Kälte aus dem *Tai-Yang*-Dünndarm:
  - Tonisierung von Dü 5, 3E 6 und Sedierung von Dü 2, Bl 66.
- Ma 25 zur Beendigung der Diarrhö
- Ren 12, Ren 6 zur Stärkung des mittleren und unteren Erwärmers
- Ren 10, um den Abstieg des Magen-*Qi* anzuregen
- Beginn der präventiven Stärkung der Milz
- Stärkung des Immunsystems
- Falls die Diarrhö länger als vier bis fünf Tage dauert, greift das Vier-Punkte-Fünf-Elemente-Protokoll zur Vertreibung der Kälte aus Magen und Dickdarm:
  - Magen: Tonisierung von Ma 41, Dü 5 und Sedierung von Ma 44, Bl 66
  - Dickdarm: Tonisierung von Di 5, Dü 5 und Sedierung von Di 2, Bl 66
  - Bei Kleinkindern verwendet man nur die beiden Meridianpunkte: Magen (Tonisierung von Ma 41 und Sedierung von Ma 44) und Dickdarm (Tonisierung von Di 5 und Sedierung von Di 2).
- Stärkung der Milz: zwei oder vier Punkte
- Weiterhin Ma 25, Ren 12, Ren 6, Ren 10 und Erwärmung von Ren 8
- Ma 37, unterer *He*/Meer-Punkt des Dickdarms, zur Regulation des Dickdarms und Beendigung der Diarrhö
- Wenn die Diarrhö länger als eine Woche dauert: Tonisierung zur Milz und Vertreibung der Kälte aus dem Darm:
  - Ma 37, Ma 39 zur Steuerung des Darms

- Nachdem Sistieren der Diarrhö Stärkung des Immunsystems
- Häusliche Behandlung:
  - Bauchmassage: Mit warmen Händen sollten die Eltern den Bauch des Kindes um den Bauchnabel herum 50–100 Mal gegen den Uhrzeigersinn massieren.
  - Erwärmung von Ren 8: Indem man Ren 8 wärmt, kann man die Kälte vertreiben. Die Eltern können ihren *Luogong*-Punkt, He 8, aktivieren, indem sie ihre Handflächen kräftig aneinander reiben und dann die warme Hand auf den Bauchnabel des Kindes legen. Man kann auf Ren 8 auch ein wärmendes Heilkraut, etwa ein Scheibchen heißen Ingwers, legen. Die Scheibe sollte nur leicht erhitzt werden, damit die Haut nicht verbrannt wird.
- *Tui Na*: wirkt am besten bei Kindern unter drei Jahren:
  - Mit ausgestrecktem Daumen massiert man entlang der radialen Oberfläche zum Handgelenk hin.
  - Massage von *Qiji* und *Guiwei* gegen den Uhrzeigersinn: *Qiji* bedeutet „die sieben Knoten oder Abschnitte“ und *Guiwei* „der Schwanz der Schildkröte,“ womit der untere Teil der Wirbelsäule von L4 bis zum Steißbein gemeint ist. Man massiert in Kreisbewegungen. Das reinigt den Körper, indem der Austreibungsprozess beschleunigt wird, und Abfallprodukte und Gifte leichter aus dem System ausgeschieden werden.[332]

Eindringen pathogener externer feuchter Hitze

Das externe Hitze-Pathogen entspricht bakteriellen Infektionen. Es ist viel virulenter als das Kälte-Pathogen und passiert schnell den *Tai-Yang*-Dünndarm und gelangt in die *Yang-Ming*-Organe Magen und Dickdarm. Die Hitze, die normalerweise hochsteigt, wird, wenn Feuchtigkeit vorhanden ist, zum unteren Erwärmer „heruntergezogen.“ Die äußere Feuchtigkeit gelangt über Meridiane in den Beinen in den Körper und fließt nach oben zur Milz, wo sie deren Umwandlungs- und Transportfunktion hemmt. Das Kind kann auch aufgrund des Verzehrs von fetten und Schleim-bildenden Speisen sowie aufgrund einer vorhandenen Milz-Schwäche eine innere Feuchtigkeit aufweisen. Feuchte Hitze im Darm ist für die Darmwände und Blutgefäße schädlich; sie stört die Flüssigkeitsabsorption, was zu Diarrhö mit Schleim und Blut führt. Beim Kind können sich die „vier Starken“ der *Yang-Ming*-Hitze manifestieren: starkes Fieber, starker Durst, starkes Schwitzen und starker Puls. Schnell kann es zu Flüssigkeits- und *Yin*-Mangel kommen, sodass das Risiko einer Dehydrierung steigt.

Die Diagnose sollte durch eine Stuhlkultur und einen Sensitivitätstest bestätigt werden. Falls nötig, kann die Akupunkturbehandlung mit einer medikamentösen Therapie kombiniert werden. Falls die Dehydrierung schnell fortschreitet, kann – besonders bei Säuglingen und Kleinkindern – eine intravenöse Flüssigkeitszufuhr erforderlich sein, weil die Hitze-Symptome zu einer Rötung von Zunge und Rachen führen können und sich das Kind oft weigert zu trinken.

Behandlung

Sämtliche Ebenen:

- Mit oraler Flüssigkeitszufuhr stoppt man so schnell wie möglich die Dehydrierung.
- Energetisch heiße und Schleim-bildende Speisen sind zu meiden.
- Bl 25 zur Austreibung der Hitze aus dem Darm
- Bl 22, Mi 9, Mi 6 zur Vertreibung der Feuchtigkeit aus dem unteren Erwärmer
- Du 14 gegen das Fieber
- Di 11 gegen die Hitze
- Ma 40 gegen die Feuchtigkeit
- Bl 20 zur Stärkung der Milz, Vertreibung der Feuchte
- Zu Beginn des *Tai-Yang*-Stadium etwa in den ersten beiden Tagen:
  - Ma 25 zur Beendigung der Diarrhö
  - Ren 12, Ren 6 zur Stärkung des mittleren und unteren Erwärmers
  - Ren 10, um das Absteigen des Magen-*Qi* anzuregen
- Beginn der Stärkung der Milz als Präventivmaßnahme
- Stärkung des Immunsystems
- Ma 39 zur Regulation des Dünndarms
- Vertreibung der Hitze aus dem Dünndarm: Tonisierung von Dü 2, Bl 66 und Sedierung von Dü 5, 3E 6
- Bei Kleinkindern nimmt man die beiden Dünndarm-Punkte: Tonisierung von Dü 2; und Sedierung von Dü 5.

Im *Yang-Ming*-Stadium, das innerhalb der ersten 24 Stunden oder nach zwei bis drei Tagen beginnen kann:

- Vertreibung der Hitze aus Magen und Dickdarm:
  - Magen: Tonisierung von Ma 44, Bl 66 und Sedierung von Ma 41, Dü 5
  - Dickdarm: Tonisierung von Di 2, Bl 66 und Sedierung von Di 5, Dü 5
- Bei Kleinkindern nimmt man nur die Meridianpunkte:
  - Magen: Tonisierung von Ma 44 und Sedierung von Ma 41
  - Dickdarm: Tonisierung von Di 2 und Sedierung von Di 5
- Stärkung der Milz: Zwei- oder Vier-Punkte-Protokoll
- Ma 39 zur Regulation des Dickdarms
- Wenn die Diarrhö vorüber ist, Kräftigung des Immunsystems
- Häusliche Behandlung: Bauchmassage und *Tui Na* wie bei Kälte-Diarrhö, nur dass man nicht Ren 8 erwärmt wird

Chronische Diarrhö

Milz-Schwäche

Die Milz ist das wichtigste Organ bei Diarrhö. Das *Qi* der Milz, das normalerweise aufsteigt, ist für die Umwandlung in Form von Verdauung und Rückresorption von Flüssigkeiten und Nährstoffen sowie den Transport von *Qi* zum Körper verantwortlich. Bei einer

Milz-Schwäche kehrt sich die Fließrichtung des Milz-*Qi* um und es fließt abwärts. Nahrung und Flüssigkeiten werden nicht richtig umgewandelt oder rückresorbiert, sodass es zu einer Diarrhö kommt. Die konstitutionelle Milz-Schwäche des Kindes kann sich noch durch mehrere Faktoren verschlimmern: dadurch, dass das Kind zu viele energetisch kalte Speisen, Süßigkeiten, fette und Schleim-bildende Nahrungsmittel isst, Kälte und Feuchtigkeit ausgesetzt ist, etwa in einer feuchten Umgebung lebt, aber auch durch chronische Erkrankungen oder unregelmäßiges Essen. Bei älteren Kindern, die sich in der Holzphase der Entwicklung befinden, können zuviel geistige Arbeit, Stress oder zu viele Emotionen in Form von Ärger, Sorgen und Frustration die Milz weiter schwächen, wenn Holz in die Erde eindringt. Mit einem *Qi*-Mangel in der Milz lässt sich eine postenteritische Enteropathie erklären, die für die westliche Medizin rätselhaft ist. Das Eindringen externer Kälte, die akute Virusinfektion, ist beendet. Aus Sicht der chinesischen Medizin hat die akute Erkrankung die Milz geschwächt, was dazu führt, dass noch Diarrhösymptome zurückbleiben. Sämtliche klinischen Anzeichen und Symptome – Apathie, Reizbarkeit, aufgeblähter Bauch, die Kohlenhydratintoleranz und sogar der „gequälte Blick" des Kindes – sprechen für einen *Qi*-Mangel in der Milz.

Eine Beeinträchtigung der Milz kann auch eine unspezifische chronische Diarrhö bei Säuglingen und Kleinkindern erklären. Diese Kinder mögen in den Augen westlicher Ärzte „normal und gesund" aussehen, weisen aber unter Umständen subtile Anzeichen einer Milz-Schwäche wie eine blasse Gesichtsfarbe oder einen leicht aufgeblähten Bauch nach dem Essen auf. Die Milz wird durch eine Infektion oder eine Ernährung mit hohem Kohlenhydratanteil schwächer, woraufhin es zu einer Diarrhö kommt. Es ist ebenfalls interessant anzumerken, dass Äpfel als energetisch kalte Nahrungsmittel gelten und daher für Magen und Milz schädlich sind. Da die Milz eine große Bedeutung für die Rückresorption und Bewegung von Flüssigkeiten hat, überlastet eine zu große Saft- oder Flüssigkeitsaufnahme die Milz und verursacht Diarrhö. Diese Prinzipien erklären leicht, wieso ein Zusammenhang zwischen einem zu hohen Konsum an Apfelsaft und einer unspezifischen chronischen Diarrhö besteht.

Behandlung

- Stärkung der Milz mithilfe des Fünf-Elemente-Vier-Punkte-Protokolls:
  - Tonisierung von Mi 2, He 8 und Sedierung von Mi 1, Le 1.
- Zur Stärkung von Magen und Milz akupunktiert man zusätzlich Bl 20, Bl 21, Mi 6, Ma 36, Ren 12.
- Moxibustion an Ren 8
- Ma 25, Ma 37, um chronische Diarrhö zu stoppen
- Energetisch kalte, fettige und Schleim-bildende Nahrungsmittel wie Milchprodukte sollten vermieden werden.
- Es sollte nicht zu viel Apfelsaft getrunken werden.
- Man ändert die Lebensweise des Kindes: weniger Schulaufgaben oder außerschulische Aktivitäten, damit das Kind mehr Ruhepausen hat; man verringert den Stress, der Sorgen und Frustrationen bereiten kann.

- Ohrpunkte: *Shenmen*, Nullpunkt, Magen, Milz, Dünndarm, Dickdarm
- Häusliche Behandlung: Es gilt dieselbe Anleitung wie bei einer akuten Kälte-Diarrhö (s. o.).

Yang-Mangel in der Niere

Früh am Morgen Diarrhö mit Bauchschmerzen sowie Borborygmus (Darmgeräusche) bei der Darmtätigkeit mit einem Gefühl von Kälte sind Anzeichen für einen *Yang*-Mangel in der Niere, zu dem es aufgrund eines Kälte-Überschusses und einer Milz-Schwäche kommen kann. Die Kälte wirkt der Wärme aus dem „Feuer" des Nieren-*Yang* entgegen. Bei Milz-Schwäche sammelt sich Feuchtigkeit an, die den Strom der Flüssigkeiten behindert und zu einem *Yang*-Mangel in der Niere führt. Da aus dem Nieren-*Yang* jegliches *Yang* hervorgeht, führt eine Nieren-Schwäche wiederum zu einer Milz-Schwäche, woraus sich ein Teufelskreis ergibt. Da die Niere mit Angst assoziiert ist, kann eine gründliche Anamnese klären, ob das Kind sich vor etwas fürchtet, etwa davor, in der Schule oder beim Sport zu versagen, oder ob es häusliche Gewalt fürchtet.

Behandlung

- Stärkung des Nieren-*Yang*: Ni 3, Ni 7, Ren 4, Ren 6, Bl 23
- Stärkung der Niere insgesamt mithilfe eines Fünf-Elemente-Vier-Punkte-Protokolls:
  - Tonisierung von Ni 7, Lu 8 und Sedierung von Ni 3, Mi 3 (aber natürlich kann man Ni 3, Ni 7 zur Stärkung des Nieren-*Yang* nicht gleichzeitig akupunktieren).
- Milz-Stärkung: Tonisierung von Mi 2, He 8 und Sedierung von Mi 1, Le 11
- Ma 25, Ma 37 zur Beendigung einer chronischen Diarrhö
- Man meidet energetisch kalte, rohe sowie fette, Schleim-bildende Speisen wie Milchprodukte.
- Man ändert die Lebensweise des Kindes, um seine Angst zu bekämpfen; man lässt es beispielsweise in eine Klasse mit geringeren Anforderungen wechseln, um ihm Erfolgserlebnisse zu ermöglichen, Einzel- oder Familienberatung bei allen emotionalen Situationen oder Problemen, die durch Angst entstanden sind.
- Ohrpunkte: *Shenmen*, Nullpunkt, Niere, Milz, Magen, Dünn- und Dickdarm
- Man zeigt den Eltern, wie sie das Kind zuhause behandeln können.

Falsche Ernährung

Die Kinder ernähren sich heutzutage von zu vielen ungesunden Produkten, die künstlich gesüßt, fettig, Schleim-bildend, salzig oder für das Kind energetisch zu heiß oder zu kalt sind. Die häufigste Folge ist eine Milz-Schwäche. Aber auch eine Nieren-Schwäche und ein *Qi*-Stau in der Leber sind häufig anzutreffen. Aufgrund seiner inneren Disharmonie kann das Kind leicht akute Diarrhö bekommen. So bekommt beispielsweise ein Kind mit einer Milz-Schwäche akute Bauchschmerzen und Diarrhö, wenn es auf einer Geburtstagsparty gewesen ist, wo es Kuchen und Kekse im Überfluss gegeben hat. Das Kind kann andere Symptome wie einen aufgeblähten Bauch samt *Qi*-Mangel in der Milz aufweisen, die auf eine Schwäche hindeuten. Verstärkt sich das Ungleichgewicht, kann sich eine chronische Diarrhö entwickeln.

Behandlung

- Man sorgt dafür, dass nicht zu viele falsche Nahrungsmittel verzehrt werden.
- Ma 21 zur Auflösung des Nahrungs-Staus
- Ma 44, falls die Nahrungsretention mit Hitze-Symptomen einhergeht
- Mi 4 bei aufgeblähtem Bauch
- Ren 12, Bl 20, Bl 21, Ma 36, Mi 6 zur Stärkung von Magen und Milz
- Ma 25, Ma 37 gegen Diarrhö
- Zur Behandlung spezifischer Mängel richtet man sich nach dem Fünf-Elemente-Vier-Punkte-Protokoll:
  - Stärkung der Milz
  - Stärkung der Nieren
- Le 3, Le 13 zur Bewegung des Leber-*Qi*
- Ohrpunkte: *Shenmen*, Nullpunkt, Magen, Milz, Leber, Niere (weitere Literatur zu diesem Thema findet man in der Bibliographie)

10.9 Ekzem

Ein atopisches Ekzem oder eine Neurodermitis ist in Industrieländern die häufigste chronische Hauterkrankung von Kindern.[341] Zwischen fünf und 20 Prozent der Kinder sind zu irgendeinem Zeitpunkt zwischen ihrer Geburt und dem Alter von elf Jahren davon betroffen,[342] und diese Erkrankung ist für 20 Prozent aller Überweisungen zum Hautarzt verantwortlich. Neuere Daten sprechen dafür, dass die Häufigkeit zunimmt[342] und viele Patienten selbst bis ins Erwachsenenalter nicht gesunden.[341]

Die westliche Sicht

Die genaue Ätiologie und Pathophysiologie ist noch unbekannt.[341] Allergien – definitionsgemäß Überreaktionen des Immunsystems auf Fremdsubstanzen – spielen nur bei einigen, nicht aber bei allen Patienten mit Ekzemen eine Rolle.[343] Verschiedene Umweltallergene wurden damit in Verbindung gebracht; die häufigsten sind Gras, Baumpollen, Hausstaubmilben, Produkte von Haustieren und anderen Tieren, industriell genutzte Substanzen, Wespen- und Bienengifte, Medikamente und bestimmte Nahrungsmittel.[342, 343] Der Ausdruck Nahrungsmittelintoleranz passt besser als Nahrungsmittelallergie, da sich das Immunsystem bei vielen Personen, die ein Ekzem haben, durch Kontakt mit dem Nahrungsmittel nicht ändert.[343]

Neuere Untersuchungen haben ergeben, dass eine Atopie der Mutter während der Schwangerschaft einen entscheidenden Einfluss auf das sich entwickelnde Immunsystem des Fetus hat und das Kind unter Umständen dafür anfällig macht, Allergien auszubilden. IgE, IgG und Cytokine aus der Amnionflüssigkeit der Mutter in Verbindung mit Allergenen im Umfeld von Fetus und Mutter sind mögliche Faktoren, von denen die Reaktionen des Säuglings auf gängige Antigene abhängen. Eine Immunmodulation in diesem Entwicklungsstadium kann künftig ein Ansatz sein, um eine Allergie zu unterbinden.[344]

Die kanadische Cochrane-Datenbank untersuchte präventive Studien, in der Mütter mit einem hohen Risiko während der Schwangerschaft und Stillzeit einen Ernährungsplan erhielten, mit dem bestimmte Antigene vermieden werden sollten. Eine Frau mit einem hohen Risiko ist eine Frau mit einer atopischen Erkrankung und ein Fetus oder Säugling mit einem hohen Risiko ist einer, dessen Mutter, Vater, Bruder oder Schwester ein Ekzem hat. Aktuelle Daten scheinen zu belegen, dass, die Anzahl der Ekzeme in den ersten 12–18 Lebensmonaten sinkt, wenn stillende Mütter mit Hochrisiko-Säuglingen diese Diät erhalten,[345] während sich in einer kleinen klinischen Studie, in der stillenden Müttern von Säuglingen, die bereits Neurodermitis haben, die Diät verschrieben wurde, keine signifikante Wirkung auf die Schwere des Ekzems des Babys nachweisen ließ.[345] Wenn eine Hochrisiko-Mutter während ihrer Schwangerschaft diese Diät erhielt, ging die Inzidenz für die Geburt eines atopischen Kindes nicht zurück, stattdessen könnte eine solche Diät negative Folgen für die Nährstoffversorgung von Mutter und/oder Fetus haben.[345]

Ekzeme haben ganz unterschiedliche Erscheinungsbilder, die von einigen trockenen, juckenden Flecken mit verdickter Haut bis zu einer foudroyanten, gravierenden generalisierten Dermatitis reichen, bei der akut ausbrechende roter, juckende Hauterscheinungen mit Phasen relativer Ruhe abwechseln.[341]

Westliche Behandlung

Ekzeme sind zwar nicht lebensbedrohend, aber für das Kind und die Eltern sind die Beschwerden aufgrund der Symptome, des hässlichen Ausschlags und der Dauer des Zustands quälend.[341] Durch die Kratzwunden ist die Haut für sekundäre bakterielle Infektionen anfällig, die als eiternde, nässende impetiginöse Läsionen in Erscheinung treten. Die Behandlung ist daher sehr schwierig und darf sich nicht nur auf die körperlichen Symptome erstrecken, sondern muss auch die psychosozialen Auswirkungen auf das Leben der Kindes und seiner Pflegepersonen mitberücksichtigen. Ekzeme sind daher ein erheblicher Kostenfaktor für die Familien und Gesundheitssysteme.[342, 346] Die körperlichen Manifestationen bekämpft man symptomatisch, indem man vor allem das Allergen meidet und auf die entsprechenden Stellen Steroide aufträgt. Kortikoidhaltige Salben verringern den Juckreiz und wirken entzündungshemmend, gleichzeitig aber auch immunsuppressiv.[347] Bei schweren, akuten Anfällen kann man kurzzeitig orale Steroide verschreiben. Bei einigen ausgewählten Fällen, in denen andere Methoden versagt haben, ist eine Immuntherapie mit Desensibilisierung zu empfehlen.[343] Eine leichte Impetigo wird normalerweise lokal mit einer antibiotischen Salbe behandelt, schwerere Fälle mit der Einnahme von Antibiotika.

Die chinesische Sicht

Aktuelle Daten zur Akupunktur

Die Akupunktur hat sich bei der Behandlung von Juckreiz[348] und Hautläsionen infolge eines Ekzems als wirksam erwiesen.[348–351] Als möglicher Mechanismus kommt eine Entzündungshemmung durch Minimierung von IgE und Eosinophilen in Frage.[351]

Ursachen

Die Pathophysiologie von Ekzemen ist mannigfaltig: eine Ansammlung von Hitze und Feuchtigkeit in Verbindung mit Blut- und *Yin*-Mangel.[350] Viele Organe wie Lunge, Milz, Nieren und Leber und die entsprechenden Meridiane funktionieren nicht mehr richtig. Aufgrund von Hitze und Feuchtigkeit, die aus früheren Erkrankungen übrig geblieben sind, sowie einer Ernährung, die viel Feuchtigkeit und energetisch heiße Speisen enthält, sammeln sich bei den Kinder leicht Hitze und Feuchtigkeit in der Haut und im Blut an. Die Haut gehört in der chinesischen Medizin zur Lunge, was erklärt, warum Asthmatiker so häufig Ekzeme haben. Eine Milz-Schwäche kann sich als Ansammlung von Feuchtigkeit manifestieren. Wenn in der Familie Milz-Schwäche sehr verbreitet ist, die Eltern zu viel geistig arbeiten oder zu viele Sorgen haben, wenn sie aufgrund schlechter Ernährung unter einer Verdauungsschwäche leiden, wenn während der Empfängnis ein Alkoholmissbrauch vorlag und falls die Mutter während der Schwangerschaft unter einem der genannten Probleme litt, kann das Kind eine vorgeburtliche Veranlagung für Feuchtigkeit und Ekzeme haben. Das Kind kann leicht eine Milz-Schwäche und Ekzeme bekommen, wenn es in einer feuchten Umgebung, etwa in einem Kellergeschoss, in der Nähe des Meeres oder in einem regnerischen Klima aufwächst und feuchtigkeitsbildende Nahrungsmittel wie Milchprodukte, fette, gebratene Speisen, Erdnüsse, Süßigkeiten und weißen Zucker isst und geistig zu stark beansprucht ist. Obwohl sich Feuchtigkeit normalerweise in den unteren Partien des Körpers auswirkt, kann sie auch leicht in den mittleren Erwärmer gelangen und von dort aufsteigen und den oberen Erwärmer, die Lunge und die damit verbundene Haut befallen. Die Lunge ist der Sitz der Körper-Seele, die uns körperliche Empfindungen ermöglicht. Wenn die Lunge aus dem Gleichgewicht gerät, ist die Körper-Seele für die Manifestation eines Übermaßes an körperlichen Empfindungen wie das Jucken bei Ekzemen verantwortlich. Ein *Yin*-Mangel in Niere und Leber kann bei Kindern leicht zu einem Blut- und *Yin*-Mangel sowie einer Ansammlung von Hitze führen, was sich in Form von roter und trockener Haut niederschlägt. Die Behandlung der Ekzeme zielt darauf ab, bei akuten Anfällen die Hitze und Feuchtigkeit zu vertreiben und die chronischen Mängel zu beseitigen.

Behandlung

Akute Ekzeme:

- Ma 40 zur Beseitigung von Hitze und Feuchte
- Mi 10, Bl 17, Di 11 zur Beseitigung von Hitze im Blut
- Energetisch heiße und Schleim-bildende Speisen sind zu meiden.
- Es sollten möglichst keine kortikoidhaltigen Salben aufgetragen werden. Aus Sicht der chinesischen Medizin sorgen diese Salben dafür, dass Hitze und Feuchtigkeit in der Haut bleiben, wodurch sich an anderen Stellen leichter Hitze- und Feuchtigkeitszustände ausbilden können.
- Läsionen behandelt man entsprechend ihrer jeweiligen Lokalisation:
  - Nahpunkte und *Ah-Shi*-Punkte: d.h. in der Kniekehle Bl 40, für Kopf und Hals Du 14, Gb 20, Bl 12

- Man kombiniert Nah- und Fernpunkte der zu dem Gebiet gehörenden Meridiane:
  - Kopf, Hals, oberer Rücken: Lenkergefäß und Blasen-Meridiane
  - Gesicht: *Yang-Ming*-Magen-Meridian
  - Obere Extremitäten: Beugerseite: Lunge, Herz, Perikard; Streckerseite: Dünn- und Dickdarm, Dreifacher Erwärmer
  - Untere Extremitäten: Beugerseite: Niere, Blase, Leber; Streckerseite: Magen, Milz, Gallenblase

Chronische Ekzeme:

- Bl 17 zur Stärkung des Blutes
- Ma 40 zur Vertreibung von Feuchte und Hitze
- Mi 10, Bl 17, Di 11 zur Beseitigung von Hitze im Blut
- Energetisch heiße und Schleim-bildende Speisen sind zu vermeiden.
- Stärkung der Milz, um die Feuchtigkeit zu reduzieren: Tonisierung von Mi 2, He 8 und Sedierung von Mi 1, Le 1

Für spezielle Meridiane und Organe empfiehlt sich folgende Behandlung: Man wählt für jedes Organ den *Yuan*(Quell)-Punkt, *He*(Meer)-Punkt sowie *Shu*-Punkte auf dem Rücken aus[350] (Tabelle 10.2).

	Quelle	*He* (Meer)	*Shu* auf dem Rücken
Milz	Mi 3	Mi 9	Bl 20
Niere	Ni 3	Ni 10	Bl 23
Lunge	Lu 9	Lu 5	Bl 13
Leber	Le 3	Le 8	Bl 18

Tabelle 10.2 Behandlung von Ekzemen

Stärkung des Immunsystems: Da bei Ekzemen das Immunsystem eine Rolle spielt, stärkt man das Kind mit dem Immunprotokoll (weitere Literatur zu diesem Thema findet man in der Bibliographie).

10.10 Enuresis

Nächtliches Einnässen oder Bettnässen ist eine komplexe Erkrankung, deren Pathogenese und Pathophysiologie kaum verstanden ist und die bei Kindern auf der ganzen Welt anzutreffen ist:[77, 352–354] bei etwa fünf bis sieben Millionen Kindern in den USA[355] oder 30 Prozent aller italienischen Kinder im schulpflichtigen Alter.[353]

Als Enuresis nocturna bezeichnet man einen unpassenden oder unwillkürlichen nächtlichen Harnabgang in einem Alter, in dem man seine Blase unter Kontrolle haben sollte.[77] Während das Kind bei der primären Enuresis niemals nachts trocken geworden ist, spricht man von einer sekundären Enuresis, wenn das Kind nach einer Phase der Kontinenz erneut einnässt – meist nach erkennbarem Stress.[77]

Die meisten oder bis zu 85 Prozent aller Fälle von primärer Enuresis sind auf dieses eine Symptom der nächtlichen Blasenentleerung beschränkt und nicht mit anderen Entleerungsstörungen oder einem tagsüber erfolgenden Einnässen assoziiert.[77, 352, 356] Die meisten Kinder mit primärer monosymptomatischer Enuresis bilden entweder nachts sehr viel Harn und haben eine normale Blasenkapazität oder haben eine kleine Blase mit einer normalen Harnproduktion.[357]

Im Alter von acht Jahren sollten 87–90 Prozent aller Kinder nachts trocken sein. Die Enuresis lässt mit zunehmendem Alter nach; die natürliche spontane Remissionsrate liegt bei 15 Prozent pro Lebensjahr.[77] Es kann sein, dass in verschiedenen Altersgruppen verschiedene Faktoren vorherrschen.[358]

Die westliche Sicht

Ätiologie und Pathophysiologie

Sowohl die Ätiologie als auch die Pathophysiologie der Enuresis sind noch nicht gut untersucht. Es scheint ein breites Spektrum an potentiell pathogenen Faktoren zu geben: funktionelle/psychologische Ursachen, verzögerte Reifung des Zentralnervensystems, genetische Veranlagung und selten organische/anatomische Funktionsstörungen.

Funktionelle/psychologische Ursachen

Viele Forscher betrachten die primäre Enuresis als eine Erkrankung mit einer starken funktionellen Komponente.[359–361] Psychologische Faktoren können bei bis zu 95 Prozent aller Kinder mit Enuresis eine Rolle spielen.[361] Es ist interessant, dass enuretische Kinder deutlich mehr Angstreaktionen zeigen.[354, 362] Man hat Enuresis mit Nachtangst, Alpträumen, und Schlafwandeln in Verbindung gebracht.[363, 364] Höchstwahrscheinlich beruht die Erkrankung auf äußerst komplizierten Wechselwirkungen zwischen somatischen und psychiatrischen Faktoren.[360]

Zentralnervensystem

Die nächtliche Enuresis kann auf einer verzögerten Entwicklung des Zentralnervensystems beruhen.[77] Eine häufig zitierte Theorie besagt, dass die starke nächtliche Harnproduktion darauf beruht, dass die Vasopressin-Sekretion nachts gering ist, was erklären würde, warum Bettnässer auf DDAVP, ein exogenes Vasopressin, ansprechen. Es kann aber auch eine komplexere, duale Entwicklungsstörung im Zentralnervensystem vorhanden sein, die sowohl die Afferenzen als auch die Efferenzen betrifft: Das Zentralnervensystem erkennt oder reagiert nicht darauf, dass die Blase voll ist oder sich im Schlaf kontrahiert und kann im Schlaf auch nicht den Miktionsreflex unterdrücken.[365] Die Pathologie scheint nichts mit der Schlafphysiologie zu tun zu haben, weil der Schlafzyklus normal zu sein scheint und das Einnässen nachweislich in jeder Schlafphase vorkommen kann.[360] Es kann tatsächlich einen engen Zusammenhang zwischen biologischen und psychologischen Faktoren geben, insofern als eine extreme Desorganisation des Zentralnervensystems psychologische Symptome hervorrufen kann.[366]

Genetische Veranlagung

Die primäre Enuresis hat eine starke genetische Komponente.[353, 358, 366] Bei vielen Familien scheint eine autosomal-dominante Vererbung vorzuliegen.[360] Mithilfe von molekulargenetischen Methoden wurden auf über zehn Chromosomen zahlreiche Loci identifiziert.[360, 367]

Organisch-anatomische Funktionsstörungen

Nur selten sind organische Faktoren für eine primäre Enuresis verantwortlich.[77] Zu den anatomischen Anomalien gehören Epispadie, Ureterektopie, Rückenmarksverletzungen oder Ureterverschluss.[368] Es kann auch ein Merkmal von vielen anderen beispielsweise renalen,[369] neurologischen und organischen Erkrankungen sein.[370]

Sekundäre Enuresis

Ein Viertel der Patienten, die ins Bett machen, haben eine sekundäre Enuresis.[371] Es gibt eine eindeutige Verbindung zwischen psychiatrischen Problemen und sekundärer Enuresis[360, 371] – sowohl ursächlich als auch reaktiv aufgrund der Enuresis.[360] Die organischen Zustände, die für eine primäre Enuresis kennzeichnend sind, können auch eine sekundäre Enuresis hervorrufen.[370] Eine Enuresis ist mit Verhaltensstörungen wie ADHS in Verbindung gebracht worden.[372–375] Es gibt Berichte über Fälle von sekundärer Enuresis bei einem Trauma wie beispielsweise Auto- oder Motorradunfällen; dabei könnte die Enuresis auf ein psychologisches Trauma oder eine organische Kopfverletzung zurückzuführen sein.[376] Fälle von sekundärer Enuresis waren Berichten zufolge mit einer Obstruktion der oberen Atemwege verbunden, die mit westlichen Vorstellungen schwer zu erklären ist.[377]

Westliche Behandlung

Obwohl der Zustand als harmlos angesehen wird und meist von selbst aufhören soll, ist eine Behandlung wegen der negativen persönlichen, familiären und psychosozialen Folgen der Krankheit gerechtfertigt.[355, 358, 378] Durch das nächtliche Bettnässen verzögert sich aufgrund des nachlassenden Selbstbewusstseins, einer schwindenden Selbstsicherheit[356] sowie der Angst, von den Kameraden entdeckt zu werden, der Beginn der Selbstständigkeit und der Sozialisation.[378] Das Kind hat möglicherweise ein erhöhtes Risiko, von Familienmitgliedern psychisch oder sogar körperlich misshandelt zu werden.[378]

Die konventionellen Behandlungsmethoden sind immer noch umstritten. Da die primäre Enuresis in der überwiegenden Mehrheit der Fälle mit der Zeit von selbst aufhört, sollte eine Behandlung kein oder nur ein äußerst geringes Risiko mit sich bringen. Ein Bettnässe-Alarmgerät ist sicher und billig und sollte in den meisten Fällen die Behandlung der Wahl sein,[358] wird aber kaum verschrieben.[366] Die medizinische Behandlung sollte in einen psychosozialen Rahmen eingebettet werden, in dem die verschriebenen Medikamente mit psychosozialen Behandlungsformen gekoppelt werden.[361, 379]

Die chinesische Sicht

Aktuelle Daten zur Akupunktur

Die aktuelle Literatur spricht für eine Akupunktur als mögliche Behandlungsform bei enuretischen Kindern.[380] Weltweit bestätigen Arbeiten die Effizienz der Akupunktur bei der Behandlung der Enuresis.[352, 381–391] Die Erfolgsrate liegt Berichten zufolge bei 98,2 Prozent.[392]

Mit Akupunktur konnte sowohl während der Behandlung die Häufigkeit des Bettnässens gesenkt als auch nach der Behandlung eine nachhaltige Langzeitwirkung erreicht werden.[352, 385, 386] Eltern berichteten auch darüber, dass die Schwelle sinkt, ab der die Kinder aus dem Schlaf aufwachen.[386] Die therapeutische Wirkung kann durch eine Kombination von DDAVP und Akupunktur noch verbessert werden.[387] Obwohl man den genauen Mechanismus der Akupunktur immer noch nicht kennt, zeigte ein EEG bei einem multidisziplinären Ansatz mit Akupunktur, dass sich die Aktivitäten des zerebralen Kortex durch eine Akupunkturbehandlung normalisieren. [389] Einer italienischen Studie und einer russischen Arbeit zufolge kann eine Akupunkturbehandlung unkontrollierte Blasenkontraktionen unterdrücken und eine Blasenschwäche verringern.[390, 391] Bei Kindern, die sich vor einer invasiven Akupunktur fürchten, hat man zeigen können, dass eine einfache Akumassage für enuretische Kinder von Vorteil ist.[393]

Ätiologie und Pathophysiologie

Obwohl die westliche Diagnose einer Enuresis nicht hundertprozentig mit den Befunden der traditionellen chinesischen Medizin in Einklang zu bringen ist, lässt sich eine primäre Enuresis nach den Grundregeln der Akupunktur mit einem *Yang*- und Essenzmangel der Niere und die sekundäre Enuresis mit einem *Qi*-Mangel in Milz und Lunge sowie mit einem *Yin*-Mangel erklären.

Primäre Enuresis: *Yang*- und Essenzmangel der Niere

Yang und Essenz der Niere spielen bei einem großen Teil der vitalen Funktionen des Menschen eine wichtige Rolle. Dazu gehört auch der Einfluss des Nieren-*Yang* auf das Harnverhalten der Blase und die Bildung des Marks, des Gehirns, während die Nieren-Essenz der Erblichkeit und Entwicklungseinflüssen entspricht.

Mithilfe des Nieren-*Yang* kann die Blase den Harn halten und speichern; außerdem wärmt dieses *Yang* den unteren Erwärmer. Aufgrund eines konstitutionellen *Yang*-Mangels in den Nieren wird der untere Erwärmer kalt, wodurch die Blase das Wasser nicht richtig kontrollieren und speichern kann. Dieses Unvermögen, den Harn zu halten, ist in der Nacht am größten, wenn das Nieren-*Yang* im *Yin*-Teil des täglichen Zyklus seinen niedrigsten Stand erreicht. Ein Merkmal einer Enuresis aufgrund eines *Yang*-Mangels in der Niere besteht darin, dass während des Schlafs große Mengen normalerweise klaren Urins ausgeschieden werden. Das Kind und die Bettwäsche sind nass, und das Kind wacht eventuell auf, weil es das spürt. Neben der nächtlichen Enuresis kann es noch andere Anzeichen und Symptome für einen *Yang*-Mangel in der Niere geben: eine tiefe Stimme, blasses Gesicht, kalte Gliedmaßen. Enuretische Kinder sind häufig ängstlich und unsicher – Emotionen, die mit der Niere verbunden werden. Die Zunge dieser Kinder kann blass, der Puls langsam, schwach und tief sein.

Bei einem *Yang*-Mangel in der Niere wird nicht genügend Mark, das Gehirn in der chinesischen Medizin, gebildet, was gut zu den verschiedenen westlichen Hypothesen von einer Unreife des Zentralnervensystems passt.

Ein Teil der Nieren-Essenz ist Vorhimmels-Essenz oder vererbt, was auf einer energetischen Ebene die erblichen Einflüsse repräsentiert, die man mit biochemischen Begriffen als Loci auf den Chromosomen bezeichnen würde. Entwicklung und Reife der Organe hängen daher von der Nieren-Essenz ab, sodass anatomische Anomalien und Funktionsstörungen von Organen auf einem Mangel an Nieren-Essenz beruhen können.

Von der Entwicklung her befinden sich die Kinder in der Wasserphase, in der die Wasserorgane Niere und Blase am verletzlichsten sind.

Ein Mangel an Nieren-*Yang* kann auch eine in der westlichen Literatur beschriebene Enuresis erklären, die mit einem Trauma oder einer Operation verbunden ist: durch den „Schock" für das System kommt es zu einer vorübergehenden *Yang*-Schwäche in der Niere, die sich in einer Enuresis niederschlägt.

Behandlung

- Man schränkt die Flüssigkeitsaufnahme beim oder nach dem Abendessen ein, um die Harnproduktion zu verringern.
- Ernährung: Man meidet energetisch kalte Speisen, zu viel Salz und gibt vermehrt wärmende Speisen.
- Man hält das Kind warm, vor allem den Bauch, und rät Müttern, Kleinkinder so zu kleiden, dass der Bauch nicht teilweise frei ist.
- Ni 3 zur Stärkung des *Yin* und *Yang* der Niere
- Ni 6, Ren 4, Mi 6 zur Stärkung des *Yin*/der Essenz der Niere
- Ni 7, Bl 23 zur Stärkung des Nieren-*Yang*.
- Mithilfe des Fünf-Elemente-Vier-Punkte-Protokolls vertreibt man die Kälte aus der Niere und stärkt das *Yin* und *Yang* der Niere:
  - Vertreibung der Kälte aus der Niere: Tonisierung von Ni 2, He 8 und Sedierung von Ni 10.
  - Stärkung der Niere: Tonisierung von Ni 7, Lu 8 und Sedierung von Ni 3, Mi 3
  - Ren 6, um den unteren Erwärmer zu stärken

Sekundäre Enuresis: *Qi*-Mangel in Milz und Lunge

In der chinesischen Medizin entspricht eine sekundäre Enuresis, die in der Regel nach einer Phase der Kontinenz auftritt, einem *Qi*-Mangel in Milz und Lunge. Diese Mängel treten oft auf, wenn man sich von Erkrankungen nicht richtig erholt, oder aufgrund von Stress, wodurch die Verdauungs- und Atemsysteme geschwächt werden. Milz und Lunge regulieren das Körperwasser und eliminieren den Überschuss. Bei einem schwachen *Qi* in der Milz können die Flüssigkeiten nicht richtig umgewandelt und transportiert werden. Während eine gesunde Milz Trockenheit bevorzugt, hält eine schwache Wasser zurück. Eine Lunge mit einem schwachen *Qi* kann das Körper-*Qi* nicht richtig steuern und die Körperflüssigkeit im oberen Erwärmer nicht richtig regulieren, wodurch der Wasserfluss nach unten zur Blase hin gestört wird und es zum nächtlichen Bettnässen kommt. Die traditionelle chinesische Medizin kann daher gut erklären, in welcher Beziehung Lunge und Niere zueinander stehen, was für die westliche Medizin ein Rätsel zu sein scheint.

Im Gegensatz zur primären Enuresis mit einem *Yang*-Mangel in der Niere, der in der Regel zu einem Übermaß an Harn führt, beruht die mit einer Milz- und Lungen-Schwäche einhergehende Enuresis auf einer nicht adäquaten Regulation der Flüssigkeit mit einer unzureichenden Harnretention, weshalb bei dieser Art des Bettnässens sehr wenig Harn ausgeschieden wird. Jede Erkrankung oder Stress, bei der oder dem *Qi* vom unteren Erwärmer abgezogen wird, führt zu einer sekundären Enuresis: Stress bei Schularbeiten, zu häufiges Spielen am Computer, psychische Krisen wie eine Trennung der Eltern oder der Tod eines sehr nahestehenden Familienmitglieds könnten das *Qi* vom oberen Erwärmer ableiten, wo es am dringendsten gebraucht wird. Damit können folgende Symptome einhergehen: eine bleiche Gesichtfarbe, kaum Appetit und Durst, schwache Muskeln und Verdauungs- und Atemsymptome. Die Zunge ist blass, und der Puls dünn, tief und langsam.

Behandlung

- Man sollte ein Übermaß an süßen und gewürzten sowie Schleim-bildende und kalte Speisen meiden.
- Eine Veränderung des Lebensstils, um viel Ruhe und abwechslungsreich gestaltete Aktivitäten zu gewährleisten
- Übungen, um zur Ruhe zu kommen
- Stärkung der Milz:
  - Zwei Punkte: Tonisierung von Mi 2 und Sedierung von Mi 1
  - Vier Punkte: Tonisierung von Mi 2, He 8 und Sedierung von Mi 1, Le 1
- Stärkung der Lunge:
  - Zwei Punkte: Tonisierung von Lu 9 und Sedierung von Lu 10.
  - Vier Punkte: Tonisierung von Lu 9, Mi 3 und Sedierung von Lu 10, He 8.
- Moxibustion an Ren 8, um den mittleren Erwärmer zu stärken
- Ren 17, um den oberen Erwärmer zu stärken

Sekundäre Enuresis: *Yin*-Mangel

Eine sekundäre Enuresis aufgrund eines *Yin*-Mangels kann durch zahlreiche Zustände ausgelöst werden: durch chronische Erkrankungen, die letztlich alle zu einem *Yin*-Mangel führen können; durch übrig gebliebene pathogene Hitze, die nicht richtig zusammen mit der Erkrankung ausgetrieben wurde und weiter *Yin* verbraucht; und durch einen übermäßigen Verzehr von energetisch heißen sowie fettigen und gebratenen Speisen. Ein *Yin*-Mangel manifestiert sich in *Yang*-Überschuss-Syndromen. Bei enuretischen Kindern ist der häufigste *Yin*-Mangel ein *Yang*-Überschuss. Das kann man gut mithilfe der Fünf-Elemente-Lehre erklären: Das Kind ist an allem, was dem Element Holz zugeordnet wird, besonders verletzlich, entweder, weil es sich in der Holzphase seiner Entwicklung befindet, oder weil es in der Wasserphase starke Holztendenzen aufweist. Der tiefe Schlaf, der für Kinder charakteristisch ist, lässt sich mit der Geist-Seele, *Hun*, erklären. Diese Seele sitzt im *Yin* der Leber, das bei Kindern von Natur aus unzureichend ausgebildet ist. *Hun* verlässt während des Schlafs den Körper und kehrt beim Aufwachen zurück. Bei einem *Yin*-Mangel in der Leber wandert die Geist-Seele in der Nacht mehr umher, was dazu führt, dass das Kind Probleme hat, aufzuwachen.

Behandlung

- Zu viele saure oder bittere Speisen und unnötige Medikamente, vor allem frei verkäufliche, sind zu vermeiden.
- Man bringt dem Kind beruhigende *Qigong*-Übungen bei; die Eltern können zur Beruhigung den *Yintang*-Punkt massieren.
- Ni 6, Mi 6, Ren 4 zur Stärkung des *Yin*
- Bl 18 zur Stärkung des Leber-*Yin*
- Bl 47 *Hunmen*, „Tor der Geist-Seele“, zur Beruhigung des Hun
- Le 3 zur Abschwächung des Leber-*Yang* und zur Stärkung des Leber-*Yin*
- Le 13, zur Regulierung des Leber-*Qi* und zur Harmonisierung von Leber und Milz[38, 39, 242–245, 252, 270, 272, 273, 274]

10.11 Epilepsie

Epilepsie gilt primär als pädiatrische Erkrankung, da über zwei Drittel aller Krampfanfälle in der Kindheit beginnen. Es ist eine wichtige Erkrankung, da sie nicht nur die Gesundheit, sondern auch die Lebensqualität der Kindes und der gesamten Familie stark beeinträchtigen kann.[722] Einer britischen Studie zufolge leiden schätzungsweise etwa 0,7–0,8 Prozent aller Kinder im schulpflichtigen Alter unter einer Epilepsie.[723] Die Epilepsie im Kindesalter umfasst ein breites und komplexes Spektrum von Erkrankungen, das von gutartigen bis zu sehr schweren Formen mit massiven Beeinträchtigungen reicht.[724] Zum Ursachenspektrum gehören eine genetische Veranlagung, Komplikationen bei und nach der Geburt, angeborene Anomalien, Stoffwechselstörungen, Infektionen, Kopfverletzungen und Hirntumoren. Eine erhebliche Anzahl von Krampfanfällen gilt als idiopathisch, das heißt, man kennt ihre Ursache nicht.[415] Verschiedene nicht neurologische Erkrankungen wie respiratorische Affektkrämpfe können epileptischen Anfällen ähneln.[725] Epilepsie bei Kindern wird häufig falsch diagnostiziert und behandelt.[726] Unter epileptischen Kindern treten häufiger psychiatrische Erkrankungen auf.[722]

Die westliche Sicht

Definitionsgemäß findet bei einem epileptischen Anfall eine exzessive neuronale Entladung im Kortex statt, durch die es zu einer paroxysmalen Störung des Bewusstseins, der motorischen Funktionen, Empfindung, Wahrnehmung, des Verhaltens oder der Emotionen kommt. Diese Symptome können einzeln oder in allen möglichen Kombinationen auftreten.[723] Beim unreifen und sich entwickelnden Gehirn von Kindern, vor allem von Säuglingen, liegt die Krampfschwelle niedriger, so dass es bei ihnen leichter zu einer Epilepsie kommt.[727]

Pathophysiologisch ist den verschiedenen epileptischen Syndromen eine neuronale Übererregbarkeit gemeinsam.[728] An den neurochemischen Mechanismen sind Neurotransmitter wie GABA (Gamma-Aminobuttersäure), Katecholamine und opioide Peptide beteiligt.[728]

Nach der internationalen Klassifikation (International Classification of Seizure Disorders) unterscheidet man bei Epilepsie zwischen generalisierten, partiellen (fokalen, lokal begrenzten) und nicht klassifizierten Anfällen. Für jede Kategorie gibt es eine lange Liste von Unterscheidungsmerkmalen mit komplexen Dimensionen.[415] Dieser Abschnitt konzentriert sich auf die wichtigen Epilepsieformen in der Kindheit und korreliert sie mit TCM-Diagnosen: generalisierte Epilepsien (Grand-mal-Epilepsien, Fieberkrämpfe und Absence-Epilepsien) sowie partielle oder fokale Epilepsien.

Generalisierte Epilepsien

Bei den generalisierten Krampfanfällen kommt es zu klinischen Erscheinungsbildern, die für eine Beteiligung beider Hirnhälften sprechen. Das Bewusstsein kann eingetrübt sein, was bereits die erste Manifestation sein kann, und die motorischen Störungen treten bilateral auf. Auf dem Elektroenzephalogramm (EEG) sind in beiden Hirnhälften zahlreiche neuronale Entladungen zu erkennen.[415]

Grand-mal-Epilepsien

Grand-mal-Epilepsien sind die häufigste Form von Krampfanfällen bei Kindern.[729] Die Anfälle gehen mit generalisierten tonisch-klonischen Bewegungen einher, in denen sich die Beteiligung beider Gehirnhälften widerspiegelt. In der Regel ist eine Bewusstseinsstörung vorhanden und auf die Krampfphase folgt eine Phase, in der der Patient benommen und verwirrt ist. Das EEG zeigt in der tonischen Phase Wellen mit erhöhter Amplitude und in der klonischen Phase langsamere Wellen.[415]

Es gibt zahlreiche Ursachen für Grand-mal-Epilepsien. Die Krampfanfälle sind oft mit Infektionen des Zentralnervensystems wie einer viralen Enzephalitis oder einer bakteriellen Meningitis verbunden. Ein generalisierter Krampfanfall kann bei Säuglingen und Kleinkindern das erste Anzeichen einer bakteriellen Sepsis und Meningitis sein. Zu den Mechanismen, die bei Infektionen zur Ausbildung von Krampfanfällen führen, zählen eine Venenthrombose, ein entzündliches Geschehen im Gehirn, die Bildung von Abszessen sowie subdurale Ergüsse. Bei Neugeborenen und Säuglingen können Grand-mal-Epilepsien auf kongenitale Anomalien, prä- und perinatale Komplikationen oder Stoffwechselstörungen zurückzuführen sein. Bei älteren Kindern sind die meisten primären Grand-mal-Epilepsien idiopathisch und oft mit einer starken genetischen Prädisposition verbunden.[729] Gefäßläsionen und auch Hirntumoren schlagen sich normalerweise in fokalen Anfällen nieder. Krampfanfälle aufgrund von Kopfverletzungen sind tendenziell fokaler Natur, wenn sie innerhalb von 24 Stunden einsetzen, und generalisiert, wenn der Ausbruch verzögert, in der Regel innerhalb von drei Jahren nach der Verletzung, erfolgt.[415]

Die Diagnose wird nach einer neurologischen Untersuchung, einer Liquordiagnostik und mithilfe von bildgebenden Verfahren gestellt. Es ist wichtig, den Patienten mit langfristig wirkenden Antikonvulsiva zu behandeln, weil die während einer akuten Krampfphase auftretende Hypoxämie ernsthafte Folgen für das Zentralnervensystem haben kann. Generell haben epileptische Kinder geringere geistige Fähigkeiten, können sich schlechter konzentrieren und sind nicht so aufgeweckt wie gesunde Kinder gleichen Alters.[730] Weil die Antiepileptika starke Nebenwirkungen haben, stehen Ärzte oft vor der schwierigen Entscheidung, ob sie eine Langzeitbehandlung durchführen oder besser die Medikamente immer wieder absetzen und so weitere Anfälle riskieren.[731] Epilepsien, die nicht auf Medikamente ansprechen und mit massiven Einschränkungen für das Kind verbunden sind, können unter Umständen chirurgisch behandelt werden.[724, 732, 733]

Neugeborenenkrämpfe

Neugeborenenkrämpfe gehören zu den schwersten Formen der Epilepsie bei Säuglingen. Dabei sind charakteristische Anfallstypen erkennbar – Krämpfe und epileptische Krämpfe – die mit definierten elektrographischen Merkmalen und einer Hypsarrhythmie einhergehen. Diese Epilepsie ist generell therapieresistent, wobei ACTH immer noch das Medikament der Wahl ist.[734] Neuere effektivere Mittel haben stärkere Nebenwirkungen,[735] was die Entscheidung für den Therapeuten eher erschwert.[726] Die neurologische und kognitive Prognose ist schlecht.

Benigne Epilepsie im Kindesalter

Diese Form partieller oder generalisierter Epilepsie ist mit einer genetischen Veranlagung und dem Reifeprozess verbunden. In einigen Fällen kommt es vorübergehend zu einer Verschlechterung, wozu auch kognitive Probleme gehören.[736]

Fieberkrämpfe

Fieberkrämpfe sind die häufigste Anfallserkrankung in der Kindheit; sie treten bei zwei bis fünf Prozent aller Kinder auf.[737] Die meisten Fieberkrämpfe sind generalisierte tonisch-klonische Krämpfe, die in der Regel Stunden nach dem Ausbruch einer fiebrigen Erkrankung beginnen, normalerweise von selbst wieder aufhören und nur wenige Sekunden bis Minuten dauern. Sie treten bei Kindern im Alter von drei Monaten bis fünf Jahren auf – überwiegend zwischen dem 18. und 22. Monat.[738] Man kann nicht genau sagen, bei welcher Temperaturerhöhung es zu Krämpfen kommt, weil die Kinder jeweils unterschiedliche Temperaturschwellen haben und sogar ein und dasselbe Kind bei verschiedenen Erkrankungen unterschiedliche Temperaturschwellen aufweist.[738]

Obwohl Kinder mit einer bereits vorhandenen neurologischen Anomalie oder Entwicklungsstörung unter Umständen leichter Fieberkrämpfe bekommen, treten diese normalerweise bei gesunden Kindern auf und gelten als gutartig.[724] Die Rückfallquote liegt bei

30–40 Prozent.[739] Es gibt einen speziellen genetischen Defekt, der mit einer Anfälligkeit des Kindes für Fieberkrämpfe einhergeht.[728] Etwa zehn Prozent der Eltern von Kindern mit Fieberkrämpfen haben selbst unter Krampfanfällen und dabei überwiegend unter Fieberkrämpfen gelitten. Erkrankungen der Mutter sowie Rauchen während der Schwangerschaft erhöhen ebenfalls das Risiko.[415] Bei den meisten einfachen Fieberkrämpfen besteht die Behandlung darin, das Fieber unter Kontrolle zu bringen und die Eltern zu beraten,[740] die verständlicherweise sehr bestürzt sind, wenn sie bei ihrem kleinen Kind einen solchen Krampfanfall sehen. Nach den Feststellungen der American Academy of Pediatrics haben einfache Fieberkrämpfe langfristig keine negativen Folgen und das Risiko, dass sich eine Epilepsie entwickelt, ist äußerst gering. Darüber hinaus gibt es selbst bei den Kindern, die tatsächlich Epilepsie bekommen, keine Anhaltspunkte dafür, dass rezidivierende einfache Fieberkrämpfe strukturelle Schäden im Zentralnervensystem hervorrufen. Daher wird eine langfristige Behandlung einfacher Fieberkrämpfe nicht empfohlen, weil die potentielle toxische Wirkung, die von Antiepileptika ausgeht, die relativ geringen Risiken, die mit einfachen Fieberkrämpfen verbunden sind, weit übersteigt.[737] Die in solchen Fällen auftretenden EEG-Veränderungen verschwinden innerhalb von Tagen oder sogar Stunden nach einem akuten Anfall und sind für die Diagnose und Prognose nur von begrenztem Wert.[415] Neurologische bildgebende Verfahren werden nicht empohlen.[738] Eine Behandlung mit Antipyretika verringert nicht die Rückfallquote.[739] Eine prophylaktische intermittierende Diazepam-Therapie während der Fieberschübe kann die Rückfallquote erheblich senken oder auch nicht. Es gibt keine Daten, die dafür sprechen, dass durch eine solche Behandlung langfristig ein besseres Ergebnis hinsichtlich des IQ, der kognitiven und schulischen Entwicklung, der motorischen Steuerung und einer anschließenden Epilepsie erzielt wird als mit einer kurzfristigen Bekämpfung des Anfalls.[739]

Absence-Epilepsien

Die Absence-Epilepsie bleibt eine der rätselhaftesten neurologischen Erkrankungen. Es gibt keine allgemein anerkannte Theorie für ihre Ätiologie.[741] Bei einem typischen einfachen Absence-Anfall verliert das Kind abrupt das Bewusstsein und hält in seinen aktuellen Aktivitäten inne, ohne auch nur seine Haltung zu ändern. Seine Augen starren geradeaus ins Leere oder drehen sich nach oben. Bis auf möglicherweise ein leichtes Flackern der Augenlider und Zucken der perioralen Muskeln bewegt es sich überhaupt nicht. Diese Phase dauert nur einen kurzen Moment – normalerweise nur wenige Sekunden –, dann nimmt das Kind plötzlich wieder seine früheren Aktivitäten auf, als wenn nichts gewesen wäre. Nach dem Anfall ist das Kind weder verwirrt noch benommen. An einem einzigen Tag können Dutzende bis Hunderte solcher Anfälle auftreten. Die intellektuellen und schulischen Leistungen können nachlassen, weil das Kind so häufig in seiner Konzentration gestört wird. Das Kind wird möglicherweise als Tagträumer angesehen, für faul oder dumm gehalten. Diese Anfälle lassen mit Beginn der Jugendzeit tendenziell nach,[724] obwohl viele Kinder auch noch bis weit ins Erwachsenenalter hinein unter Absencen leiden können.[741] Das EEG zeigt ein typisches Muster mit bilateral synchronen überwiegend frontalen 3 Hz Spike-and-slow-wave-Komplexen. Man vermutet, dass es sich dabei um anomale Ozillationen zwischen dem Thalamus und dem zerebralen Kortex handelt.[742] Es gibt überzeugende Belege für eine genetische Veranlagung bei der Absence-Epilepsie.[741] Forschungsarbeiten haben für diese Epilepsie eine neurochemische Basis aus GABA, Katecholaminen und „endogenen“ Epileptogenen nachgewiesen,[741] die zu einer Entladung der Neuronen im Thalamus führen, was eine Absence-Epilepsie auslöst.[743] Diese Anfälle lassen sich normalerweise medikamentös behandeln.[724]

Partielle oder fokale Epilepsie

Eine partielle oder fokale Epilepsie geht mit klinischen und EEG-Veränderungen einher, die dafür sprechen, dass die anfängliche Neuronenaktivierung nur einen Teil einer Hirnhälfte betrifft. Bei den Anfällen kann, muss aber nicht das Bewusstsein eingetrübt sein, und oft steigert sich die Erkrankung zu generalisierten motorischen Krämpfen.[415] Bei einigen Krampfanfällen tritt diese Generalisierung so schnell ein, dass die ursprüngliche fokale Natur der Anfälle nicht mehr zu erkennen ist; bei anderen dauert es merklich länger. Im Elektroenzephalogramm wird je nachdem deutlich, dass die erste Aktivierung von Neuronen auf einen umschriebenen Bereich in einer Hirnhälfte beschränkt ist.[415] Über welche Mechanismen die Krämpfe ausgelöst, ausgeweitet und schließlich beendet werden, ist weiterhin unbekannt.

Bei etwa 30–50 Prozent aller Fälle von fokaler Epilepsie bei Kindern ist die Krankheitsursache unbekannt. Es scheint eine genetische Komponente zu geben, die ausschlaggebend dafür ist, ob eine fokale Schädigung eine Epilepsie auslösen kann. Hirnschädigungen während oder um die Zeit der Geburt herum können in früher Kindheit oder auch später Anfälle hervorrufen. Tumoren im Zentralnervensystem sind bei Kindern selten. Die häufigste Ursache für fokale Schäden sind Kopfverletzungen. Gedeckte Hirnverletzungen, die den größten Teil der Verletzungen im Kindesalter ausmachen, sind mit nur fünf Prozent der Epilepsie-Fälle assoziiert. Die deutlichsten Befunde (von Kopftraumen) erzielte man mit normalen Computertomogrammen.[744] Bei Spalt- oder Impressionsfrakturen des Schädels liegt die Inzidenz für das Auftreten posttraumatischer Epilepsien bei 50 Prozent. 50 Prozent der Anfälle setzen bereits innerhalb von 24 Stunden nach der Verletzung ein und sind fokaler Natur. Anfälle, die innerhalb von drei Jahren nach der Verletzung auftreten, sind häufiger generalisierte tonisch-klonische Grand-mal-Epilepsien.[744] Pathogenetisch für Krampfanfälle infolge einer Kopfverletzung ist es, dass Blut aus den Gefäßen ins Gewebe austritt, was epileptogene Prozesse anregt. Subdurale Hämatome müssen neurochirurgisch entfernt werden; daran muss sich eine langfristige medikamentöse Behandlung mit Antikonvulsiva anschließen.

Die chinesische Sicht

Grand-mal-Epilepsien wurden erstmals im *Huang Di Nei Ching*, dem Klassiker des Gelben Kaisers zur Inneren Medizin (770–221 v. Chr.) beschrieben.[745] Fachbücher der Kinderheilkunde weisen auf erfolgreiche Akupunkturbehandlungen hin. Die aktuellen Akupunkturdaten sprechen von unterschiedlich erfolgreichen Behandlungen einer Epilepsie bei Erwachsenen – meist der chronischen, medikamentös nicht behandelbaren Formen –,[746–750] was wahrscheinlich nicht auf die Kinderheilkunde übertragen werden kann. Man konnte zeigen, dass eine Schädelakupunktur die Durchblutung im Gehirn von Kindern steigert, wodurch sich die Versorgung der kortikalen Gewebe mit Sauerstoff und Nährstoffen verbessert. Das könnte bei einer kindlichen Epilepsie theoretisch hilfreich sein.[751] Eine Tierstudie an Punkten, die Du 26- und Du 24 entsprechen, ergab, dass sich dadurch die GABA-Konzentration im Gehirn erhöht.[752]

In einem integrierten Ansatz für Epilepsie-Erkrankungen bei Kindern kann man westliche neurologische Untersuchungen und Laboruntersuchungen für die Diagnostik mit chinesischen Methoden für die Therapie kombinieren. Da eine Akupunktur kaum oder gar keine Nebenwirkungen hat, kann sie mit einer medikamentösen Epilepsietherapie gekoppelt werden. Medikamente sollten allerdings nur in enger Zusammenarbeit mit dem Neurologen abgesetzt werden. Nach den Vorstellungen der chinesischen Medizin sind epileptische Anfälle interne Wind-Störungen, die sowohl auf externe als auch interne Ursachen zurückzuführen sein können.

Generalisierte Epilepsien

Generalisierte Grand-mal-Anfälle können durch die Invasion eines externen Pathogens oder Störungen des inneren Gleichgewichts hervorgerufen werden.

Invasion eines externen Pathogens: Wind-Kälte und Wind-Hitze

Krampfanfälle sind akute Manifestationen des *Jue-Yin*-Stadiums der Wind-Kälte-Invasion und der Blut-Ebene bei einer Wind-Hitze-Invasion – was nach westlichen Vorstellungen der Sepsis und Meningitis entspricht. Die extreme Hitze in der Leber erzeugt Wind, trocknet das Leber-*Yin* und hält so die Leber davon ab, die Muskeln und Sehnen zu befeuchten; diese werden dadurch starr. Wind und Hitze können den Verstand eintrüben und zu einer Bewusstlosigkeit führen. Beide Pathogene sind bis in die tiefsten Schichten des kindlichen Körpers vorgedrungen und haben sein Abwehrsystem überwunden. Es ist zu spät, um die Pathogene auszutreiben. Das Kind befindet sich in einer kritischen Phase seiner Krankheit und höchstwahrscheinlich bereits im Krankenhaus, wo es intravenös Antibiotika bekommt. In solchen Fällen werden akute epileptische Anfälle normalerweise medikamentös behandelt. Mithilfe zweier Akupunkturpunkte – Du 26 und Ni 1 –, die bei dieser Indikation klassisch sind, kann der Akupunkteur jedoch versuchen, die Epilepsie zu stoppen und das Kind wieder zu Bewusstsein zu bringen. Diese Punkte können entweder genadelt oder sehr hart mit dem Fingernagel gedrückt werden; daher kann man die Eltern in der Behandlung unterweisen, wenn ein Kind aus einer leichten fiebrigen Erkrankung heraus schnell in Krämpfe verfällt. Das kommt bei Kleinkindern häufig vor, bei denen sich leichte Symptome innerhalb weniger Stunden zu einer voll ausgeprägten Sepsis entwickeln können.

Behandlung

Man kann mithilfe einer Akupunktur als komplementärer Therapie die Hitze vertreiben, den Wind im Inneren eindämmen und das Kind stärken:

- Du 14 zur Vertreibung der Hitze und Bändigung des Windes
- Du 16, Gb 20 zur Bändigung des Windes
- Le 2 zur Vertreibung der Jue-*Yin*-Leber-Hitze
- Le 3 zur Bändigung des Leber-Windes und Nährung des Leber-*Yin* und -Blutes
- Dü 3 zur Vertreibung von Wind aus dem Lenkergefäß
- Du 20 zur Vermehrung von *Qi* im Zentralnervensystem

Yin-Mangel in Niere und Leber

Ein *Yin*-Mangel in Niere und Leber ist für die meisten Fälle von Grand-mal-Epilepsien in der Kindheit verantwortlich: für die idiopathische Form mit starker genetischer Komponente, für angeborene Anomalien und Schädigungen des Zentralnervensystems, perinatale Komplikationen oder Stoffwechselstörungen. Die benigne Epilepsie im Kindesalter und Fieberkrämpfe können leichtere Formen dieser Disharmonien sein, während am anderen Ende des Spektrums als schwerwiegendste Ausprägung die Neugeborenenkrämpfe stehen.

Die meisten Fälle von Grand-mal-Epilepsien in der Kindheit gelten als idiopathisch, was heißt, dass die westliche Medizin die Pathogenese nicht genau kennt. Eine genetische Veranlagung entspricht einer Nieren-Essenz, die *Yin* ist. Ein *Yin*-Mangel in der Niere kann wegen der ernährenden Mutter-Kind-Beziehung zwischen Niere und Leber schnell zu einem entsprechenden Mangel in der Leber führen. Kinder sind wegen ihres konstitutionellen *Yin*-Mangels besonders anfällig und erkranken leicht an der Leber. Angeborene Anomalien oder Schädigungen des Zentralnervensystems korrelieren ebenfalls mit der Niere, die die Grundlage des Marks, des Gehirns, bildet, während Stoffwechselerkrankungen in der Regel mit der Leber assoziiert sind.

Eine benigne Epilepsie im Kindesalter und Fieberkrämpfe stellen wahrscheinlich leichtere Formen eines *Yin*-Mangels in Niere und Leber dar. Kinder in der Wasserphase ihrer Entwicklung – Säuglingsstadium und frühe Kindheit – sind besonders anfällig für Störungen im Gleichgewicht der Niere und neurologische Erkrankungen. Wenn das Kind heranreift, verlässt es die Wasserphase und wächst somit aus der Epilepsie heraus. Die westliche Medizin erklärt das damit, dass bei Kindern das Gehirn noch nicht ausgereift ist, wodurch die Krampfschwelle niedriger liegt und es daher leichter zu einer Epilepsie kommt. Ein Fieberkrampf tritt charakteristischerweise innerhalb von Stunden nach Beginn der Erkrankung auf und entspricht daher nicht dem *Jue-Yin*-Stadium oder der Blut-Ebene einer pathogenen Invasion. Das gehäufte Auftreten im Säuglingsalter und in der frühen Kindheit wiederum entspricht der Wasserphase mit ihrer Anfälligkeit des Gehirns. Eine starke genetische Veranlagung spricht wiederum für einen Mangel an Vorhimmels-Essenz, einem Nieren-*Yin*-Mangel. Während eines akuten Schubs mit hohem Fieber zehrt die intensive Hitze im Inneren das *Yin* auf und regt gleichzeitig den Wind im Inneren an. Kinder mit leichteren Mangel-Formen haben ein bis zwei Fieberanfälle, Kinder mit schwereren Formen bekommen eine chronische Epilepsie.

Die Pathophysiologie von Grand-mal-Epilepsien beruht auf der direkten Wirkung eines *Yin*-Mangels in der Leber und dem dadurch hervorgerufenen *Yang*-Überschuss der Leber.

Yin oder Blut in der Leber nähren Muskeln und Sehnen. Falls in der Leber ein *Yin*/Blut-Mangel herrscht, wird die Leere in den Blutgefässen durch inneren Wind aufgefüllt. Bei einem *Yin*-Mangel in der Leber nimmt dort das *Yang* zu. Dadurch wird – genauso wie durch die Hitze beim Fieber – Wind entfacht. Beides führt zu tonisch-klonischen Bewegungen der Extremitäten. Der Verlust der Bewusstseins oder des Verstandes deutet auf eine Beteiligung des Herz-*Yin* hin, das von Leber- und des Nieren-*Yin* direkt beeinflusst wird; beim Leber-*Yin* kommt dies über die Mutter-Kind-Beziehung zustande, und das Nieren-*Yin* ist die Basis allen *Yin*, besonders aber des *Yin* in der Leber und im Herzen. Die schwerste Form von *Yin*-Mangel in Niere und Leber sind die Neugeborenenkrämpfe, bei denen Muskeln und Sehnen nicht einmal genug *Yin* für krampfhafte Bewegungen haben, sodass das Kind im Krampf erstarrt.

Westliche und chinesische Medizin stimmen generell darin überein, dass die schwereren Formen der Grand-mal-Epilepsien entschieden bekämpft werden müssen, um weitere neurologische Schäden zu verhindern. Während allerdings die westliche Medizin davon ausgeht, dass eine benigne Epilepsie im Kindesalter und Fieberkrämpfe nicht behandelt werden müssen, steht man in der chinesischen Medizin auf dem Standpunkt, dass jede Form von Ungleichgewicht beim *Yin* der Niere oder der Leber behandelt werden muss, um künftige Erkrankungen zu verhindern, die sich auf andere Weise manifestieren können. So haben westliche Mediziner festgestellt, dass epileptische Kinder häufiger psychiatrische Erkrankungen bekommen,[723] die in der TCM einem Ungleichgewicht des Geistes (*Shen*) entsprechen. Da die westliche Medizin auf einem anderen Paradigma basiert, gibt es keine Untersuchungen darüber, ob es einen Zusammenhang zwischen Fieberkrämpfen oder Epilepsien im Kindesalter und einem Schlaganfall in späteren Jahren gibt, die beide der TCM zufolge auf einem *Yin*-Mangel in der Leber beruhen. Zu guter Letzt ist noch zu sagen, dass die Akupunktur medizinisch unbedenklich ist und das Kind „tonisieren" kann, während die westliche Medizin das Risiko durch die Nebenwirkungen der Medikamente gegen das Risiko, dass ohne Behandlung erneut Anfälle auftreten, abwägen muss. Bei der Akupunkturbehandlung besteht nicht die Gefahr einer „Überdosierung", weil kein Kind zu viel *Yin* in der Niere oder Leber haben kann.

Behandlung

- Beim akuten Anfall: Du 26, Ni 1
- Prophylaktische Behandlung, um einen Rückfall zu verhindern:
  - Du 14, Le 11 vertreiben die Hitze aus dem System
  - Du 16, Gb 20 gegen den Wind
- Stärkung des *Yin* in der Niere und Leber:
  - Ni 6 stärkt das Nieren-*Yin*, ein wichtiger Punkt für Epilepsie.[753]
  - Le 8 stärkt das Leber-*Yin*.
  - Le 3 sediert das Leber-*Yang* und den Leber-Wind, stärkt das Leber-*Yin*.
  - Mi 6, Ni 6 stärken das *Yin*.
  - Bl 18 stärkt das Leber-*Yin* und bändigt das Leber-*Yang*.
- Mi 6, Ni 3, Bl 17,Bl 20, Bl 23 stärken das Blut.

Yin-Mangel in Leber und Herz: Absence-Epilepsien

Die Absence-Epilepsie manifestiert sich vor allem im kurzzeitigen Verlust des Bewusstseins, einem geistesabwesenden Starren und dem Fehlen motorischer Bewegungen. Das spricht für einen vorübergehenden Verlust von *Shen* und der Geist-Seele. *Shen* oder der Geist residiert im *Yin* des Herzens, die Geist-Seele, *Hun*, dagegen im Leber-*Yin*. Der Geist kontrolliert das Bewusstsein. Das *Hun* gehört zum Geist, zu dem es kommt und den es auch wieder verlässt. Die Augen, die äußeren Öffnungen der Leber, spiegeln den Zustand der Geist-Seele wider; im Westen sagt man: „Die Augen sind der Spiegel der Seele." In dem kurzen Moment, wenn das Kind ins Leere starrt, sind Geist und Seele vorübergehend „verschwunden." Eine genetische Veranlagung weist darauf hin, dass sowohl der *Yin*-Mangel in der Leber als auch der im Herzen ererbt sein kann oder auch nur ein *Yin*-Mangel in der Leber vererbt wurde, der über die nährende Mutter-Kind-Beziehung im Produktionszyklus der Elemente zu einem *Yin*-Mangel im Herzen führt. Der Verlauf der Erkrankung stimmt auch mit der an den fünf Elementen orientierten Entwicklungstheorie überein, da Kinder in ihrer Jugend, der Feuerphase ihrer Entwicklung, wenn das Herz stärker ist, häufig aus dieser Form der Epilepsie herauswachsen. Ein *Yin*-Mangel in der Leber führt dort zu einem *Yang*-Überschuss, der inneren Wind anfachen kann. Aber im Gegensatz zur Grand-mal-Epilepsie bei *Yin*-Mangel in der Niere/Leber transportiert der Leber-Wind in diesem Fall zu viel Schleim, das bei Kindern mit ihrer konstitutionellen Milz-Schwäche normalerweise reichlich vorhanden ist. Der Schleim verdunkelt das Herz, hindert dieses daran, den Geist zu beherbergen und blockiert den Transport zu den Augen, woraufhin es zu einem Absence-Anfall kommt. Dass diese Anfälle unvorhersehbar und kurz sind, ist charakteristisch für das Kommen und Gehen des Windes.

Man kann diese rätselhafte Erkrankung im Kindesalter daher mithilfe von TCM-Theorien erklären. Eine Sofortbehandlung ist weder notwendig noch möglich, da der Anfall in der Regel nur ein paar Sekunden dauert. Die Behandlung zielt darauf ab, einen Rückfall zu verhindern, und widmet sich der Stärkung des *Yin* in Herz und Leber, der Beruhigung des *Shen*, der Beherbergung des *Hun* und der Befreiung vom Schleim.

Behandlung

- Du 14, Du 16, Gb 20 gegen den inneren Wind
- Ma 40 gegen den Schleim
- Pe 6, um den Schleim aus dem Herzen zu vertreiben und die Öffnungen frei zu bekommen
- Ni 6 zur Stärkung desNieren-*Yin*, die Grundlage allen *Yin*
- He 7 zur Stärkung des Herz-*Yin* und Beruhigung des Geistes
- Bl 44 *Shentang*, um das *Shen* zu beruhigen
- Le 3 zur Stärkung des Leber-*Yin* und Kontrolle des Leber-*Yang*
- Bl 47 *Hunmen*, damit die Geist-Seele wieder ihren Platz findet
- Mi 6 zur Stärkung des *Yin* und Auflösung des Schleims
- Nicht zu viele saure und bittere Speisen, wozu auch bittere Medikamente und Kräuter gehören

Yang-Mangel in der Milz

Kinder haben von Natur aus eine Milz-Schwäche, die noch durch zahlreiche Faktoren verstärkt werden kann: eine Ernährung, die viele Schleim-bildende Speisen, Süßigkeiten und fettige Lebensmittel enthält, das Leben in einer feuchten Umgebung, zu ausgeprägte geistige Aktivitäten etwa bei einer schulischen Überforderung sowie zu viele Sorgen und Stress. Eine Milz-Schwäche kann sowohl generalisierte Krämpfe als auch Absence-Epilepsien auslösen. Da das Holz die Erde kontrolliert, ist eine schwache Milz oft auch mit einem *Yang*-Überschuss in der Leber verbunden, was den inneren Wind anregen kann. Schleim kann die sensorischen Öffnungen verstopfen und in die Meridiane und Kollateralen eindringen. Schleim blockiert die Öffnungen des Herzens und „vernebelt den Geist," was zu Bewusstlosigkeit führt. Während ein *Yin*-Mangel in der Leber zu *Yin*-Mangel-Krampfanfällen führt, hindert der Schleim im Milz-*Yang* das verfügbare Leber-*Yin* oder -Blut daran, die Sehnen geschmeidig zu halten, was zu generalisierten tonisch-klonischen Anfällen führt. Gurgelnde Geräusche oder Schaum vor dem Mund bei akuten Anfällen sind kennzeichnend, wenn Schleim vorhanden ist.

Behandlung

Mit der Behandlung sollen die Milz gestärkt, den Schleim aufgelöst und die Öffnungen frei gemacht werden:

- Du 26 und Ni 1 bei akuten tonisch-klonischen Anfällen
- Prophlaxe: weniger Schleim-bildende, süße und fettige Speisen
- Stärkung der Milz mithilfe des Fünf-Elemente-Vier-Punkte-Protokolls: Tonisierung von Mi 2, He 8 und Sedierung von Mi 1, Le 1
- Ma 40, Mi 6 zur Beseitigung von Schleim
- Pe 5 eliminiert den Schleim aus den Herzen.
- Pe 6, He 9 reinigen das Herz und machen die Öffnungen frei.
- Ma 25, wichtiger Punkt für Schleim, das den Geist vernebelt: reguliert den Magen, weitet die Öffnungen des Geistes
- Bl 15, Bl 44 stärken das Herz und das *Shen*.
- Du 20 klärt den Geist.
- Di 4, Lu 7 klären den Geist, indem sie das Aufsteigen des klaren *Qi* und das Absteigen des trüben *Qi* im Kopf regulieren.
- Du 16, Gb 20 gegen den Wind
- Änderung der Lebensweise, um das Übermaß an geistigen Aktivitäten einzuschränken, eine Balance zwischen Ruhe und Lernen zu finden, und Stresssituationen, die Sorgen und Ängste bereiten, möglichst auszuschalten

Partielle/Fokale Epilepsien

Eine fokale Epilepsie wird meist durch Kopfverletzungen ausgelöst, die zu einem begrenzten Blut-Stau führen. Während sich die westliche Medizin auf größere Kopftraumen als potentielle Ursache für die fokale Epilepsie konzentriert, geht die chinesische Medizin davon aus, dass jede Kopfverletzung, also auch kleinere Schläge auf den Kopf, die normalerweise vergessen werden, einen umschriebenen Blut-Stau auslösen können. Beim Mannschaftssport erleiden die Kinder auf dem Platz oft leichte Kopfverletzungen, was bei all den anderen Stößen und Blutergüssen unbemerkt bleibt. Einige Kinder, vor allem Jungen, wollen auch nicht als Schwächlinge dastehen, die über einen Schlag auf den Kopf jammern. Da das Kind durch die Akupunkturbehandlung ohne Nebenwirkungen gestärkt wird, wäre es in der Tat ratsam, junge Sportler routinemäßig zu behandeln, um einen Blut-Stau zu verhindern. Bei einer fokalen Epilepsie ist eine Behandlung angezeigt, die das Blut in Bewegung bringt und den Geist beruhigt.

Behandlung

- Du 26, Ni 1 als Sofortmaßnahme
- Mi 6, Bl 17 bringen das Blut in Bewegung.
- Pe 6 bewegt das Blut, beruhigt den Geist.
- He 7 beruhigt den Geist.
- Le 14, Bl 18, Leber-*Mu-Shu*-Punkte, bewegen das Leber-Blut (weitere Literatur zu diesem Thema findet man in der Bibliographie).

10.12 Fieber

Menschen sind isotherm, was heißt, dass ihre Körpertemperatur normalerweise innerhalb relativ enger Grenzen bleibt, obwohl Energieaufnahme und -verbrauch sowie Umgebungstemperatur eine große Schwankungsbreite aufweisen.[394] Das Wärmeregulationszentrum befindet sich im vorderen Hypothalamus.[395] Die normale Körpertemperatur reicht von 36,1 – 37,8 °C, die rektale Temperatur liegt ein Grad höher und die Temperatur in der Achsel um ein Grad niedriger als die oral gemessene Temperatur. Kinder haben oft eine höhere Körpertemperatur als Erwachsene; der für sie normale Bereich kann bis 38,5 °C reichen.

Die westliche Sicht

Die Fieberreaktion kann endogen und exogen vermittelt werden: Immunzellen wie polymorphkernige Leukozyten und Phagozyten bilden endogene Pyrogene; exogene Pyrogene wie bakterielle Endotoxine erzeugen Fieber, indem sie auf Leukozyten im Blutkreislauf einwirken, die wiederum endogene Pyrogene bilden und freisetzen.[394]

Jedes Grad Celsius Fieber erhöht den Grundumsatz um zehn bis zwölf Prozent und den basalen Sauerstoffverbrauch in den Zellen um etwa 13 Prozent; hinzu kommt noch der proportionale Anstieg der Kohlendioxidproduktion und ein entsprechender Flüssigkeits- und Kalorienbedarf. Eine erhöhte Körpertemperatur kann eine heilsame Wirkung haben, indem sie beispielsweise die Vermehrung von Bakterien unterbindet und eine Reihe von Immunreaktionen wie Phagozytose, Leukozytenwanderung und die Lymphozytentransformation beschleunigt. Andererseits kann sehr hohes Fieber auch Immunantworten behindern. Weil der Körper unmerklich viel mehr Wasser verliert, müssen große Mengen an Wasser zugeführt werden. Wegen des erhöhten Verbrauchs an zellulärer Energie sind große

Mengen an Nährstoffen erforderlich. Beide Bedürfnisse treten auf, wenn das kranke Kind weniger zu sich nimmt, wodurch es dehydrieren und essentielle Substanzen aus seinem Körpergewebe aufzehren kann.[394] Bei einem empfindlichen Kind im Alter von sechs Monaten bis zu fünf oder sechs Jahren kann das Fieber auch einen Fieberkrampf auslösen.[396] Akute Fieberanfälle werden bei Kindern meist durch Infektionen verursacht, wiederholte und persistierende Temperaturerhöhungen durch entzündliche Erkrankungen.[397]

Westliche Behandlung

Die westliche Medizin hat spezielle Behandlungsmethoden für Erkrankungen, die Fieber hervorrufen: etwa Antibiotika für eine Ohrinfektion oder ein entzündungshemmendes Mittel bei chronischer entzündlicher Darmerkrankung. Sie bekämpft Fiebersymptome mit verschiedenen abkühlenden Maßnahmen, zusätzlicher Flüssigkeitszufuhr und Antipyretika. Eltern und Pflegepersonen haben oft große „Angst vor Fieber"[398] und verabreichen schnell fiebersenkende Medikamente. Paracetamol und Ibuprofen sind zwei der Fiebermittel, die bei Kindern am häufigsten verwendet werden.[399, 400] Aspirin kann aufgrund von Nebenwirkungen nur begrenzt eingesetzt werden und die anderen nichtsteroidalen entzündungshemmenden Mittel haben nur eine geringe Bedeutung in der Kinderheilkunde.[401] Die Medikamentendosis sollte sorgfältig dem Alter und Gewicht des Kindes angepasst werden. Kinder erhalten häufig eine falsche Dosierung, die zur Vergiftung führt oder mit der die Symptome nur unzureichend bekämpft werden können.[400] Einige Studien haben gezeigt, dass eine fiebersenkende Therapie eine Influenza-A-Infektion tatsächlich eher verlängern kann.[402] Wenn es zu einem Fieberkrampf kommt, versichern Kinderärzte den Eltern im Allgemeinen, dass er ungefährlich ist, von selbst aufhört und dass die Prognose in der überwiegenden Anzahl der Fälle langfristig gut ist.[403] Gegenwärtig gibt es keine Möglichkeiten, die natürliche Immunität des Kindes zu steigern, um seine Anfälligkeit für eine erneute fiebrige Erkrankung zu senken. Eine Temperaturerhöhung bei heißem Wetter gilt nicht als krankhaft.

Die chinesische Sicht

Die chinesische Medizin betrachtet Fieber als eine Ansammlung von Hitze, die auf das Eindringen eines externen Pathogens oder ein Ungleichgewicht in einem inneren Organ zurückzuführen ist.

Aktuelle Daten zur Akupunktur

Aktuelle Daten bestätigen im Allgemeinen die fiebersenkende Wirkung einer Akupunktur. Einer Tierstudie aus Japan zufolge hat eine Elektroakupunktur des Punktes, der beim Menschen Di 11 entspricht, eine fiebersenkende Wirkung.[404] Zu den anderen wichtigen fiebersenkenden Punkten, die untersucht wurden, gehören Du 14 und Ma 36.[405] Die Forschung konzentriert sich außerdem darauf, die antipyretischen Wirkungsmechanismen sowie die mögliche Wechselwirkung zwischen Akupunktur und Medikamenten aufzuklären.[406] Nach Hinweisen eines Review-Artikels aus Russland kommt die antipyretische

Wirkung der Akupunktur dadurch zustande, dass Anpassungsmechanismen ausgelöst werden, die Störungen in den für die Homöostase wichtigen Systemen des Körpers beheben sollen.[407] Einer dieser Mechanismen könnte mit dem endogenen opioiden System zu tun haben,[408] das bei der Schmerzlinderung durch Akupunktur nachweislich beeinflusst wird. Die fiebersenkende Wirkung der Akupunktur kann möglicherweise auch auf Eingriffen in die Thermoregulation im Hypothalamus beruhen.[405] Einer Studie aus China zufolge sinkt die Körpertemperatur bei einer Stimulation der Punkte Di 11 und Di 4 durch Akupunktur, weil dabei die metabolische Wärmeproduktion verringert und Hautgefäße dilatiert werden.[409] Nach einer Tierstudie aus Russland wird die Wirkung verstärkt und hält länger an, wenn man ein fiebersenkendes Mittel mit Akupunktur kombiniert.[410]

Eine weitere wichtige Frage betrifft die Wirkung der Akupunktur auf die Funktion des Immunsystems bei fiebrigen Erkrankungen. Nach dem Bericht einer Studie aus China, bei der zur Behandlung von Fieber, das durch das Eindringen von Wind-Kälte ausgelöst wurde, die Punkte *Dazhui* (Du 14), *Fengchi* (Gb 13) und *Quchi* (Di 11) akupunktiert wurden, gingen neben der axillaren Temperatur – die manchmal um über ein Grad Celsius sank –, auch die Atemfrequenz, der Puls und der Blutdruck deutlich zurück; die Symptome traten in den Hintergrund, während der Anteil der T-Zellen zunahm.[411] In einer Tierstudie aus China, bei der Punkte akupunktiert wurden, die Du 14 und Di 11 beim Menschen entsprechen, zeigten sich dagegen beim Wind-Hitze-Fieber, das durch bakterielle Endotoxine hervorgerufen wurde, keinerlei Veränderungen.[412] In einer klinischen Untersuchung aus China, in der bei 72 kranken Kindern Heilkräuterpasten auf Akupunkturpunkte aufgetragen wurden, kam es zu einem Anstieg humoraler Immunfaktoren wie IgA, IgM und IgG. Das ist eine bessere Fieberprophylaxe.[413] Die Akupressur ist eventuell eine Möglichkeit, um das Fieber Zuhause zu bekämpfen.[414]

Ursachen

Die chinesische Medizin vertritt die Position, dass der Hitzeanstieg bei Fieber entweder auf zu viel Hitze oder zu viel *Yang* bei gleichzeitigem *Yin*-Mangel zurückzuführen ist. Der Befund der westlichen Medizin, dass Kinder eine höhere Basaltemperatur haben und schnell höheres Fieber bekommen, lässt sich leicht mit der TCM-Vorstellung erklären, dass Kinder von Natur aus einen *Yin*-Mangel und im Vergleich dazu einen *Yang*-Überschuss aufweisen. Sie sind darüber hinaus auch anfällig für häufige fiebrige Erkrankungen, die das *Yin* weiter aufzehren. Das akute Fieber ist auf externe Pathogene zurückzuführen. Beim Eindringen der Wind-Kälte, einer viralen Infektion, beginnt das Fieber im *Shao-Yang*-Stadium; beim Eindringen einer Wind-Hitze, einer bakteriellen Infektion, kann das Fieber dagegen schon von Anfang an auf der *Wei-Qi*-Ebene vorhanden sein. Hitze aufgrund zu heißen Wetters wird ebenfalls als externes Pathogen betrachtet, weil sie das *Yin* erschöpfen kann. Chronische Hitze kann durch jede Krankheit hervorgerufen werden, die einen *Yin*-Mangel auslöst, aber auch durch einen permanenten Verzehr energetisch heißer Nahrungsmittel, durch einen Überschuss an Emotionen, die zu einem *Qi*-Stau führen, sowie durch familiäre oder konstitutionelle Veranlagung für chronische Zustände mit einer zugrunde liegenden Hitze-Störung wie chronische entzündliche Erkrankungen.

Behandlung

Die Fieberbehandlung der Chinesen entspricht dem westlichen Vorgehen, die Fiebersymptome zu bekämpfen und das Pathogen zu eliminieren. Darüber hinaus stärkt die chinesische Medizin das *Yin* und das Immunsystem.

- Zum Absenken von Fieber jeglicher Ursache: Du 14, Di 11
- Ma 36 zur Senkung von Fieber und Stärkung des Immunsystems
- Herkömmliche abkühlende Maßnahmen wie lauwarme Bäder (die Kinder sollten in lauwarmem und nicht in kaltem Wasser baden, da die plötzliche Kälte dazu führen würde, dass die Kinder zittern, was im Gegenzug wieder den Stoffwechsel anregen und die Temperatur weiter erhöhen würde)
- Man streicht energetisch heiße Speisen und verstärkt die Flüssigkeitszufuhr.
- Man eliminiert das Pathogen entsprechend des Stadiums oder der Ebene, in das oder die es bereits vorgedrungen ist.
- Hitzebehandlung mit dem Fünf-Elemente-Vier-Punkte-Protokoll, falls ein bestimmtes Organ erkrankt ist, z. B. Lungen-Hitze bei Erkrankungen der Atemwege, Dickdarm-Hitze bei bakterieller Diarrhö oder entzündlicher Darmerkrankung.
  - Stärkung des *Yin*
  - Stärkung des Immunsystem

10.13 Immunsystem-Stärkung

Die westliche Sicht

Die Immunreaktion des Menschen besteht aus einer äußerst komplexen Kaskade von Ereignissen, an der viele verschiedene Arten von Immunfaktoren und biochemischen Substanzen beteiligt sind. Man kann das Immunsystem grob in einen humoralen und einen zellulären Teil unterteilen. Die humorale Antwort umfasst das Komplement und das Immunoglobin-vermittelte System von B-Zellen. Zur zellulären Antwort gehört eine verzögerte Hypersensibilität, die über T-Zellen vermittelt wird. Diese Zellen weisen mit Leukozyten, polymorphkernigen Neutrophilen, Eosinophilen, Mastzellen, Makrophagen und natürlichen Killerzellen ein breites Spektrum auf. Die Einteilung ist nicht sehr detailliert, da es sehr viele Wechselwirkungen und Funktionsüberschneidungen gibt. Neuere Studien haben sich ausgiebig entzündungsfördernden Substanzen wie den Zytokinen und Leukotrienen gewidmet. Dabei handelt es sich um eine heterogene Gruppe von biochemischen Verbindungen, die von einer Reihe von Zellen wie den Epithelzellen, Fibroblasten, polymorphkernigen Neutrophilen und Makrophagen gebildet werden. Sie lösen eine Immunreaktion aus oder lenken sie, indem sie zwischen den Zellen des Immunsystems als Signale fungieren und Entzündungsreaktionen gegen Pathogene auslösen. Neurotransmitter im Zentralnervensystem und die Ernährung sind ebenfalls aktiv an der Immunreaktion beteiligt. Während eine Immunreaktion den Wirt schützen kann, kann eine Überreaktion des Immunsystem den Organismus schädigen, indem sie gesunde Strukturen zerstört; damit das Immunsystem nicht aus dem Ruder läuft, ist daher eine Regulation erforderlich.[394]

Eine geschwächte Immunabwehr kann durch Mangelernährung und ein noch nicht ausgereiftes Immunsystem hervorgerufen werden, durch Infektionen und bei Verletzungen manifest werden. Kinder mit immer wiederkehrenden Infektionen haben oft ein insuffizientes Immunsystem.[509, 510] Sehr verbreitet sind Anomalien der lokalen Abwehrmechanismen in den oberen Atemwegen.[511] Durch eine unzureichende Ernährung – besonders aufgrund einer mangelhaften Eiweißzufuhr – können sich sowohl im humoralen als auch im zellulären Immunsystem Fehler einschleichen. Eisen-, Spurenelemente- und Vitaminmangel können ebenfalls das Immunsystem von Kindern beeinträchtigen.[512–518] Eine Verletzung kann eine starke Entzündung hervorrufen.[510, 520] Schon eine Blutung kann ausreichen, um das Immunsystem zu aktivieren.[519] Da das Immunsystem von Säuglingen und Kleinkindern noch nicht ausgereift ist, sind sie stärker durch Infektionen gefährdet.[513, 521] Neugeborene haben ein besonders schlechtes Immunsystem, sodass sie anfällig für Infektionen sind und auf Impfungen oft nur schlecht reagieren.[522–526]

Kinder können nicht nur aufgrund unzureichender Immunreaktionen für Erkrankungen und Infektionen anfällig sein, aktuellen Befunden zufolge können auch überschießende Immun- oder Entzündungsreaktionen, die wahrscheinlich auf eine unzureichende Steuerung zurückzuführen sind, gesunde Gewebe schädigen. Asthma, entzündliche Darmerkrankung, juvenile rheumatoide Arthritis, Herzkreislauferkrankungen, Diabetes und Krebs gehören unter anderem zu den chronischen Erkrankungen, für die man eine unkontrollierte Überreaktion des Immunsystem auf einen initialen Reiz hin verantwortlich macht. Es gibt Daten, die dafür sprechen, dass eine juvenile rheumatoide Arthritis durch das Eindringen von T-Zellen in die Synovialis verursacht wird.[527, 528] Herzkreislauferkrankungen bei Kindern wie eine rheumatische Herzerkrankung beruhen auf sekundären Immunreaktionen nach Infektionen.[529] Aufgrund der bei Diabetikern vorhandenen entzündungsfördernden Substanzen kann man vermuten, dass die Betazellen der Bauchspeicheldrüse durch eine überschießende Entzündungsreaktion auf eine Infektion hin zerstört werden.[530, 531] Auch beim Krebs sind die Konzentrationen an Mediatoren erhöht.[532] Da man die Bedeutung der entzündungsfördernden Substanzen erkannt hat, hat es eine rasante Entwicklung bei den immunmodulatorischen Behandlungen gegeben. Diese Behandlungen sind teuer und nur in Einzelfällen für Kinder zugelassen. Es gibt keine medikamentöse Behandlung, die für eine natürliche Immunreaktion oder -regulation sorgt.

Die westliche Medizin rechnet auch die Haut, Lungen und Leber zu den Immunorganen. Die Haut hat eine Schutzfunktion. In den Lungen sezernieren B-Zellen Antikörper und auf fremde Antigene hin werden T-Zell-abhängige Immunreaktionen ausgelöst.[533] Die Hepatozyten in der Leber bilden bei bakteriellen Infektionen so genannte „Akute-Phase-Proteine" und Komplement. An einer T-Zell-gesteuerten Immunreaktion bei bakteriellen Infektionen und hämatogenen Metastasen sind viele Zellen beteiligt.[534]

Die chinesische Sicht

In der chinesischen Medizin gehört die Stärkung des Immunsystems seit jeher zur Behandlung von Kindern. In der TCM heißt das Immunsystem *Wei Qi*, Abwehr-*Qi*. Während das verfeinerte nährende *Qi* innen in den Meridianen und Blutgefässen strömt, fließt das *Wei Qi*, die einfachere Form des *Qi*, tagsüber an der Außenseite des Körpers und hat nachts seinen Sitz in der Leber. *Wei Qi* zirkuliert außerhalb der Meridiane, in der Haut und den Bindegeweben, reguliert das Öffnen und Schließen der Poren und dient als „Schutzschild," der den Körper vor externen Pathogenen schützt. Das Abwehr-*Qi* steht in einer engen Beziehung zur Niere, da es von der Essenz beeinflusst und durch das Nieren-*Yang* umgewandelt wird. Es wird von den Verdauungsorganen Magen und Milz genährt, die es mit dem Nahrungs-*Qi* versorgen. Tagsüber wird es von der Lunge reguliert, nachts befindet es sich vor allem in der Leber, die es zu allen *Yin*-Organen hinlenkt.

Aktuelle Daten zur Akupunktur

Wenn der Körper infiziert wird, befindet sich das externe Pathogen zunächst in den oberflächlichen Schichten: auf der *Wei-Qi*-Ebene der Wind-Hitze-Invasion und im *Tai-Yang*-Stadium der Wind-Kälte-Invasion. Die Behandlung soll das Pathogen vertreiben und den Körper stärken, d.h. den Einbrecher hinausjagen, die Fenster verschließen und die Türen verriegeln. Gegenwärtig belegen zahlreiche biochemische Untersuchungen, dass Akupunktur nicht nur sowohl den humoralen als auch den zellulären Arm des Immunsystem aktiviert und so den Wirt schützt, sondern auch eine überschießende Entzündungsreaktion reguliert.[531] Es hat sich gezeigt, dass eine Akupunkturbehandlung die Bildung humoraler Immunfaktoren anregt.[535–538] Tierstudien belegen, dass es nach einer Stimulation von Akupunkturpunkten, die beim Menschen den Punkten Ren 2 und He 8 entsprechen, zu einer aktiven humoralen Reaktion kommt.[539] Durch eine Akupunktur vergrößern sich nach klinischen Untersuchungen und Tierstudien auch eindeutig die Population und die Aktivitäten der T-Zellen.[536, 540–544] Es kann auch zu einer Steigerung der Lymphozyten-Proliferation[544] in der Phagocytose[545, 546] oder einer erhöhten Zytotoxizität der Killerzellen kommen.[547] Es gibt möglicherweise einen engen Zusammenhang zwischen dem Magen-Meridian und der Mastzellenpopulation, da eine Stimulation bei vielen Magen-Punkten zu einem Anstieg der Mastzellen führte.[548] In einer Tierstudie wurden über einen Punkt, der Bl 23, dem *Shu*-Punkt der Niere, entspricht, die T-Zell-Aktivitäten gesteigert.[541] Akupunktur kann nach einer traumatisch bedingten Immunsuppression die Immunfunktion verbessern.[544, 549] Eine nicht-invasive Laserakupunktur, die von Kindern gut vertragen wird, stimuliert, wie man zeigen konnte, die humorale und zelluläre Immunität.[536, 550] Es hat sich auch gezeigt, dass die Akupunktur den vom Nervensystem gebildeten Arm der Immunreaktion beeinflusst.[535] Tierstudien zufolge erhöhte sich die Immunität bei einer Stimulation der katecholaminergen[538, 540, 551, 552] und serotonergen Neuronen.[538] Die Immunreaktion kann auch über das autonome Nervensystem vermittelt werden.[553] Die Akupunktur scheint das sympathische Nervensystem anzuregen,[554] wodurch die Freisetzung von T-Helfer-Zellen aus dem Knochenmark ausgelöst wird.[555] Tatsächlich konnte gezeigt werden, dass eine Stimulation des *Shu*-Punktes der Niere, Bl 23, die Bildung von T-Zellen anregt.[541]

Einerseits aktiviert die Akupunktur die Immunreaktion als Schutzmechanismus, andererseits kann sie anscheinend auch überschießende Entzündungen unter Kontrolle bringen. Eine Akupunktur scheint in der Lage zu sein, die Synthese und Freisetzung entzündungsfördernder Substanzen zu beeinflussen.[540, 556, 557] Aktuellen Hypothesen zufolge sind Opioide und Immunsystem über einen gemeinsamen Weg miteinander verbunden.[535, 544, 546, 549, 558] Dass Akupunktur Schmerzen lindern kann, ist gut bekannt. Die Schmerzlinderung erfolgt bei der Akupunktur durch die Stimulation großer myelinisierter Nervenfasern, die den Impuls zum Rückenmark und den höhern Zentren weiterleiten. Daraufhin werden Opioide wie Endorphine sezerniert, um aufsteigende Schmerzsignale zu hemmen. Eventuell werden zusammen mit den Opioiden auch andere Neurotransmitter wie Substanz P und Serotonin freigesetzt, die die Entzündungsreaktion beeinflussen.[559]

Die Kernspintomographie hat gezeigt, dass Schmerzen und Immunreaktion über dieselben afferenten und efferenten Signale miteinander gekoppelt sind.[560] Akupunktur kann auch über die Freisetzung von Acetylcholin aus parasympathischen Nervenendigungen einen Einfluss auf die Immunreaktion haben.[561]

Behandlung

In Tierstudien stellte sich auch heraus, dass Akupunktur je nachdem, welche Bedingungen vorlagen, spezifische Immunwirkungen hervorruft. Eine Akupunkturbehandlung minimiert die zu starke Entzündungsreaktion bei Asthma,[562] stabilisiert Mastzellen eines Magengeschwürs,[563] verringert die Anzahl der Antikörper gegen Kollagen,[564] beschleunigt die zelluläre Immunreaktion bei Krebs[565–567] und Sedierung von die Entzündungen bei rheumatoider Arthritis.[564]

Der am häufigsten benutzte allgemeine Immunpunkt ist *Zusanli* Ma 36,[271, 535, 546, 548, 556, 557, 564, 565, 568, 569] gefolgt von *Hegu* Di 4. Weitere Punkte sind *Lanweixue*, *Dazhui*,[568] *Shu*-Punkte der Blase[271] und sogar Nahpunkte für bestimmte Erkrankungen wie etwa Di 20 bei Rhinitis.[569] Da die meisten Erkrankungen in der Kindheit akute Infektionen sind, kann man zusätzlich zur Vertreibung des Pathogens noch ein einfaches abwehrstärkendes Protokoll anwenden, solange sich die Invasion noch in den oberflächlichen Stadien und Ebenen befindet. Bei chronischen Erkrankungen wie einer entzündlichen Darmerkrankung besteht das Hauptziel der Behandlung darin, erst einmal die inneren Organe auszubalancieren; man kann dann unterstützend abwehrstärkende Punkte hinzunehmen.

Einfaches Protokoll zur allgemeinen Abwehrstärkung bei Kindern:

- Ma 36
- Di 4 in Verbindung mit Ma 36
- *Shu*-Punkte, die mit der Bildung und Zirkulation des *Wei Qi* verbunden sind:
  - Bl 13 *Shu*-Punkt der Lunge
  - Bl 18 *Shu*-Punkt der Leber
  - Bl 20 *Shu*-Punkt der Milz
  - Bl 21 *Shu*-Punkt des Magens
  - Bl 23 *Shu*-Punkt der Niere

10.14 Infektion der oberen Atemwege

Eine Erkältungskrankheit oder Schnupfen ist die häufigste Infektion in Industrieländern wie den USA. Im Vorschulalter ist ein Kind durchschnittlich vier bis zehn Mal pro Jahr erkältet. Infektionen der oberen Atemwege sind die Hauptursache dafür, wenn Kinder in der Schule fehlen.[754]

Die westliche Sicht

Die klinischen Symptome sind sehr unterschiedlich und lassen sich nicht speziellen Viren zuordnen.[756] Die meisten Symptome sind leicht und bestehen aus einer Rhinorrhö, Niesen, Verlegung der Nase, Schleim im Rachenraum und Husten. Oft gibt es noch weitere Symptome wie leichtes Fieber, Halsentzündungen, tränende Augen, Verdauungsbeschwerden sowie generelle Unpässlichkeit.[756, 757] Zu den üblichen Viren, die die oberen Atemwege infizieren, gehören Rhinoviren, Coronaviren, Adenoviren, RSV sowie Influenza- und Parainfluenzaviren.[755, 758, 759] Die Übertragungsweise variiert von Virus zu Virus. So verbreitet sich RSV beispielsweise überwiegend über Kontakt mit kontaminierten Objekten und Kindern, die Symptome haben, während Influenza vor allem über Tröpfchen verbreitet wird. Die genaue Übertragungsweise bei Rhinoviren ist weiterhin umstritten.[758]

Die Virulenz des Rhinovirus ist bei Kindern von unter einem Jahr – mittleres Alter 6,5 Monate[760] – und solchen mit einem schwachen Immunsystem am größten.[761] Eine RSV-Infektion bei Kinder unter zwei Jahren und eine Rhinoviren-Infektion von Kindern über zwei Jahren ist mit einer keuchenden Atmung verbunden.[762] Kinder infizieren sich häufig auch gleichzeitig mit mehreren Viren, etwa mit RSV und Adenovirus zusammen.[760] Viele Kinder haben außerdem auch noch eine bakterielle Infektion, etwa eine Konjunktivitis mit *Haemophilus influenzae.*[760]

In die Wirtszellen dringen die Viren mithilfe spezieller Oberflächenproteine ein, die das Gewebe verletzen und zu einer Erkrankung führen.[763] Neueren Studien zufolge hängt die Pathogenese und die Schwere der Erkältung von der Reaktion des Wirts auf das Virus und nicht vom Virus selbst ab. Entzündungsfördernde Substanzen, vor allem Zytokine, scheinen das entscheidende Element bei der Reaktion der infizierten Epithelzellen zu sein.[764, 765] Eine spezielle virale Diagnose ist nicht erforderlich, zum einen wegen des gutartigen Verlaufs der Krankheit, die von selbst wieder aufhört,[766] aber auch, weil von Herbst bis Frühjahr immer wieder andere Viren vorherrschen, sodass es äußerst schwer ist, genau zu bestimmen, welches Virus oder welche Viren die Symptome hervorrufen.[755] Gegenwärtig werden bei der medikamentösen Behandlung einer Infektion der oberen Atemwege nur die Symptome bekämpft, was umstritten und meist uneffektiv ist. Flüssigkeitszufuhr, Ruhe, Inhalieren sowie Nasentropfen aus physiologischer Kochsalzlösung sind die Grundpfeiler der nicht medikamentösen Behandlung. Welche Bedeutung Vitamin C sowohl für die Vorbeugung als auch für die Behandlung einer Erkältung hat, ist weiterhin umstritten.[767, 768] Lokal angewandte adrenerge Substanzen haben keine systemischen Nebenwirkungen, können aber bei zu häufigem Gebrauch als Rebound-Effekt erneut zu Schnupfen führen.[769]

Eine systemische Medikation wird primär zur Bekämpfung der verstopften Nase und des Hustens eingesetzt und hat meist nur eine begrenzte Wirkung.[765] In mindestens 800 freiverkäuflichen Erkältungsmitteln befinden sich Antihistaminika oder eine Kombination aus Antihistaminika und Mitteln, die zur Abschwellung der Schleimhaut führen. Die meisten Studien kommen zu dem Schluss, dass Antihistaminika, wenn überhaupt, höchstens marginale Vorteile bei der Behandlung der Erkältungssymptome haben.[757, 769–773] In freiverkäuflichen Mitteln ist häufig Dextromethorphan, ein Hustenmittel, enthalten. Das Medikament ist zwar Berichten zufolge sicher, wenn es in den empfohlenen Mengen eingenommen wird, es gab aber Fälle, bei denen Teenager es „zur Entspannung" genommen haben und auch Todesfälle nach Überdosierung.[772] Codein kann den Husten bei einer Infektion der oberen Atemwege nicht lindern.[773] Antibiotika sind bei einer Erkältung nicht angezeigt,[757] werden allerdings trotzdem viel zu häufig verschrieben, was nicht nur zu höheren Gesundheitskosten[774] und einem erhöhten Risiko für Nebenwirkungen führt, sondern auch dazu, dass mehr resistente Bakterienstämme auftreten.[775]

Bei der Suche nach neuen Therapien für die Erkältungskrankheit stehen vor allem Möglichkeiten zur Steigerung der Widerstandskraft oder der Immunität gegenüber den Viren im Vordergrund. Interferone sind Proteine, die eine unspezifische Resistenz gegen eine Virusinfektion hervorrufen können. Sie werden allerdings normalerweise intramuskulär injiziert, in der Regel täglich, weil ihre Konzentration im Blut innerhalb von 24 Stunden deutlich sinkt. Angesichts dessen, dass die Erkältung von selbst wieder aufhört und man Interferone täglich spritzen muss, ist es unwahrscheinlich, dass man Infektionen der oberen Atemwege bei Kindern mit Interferon bekämpfen wird.[776] Histaminantagonisten sind bei einer Erkältung nicht angezeigt.[777] Entzündungshemmende Mittel[764] und bestimmte antivirale Substanzen[778] könnten vielversprechend sein. Wegen der enormen Anzahl an viralen Serotypen ist es unwahrscheinlich, dass ein wirksamer Impfstoff gegen die Erkältungskrankheit entwickelt wird.[756] Vom Rhinovirus beispielsweise gibt es mindestens 100 verschiedene Immunotypen.[765]

Obwohl eine virale Infektion der oberen Atemwege eine leichte kurzzeitige Erkrankung ist, kann sie zu bakteriellen Problemen wie einer Mittelohrentzündung, Sinusitis und Infektion der unteren Atemwege oder sogar zu einer Mastoiditis und Meningitis führen, die für die Kinder sehr viel gravierendere Folgen haben.[761, 779] Bei einer Otitis oder Sinusitis sind Antibiotika angebracht.[780] Kleinkinder sind besonders anfällig für schwerere bakterielle Infektionen. Bei einem drei Wochen alten Baby mit leichtem Fieber und Schnupfen ist unter Umständen eine vollständige bakteriologische Diagnostik angebracht, um eine Sepsis und Meningitis ausschließen zu können, während ein Kind im schulpflichtigen Alter einfach nicht zur Schule geht, sondern Zuhause bleibt, wo man die Schnupfen- und Fieber-Symptome bekämpft.

Die chinesische Sicht

Eine Infektion der oberen Atemwege entspricht einer Wind-Kälte-Invasion, die in Kapitel 6 ausführlich erörtert wurde. Chinesische und westliche Medizin haben ähnliche Vorstellungen über die Ursache einer Infektion der oberen Atemwege: eine Virusinfektion entspricht einem externen „Kälte"-Pathogen das durch den „Wind" oder „Tröpfchen in der Luft" übertragen wurde. Die chinesische Medizin behandelt zwar auch symptomatisch und verordnet eine häusliche Behandlung, zielt mit ihrer Therapie aber auch gleichzeitig auf eine „Eliminierung der pathogenen Faktoren" ab, indem sie „die gesunde Energie stärkt",[781] was biochemisch bedeutet, dass die Immunität des Kindes sowie sein allgemeiner Gesundheitszustand verbessert wird. Das ist bei einer Infektion der oberen Atemwege besonders wichtig, weil die Reaktion des Wirts bei der Pathogenese der Infektion der oberen Atemwege von primärer Bedeutung ist und bei rezidivierenden Erkältungen die Wahrscheinlichkeit von Komplikationen erhöht ist.

Aktuelle Daten zur Akupunktur

Aktuelle Arbeiten sprechen für eine Wirksamkeit der Akupunktur bei der Behandlung einer Erkältung.[782–785] Die Infektion der oberen Atemwege bildet das *Tai-Yang*-Stadium der Erkrankung, die erste Stufe einer Wind-Kälte-Invasion. Es kann auch bei Kindern hilfreich sein, die Blasen-Punkte zu nadeln.[786] Die symptomatische Verbesserung kann anhand von positiven physiologischen Folgen bewiesen werden: wie sich gezeigt hat, erhöht eine Akupunktur von Di 20 und Di 4 die Geschwindigkeit des mukoziliären Transports in der Nase von Patienten mit einer chronischen Rhinitis;[783] bei einer Pilotstudie konnten Veränderungen beim nasalen Atemwegwiderstand festgestellt werden, obwohl die Befunde nicht statistisch signifikant sind.[787]

Mehrere Arbeiten sprechen dafür, dass die Akupunktur bei einer Infektion der oberen Atemwege Einfluss auf das Immunsystem hat. Wenn die Akupunktur bei der Behandlung von Kindern mit Rhinitis und Bronchitis mit dem Aufbringen chinesischer Kräuter kombiniert wurde, erhöhte sich die Konzentration von IgM, IgG, Komplement C3 und besonders von IgA im Serum.[413] Nach einer Nadelung genereller Wind-Kälte-Punkte – *Dazhui* (Du 14), *Fengchi* (Gb 13) und *Quchi* (Di 11) – sanken Temperatur, Atemfrequenz, Puls und Blutdruck, während gleichzeitig der Anzahl der T-Lymphozyten zunahm.[411] Selbst durch eine Massage der lokalen Akupunkturpunkte konnten die Symptome effizient gelindert und die Immunfunktionen verbessert werden, wobei die Immunindices für mindestens sechs Monate erhöht blieben.[781] Einer Arbeit zufolge ging die Verlegung der Nase durch eine nur 30 Sekunden dauernde Akumassage an *Yingxiang* Di 20 klinisch zurück, obwohl der nasale Atemwegwiderstand oder Luftstrom nicht verändert war.[788] Diese Arbeiten sind für Patienten ermutigend, weil die Akupressur auch leicht von Personen erlernt werden kann, die nicht professionell damit zu tun haben. Sie wird von Kindern aller Altersgruppen einschließlich Säuglingen gut vertragen, hat keine Nebenwirkungen und kostet nichts. In der westlichen Medizin hat man zwar erkannt, dass die meisten Erkältungsmittel in Bezug auf die Symptome unwirksam sind, hat aber auch noch von keinem Präparat zeigen können, dass es Einfluss auf das Immunsystem hat.

Man kann mithilfe der Akupunktur auch Komplikationen wie eine Mittelohrentzündung oder eine Sinusitis behandeln, die bei einer Infektion der oberen Atemwege auftreten können. In einer klinischen Studie zu chronischen Kieferhöhlenentzündungen, an der auch Kindern im Alter von drei Jahren teilnahmen, gingen die Symptome deutlich zurück. Weil jedoch die Gefahr besteht, dass die Erkrankung schnell zu ernsthafteren Folgen führen kann, empfiehlt die Autorin, bei einer akuten Sinusitis nach wie vor Antibiotika in Betracht zu ziehen.[789]

Behandlung

- Man erhöht die Flüssigkeitszufuhr.
- Man reduziert die energetisch kalten Speisen.
- Hauptpunkte für eine generelle Behandlung zur Vertreibung des Windes: Bl 12, Gb 20
- Lokalpunkte für Rhinitis: Di 20, *Yintang*, Ma 2
- Man verbindet Di 20 oder Ma 2, auf denen die schwarze Klemme angebracht wird, über ein Ionenpumpenkabel mit dem Fernpunkt Bl 60, an dem die rote Klemme befestigt wird.
- Falls man mit Magneten arbeitet, setzt man den Bio-Nord(–)-Pol auf Di 20 oder Ma 2 und den Bio-Süd(+)-Pol auf Bl 60 und verbindet sie ebenfalls mit dem Ionenpumpenkabel.
- Zur Behandlung des *Tai-Yang*-Stadiums der Wind-Kälte vertreibt man mithilfe des entsprechenden Fünf-Elemente-Vier-Punkte-Protokolls die Kälte aus dem Blasen-Meridian: Tonisierung von Bl 60, Dü 5 und Sedierung von Bl 66.
- Ma 40 wandelt Schleim um.
- Du 14, Di 11 vertreiben Hitze bei Fieber.
- Stärkung des Immunsystems
- Ohrpunkte: *Shenmen*, Nullpunkt, Nase, Lunge, Milz
- Massageprogramm für Zuhause:
  - Man zeigt den Eltern, wie man zur Bekämpfung der Symptome Di 20 massiert.
  - Man massiert den Blasen-Meridian zur generellen Stärkung und Verbesserung der Immunität.

10.15 Koliken

Koliken sind bei Säuglingen sehr häufig: etwa 20 Prozent der Säuglinge – in den USA sind das über 700.000 pro Jahr – sind davon betroffen.[215] Trotz dieser Häufigkeit ist die Kolik für die Kinderärzte immer noch mysteriös und rätselhaft.[216]

Ein Review der pädriatrischen Literatur zeigt, dass eine Kolik bei Säuglingen sowohl hinsichtlich ihrer Ätiologie als auch ihrer Symptomatik schwer zu definieren ist.[217]

Die Koliken beginnen in der Regel zwischen der zweiten und sechsten Lebenswoche und sind nach dem vierten Lebensmonat eher selten.[218] Meist werden sie als starkes, anfallartiges Schreien beschrieben, das sich grundsätzlich von einer normalen Unmutsäußerung und dem üblichen Schreien unterscheidet. Es kann auch ein lang anhaltendes, urplötzliches Weinen sein,[219] bei dem der Säugling unruhig und untröstlich ist.[220] Das Schreien oder Weinen kann minuten- oder sogar stundenlang andauern. Es kann zu jeder Tageszeit ohne offensichtlichen Grund einsetzen, am häufigsten ist es jedoch nach dem Stillen am Abend.[218] Die Koliken gehen häufig mit einer Aufblähung des Bauches und kalten Füßen einher. Nach dem Abgang von Darmgasen und Stuhl scheint sich der Säugling oft besser zu fühlen.

Die westliche Sicht

Es sind verschiedene Hypothesen dazu aufgestellt worden, wie es zu einer Kolik kommt. Man hat die Ursache im Verhalten, der Entwicklung oder dem Temperament des Säuglings, bei Anomalien im Magen-Darm-Trakt, in der Ernährung oder einer Störung der Mutter-Kind-Beziehung gesucht.

Verhalten, Entwicklung und Temperament des Säuglings

Die frühe Kindheit ist ein Entwicklungsstadium, das von komplexen Wechselwirkungen zwischen dem Säugling und seiner Umwelt gekennzeichnet ist. Einer These zufolge kommt in der Kolik ein Entwicklungsstress zum Ausdruck,[221] möglicherweise aufgrund unbefriedigter biologischer Bedürfnisse. Eine Studie über Verhalten in der frühen Kindheit ergab, dass die Koliksymptome mit der achten Lebenswoche immer mehr zurückgehen, was man als eine Form des Reifungsprozesses interpretieren kann.[222] Einige Säuglinge haben unter Umständen vom Temperament her eine Veranlagung zur Kolik. Eine Studie an 40 Säuglingen und ihren Müttern ergab, dass die reizbaren Säuglinge mehr und heftiger schrieen, mehr Störungen in ihrem Schlaf-Wach-Rhythmus[220] und längere Ruhe- und Wachphasen hatten.[222] Bei der Nachuntersuchung im Alter von vier Jahren zeigten die Kinder, die früher Koliken gehabt haben, mehr negative Emotionen und Stimmungen und berichteten häufiger von Magenschmerzen.[223]

Magen und Darm

Säuglinge mit Koliken haben verschiedene Ernährungsprobleme und Veränderungen im Magen-Darm-Trakt. Die Symptome können durch eine Hypermotilität, eine zu starke Peristaltik im Dickdarm, erklärt werden.[77] Eine Überblickstudie an 2773 Säuglingen ergab, dass Säuglinge, die Koliken haben, oft eher langsame oder unersättliche Esser mit verschiedenen Verdauungsproblemen waren.[224] Während bei der Darmflora keine Unterschiede zwischen Säuglingen, die aktuell an einer Kolik litten, und einer Kontrollgruppe entdeckt werden konnten, stellte man bei Kindern im Alter von drei Monaten fest, dass ein abweichendes zelluläres Fettsäureprofil der Bakterien mit schweren Koliken korrelierte.[225]

Koliken wurden sowohl mit dem Zeitpunkt als auch dem Gehalt der Ernährung in Verbindung gebracht. Wenn Babys früh mit der Flasche ernährt werden, schlucken sie beim Saugen unter Umständen mehr Luft, was dann Koliken hervorruft.[226] Wiederholt wurden bei Säuglingen, die gestillt wurden und eine Kolik hatten, Allergien gegen Kuhmilch gefunden. Bei vielen Säuglingen verschwanden die Koliksymptome, sobald die Mutter keine Kuhmilchproteine mehr zu sich nahm.[218, 227–230]

Störungen in der Mutter-Kind-Beziehung

Auf großes Interesse stieß die These, ein Mangel an Synchronismus in der Mutter-Kind-Beziehung könne beim Säugling Koliken verursachen. Studien sprechen dafür, dass Probleme in dieser Beziehung eine Rolle spielen.[220] Zu einer solchen Störung könnten mehrere Faktoren beitragen: die Wahrnehmung des kindlichen Verhaltens durch die Mutter, das Alter der Mutter, Kenntnismangel der Eltern, ein geringes Selbstbewusstsein der Mutter. Die Koliken können sogar bereits während der Schwangerschaft oder der Geburt einsetzen.

Einer retrospektiven Studie an 25 vier bis acht Monate alten Säuglingen zufolge waren Mütter von Säuglingen mit einer Kolik mehr über die Stimmungen ihrer Kinder beunruhigt oder verärgert als Mütter, deren Kinder keine Kolik hatten.[231] Das wurde nicht auf das möglicherweise schwierige Temperament des Babys, sondern auf die Wahrnehmung der Mutter zurückgeführt. Eine prospektive Studie von Säuglingen mit Koliken im Vergleich zu einer altersentsprechenden Kontrollgruppe ergab, dass sich die beiden Säuglingsgruppen nicht signifikant in ihrem Temperament unterschieden, die Babys mit Koliken jedoch von ihren Müttern als heftiger in ihren Reaktionen, störender und negativer wahrgenommen wurden.[232] Wochenbettdepressionen von Müttern korrelieren offenbar mit der Ausprägung von Koliken bei den Babys.[233] Eine Befragung zu 76.747 Säuglingen in London ergab, dass Faktoren wie das junge Alter, die gleichberechtigte Stellung sowie der sozioökonomische Status der Mutter den größten Einfluss auf das Risiko für eine frühkindliche Kolik hatten.[234]

Das elterliche Wissen und Geschick spielt ebenfalls eine wesentliche Rolle bei der Kolik. Nach einer Überblickstudie an 2773 Säuglingen müssen Eltern von Babys mit Koliken besser über Ernährung und Hygiene aufgeklärt werden; sie neigen außerdem dazu, ihren Säuglingen mehr Medikamente zu geben.[224] Einige Eltern, die sich sehr viel Mühe geben, ihre schreienden Babys zu trösten, bestärken sie dadurch in Wirklichkeit unter Umständen nur noch, so dass es zu einem typischen Kolik-Verhalten kommt.[235] Die Gefühle der Mutter, nicht gut genug zu sein, können bei Koliken ebenfalls eine Rolle spielen. Im Vergleich zu Müttern mit gesunden Kindern fühlen sich Mütter mit Kolik-Kindern nicht so kompetent und haben häufig Trennungsängste.[236] Wenn eine Mutter die Qualen ihres Säuglings nicht lindern kann, stellt sie möglicherweise ihre eigenen Fähigkeiten als Mutter in Frage[237] oder fühlt sich sogar abgewiesen.[238] Das kann mit Misshandlungen oder dem Gedanken daran einhergehen, da 70 Prozent aller Mütter eindeutig aggressive Gedanken und Fantasien haben und 26 Prozent zugeben, dass sie während der Koliken ihrer Babys daran gedacht haben, ihre Kinder umzubringen.[239]

Die Kolik kann auch schon im Mutterleib oder bei der Geburt einsetzen. Eine Studie aus Finnland beschäftigte sich mit der Frage, ob familiäre Charakteristika während der Schwangerschaft die Ausprägung der Kolik beeinflussen können. Die Befunde sprechen dafür, dass die Babys vermehrt Koliken bekamen, wenn die Frauen unter emotionalem Stress und körperlichen Symptomen litten, während der Schwangerschaft mit ihrer sexuellen Beziehung unzufrieden waren und bei der Geburt des Kindes negative Erfahrungen gemacht hatten.[240]

Es ist dagegen tröstlich zu wissen, dass sich, wie eine Studie gezeigt hat, die psychologischen Merkmale bei Familien mit mittelschweren und schweren Koliken trotz der Ängste und Konflikte, die die Koliken in den Familien ausgelöst haben, drei Jahre später nicht wesentlich von denen der Kontrollfamilien unterschieden.[241]

Westliche Behandlung

Eine Behandlung ist anzuraten – nicht so sehr wegen des Zustands selber, sondern mehr wegen der nachteiligen Folgen, die er für die Beziehung zwischen Eltern und Kind haben kann. Da man die genauen Ursachen nicht kennt, ist das therapeutische Ziel in der westliche Medizin nicht darauf ausgerichtet, die Kolik zu „heilen", sondern das Schreien zu reduzieren.[215] Die Grundpfeiler der konventionellen Behandlung bestehen darin, Kuhmilchproteine vom Ernährungsplan der Mutter zu streichen, die Säuglingsnahrung zu wechseln und krampflösende Mittel zu verschreiben; das hilft in einigen Fällen.[218] Die Eltern können zu einer Therapie überwiesen werden, in der sie lernen, wie sie sich verhalten sollen und mit dem Problem fertig werden können.

Die chinesische Sicht

Aktuelle Daten zur Akupunktur

Aktuell gibt es keine Befunde über eine Akupunkturbehandlung bei frühkindlichen Koliken.

Ursachen

Die chinesische Medizin betrachtet die Kolik als Verdauungsproblem aufgrund einer angeborenen Milz-Schwäche. Die Ansammlung von Nahrungsmitteln und der *Qi*-Stau führen zu einer Aufblähung des Bauchs, der mit Gasen gefüllt ist, einer Umwandlung in Hitze, was die Koliksymptome hervorruft. Da sich der Säugling in der Wasserphase seiner Entwicklung befindet, ist seine Niere anfällig und Angst die grundlegende Emotion, die viele Verhaltensweisen bestimmt. Diese Erklärungen passen gut zu den westlichen Vorstellungen von der Erkrankung.

Gastrointestinale Symptome

Die Milz ist das *Yin*-Verdauungsorgan, das für die Bildung des nährenden *Qi* sowie für die Umwandlung und den Transport von Nahrung, *Qi* und Flüssigkeit verantwortlich ist.

Milch-Allergie

Kuhmilch führt zu einer Ansammlung von Schleim und schwächt zusätzlich die Milz.

Gestörte Beziehung zur Mutter

Die chinesische Medizin vertritt die Auffassung, dass sich die körperliche und psychische Gesundheit der Mutter während der Schwangerschaft auch auf die körperliche und psychische Gesundheit des Fetus auswirkt. Wenn die Mutter während der Schwangerschaft unter Stress und Kummer leidet, kann das den Fetus für verschiedene Erkrankungen wie beispielsweise eine Milz-Schwäche prädisponieren. Auch in der westlichen Medizin beginnt man sich damit zu beschäftigen, dass die Koliken tatsächlich bereits während der Schwangerschaft einsetzen könnten. Die Milz-, Nieren- und Leber-Schwäche der Mutter nach der Schwangerschaft macht sie anfällig für Gefühlszustände, so dass sie sich große Sorgen macht, sich stark ängstigt oder ärgert. Dies kann sich beispielsweise in einem geringen Selbstbewusstsein und einer gestörten Wahrnehmung des Babys niederschlagen. Dieser Zustand der Mutter beeinflusst wiederum den mentalen Zustand des Babys, das reizbarer wird.

Temperament und Entwicklung des Säuglings

Das Baby befindet sich in der Wasserphase der Entwicklung, in der die Niere, die das Mark beziehungsweise das westliche Gehirn beeinflusst, das dominierende und das verletzlichste Organ ist. Die mit der Niere gekoppelte Emotion ist Angst. Die verschiedenen irritierenden Verhaltensweisen des Säuglings – die Zunahme bei Lautstärke und Dauer des Schreiens, die Störung des Schlaf-Wach-Rhythmus –, die die westliche Medizin dadurch erklärt, dass biologische Bedürfnisse nicht erfüllt wurden, können unter Umständen durch Angst hervorgerufen werden: etwa der instinktiven Angst davor, verlassen zu werden, vor allem, wenn sich die Mutter aufgrund einer Depression oder eines Unzulänglichkeitsgefühls eher distanziert verhält.

Kolik-Typen

Die chinesische Medizin unterscheidet bei der Kolik zwei grundlegende Typen:[242–245]

- Überschuss-Kolik: Zeichen von Hitze und Fülle aufgrund eines *Yin*-Mangels in der Milz: rotes Gesicht, warme Extremitäten, starkes Geschrei, aufgeblähter Bauch, Agitiertheit
- Mangel-Kolik: Anzeichen eines *Qi*-Mangels in der Milz und einer Nieren-Schwäche: bleiches Gesicht, kalte Extremitäten, aufgeblähter Bauch, anhaltendes, aber kein lautes Schreien, möglicherweise Diarrhö

Behandlung

Die Behandlung ist bei beiden Kolikarten dieselbe und muss sowohl den Säugling als auch die Mutter mit einbeziehen.

Säugling:

- Man vermeide eine Überfütterung des Babys: zu viel Milch oder Säuglingsnahrung führt zu einer Anhäufung von Nahrung und *Qi* in Magen und Darm. Eltern geben einem Baby, das mit der Flasche gefüttert wird, schnell mal zuviel, weil sie meist möchten, dass die Flasche ausgetrunken wird, selbst wenn das Baby schon genug hat, während es beim Stillen eine natürliche Grenze gibt.
- Stärkung des Bauch-*Qi*: tägliche Bauchmassage im Uhrzeigersinn in Richtung des Verlaufs des Dickdarms: an der rechten Seite nach oben (Colon ascendens), oben quer (Colon transversum), links wieder herunter (Colon descendens) und unten quer wieder zurück auf die rechte Seite.

- Man hält Ren 8 warm: Babys sollten Kleidung tragen, die den Nabel bedeckt.
- Stärkung der Milz: man kann der Mutter zeigen, wie sie Mi 6, Ma 36 massieren kann. Obwohl die Knochen des Säuglings noch nicht ganz ausgebildet sind, kann die Mutter in dem gesamten Bereich massieren.
- Stärkung der Niere: Massage von Ni 3
- Beruhigung des Babys: Massage von *Yintang* zur Beruhigung des Babys
- Bei Säuglingen, die Anzeichen von Hitze zeigen: Massage von Di 11

Mutter:

- Ernährung: Mütter, die stillen, müssen Nahrungsmitteln meiden, die Schleim oder Gase erzeugen: Milch, Milchprodukte, Kohl, Brokkoli, Blumenkohl, Rosenkohl, Tomaten, Zitrusfrüchte, Knoblauch, Zwiebeln, Schokolade, Kaffee, Bohnen, Rhabarber, Pfirsich, Melonen. Sie sollten auch nicht zu viel energetisch heiße oder kalte Speisen essen.
- Behandlung der Mängel der Mutter: man versucht, bei der Mutter die zugrundliegende Schwäche/den Mangel ausfindig zu machen, und behandelt sie mit Akupunktur, Heilkräutern und einer Ernährungsumstellung.
- Beruhigung der Mutter: man erklärt der Mutter, wie sie ihren eigenen *Yintang*-Punkt massieren kann, und zeigt ihr, wie sie etwa durch einfache Atem- oder *Qigong*-Übungen, die nur wenige Sekunden oder ein bis zwei Minuten in Anspruch nehmen und die sie den ganzen Tag über zur Beruhigung machen kann, zur Ruhe kommen kann.

10.16 Konjunktivitis

Bei Kindern kommt es sehr häufig zu Augenbindehautentzündungen. Sie können durch ein breites Spektrum an infektiösen und nicht infektiösen Agenzien hervorgerufen werden. Die Infektionen werden in der Regel durch Viren oder Bakterien verursacht; zu den nicht infektiösen Agenzien gehört eine Vielfalt an Allergenen sowie Reiz- und Giftstoffen. Das wichtigste Merkmal ist eine Rötung der Augen, die mit verschiedenen Arten von Absonderungen und möglicherweise noch anderen Symptomen verbunden ist.

Die westliche Sicht

Infektiöse Bindehautentzündung

Eine virale Konjunktivitis ist generell durch eine wässrige Absonderung charakterisiert,[77] und kann mit einer systemischen Virusinfektion wie etwa einer Infektion der oberen Atemwege einhergehen. Eine bakterielle Bindehautentzündung ist durch eitrigen Ausfluss gekennzeichnet, der oft mit Ödemen oder Schwellungen der Augen und leichtem Unwohlsein assoziiert ist, bei dem aber normalerweise weder die Sicht beeinträchtigt ist noch Augenschmerzen vorhanden sind. Manchmal sind die Augen der Kinder morgens verklebt, sodass die Augenlider nur schwer geöffnet werden können.[246] Die meisten Fälle bei

Kindern werden durch *Streptococcus pneumoniae* oder *Haemophilus influenzae*,[246] seltener dagegen durch Staphylokokken ausgelöst.[77] Obwohl Abstriche und eine Kultur die Differenzierung der einzelnen Typen erleichtern,[77, 247] wird dies in einer pädriatrischen Ambulanz selten durchgeführt. Normalerweise werden Augentropfen mit einem Breitbandantibiotikum verschrieben sowie lokale Maßnahmen wie warme Kompressen angeordnet. Falls es bei einer Konjunktivitis zu Komplikationen wie einer Keratitis oder Abszessen kommt, sollte der Patient zur Begutachtung und Behandlung an einen Augenarzt überwiesen werden.[247]

Bei Neugeborenen wird direkt nach der Geburt vorbeugend eine Silbernitrat-Lösung in den Bindehautsack eingetropft, um eine durch Gonorrhö ausgelöste Bindehautentzündung zu verhindern. Eine Einschlusskonjunktivitis, eine häufige Form der Ophtalmia neonatorum, wird durch *Chlamydia* hervorgerufen. Die Infektion erfolgt bei der Geburt über den weiblichen Genitaltrakt. Die Inkubationszeit liegt normalerweise bei mindestens einer Woche. Die Neugeborenen entwickeln eine akute eitrige Konjunktivitis, die Ausflüsse und Abstriche enthalten zwar keine Bakterien, dafür aber die diagnostisch wichtigen intrazytoplasmatischen Einschlusskörperchen.[77]

Nicht infektiöse Bindehautentzündung

Eine allergische Konjunktivitis ist die häufigste Form der nicht infektiösen Bindehautentzündung bei Kindern. Sie geht mit roten, brennenden, stark tränenden Augen und Lidödemen einher. Die Kinder reiben sich dann gern die Augen, wodurch sich der Zustand noch verschlimmert. Mithilfe einer Anamnese kann man oft das Allergen finden, wenn beispielsweise die Symptome beim Umgang mit Katzen einsetzten oder mit einem saisonal bedingtem Pollenflug verbunden sind. Das verantwortliche Allergen sollte dann nach Möglichkeit gemieden werden. In bis zu 30–35 Prozent der Fälle hilft es, physiologische Kochsalzlösung in die Augen zu tropfen, was einfach und nicht toxisch ist.[248] Die meisten Fälle lassen sich durch eine lokale Behandlung mit kalten Kompressen und Augentropfen mit Antihistaminika effektiv behandeln. Kortikosteroid-haltige Augentropfen sind selten angezeigt und sollten nur nach Rücksprache mit einem Augenarzt und unter augenärztlicher Kontrolle eingesetzt werden.[247] Mit einer allergischen Bindehautentzündung ist bei Kindern häufig eine allergische Rhinitis verbunden,[249] die auf orale Antihistaminika anspricht.

Eine chemische Konjunktivitis wird durch eine Bindehautreizung hervorgerufen. Bei Neugeborenen kann eine solche Erkrankungen durch das eingetropfte Silbernitrat ausgelöst werden. Weitere gängige Auslöser sind Rauch und Smog, industrielle Schadstoffe sowie Sprühreiniger für den Haushalt.

Die chinesische Sicht

Die chinesische Medizin sieht in einer viralen und allergischen Bindehautentzündung eine Wind-Kälte-Invasion und in einer bakteriellen Bindehautentzündung eine Wind-Hitze-Invasion.

Aktuelle Daten zur Akupunktur

Es gibt augenblicklich keine Untersuchungen zur Akupunkturbehandlung einer Konjunktivitis bei Kindern. Einer Arbeit aus Russland zufolge erhöht eine Akupunktur die Resistenz gegenüber Allergenen um den Faktor 100 und reduziert die Menge an IgE,[250] dem Immunglobulin, das allergische Reaktionen verstärkt, deutlich. In einem klinischen Bericht aus China wurden plötzlich einsetzende akute Rötungen der Augen bei Erwachsenen mit Akupunktur und Aderlass behandelt.[251]

Behandlung

Die traditionelle Behandlung besteht darin, bei systemischen Symptomen den eingedrungenen Wind zu vertreiben und die Bindehautsymptome der Augen mit Nah- und Fernpunkten zu behandeln. Zur Wind-Kälte- und Wind-Hitze-Behandlung verwendet man das allgemeine Protokoll aus Kapitel 7.

- Man tropft physiologische Kochsalzlösung in die Augen.
- Nahpunkte: Da es bei Kindern schwierig ist, an Punkten nahe der Augen oder rund um die Augen Nadeln zu setzen oder auch nicht-invasive Verfahren wie Elektrostimulation oder Magnete zu benutzen, behandelt man eine Konjunktivitis am besten mit einer Akupressur:
  - Massage von Bl 1, Bl 2, Gb 1, Ma 1
- Fernpunkte: Gb 42, Gb 43[39, 243, 244, 252, 253]
- Wenn es bei Kindern immer wieder zu Wind-Invasionen kommt: Tonisierung ihres Immunsystem mit dem entsprechenden Protokoll (s. Kap. 10.13)

10.17 Kopfschmerzen

Etwa 40 Prozent der Kinder im Vorschulalter und bis zu 70 Prozent der Kinder im schulpflichtigen Alter haben Kopfschmerzen.[415, 416]

Die westliche Sicht

Zur Klassifizierung von Kopfschmerzen bei Kindern und Jugendlichen werden häufig die Richtlinien in dem 55 Seiten umfassenden Handbuch der International Headache Society (IHS) herangezogen. Inzwischen mehren sich jedoch die Stimmen, die eine Veränderung dieser Kriterien fordern, um Kopfschmerzen bei Kindern besser erfassen zu können.[417–422]

Man unterscheidet in der Kinderheilkunde grob zwischen akuten und chronischen Kopfschmerzen. Akute Kopfschmerzen werden meist durch virale Erkrankungen, Sinusitis,[423] leichte Kopfverletzungen[424] und zu einem geringen Prozentsatz durch eine bakterielle Sepsis und Meningitis, schwere Kopfverletzungen oder Anomalien des Zentralnervensystems wie Hirntumoren hervorgerufen.[415] Die meisten chronischen Kopfschmerzen bei Kindern im schulpflichtigen Alter sind idiopathisch, was bedeutet, dass keine spezielle Ätiologie vorliegt und die Schmerzen das Hauptsymptom und die primäre Erkrankung sind. Zu einem kleinen Prozentsatz sind chronische Kopfschmerzen auch sekundär und lassen sich auf einen definierten krankhaften Zustand wie eine Hypoglykämie zurückzuführen.[416] Idiopathische Kopfschmerzen in der Kindheit gehören in die Kategorien Migräne, migräneartige Erkrankungen und Kopfschmerzen vom Spannungstyp.[418, 425–427] Stress wurde bei allen Arten von idiopathischen Kopfschmerzen am häufigsten als auslösender Faktor genannt, Wetter und Umweltbedingungen sowie gewisse Nahrungsmittel spielen ebenfalls eine Rolle.[428]

Die Diagnose und Differenzierung kann, besonders bei ganz jungen Kindern, schwer sein.[429] Die Schulmedizin empfiehlt eine systematische Untersuchung mit einer gründlichen Anamnese und einer neurologischen Abklärung, um die primäre Ursache zu identifizieren,[418, 430, 431] sowie diagnostische Tests aufgrund individueller Befunde und Anzeichen.[432]

Obwohl nur in sehr wenigen Studien die Therapie von Kopfschmerzen bei jungen Patienten untersucht wurden,[432] sind sich die Mediziner generell darin einig, dass bei akuten Symptomen eine medikamentöse Behandlung die Methode der Wahl ist.[432, 433] Für Kleinkinder gibt es nicht so viele geeignete Mittel, während man bei älteren Kindern und Jugendlichen eine größere Auswahl hat.[433] Nicht pharmakologische Methoden rücken allerdings immer mehr in den Vordergrund,[432, 433] sodass mittlerweile auch Methoden wie Entspannung[434] und Akupunktur[435] erforscht werden.

Die chinesische Sicht

Aktuelle Daten zur Akupunktur

Da Kopfschmerzen sowohl durch unbedenkliche, vorübergehende Zustände, die mit einer Virusinfektion verbunden sind, als auch durch ernsthafte lebensbedrohliche Hirntumoren ausgelöst werden können, ist es ratsam, bei Kindern einen integrativen Ansatz zu wählen. Eine genaue neurologische Untersuchung kann dazu beitragen, gravierende Krankheitsursachen auszuschließen. Bei nicht lebensbedrohlichen Kopfschmerzen können TCM-Diagnosen und Akupunktur die Primärbehandlung sein, eine medikamentöse Behandlung unterstützen oder in einen multidisziplinären Ansatz integriert werden, zu dem auch Entspannungstechniken sowie eine Veränderung der Lebens- und Ernährungsweise gehören. Die chinesische Medizin ist besonders nützlich zur Bekämpfung „idiopathischer" Kopfschmerzen, die die westliche Medizin nicht erklären kann, die man aber als energetische Störungen aufgrund externer oder interner Faktoren beschreiben kann. Bei Kopfschmerzen, bei denen die westliche Diagnose klar ist, kann eine Akupunktur ein komplementärer energetischer Ansatz sein, der die Diagnose und Therapie um eine zusätzliche Dimension erweitert.

Es gibt zwar eine Reihe von Untersuchungen über die Akupunkturbehandlung bei Kopfschmerzen, aber kaum Daten über die Behandlung von Kindern. Viele Studien über Erwachsene gelten als nicht wissenschaftlich fundiert. Trotzdem scheinen die vorhandenen Daten den Wert der Akupunktur für die Behandlung von Kopfschmerzen zu belegen.[436] Berichten zufolge lag die klinische Verbesserung aufgrund einer Akupunktur bei 20 Prozent,[437] ungefähr 67 Prozent[438] und erreichte sogar bis zu 95,6 Prozent.[439] Bei einigen Studien blieb Akupunktur als Prävention bei Spannungskopfschmerzen erfolglos [440] oder es war kein Unterschied im Vergleich zu einer Schein-Akupunkturbehandlung zu erkennen.[441]

Parallel zu den nur spärlich vorhandenen Forschungsergebnissen findet man selbst in aktuell verfügbaren pädiatrischen Fachbüchern zur Akupunktur kaum spezifische Behandlungsprotokolle.[242, 243] Sowohl westliche als auch chinesische Medizin haben ein äußerst kompliziertes Klassifizierungssystem für Kopfschmerzen. Während bei manchen Diagnosen wie Migräne oder Kopfschmerzen aufgrund aktueller viraler Infektionen eine Korrelation zwischen den beiden medizinischen Ansätzen gefunden werden kann, ist das bei den meisten Kopfschmerztypen aufgrund der völlig unterschiedlichen Sichtweise kaum möglich. In diesem Buch wird eine Klassifizierung vorgeschlagen, bei der zur Integration von konventioneller und TCM-Kinderheilkunde Daten aus klassischen Arbeiten, aus Büchern zur Akupunktur bei Erwachsenen sowie die langjährige Erfahrung der Autorin berücksichtigt wurden. Dieser integrative Ansatz unterscheidet bei den Kopfschmerzen von Kindern grob zwischen akuten Ursachen aufgrund externer Pathogene und chronischen, wiederkehrenden Ursachen aufgrund eines inneren Ungleichgewichts.

Ursachen für Kopfschmerzen

Akute Ursachen/externe Faktoren für Kopfschmerzen

Akute Kopfschmerzen werden durch die Invasion externer Pathogene und akute Kopfverletzungen ausgelöst.

- Wind-Kälte: virales Syndrom
- Wind-Hitze: bakterielle Infektion
- Wind-Feuchtigkeit
- Blutstau: Kopfverletzung

Chronische Ursachen/interne Faktoren für Kopfschmerzen

Die chronischen Kopfschmerzen sind mit einem Ungleichgewicht in einem inneren Organ verbunden und auf mehrere Ursachen zurückzuführen: Stress, übersteigerte Emotionen, falsche Lebensweise und unausgewogene Ernährung oder konstitutionell bedingte Anfälligkeit. Man klassifiziert sie am besten anhand ihrer Lokalisation in Relation zum Verlauf von Meridianen.

- *Tai Yang*: Kopfschmerzen am Hinterhaupt
- *Shao Yang*: seitlich an Kopf und Hals, Migräne
- *Yang Ming*: Stirn
- *Shao Yin*: im Kopf
- *Tai Yin*: dumpfes Druck- und Spannungsgefühl, als ob der Kopf fest mit einem Band umwickelt wäre
- *Jue Yin*: Scheitel

Bei Kopfverletzungen variiert die Lokalisation.

Akute Kopfschmerzen

Akut einsetzende Kopfschmerzen sind bei Kindern normalerweise auf externe Pathogene wie Wind-Kälte, Wind-Hitze und Feuchtigkeit zurückzuführen, die die *Yang*-Meridiane blockieren, was zu einem *Qi*- und Blutstau und damit zu einer Blockade der Meridiane und Kollateralen führt. Akute Kopfschmerzen werden vor allem bei Säuglingen und Kleinkindern häufig auch durch einen Blutstau aufgrund einer Kopfverletzung ausgelöst.

Eindringen von Wind-Kälte

Da Wind tendenziell den oberen Teil des Körpers beeinträchtigt, sind Wind-Kälte oder Wind-Hitze ein häufiger Grund für Kopfschmerzen. Bei Kopfschmerzen aufgrund von Wind-Kälte oder viralen Infektionen sind in der Regel die *Tai-Yang*-Meridiane betroffen, das erste der sechs Stadien beim Einfall der Wind-Kälte, die in Kapitel 6 vorgestellt werden. Durch die Kälte kontrahieren sich die Meridiane und die Zirkulation des Abwehr-*Qi* verringert sich, was zu Kopfschmerzen am Hinterhaupt oder einem Gefühl von Nackensteifigkeit führt. Die Diagnose ist einfach, da die Kopfschmerzen akut einsetzen und normalerweise von anderen Anzeichen und Symptomen für eine Wind-Kälte-Invasion begleitet werden. Wird die Zirkulation des *Qi* in den Muskeln noch mehr behindert, so entwickelt sich eine generelle Myalgie. Wenn die Wind-Kälte das *Yang-Ming*-Stadium erreicht, werden die Kopfschmerzen stärker und manifestieren sich an der Stirn.

Wind-Hitze

Da die Hitze im Körper aufsteigt, verursacht ein Zusammenspiel von Wind und Hitze stechende Schmerzen, die den gesamten Kopf betreffen. Wie beim Eindringen der Wind-Kälte ist die Diagnose einfach, da normalerweise noch andere Symptome für das Eindringen der Wind-Hitze vorhanden sind. Das Krankheitsbild entspricht bakteriellen Infektionen, in gravierenderen Fällen einer Sepsis und Meningitis.

Wind-Feuchtigkeit

Wenn man akut Feuchtigkeit ausgesetzt ist, etwa weil man barfuss im Regen geht, dann steigt die Feuchtigkeit in den Beinmeridianen zum mittleren Erwärmer und von dort in den Kopf auf. Sie blockiert die Kopföffnungen und verhindert, dass klares *Yang* in den Kopf gelangt; deshalb ist diese Art von Kopfschmerzen durch ein dumpfes Druckgefühl charakterisiert.

Blutstau: Kopfverletzungen

Verletzungen sind für mehr Todesfälle im Kindesalter verantwortlich als alle anderen Faktoren zusammen.[442] Sie sind bei amerikanischen Kindern im Alter von über einem Jahr die Haupttodesursache. Jährlich kommen Hunderttausende von Kindern mit Kopfverletzungen in die Notaufnahme. Glücklicherweise sind es überwiegend leichte Fälle,[443] was man daran erkennt, dass der Betreffende das Bewusstsein nur vorübergehend oder überhaupt nicht verloren hat, keine Auffälligkeiten auf dem Röntgenbild zu erkennen sind und es keine neurologischen Komplikationen gibt.[444] Schwerere Verletzungen können zu Schädelfrakturen, Epidural- oder Suburalhämatomen, Hirnquetschungen oder posttraumatischen Krampfanfällen führen. Vier Fünftel aller Kopfverletzungen werden durch Unfälle hervorgerufen, wobei die Kinder im Durchschnitt 2,5 Jahre alt sind, für die übrigen Kopfverletzungen sind Misshandlungen verantwortlich, die vor allem an Säuglingen mit einem Durchschnittsalter von 0,7 Jahren verübt werden.[445] Bei Kindern unter zwei Jahren kommt es häufig zu Schädelbrüchen und intrakranialen Verletzungen.[446] Gegenwärtig gibt es keine offiziellen Kriterien, ab wann bei Kindern mit einer Kopfverletzung Laboruntersuchungen durchgeführt oder sie in ein Krankenhaus eingeliefert werden sollten,[447] sodass jede Institution ihre eigenen Standards für die Beurteilung von Kopfverletzungen bei Kindern hat.

Die chinesische Medizin betrachtet einen Schlag auf den Kopf als Ursache für einen Blutstau im Bereich der Verletzung. Das kann lokal begrenzt oder im gesamten Kopfbereich zu Kopfschmerzen führen. Bei leichten Fällen hören die Schmerzen innerhalb von Stunden oder Tagen wieder auf. Bei schwereren Kopfverletzungen, etwa solchen, die mit einer Gehirnerschütterung, einem kurzen Bewusstseinsverlust oder Epidural- oder Suduralhämatomen einhergehen, klagen die Kinder eventuell erst später über Kopfschmerzen. Akute Kopftraumata beurteilt man am besten mit westlichen Untersuchungsmethoden und Technologien. Eine Kopfverletzung mit anomalen neurologischen Befunden und einem positiven Laborergebnis wie einem Befund auf dem Röntgenbild des Schädels, einem Computer- oder Kernspintomogramm des Kopfes sprechen in der Regel für ernsthafte Verletzungen, so dass das Kind oft zur genaueren Untersuchung und weiteren Behandlung in ein Krankenhaus überwiesen werden muss.

Chronische, wiederkehrende Kopfschmerzen aufgrund eines inneren Ungleichgewichts

Chronische, rekurrente Kopfschmerzen treten aufgrund einer Störung des *Qi*- und Blutflusses zu den inneren Organen auf. Zu den verschiedene Ursachen gehören Stress, übersteigerte Emotionen, falsche Lebens- und Ernährungsweisen oder eine konstitutionelle Anfälligkeit. Kopfschmerzen manifestieren sich entlang des Verlaufs der zum Kopf führenden Meridiane, weshalb man aus der Lage der Kopfschmerzen auf ein krankhaftes Ungleichgewicht schließen kann.

Anamnese

Für die Diagnostik sind bei chronischen Kopfschmerzen sechs Befundgruppen entscheidend:

- Lage der Kopfschmerzen
- Merkmale
  - *Yang*-Typ: stechend, hämmernd, mit Aura, Nachlassen bei Ruhe, Verschlimmerung bei Aktivitäten
  - *Yin*-Typ: dumpf, anhaltend, Besserung bei Aktivität
- Zusammenhang mit der Ernährung: Art der Nahrungsmittel, Essgewohnheiten wie Würzen von Speisen, Koffein, Essen während der Arbeit
- Verbindung mit Emotionen, die bestimmten Organen zugeordnet sind

- Auslöser für die Kopfschmerzen, etwa Wind-Kälte ausgesetzt gewesen zu sein. Bei rekurrenten Kopfschmerzen sieht man inzwischen einen Zusammenhang mit *Tai-Yang*-Meridianen, die in ihrem Verlauf Kälte ausgesetzt waren.
- Entwicklung der Kopfschmerzen: es ist wichtig, zurückzuverfolgen, wie sich die Krankheitserscheinungen zwischen der ersten Kopfschmerzattacke und den aktuellen Beschwerden entwickelt haben. Ein Beispiel: die ersten Kopfschmerzen wurden durch das Eindringen einer Wind-Kälte ausgelöst. Das Kind zeigt jetzt den *Shao-Yang*-Typ mit Kälte-Exposition. Bei der Anamnese stellt sich heraus, dass sich die Symptome schrittweise entlang des Fünf-Elemente-Zyklus entwickelt haben und die *Shao-Yang*-Kopfschmerzen entstanden sind, weil nicht genügend Wasser vorhanden war, um das Leber-*Yin* zu nähren, so dass ein Kopfschmerz aufgrund eines *Yang*-Überschusses in der Leber resultierte. Die Behandlung muss daher nicht nur die vorhandenen Disharmonien ausbalancieren, sondern auch die Ursache ausräumen oder sich gegen den Auslöser richten.

Klassifizierung chronischer Kopfschmerzen nach ihrer Lage

Tai-Yang-Kopfschmerzen: entlang des Blasenmeridians

Tai-Yang-Kopfschmerzen treten entlang des *Tai-Yang*-Blasenmeridians auf. Akute Fälle resultieren aus einer Wind-Kälte-Invasion im *Tai-Yang*-Stadium. Chronische rekurrente *Tai-Yang*-Kopfschmerzen entsprechen der westlichen Diagnose eines Spannungskopfschmerzes. Es ist in solchen Fällen aber sehr wichtig, eine gründliche TCM-Anamnese aufzunehmen. Wenn die Kälte bei einer akuten Invasion nicht richtig aus dem Blasen-Meridian vertrieben wurde, kann sie sich auf Dauer in den *Tai-Yang*-Meridianen festsetzen, was das Kind für *Tai-Yang*-Kopfschmerzen anfällig werden lässt, sobald sein Nacken der Kälte ausgesetzt ist. Diese Kopfschmerzen treten ohne vollständige Ausprägung einer Wind-Kälte- oder viralen Erkrankung auf. Das Kind bekommt auch leicht Spannungskopfschmerzen, wenn die bereits durch die Kälte kontrahierten Nackenmuskeln noch weiter verhärten.

In einem Drittel aller Fälle sind Kopfschmerzen in der Kindheit Spannungskopfschmerzen.[448] Dabei kann es sich um sehr schmerzhafte Attacken handeln, die manchmal nur schwer von einer Migräne ohne Aura zu unterscheiden sind. *Tai-Yang*-Kopfschmerzen sind in der Regel nicht so intensiv, haben keine psychische Komponente und sind normalerweise nicht mit gastrointestinalen Symptomen wie Brechreiz, Erbrechen oder Bauchschmerzen verbunden.

Shao-Yang-Kopfschmerzen/Migräne: seitlich an Kopf und Hals

Die lateral an Kopf und Hals auftretenden *Shao-Yang*-Kopfschmerzen entsprechen der westlichen Diagnose einer klassischen Migräne, die als die häufigste Form kindlicher Kopfschmerzen gilt.[418, 425–427] Fünf bis zehn Prozent aller Kinder haben Migräne, die bis zu 54 Prozent aller Kopfschmerzen von Kindern ausmachen kann.[448] Akute Anfälle können durch zahlreiche Faktoren ausgelöst werden: Gefühlsverwirrung, Stress – beispielsweise Schulprobleme, Schlafmangel, Sinnesreize etwa durch laute Geräusche oder grelles Licht sowie eine Stimulation des N. sympathicus durch Sport oder körperliche Betätigung.[450] Den Kopfschmerzen geht manchmal eine visuelle oder sensorische Aura voraus. Eine charakteristische Attacke besteht aus schweren, hämmernden oder pulsierenden Schmerzen, die in der Regel einseitig, bei Kindern aber oft beidseitig auftreten und häufig von Symptomen des Verdauungstrakts (Übelkeit, Erbrechen, Bauchschmerzen) sowie manchmal von einer Überempfindlichkeit gegenüber Licht und Lärm begleitet sind.[450] Sie dauern bei Erwachsenen 4–72 Stunden und bei Kindern unter 15 Jahren 2–48 Stunden.[417]

Obwohl es verschiedene Hypothesen zur Pathophysiologie der Migräne gibt, kennt man den genauen Mechanismus noch nicht. An den Kopfschmerzen scheinen sowohl zentrale als auch periphere Strukturen beteiligt zu sein. Es kommt – möglicherweise aufgrund einer Entzündung von Hirnarterien[451, 452] – zu einer Vasodilatation und -konstriktion im neurovaskulären System,[417] möglicherweise auch zu einer veränderten Erregbarkeit im Zentralnervensystem.[453] Neuere Befunde sprechen für eine Beteiligung der Katecholamine,[454, 455] des Serotonins,[456] sowie bestimmter Neuropeptide.[457, 458] Man konzentriert sich zunehmend auf das Dopamin und die Rolle, die es sowohl bei den Symptomen des Prodromalstadiums (wie Übelkeit, Brechreiz und Benommenheit) als auch in der Kopfschmerzphase selbst sowie bei der Schmerzwahrnehmung und für die zerebrale Durchblutung spielt.[459, 460] Bei Kindern ist die Migräne oft mit Bauchschmerzen[453] und periodisch auftretendem Erbrechen verbunden.[461, 462] Der Fund eines Locus für das Gen des Dopaminrezeptors bei Migräne-Patienten mit Aura spricht für eine starke genetische Komponente.[451, 459]

Eine Migräne ohne Aura ist manchmal nur schwer von episodisch auftretenden Spannungskopfschmerzen zu unterscheiden. Die wichtigsten Differenzierungsmerkmale für die Migräne sind die Schmerzintensität, die Kopplung mit Emotionen, die Verschlimmerung bei körperlicher Aktivität sowie das Auftreten von Übelkeit und Erbrechen.[425] Heranwachsende haben normalerweise Migräne mit Aura und Spannungskopfschmerzen, während Kleinkinder eher migräneartige Kopfschmerzen haben, die durch körperliche Aktivitäten verstärkt werden und manchmal mit einer Lichtphobie einhergehen.[419]

Es ist bereits viel über die „Migräne-Persönlichkeit" oder die Psyche von Kopfschmerzpatienten geschrieben worden. Man hat bei diesen Patienten eine hohe Prävalenz für verschiedene neurotische und sogar psychotische Symptome gefunden:[463] übermäßiges Streben nach Sauberkeit und Ordnung und nach Perfektion,[464] eine übersteigerte Schmerzwahrnehmung und Selbstkritik[465] sowie eine symbiotische Verbindung mit der eigenen Familie.[464] Die Wahrscheinlichkeit, dass gleichzeitig noch affektive Störungen und Angstzustände vorhanden sind, ist erhöht: Angstneurosen, Panikattacken, Zwangsneurosen, Phobien[466] und Depression.[464, 466] Kinder und jugendliche Patienten zeigen eine emotionale Strenge sowie die Tendenz, Ärger und Aggressionen zu unterdrücken.[467]

Kinder und Jugendliche werden durch eine Migräne sehr stark beeinträchtigt, so dass sie häufig in der Schule fehlen und außerschulische Aktivitäten ausfallen.[449, 468] Ruhe und viel Schlaf bringen Erleichterung. Westliche Mediziner behandeln die Migräne vor allem medikamentös: mithilfe freiverkäuflicher Schmerzmittel bis hin zu intramuskulären Injektionen von Migränemitteln beim akuten Anfall und als tägliche Prophylaxe. Wundermittel sind nicht in Sicht. Effiziente Behandlungsmöglichkeiten sowohl für akute Anfälle als auch zur Vorbeugung sind daher dringend erforderlich.

Für die chinesische Medizin gehört die klassische Migräne aufgrund ihrer Lagebeziehung zum Gallenblasen-Meridian, der an der Schläfe und seitlich am Kopf entlang zieht, zu den *Shao-Yang*-Kopfschmerzen. Hervorgerufen wird sie normalerweise durch ein pathologisches Geschehen in der Leber, dem mit der Gallenblase gekoppelten *Yin*-Organ: einem Anstieg beim Leber-*Yang* oder -feuer. Der Leber-Meridian ist einer der beiden *Yin*-Meridiane – der andere ist der Herz-Meridian –, die intern direkt in den Kopf fließen. (Alle anderen *Yin*-Meridiane erreichen den Kopf über andere Meridiane.) Der typische Kopfschmerz, der durch eine Zunahme des Leber-*Yang* hervorgerufen wird, ist die klassische Migräne mit starken, hämmernden und pulsierenden Schmerzen, die normalerweise auf einer Seite auftreten, sich aber auch auf beiden Seiten des Kopfes entlang des Gallenblasen-Meridians zu den Schläfen oder hinter die Augen hinziehen können. Die in der westliche Medizin beschriebene visuelle Aura lässt sich dadurch erklären, dass der *Yang*-Überschuss in der Leber den *Qi*-Fluss zu den Augen, den äußeren Öffnungen der Leber, blockiert. Störungen im Magen-Darm-Trakt wie Übelkeit und Erbrechen werden dadurch hervorgerufen, dass Leber-*Qi* in den Magen eindringt und das Magen-*Qi* daran hindert, wie üblich nach unten zu fließen.

Verschiedene Emotionen, die Migräneanfälle auslösen können, entsprechen Emotionen, die entweder direkt mit der Leber verbunden sind oder indirekt über ihre Beziehung zu anderen Organen entsprechend des Fünf-Elemente-Zyklus auf die Leber einwirken. Ein *Yang*-Überschuss in der Leber äußert sich in Form von Ängstlichkeit, Ärger, Frustration oder Verstimmung, eine Nieren-Schwäche korrespondiert mit Ängstlichkeit und in extremen Fällen Depression, Panik und Paranoia. Einer Milz-Schwäche entsprechen Sorgen und Zwangsvorstellungen. Sämtliche lang anhaltenden Emotionen wirken letztlich auf das Herz ein, was wiederum zu einer gestörten Selbstwahrnehmung und Anbindung führt. Verschiedene Ernährungsfehler können ebenfalls Migräne auslösen. Isst man zu viel saure Nahrungsmittel wie Joghurt, Grapefruits oder deren Saft, saure Äpfel, Zitronen, sauer Eingemachtes, Essig, Spinat, Rhabarber, Stachel- und Johannisbeeren, so schwächt das unter Umständen die Leber. Zu viele energetisch heiße Nahrungsmittel wie Currys, Gewürze, Pfeffer (schwarzer, weißer, roter), rotes Fleisch und Alkohol erzeugen ein Leber-Feuer. Koffein in Softdrinks und Schokolade ist ebenfalls ein häufiger Grund für Migräne bei Kindern.

Eine genetische und konstitutionelle Schwäche aufgrund bestimmter Umstände vor der Geburt wie Stress, Ärger, übermäßiger Alkoholgenuss oder Medikamentenmissbrauch der Eltern zur Zeit der Empfängnis oder der Mutter in der Schwangerschaft, eine schwache Vorhimmels-*Essenz* und ein familiär bedingtes Leber-Ungleichgewicht können in der Leber des Kindes zu einem Mangel an *Yin* und einem Überschuss an *Yang* führen.

Ein solcher *Yang*-Überschuss in der Leber kann auch durch ein Ungleichgewicht bei anderen Elementen, vor allem dem Lungen-*Qi* hervorgerufen werden. Zu viele Sorgen schwächen die Milz und stören das *Qi*, was sich wiederum auf das *Qi* in der Lunge und dem Herzen auswirken kann. Durch eine Milz-Schwäche kommt es zu einer Lungen-Schwäche, da dort zu wenig Erde ist, um das Metall zu nähren. Bei einer Lungen-Schwäche könnte das *Yang* in der Leber zunehmen, weil dort zu wenig Metall ist, um das Holz zu regulieren.

Berichte über Akupunkturbehandlungen bei Erwachsenen mit Migräne sind in der Regel positiv. Die wenigen Studien an Kindern scheinen ebenfalls vielversprechend zu sein. Mehrere Untersuchungen vertreten die These, dass bei einer Migränebehandlung mit Akupunktur erhöhte und leicht verringerte Serotonin-Konzentrationen über biochemische Prozesse normalisiert[456] und auch die Katecholamin-Konzentrationen im Serum beeinflusst werden.[439, 456] Wenn man nur Le 3 nadelt, wird nachweislich der Abbau der Katecholamine beeinflusst.[469] Eine erhöhte Aktivität des opioiden Systems konnte ebenfalls nachgewiesen werden.[470] Einer Tierstudie zufolge wirkt eine Akupunktur an Dü 17 entzündungshemmend auf die Blutgefäße in der Dura mater; man konnte belegen, dass die Akupunktur die neurogene Entzündung an der betroffenen Stelle hemmte.[471] Akupunktur hat sich sowohl bei akuten Migräneanfällen[472, 473] als auch vorbeugend als wirksam erwiesen.[473–476] Wenn TCM-Prinzipien zur Differenzierung von Kopfschmerzen angewandt werden, kann eine Akupunktur an entsprechend ausgewählten Punkten die Symptome effizient bekämpfen und sogar die Migräne heilen.[477] Der Behandlungserfolg bei der Verringerung der Häufigkeit, Dauer und Intensität der Anfälle kann Monate oder sogar viele Jahre lang anhalten[478, 479] oder dazu führen, dass man bis zu 50 Prozent weniger Medikamente nehmen muss.[476] Die Wirkung der Akupunktur entsprach einigen der stärksten Migränemittel, aber ohne irgendwelche Nebenwirkungen zu haben.[475] In einer gut kontrollierten randomisierten Studie zur Migräne bei Kindern sank nach einer Akupunkturbehandlung sowohl die Anzahl als auch die Intensität der Anfälle deutlich.[470]

In einem multidisziplinären Ansatz mit Akupunktur, Veränderungen der Essgewohnheiten und Lebensweise sowie medikamentöser und physikalischer Therapie konnte bei den meisten Patienten, die in Zusammenhang mit der Migräne verschiedene Arten von Benommenheit und Schwindel aufwiesen, ein Erfolg verzeichnet werden.[480] Alter, Geschlecht, sozialer Status oder auch eine positive Einstellung zum Nutzen der Behandlung spielten keine Rolle für die Wirksamkeit der Behandlung, allerdings sprachen Personen, die weniger psychische Probleme hatten, offenbar besser an.[481]

Sogar bei Fällen von „deutscher Migräne" waren mit Akupunktur Erfolge zu verzeichnen. Deutschland ist das einzige Land, das angibt, dass dort 12–25 Prozent der Bevölkerung unter Migräne leiden.[482] Die Symptome sind oft gravierend: plötzlich einsetzende, in der Regel unerträgliche Kopfschmerzen, die bis zu 72 Stunden andauern, von vegetativen Symptome begleitet sein und häufig auftreten können.[483] Die Patienten nehmen oft zahlreiche Schmerzmittel zur Bekämpfung der Symptome, leiden aber unter verschiedenen Nebenwirkungen. Mit einer Akupunktur konnten sowohl die akuten Symptome erfolgreich reduziert als auch eine vorbeugende Wirkung erzielt werden.[482, 483]

Yang-Ming-Kopfschmerzen: im Stirnbereich

Der westlichen Medizin zufolge gehen Kopfschmerzen im Stirnbereich normalerweise mit einer Sinusitis einher[484] und treten bei älteren Kindern auf, nachdem sich die Stirnhöhlen ausgebildet haben. In der chinesischen Medizin sind Kopfschmerzen im Stirnbereich im Allgemeinen ein Zeichen für ein *Yang-Ming*-Ungleichgewicht im Magen, das durch Ernährungsfehler hervorgerufen wurde. Wiederholt auftretende stechende Kopfschmerzen im

Stirnbereich können durch Magen-Hitze, Blockade des Magen-*Qi* und eine Retention des Speisebreis ausgelöst werden. Falls Kinder zu viel rotes Fleisch, gewürzte und gebratene Speisen essen, häuft sich Magen-Hitze an und steigt entlang des Magen-Meridians in den Stirnbereich auf. Wenn man zu viel isst, so schwächt das die Milz und blockiert das Magen-*Qi*; wenn man zu schnell oder beim Lernen isst, kann das zur Nahrungsretention führen. Beides kann stechende Kopfschmerzen im Stirnbereich verursachen.

Migräne tritt bei Kindern häufig als typischer *Yang-Ming*-Kopfschmerz auf: im Stirnbereich und in Verbindung mit Bauchschmerzen.[450] In den letzten Jahren leiden immer mehr Kinder, die viel Zeit am Computer verbringen, unter *Yang-Ming*-Kopfschmerzen. Die Anspannung der Augen und die permanente elektromagnetische Stimulation des *Yintang*-Punktes kann zu Kopfschmerzen im Stirnbereich führen. Ein dumpfer, anhaltender Kopfschmerz im Stirnbereich wird durch einen *Yin*-Mangel im Magen ausgelöst, der auftritt, wenn Kinder unregelmäßig oder sehr spät nachts essen.

Tai-Yin-Kopfschmerzen: um den ganzen Kopf herum

Diese Kopfschmerzen sind durch ein dumpfes Druck- und Spannungsgefühl gekennzeichnet, als wenn der Kopf mit einem Band umwickelt wäre. Der Schmerz ist normalerweise dumpf und anhaltend, kann am Kopf insgesamt oder nur an der Stirn zu spüren sein. Westlicher Medizin zufolge wurde diese Art von Kopfschmerzen beim Absetzen von Medikamenten beobachtet, wenn der Patient zuvor regelmäßig Schmerzmittel genommen hat.[485] Die chinesische Medizin führt *Tai-Yin*-Kopfschmerzen auf eine Milz-Schwäche mit Ansammlung von Feuchtigkeit im Kopf zurück. Es kann auch noch andere Anzeichen für eine Milz-Schwäche wie einen schwachen Muskeltonus, Müdigkeit oder Verdauungsprobleme geben.

Ein Kind kann eine Veranlagung für *Tai-Yin*-Kopfschmerzen haben, wenn in seiner Familie Milz-Schwäche sehr verbreitet ist, wenn die Eltern bei der Empfängnis geistig zu stark beansprucht waren, sich viele Sorgen machten, aufgrund schlechter Ernährung Verdauungsprobleme hatten oder ein Alkoholmissbrauch vorlag oder wenn die Mutter diese Erfahrungen in der Schwangerschaft gemacht hat. Zu den Faktoren, die diese Kopfschmerzen auslösen, gehören: das Leben in einer feuchten Umgebung, das Essen von zu vielen feuchtigkeitsbildenden Nahrungsmitteln sowie eine geistige Überforderung. Wenn man in einem feuchten Umgebung – etwa im Kellergeschoss, am Meer oder in einem regenreichen Gebiet – lebt, feuchtigkeitsbildende Speisen wie Milchprodukte, fette, gebratene Speisen sowie Erdnüsse, Süßigkeiten und weißen Zucker isst, so kann das die Milz schwächen. Obwohl die Feuchtigkeit in der Regel die unteren Partien des Körpers betrifft, kann sie leicht in den mittleren Erwärmer eindringen, von dort aufsteigen und die Öffnungen blockieren, die den Kopf klären. Dann sammelt sich im Kopf Feuchtigkeit an, was zu einem dumpfen anhaltenden Druck im Kopf führt.

Tai-Yin-Kopfschmerzen treten auch bei einem Übermaß an geistigen Aktivitäten auf. Heutzutage sind Kinder zunehmend schulischem Leistungsdruck ausgesetzt und müssen darüber hinaus noch an zahlreichen außerschulischen Aktivitäten teilnehmen. Schon von klein auf haben viele Kinder bereits einen prall gefüllten Stundenplan, der nicht genügend Ruhepausen zulässt. Die Schüler lernen oft bis spät in die Nacht hinein und machen sich bereits Sorgen wegen der Konkurrenz am College, vor allem, wenn die Erwartungen ihrer Eltern unrealistisch hoch sind. Zu viel geistige Aktivitäten können in Verbindung mit Sorgen und zu wenig Schlaf das Milz-*Qi* schwächen.

Shao-Yin: im Kopfinneren

Kinder beschreiben bei diesen Kopfschmerzen oft, dass alles im Kopf schmerzt. Die westliche Medizin kennt keine Diagnose für diesen unspezifischen Schmerztyp, während die chinesische Medizin diese Schmerzen als *Shao-Yin*-Kopfschmerzen betrachtet, die durch Nieren- und Herz-Schwäche hervorgerufen werden. Typisch für *Shao-Yin*-Kopfschmerzen sind dumpfe, starke Schmerzen, die den ganzen Kopf betreffen. Sie können aber auch wie Spannungskopfschmerzen nur im Hinterkopf auftreten. Da die Nieren-Essenz das Hirn nährt, manifestiert sich ein Mangel infolge einer Nieren-Schwäche als dumpfe, starke, generalisierte Kopfschmerzen, die von einem Gefühl der Leere im Kopf begleitet werden. Mit dieser Art der Kopfschmerzen können auch andere Anzeichen von Nieren-Schwäche wie Bettnässen, häufiges Harnlassen und fehlende Vitalität einhergehen.

Ein Kind wird aus mehreren Gründen anfällig für *Shao-Yin*-Kopfschmerzen: (1) eine starke familiäre Veranlagung für eine Nieren-Schwäche; (2) ein promiskuitiver Vater (bei jeder Ejakulation geht *Jing* oder Essenz verloren) oder eine Mutter mit Polymenorrhö, Fehlgeburten oder mehreren, sehr kurz aufeinanderfolgenden Schwangerschaften; (3) Angst bei einem oder beiden Elternteilen während der Empfängnis; (4) lange Lernphasen ohne entsprechende Ruhepausen schwächen das Milz-*Qi* und auf lange Sicht auch das Nieren-*Yin*; das ist die häufigste Ursache für einen *Yin*-Mangel in westlichen Industriegesellschaften und daher auch bei Kindern; (5) zu salzige Speisen etwa aus Konserven oder bei der Verarbeitung zu stark gesalzene Nahrungsmittel wie Schinken, Würste, Getreideflocken, Dosensuppen, geräucherter Fisch, (Brezeln, Chips – beide salzig und fetthaltig); (6) eine chronische Ängstlichkeit, Furcht und Angst kann die Niere erschöpfen; (7) ein Schock unterbricht den *Qi*-Fluss und kann einen *Qi*- und *Jing*-Mangel in der Niere auslösen.

Shao-Yin-Kopfschmerzen können auch auf einer Herz-Schwäche beruhen und sich als genereller dumpfer starker Schmerz im Kopf oder nur im Stirnbereich manifestieren. Das Kind kann eine bläuliche Färbung im Bereich der Stirn und des Kinns haben und unter Umständen auch noch andere Symptome einer Herz-Schwäche wie von Träumen gestörten Schlaf, Nervosität oder Konzentrationsschwierigkeiten aufweisen. Das Kleinkind von unter drei Jahren wacht eventuell nachts schreiend auf. Mehrere Faktoren können ein Kind für eine Herz-Schwäche prädisponieren: (1) eine genetische Veranlagung für Herz- oder *Shen*-Erkrankungen; (2) wenn beide Eltern bei der Empfängnis zu starke Emotionen gespürt haben, könnte das zu einer Herz-Schwäche des Kindes führen, weil sämtliche Gefühle letztlich das Herz angreifen; (3) wenn bei der Mutter während der Schwangerschaft eine körperliche Störung am Herzen aufgetreten ist oder sie in dieser Zeit unter zu starken Emotionen gelitten hat; jedes einschneidende körperliche oder psychische Erlebnis, das „wie ein Schock" auf das mütterliche System gewirkt hat, kann auch im Fetus eine Herz-Schwäche hervorrufen; (4) zu viele Sorgen können das Herz-*Qi* behindern; (5) ein Schock kann das Herz-*Qi* angreifen; (6) ein übermäßiger Verzehr von bitteren Nahrungsmitteln oder Medikamenten.

Jue Yin

Die typischen *Jue-Yin*-Kopfschmerzen treten oben am Scheitel auf. Sie werden am häufigsten durch ein Ungleichgewicht im Stoffwechsel wie beispielsweise eine Hypoglykämie hervorgerufen oder, wenn sich die Kinder an eine strenge Diät halten oder keinen Appetit haben. Die unzureichende Ernährung führt zu einem generellen *Qi*- und Blut-Mangel, der sich als Schmerzen auf dem Scheitel des Kopfes bemerkbar macht.

Unterschiedliche Lokalisationen infolge einer Kopfverletzung

Chronische Kopfschmerzen können durch schwere Unfälle und Stürze verursacht werden, die in einem bestimmten Bereich des Kopfes zu einem Blut-Stau führen. Während einige Kinder direkt nach der Verletzung Schmerzen haben, klagen viele Kinder erst Jahre später darüber. Dabei handelt es sich normalerweise um einen begrenzten Kopfschmerz, der dort auftritt, wo die Verletzung gewesen ist. Manchmal kann ein kleiner purpurroter Fleck an der Zungenspitze ein Anzeichen für einen Blut-Stau im Kopf sein. Durch die Verletzung kommt es zu einer Anfälligkeit eines bestimmten Meridians oder bestimmter Meridiane im Bereich der Verletzung. Daher können die Kopfschmerzen durch körperliche oder psychische Faktoren ausgelöst werden, die für diese Meridiane spezifisch sind. So kann beispielsweise ein Kind, das seitlich auf den Kopf gefallen ist, eine leichte Erschütterung erlitten haben. Das Kind hat direkt nach der Verletzung vorübergehend Kopfschmerzen. Viele Jahre später kann der kleinste Ärger oder die kleinste Frustration stechende *Shao-Yang*-Kopfschmerzen hervorrufen.

Behandlung

Die Kopfschmerzbehandlung kann allgemein und spezifisch erfolgen.

Behandlung für sämtliche Formen von Kopfschmerzen:

- Der wichtigste Punkt für Kopfschmerzen ist Gb 20 Fengchi; er kann bei jeder Art von Kopfschmerzen als erstes akupunktiert werden.[486]
- Du 16 ist ein Himmelsfenster-Punkt, der bei „Hunderten von Kopferkrankungen" angebracht ist.
- Lu 7, ein spezieller Punkt für jede Art von Kopfschmerzen, regt den Aufstieg von klarem *Yang* zum Kopf an.[253]
- Di 4, ein Punkt mit sehr starker zerstreuender Wirkung bei Kopfschmerzen, sollte bei Kindern, die einen Mangel haben, vorsichtig eingesetzt werden.
- Druckempfindliche Ah-Shi-Punkte sind wichtig bei Kopfschmerzen.[486]
- Eine Kombination aus Nah- und Fernpunkten ist sehr effektiv zur Behandlung von Kopfschmerzen.[486–488]

Nadelung:

- Einfache Nadelung: reduzierende Methode zur Sedierung an Nahpunkten; tonisierende Methode bei Fernpunkten
- Ionenpumpenkabel: Man verbindet die schwarze Klemme mit einem Nahpunkt und die rote Klemme mit einem Fernpunkt.

Behandlung mit Magneten:

Man setzt den Bio-Nordpol (–) an einem Nahpunkt, den Bio-Südpol (+) an einem Fernpunkt auf die Haut auf.

- Man platziert die schwarze Klemme auf einen Nahpunkt und verbindet sie mit einer roten Klemme auf einem Fernpunkt.

Akute/externe Pathogene:

Bei allen Invasionen eines äußeren Windes hält man Hinterkopf und Nacken des Kindes warm, indem man ihm bei kaltem und regnerischen Wetter einen Schal oder einen Mantel mit Kapuze anzieht. Man vertreibt den Wind über die drei wichtigen Wind-„*Feng*"-Akupunkturpunkte – Du 16, Gb 20 und Bl 12 – aus dem Kopf.

Wind-Kälte:

- Mithilfe des Fünf-Elemente-Protokolls vertreibt man die Kälte aus dem *Tai-Yang*-Blasen-Meridian:
  - Tonisierung von Bl 60, Dü 5 und Sedierung von Bl 66
- Lu 7 hilft, die Wind-Kälte aus dem Kopf zu vertreiben
- Dü 17 ist ein wirksamer Himmelsfenster-Punkt, um Wind aus dem Kopf zu vertreiben[489]
- Man verbindet Bl 10, einen Nahpunkt für den *Tai-Yang*-Meridian bei Wind-Kälte, mit dem Fernpunkt Bl 60.
- Du 14 gegen jegliches Fieber
- Man reduziert die Anzahl an kalten Getränken und energetisch kalten Speisen und gibt dem Kind stattdessen warme Getränke und energetisch warme Speisen. Hühnersuppe ist das universelle Mittel zum Aufwärmen bei Kälte.

Wind-Hitze:

- Mithilfe des Fünf-Elemente-Protokolls vertreibt man die Hitze aus dem *Tai-Yang*-Blasen-Meridian:
  - Tonisierung von Bl 66 und Sedierung von Bl 60, Dü 5
- Du 14, Di 11, um die Hitze abzuleiten
- 3E 5 vertreibt die Wind-Hitze und lindert Kopfschmerzen.
- Man reduziert gewürzte oder energetisch heiße Speisen.

Wind-Feuchtigkeit:

- Ma 8 ist der wichtigste Nahpunkt, um im Verbindung mit den Fernpunkten Mi 3 oder Mi 6 die Feuchtigkeit aus dem Kopf zu vertreiben.

- Akupunkturpunkte zur Vertreibung der Wind-Feuchtigkeit: Mi 9, Ma 40
- Stärkung von die Milz entsprechend des Fünf-Elemente-Vier-Punkte-Protokolls:
  - Bl 20 zur Stärkung der Milz; Tonisierung von Mi 2, He 8 und Sedierung von Le 1, Mi 1.
- Ren 12 zur Stärkung des mittleren Erwärmers
- *Yintang* als Nahpunkt bei Kopfschmerzen im Stirnbereich

Blut-Stau:

Bei Kopfschmerzen nach Kopfverletzungen sollte man nur dann eine Akupunkturbehandlung durchführen, wenn die neurologische Untersuchung und die Laborwerte keine Schädelfraktur oder Blutung im Zentralnervensystem ergeben haben. Diese Kopfschmerzen können überall auftreten, je nachdem, wo die Verletzung war. Die Behandlung kann mit druckempfindlichen *Ah-Shi*-Punkten als Nahpunkten beginnen, anschließend wählt man auf dem Meridian, der mit dem *Ah-Shi*-Punkt verbunden ist, einen Fernpunkt aus. Falls der empfindliche Punkt beispielsweise auf der Stirn an der Magen-Linie liegt, behandelt man den empfindlichen *Ah-Shi*-Punkt und wählt dann einen Fernpunkt auf dem Magen-Meridian aus; wenn der empfindliche Punkt dagegen ein Gallenblasen-Punkt seitlich des Kopfes ist, nimmt man diesen Punkt als Nahpunkt und einen distalen Gallenblasen-Punkt als Fernpunkt.

- Bl 17, der Hui-Versammlungspunkt des Blutes, kräftigt das Blut und löst einen Stau auf.
- Mi 10 als generelle Behandlung bei Blut-Stau
- *Tai-Yang*-Akupunkturpunkt bei Blut-Stau in der Schläfenregion
- 3E 18 bei Blut-Stau in der Hinterkopfregion

***Tai-Yang*-Kopfschmerzen: Behandlung bei chronisch rezidivierende Kopfschmerzen:**

- Mithilfe des Fünf-Elemente-Protokolls vertreibt man die Kälte aus dem *Tai-Yang*-Blasen-Meridian:
  - Tonisierung von Bl 60 und Sedierung von Bl 66
- Falls immer wieder Kopfschmerzen auftreten, wenn Nacken und Hinterhaupt der Kälte ausgesetzt sind, hält man den Hinterkopf und den Nacken des Kindes warm, indem man ihm bei kaltem und regnerischen Wetter einen Schal oder Mantel mit Kapuze anzieht.
- Wenn Anspannung oder Stress immer wieder zu Kopfschmerzen führen, zeigt man dem Kind, wie es sich durch tiefes Atmen oder *Qigong*-Übungen entspannen kann.
- Man ändert die Lebensweise, um den Stress zu reduzieren
- Man kombiniert die Nahpunkte Bl 10, Du 16 und Gb 20 mit dem Fernpunkt Bl 60.

***Shao-Yang*: Kopfschmerz-Behandlung bei Migräne:**

- Mithilfe des Fünf-Elemente-Vier-Punkte-Protokolls leitet man die Hitze aus der Leber ab:
  - Tonisierung von Le 8, Ni 10 und Sedierung von Le 2, He 8

- Gb 20 dämpft Wind und *Yang* der Leber.
- 3E 5 bewegt das *Qi* zur Seite des Kopfes und bändigt das *Yang* der Leber.
- Gb 41 kann mit 3E 5 kombiniert werden, um das *Qi* zur Seite zu lenken, oder mit Le 3, um das Feuer in der Leber zu besänftigen.[490]
- *Tai Yang* ist ein lokaler Schläfenpunkt, der auch dazu beiträgt, das Leber-*Yang* zu bändigen.
- Le 3 ist der wichtigste Fernpunkt, um die Leber zu besänftigen und das ansteigende *Yang* zu bändigen.
- Le 8 nährt das Blut und/oder das *Yin* der Leber.
- Le 2 kontrolliert das Feuer in der Leber.
- Mi 6, der Punkt, an dem Leber-, Nieren- und Milz-Meridian zusammentreffen, beschwichtigt die Leber, nährt das Leber-Blut, beruhigt den Geist, fördert den bei Kopfschmerzen wichtigen Schlaf.
- Lu 7 stärkt die Lunge, die entsprechend des Fünf-Elemente-Zyklus die Leber reguliert und so das Leber-*Yang* besänftigt.
- Bl 18, der *Shu*-Punkt auf dem Rücken für die Leber
- In Tierstudien konnte gezeigt werden, dass Dü 17 als Nahpunkt auf der von der Migräne betroffenen Seite eine entzündungshemmende Wirkung auf die Blutgefäße des Gehirns hat.[471]
- Man senkt den Anteil an sauren und fettigen Nahrungsmitteln.
- Man ändert die Lebensweise, um den Stress zu reduzieren.
- Man zeigt dem Kind beruhigende *Qigong*-Übungen.

***Yang-Ming*-Kopfschmerzen im Stirnbereich:**

- Man leitet mit dem Fünf-Elemente-Vier-Punkte-Protokoll die Magen-Hitze ab:
  - Tonisierung von Ma 44, Bl 66 und Sedierung von Ma 41, Dü 5
- Nahpunkte: *Yingtang*, Bl 2, Ma 8, Du 23 in Verbindung mit Fernpunkten entlang des MagenS- und des Blasen-Meridians:
  - Ma 34, der Akkumulationspunkt des Magen-Meridians, ist ein effizienter Fernpunkt zur Schmerzlinderung.
  - Ma 40, der wichtigste Punkt zur Vertreibung von Feuchte
  - Ma 44, Hauptpunkt zur Ableitung von Magen-Hitze
  - Bl 60, distaler Blasen-Punkt
  - Ren 12, ein effizienter Punkt, um bei *Yang-Ming*-Kopfschmerzen Magen und Milz zu stärken[491]
- Man senkt den Anteil an energetisch heißen sowie fettigen und gebratenen Nahrungsmitteln.

***Tai-Yin*-Kopfschmerzen:**

- Stärkung von mithilfe des Fünf-Elemente-Vier-Punkte-Protokolls die Milz:
  - Mi 2, He 8 werden tonisiert, Mi 1, Le 1 sediert.
- Ma 40, Hauptpunkt zur Vertreibung von Feuchtigkeit
- Ma 44, ein wichtiger Fernpunkt, um Feuchtigkeit nach unten zu ziehen

- Mi 6, ein guter Fernpunkt, um Feuchtigkeit nach unten zu ziehen sowie die Milz zu stärken und zu regulieren
- Ren 12 stärkt den mittleren Erwärmer und vertreibt die Feuchtigkeit.
- Man ändert die Lebensweise des Kindes, vor allem, wenn dieses geistig überfordert wird und zu wenig Ruhepausen hat.
- Man reduziert den Anteil an Schleim-bildenden und künstlich gesüßten Nahrungsmitteln im Essen.

***Shao-Yin*-Kopfschmerzen aufgrund von Nieren-Schwäche:**

- Du 20 und vor allem *Sishencong* sind bei Kopfschmerzen aufgrund von Nieren-Schwäche sehr hilfreich,[492] um das Mark, das Gehirn, zu nähren
- Super *Mingmen*-Behandlung : Du 4, Bl 23, Bl 52 zur starken Nieren-Tonisierung
- Ni 3 stärkt sowohl das Nieren-*Yin* und -*Yang* als auch das Ursprungs-*Qi*.
- Ren 4 stärkt das Nieren-*Yin*.
- Mi 6 stärkt *Yin*.
- Gb 19 ist ein spezieller Nahpunkt bei Nieren-Schwäche, da er Nieren-Essenz nach oben ins Gehirn lenkt.
- Stärkung von mithilfe des Fünf-Elemente-Vier-Punkte-Protokolls das *Yin* und *Yang* der Niere:
  - Tonisierung von Ni 7, Lu 8 und Sedierung von Ni 3, Mi 3
- Man reduziert ein Übermaß an Salz in der Ernährung.

***Shao-Yin*-Kopfschmerzen aufgrund von Herz-Schwäche:**

- He 7 stärkt das Herz-*Yin*.
- Ni 3 stärkt das *Yin* allgemein.
- Pe 6 steuert Herz-Funktionen.
- Man reduziert die bitteren Speisen und die Medikamente.
- Bl 15, *Shu*-Punkt auf dem Rücken für das Herz

Jue Yin: Stoffwechselstörungen sollten mithilfe westlicher Methoden richtig diagnostiziert und behandelt werden, wobei zur Schmerzlinderung Akupunktur eingesetzt werden kann: Dabei wird Du 20 als Nahpunkt wird mit den Fernpunkten Ni 1, Bl 67 oder Le 3 kombiniert.

Blut-Stau: Bei chronischen, lokal begrenzten Kopfschmerzen nach einer Kopfverletzung sollte nur dann eine Akupunkturbehandlung durchgeführt werden, wenn weder bei der neurologischen noch bei der Laboruntersuchung Hämatome oder Auffälligkeiten im Zentralnervensystem gefunden wurden. Die Behandlung kann dieselbe sein wie bei Kopfschmerzen aufgrund eines akuten Blut-Staus: eine Kombination aus lokalen druckempfindlichen *Ah-Shi*-Punkten und Fernpunkten auf dem damit verbundenen Meridian sowie Punkten zur Bewegung und Auffrischung des Blutes: Bl 17, Mi 10. Nahpunkte wie *Tai Yang* bei Blut-Stau in der Schläfenregion, Du 20 oder *Sishencong* bei Blut-Stau am Scheitel (weitere Literatur zu diesem Thema findet man in der Bibliographie).

10.18 Obstipation

Nach einer Definition des Unterausschusses für Obstipation der Kommission für Behandlungsrichtlinien (The Constipation Subcommittee of the Clinical Guidelines Committee) der North American Society for Pediatric Gastroenterology and Nutrition spricht man bei Kindern von einer Obstipation, wenn die Stuhlentleerung mindestens zwei Wochen lang verzögert erfolgt oder erschwert ist.

Die westliche Sicht

Die Obstipation ist für Allgemein- und Fachärzte ein gängiges pädriatrisches Problem.[254] Man sollte den Begriff Obstipation mehr nach der Konsistenz des Stuhls als nach der Häufigkeit und den damit verbundenen Symptomen wie Beschwerden im Bauch beurteilen, da eine Obstipation auch eine regelmäßige Passage von festem oder hartem Stuhl bedeuten kann.[255]

Säuglinge und Kleinkinder reagieren auf harten und schmerzhaften Stuhlgang oft mit Schreien und Stuhlverhaltung.[256] Da Obstipation in der Kindheit ein häufiges Phänomen ist, unterschätzen Kinderärzte leicht die Pathologie und überweisen die Kinder zu spät an den Spezialisten.[257] Die genaue Pathophysiologie der Obstipation bei Kindern ist nicht bekannt,[258] doch die Liste der Differenzialdiagnosen bei Obstipation ist lang: funktionelle Obstipation; falsche Ernährung mit beispielsweise zu viel Kuhmilch und zu wenig Ballaststoffen; medikamentös bedingte Obstipation, beispielsweise durch die häufig bei Kindern eingesetzten Antihistaminika; Zusammenhang mit vielen gastrointestinalen und anatomischen Störungen; Sekundärerkrankung bei hormonellen Störungen wie Hypothyreose,[259] bei Stoffwechselerkrankungen wie einer renalen tubulären Azidose[260] und bei neurologischen Erkrankungen.[255, 256, 261]

Familiäre, kulturelle und soziale Faktoren sowie die normale Weiterentwicklung des Kindes erschweren die Diagnose noch zusätzlich. Psychogene Faktoren wie verschiedene Methoden bei der Sauberkeitserziehung, die Ernährung sowie eine missbräuchliche Anwendung von Abführmitteln und Einläufen können das Auftreten einer Obstipation beeinflussen. Die natürliche motorische und soziale Entwicklung in der Kindheit kann ebenfalls zur Obstipation beitragen: wenn sich die Kleinkinder mehr bewegen, werden sie von vielen neuen und aufregenden Aktivitäten abgelenkt, sodass sie gerade so viel Stuhl ausscheiden, um sich vom Druck zu befreien und weiter spielen können; so lernen sie allmählich, es zu ignorieren, dass der Darm voll ist. Bei älteren Kindern stören Schule, Spiele, soziale Ereignisse und ein hektischer Alltag jeden geregelten Stuhlgang. Viele weibliche Teenager haben beispielsweise deshalb Obstipationsprobleme, weil sie nur ungern irgendwo anders als Zuhause auf die Toilette gehen.[255]

Die Diagnostik reicht von einer einfachen Anamnese und körperlichen Untersuchung,[255] bis zu ausgeklügelten technischen Methoden wie einer anorektalen Manometrie.[257] Es gibt nicht nur eine Behandlungsmethode bei Obstipation, aber bei vielen Kindern bleiben mehrfache Behandlungsversuche ohne Erfolg, so dass die Kinder weiterhin chronische

Probleme haben.[258] Meist besteht die Behandlung aus einer Auflösung der Kotstauung, Abführmitteln, um eine künftige Koprostase zu verhindern, der Förderung eines regelmäßigen Stuhlgangs und darin, den Kindern andere Toilettengewohnheiten beizubringen. Bei neueren Behandlungsmethoden arbeitet man mit verschiedenen Prokinetika.[258] Verhaltens- und psychotherapeutische Interventionen sind zwar als Routinebehandlung nicht empfehlenswert,[262] bei einer funktionellen Obstipation wären derartige Maßnahmen allerdings hilfreich. Den Eltern sollte versichert werden, dass, obwohl diese Erkrankung nicht lebensbedrohlich ist, für eine effektive Behandlung eine mehrere Monate bis Jahre andauernde unterstützende Intervention erforderlich sein könnte.[256, 263] Kleinkinder mit Obstipation oder ältere Kinder mit langandauernder Kotstauung sollten zu weiteren diagnostischen und therapeutischen Maßnahmen an einen Spezialisten überwiesen werden.[264]

Hirschsprung-Krankheit

Die mit einem genetischen Fehler auf dem Chromosom 10 verbundene Hirschsprung-Krankheit oder Megacolon congenitum, die eine schwere Obstipation verursacht, kommt bei etwa einer von 5000 Lebendgeburten vor.[265] Die Peristaltik ist aufgrund des vollständigen Fehlens von Darmganglien in einem betroffenen Dickdarmabschnitt gestört, was zur Obstipation führt. Zwei Drittel der Fälle werden bis zum dritten Lebensmonat entdeckt, ein äußerst geringer Prozentsatz wird allerdings noch nach fünf Jahren diagnostiziert. Das erste Anzeichen beim Neugeborenen, das in der Regel ein durchschnittliches Gewicht hat, ist, dass das Kindspech nicht ausgeschieden wird; anschließend ist das Kind ein schlechter Esser, es erbricht Galle und hat einen aufgeblähten Bauch. Die Therapie besteht in einer chirurgischen Entfernung des betroffenen Kolonabschnitts.[255, 256] Obwohl der Magen-Darm-Trakt bei den meisten Kindern nach der Operation wieder fast normal funktioniert, haben langfristige Nachuntersuchungen ergeben, dass 12,6 Prozent der Patienten noch erhebliche Probleme mit der Darmbeherrschung haben.[266]

Einkoten (Enkopresis)

Unter Enkopresis versteht man einen dauernden oder intermittierenden Abgang von Kot, von dem sich in der Ampulla recti und dem Colon sigmoideum große Mengen angesammelt haben. Das kommt bei Kindern,[265] besonders bei Kleinkindern unter vier Jahren, häufig vor.[261] Man kennt die Enkopresis als psychogene Obstipation, weil sie normalerweise bei der Sauberkeitserziehung beginnt, wenn das Kind den natürlichen, unwillkürlichen Akt des Stuhlentleerens zu einem bewussten Vorgang machen muss, der mit der Anerkennung der Eltern und sozialen Tabus verbunden ist. Das erfolgt in der vorkonkreten Phase der kognitiven Entwicklung, wenn die Wahrnehmung der Realität noch leicht verzerrt sein kann. In dem Unvermögen, den Kot vollkommen zurückzuhalten, können sich Zwangshaltungen spiegeln; es kann aber auch ein Zeichen dafür sein, dass das Kind noch nicht die hohen Erwartungen erfüllen kann, jeden Tag eine perfekte Leistung zu erbringen.[255] In solchen Fällen muss man den Eltern erst einmal erklären, dass das Kind vollkommen unwillkürlich in die Hose macht und man es daher weder beschimpfen noch beschämen sollte.[267]

Die chinesische Sicht

Aktuelle Daten zur Akupunktur

Aktuell gibt es nur eine israelische Studie, die sich mit der Akupunkturbehandlung bei einer chronischen Obstipation von Kindern befasst. Im Laufe von zehn Akupunktursitzungen erhöhte sich die Frequenz der Stuhlentleerungen.[268] Außerdem fand man heraus, dass es sinnvoll ist, Kinder, die aufgrund einer Hirschsprung-Krankheit operiert wurden, im Rahmen der Rehabilitationsmaßnahmen zu akupunktieren. Man kann die Akupunktur zur Behandlung postoperativer Probleme empfehlen.[269]

Physiologie/Pathophysiologie

Für den physiologischen Prozess der Stuhlentleerung muss nach Vorstellungen der traditionellen chinesischen Medizin in vielen verschiedenen Organen ausreichend *Qi* sowie eine entsprechende Versorgung mit Flüssigkeiten, die zum *Yin* gehören, vorhanden sein. Die Verdauung der Flüssigkeiten beginnt im Magen, der sie dann nach unten schleust. Zur Umwandlung und zum Transport von Flüssigkeiten ist der Darm auf die Milz angewiesen. Die Leber leitet einen steten *Qi*-Fluss in die Organe, darunter auch den Darm. Die Niere ist äußerst wichtig, weil sie das *Yin* und *Yang* für alle Organe bildet und damit die Flüssigkeiten und das *Yang-Qi* im unteren Erwärmer beeinflusst; außerdem spielt sie eine wichtige Rolle bei der Kontrolle des Harnleiters und Anus und daher auch bei der Ausscheidung des Stuhls.

Die chinesische Medizin kennt mehrere Faktoren, die eine normale physiologische Funktion beeinträchtigen und zu einer Obstipation führen können, und bietet unter Umständen Erklärungen für die Pathophysiologie an, die den westlichen Medizinern noch ein Rätsel ist.

Ernährung: Die wichtigsten Gründe für eine Obstipation liegen in einer falschen Ernährung. Während die westliche Medizin die Bedeutung der Ballaststoffe betont, rückt die chinesische Medizin das Übermaß an Schleim-bildenden sowie energetisch heißen und kalten Nahrungsmitteln in der heutigen Ernährung von Kindern in den Vordergrund. Bei der Obstipation aufgrund von Kuhmilch wird zuviel Schleim gebildet. Energetisch kalte Nahrungsmittel und eiskalte Getränke schwächen die Transportfunktion der Milz, weshalb dann wiederum das Kolon den Stuhl nicht weiter nach unten transportieren kann. Energetisch heiße Nahrungsmittel trocknen die Flüssigkeiten in Magen und Darm; dadurch wird der Stuhl trocken und hart, was die Darmpassage erschwert.

Zu viel innere Kälte: Kinder weisen häufig einen Überschuss an innerer Kälte auf: als Folge wiederholter Invasionen von Kälte-Pathogenen, aufgrund des Verzehrs von zu viel energetisch kalten Speisen oder Getränken, aufgrund von Medikamenten, die *Qi* und *Yang* erschöpfen, sowie von chronischen Zuständen aller Art. Wenn man sich zu oft der Kälte aussetzt, etwa indem man häufig Kleidung trägt, die den Bauchnabel freilässt, kann das zu innerer Kälte führen. Die Kälte löst Kontraktionen aus und verlangsamt dadurch *Qi*- und Flüssigkeitsbewegungen. Überschüssige Kälte im Magen führt dazu, dass weniger Flüssigkeit abwärts in den Darm gelangt. Überschüssige Kälte im Darm verlangsamt dessen normale peristaltische Bewegungen.

Stress: Wie ihre Eltern haben Kinder heutzutage einen hektischen Alltag voller Stress. Sorgen, Frustrationen und Ärger können alle zu einem *Qi*-Stau – vor allem in der Leber, aber auch in der Milz – führen. Diese Art der Obstipation ist normalerweise mit einer Aufblähung des Bauchs und manchmal auch mit Schmerzen verbunden.

Geistige Überforderung: Da die Milz für die Verarbeitung von Daten verantwortlich ist, kann durch übermäßiges Lernen das Milz-*Qi* aufgebraucht werden, was wiederum zu einer Obstipation führt, die der durch kalte Speisen hervorgerufenen gleicht. Wenn man viele Stunden lernt, ohne entsprechende Pausen zu machen, erschöpft sich auch das Nieren-*Yin* und -*Yang*. Ein Verbrauch des Nieren-*Yin* führt zu einem generellen *Yin*- oder Flüssigkeitsmangel, wodurch der Stuhl austrocknet. Ein Verbrauch des Nieren-*Yang* führt zu einer Kälte im unteren Erwärmer, im Darm sowie zu einer verlangsamten Peristaltik und einer Obstipation.

Zu viel körperliche Aktivität: Kinder werden heutzutage ermutigt, sich sportlich auszuzeichnen. Viele Familien beginnen, ihre Kinder in noch sehr jungen Jahren für Mannschaftssportarten wie Fußball anzumelden. Einige Familien und Kinder sind – vor allem in den Jahren der weiterführenden Schulbildung – besessen davon, Kampfsportarten zu betreiben, und die starken körperlichen Anstrengungen können – vor allem in der Milz, die die Muskeln kontrolliert – oft zu einem *Qi*-Mangel führen, woraufhin es zu einer Obstipation kommt.

Fehlende körperliche Aktivität: Das Gegenteil des sportlichen Typs ist der Stubenhocker. Die Anzahl der Fälle von Fettleibigkeit in der Kindheit nimmt zu. Während das richtige Ausmaß an körperlicher Bewegung sämtliche Stoffwechselaktivitäten einschließlich der Peristaltik des Dickdarms stimuliert, verlangsamt sich bei fehlendem körperlichen Training die Tätigkeit des Dickdarms.

Wiederholtes Fieber aufgrund einer Erkrankung: Säuglinge und Kleinkinder sind anfälliger für Infektionen oder das Eindringen des Windes und bekommen selbst bei leichten Erkrankungen schnell hohes Fieber. Tritt das Fieber wiederholt auf, sammelt sich im Inneren Hitze an, die Flüssigkeiten trocknet, was sich als Obstipation manifestieren kann. Kommt das häufig vor, entwickelt sich daraus ein chronischer *Yin*-Mangel samt einer Obstipation, die schwer zu behandeln ist, solange man den *Yin*-Mangel nicht beseitigt.

Medikationen: Kinderärzte verschreiben für zahlreiche weit verbreitete bakterielle Erkrankungen in der Kindheit wie etwa eine Ohrinfektion oder eine von Streptokokken ausgelöste Pharyngitis routinemäßig Antibiotika. Während Antibiotika bei bakteriellen Infektionen sinnvoll sind, werden sie häufig auch einfach bei Virusinfektionen, dem Eindringen von Wind-Kälte, verabreicht, beispielsweise bei Infektionen im Nasenrachenraum. Da Antibiotika Entzündungen hemmen, sind sie von Natur aus generell kalt. Als Chemikalien wirken sie sehr viel stärker als energetisch kalte Nahrungsmittel. Akut führt die Kälte zu einem *Qi*-Mangel in der Milz und einer Kälte-Diarrhö, einer häufigen Nebenwirkung, wenn ein Kind Antibiotika nimmt. Die langfristige Folge einer mehrfachen Antibiotikatherapie ist eine Kälte des unteren Erwärmers, die zu einer Obstipation führt. Häufiger noch als Antibiotika nehmen Kinder Antihistaminika, da diese frei verkäuflich sind. Eltern geben ihren Kindern routinemäßig bei Anzeichen für Infektionen der oberen Luftwege Antihistaminika sowie oft zusätzlich noch zu den verschriebenen Antibiotika bei Ohrinfektionen. Die westliche Literatur führt Antihistaminika zwar als mögliche Ursache für eine Obstipation an, erklärt aber nicht die pathophysiologischen Zusammenhänge. Die traditionelle chinesische Medizin kann die Rolle der Antihistaminika dagegen mit ihren Trocknungseigenschaften erklären, die das *Yin* des Kindes erschöpfen und so zu einer Obstipation führen.

Konstitutionelle Schwäche: Kinder haben konstitutionell eine Milz-Schwäche. Manche Kinder haben eine genetische oder eine Vorhimmels-*Jing*-Veranlagung für eine Milz-Schwäche, die der westlichen Diagnose von anatomischen Anomalien entspricht.

Untersuchung

Ausführliche Anamnese: Man notiert den Beginn der Erkrankung, die Ernährungsweise, frühere Krankheiten, Häufigkeit und Höhe des Fiebers, geistige und körperliche Aktivitäten, emotionale Stresssituationen, Einnahme von Medikamenten – vor allem Häufigkeit der Antibiotika und Antihistaminika – sowie sämtliche mit der Obstipation einhergehenden Symptome wie Aufblähung des Bauchs und Schmerzen. Es wäre hilfreich, auch eine westliche Befundung zur Hand zur haben, um mögliche anatomische Anomalien wie eine Hirschsprung-Krankheit ausräumen zu können.

Bestimmung möglicher konstitutioneller Schwächen: Man erstellt eine ausführliche Familienanamnese zu gastrointestinalen Erkrankungen und Obstipation, der körperlichen und psychischen Gesundheit sowie des Befindens der Eltern bei der Empfängnis, der Gesundheit der Mutter während der Schwangerschaft – vor allem, wenn es Ernährungsfaktoren oder emotionalen Stress wie zu viele Sorgen gab, die zu einer Milz-Schwäche der Eltern geführt haben und über Vorhimmels-*Qi* und -Essenz auf das Kind übertragen worden sein können. Falls es in der Familie bereits Fälle von Nieren-Schwäche gegeben hat, besitzt das Kind eine Veranlagung für einen *Yin*- und *Yang*-Mangel in der Niere.

Bestimmung der Krankheitsursache mithilfe der Entwicklungstheorie: Bei Kindern unter sechs Jahren sollte man als Ursache für die Obstipation eine Nieren-Schwäche in Erwägung ziehen. Bei älteren Kindern muss man an einen Stau des Leber-*Qi* als mögliche Komponente denken.

Bestimmung des Obstipationstyps:

- Obstipation mit Kälte-Überschuss: blasses Gesicht, allgemeines Kältegefühl, kalte Hände und Füße, Bauchschmerzen, die bei Druck besser werden
- Obstipation mit Hitze-Überschuss: trockener, harter, seltener Stuhl; Durst, trockener Mund, rotes Gesicht, manchmal Bauchschmerzen, die bei Druck stärker werden
- Obstipation mit *Qi*-Stau: alle drei bis vier Tage fester Stuhl, Aufblähung des Bauchs mit Aufstoßen.

Diagnose

Bei einer kindlichen Obstipation gibt es drei wichtige diagnostische Kategorien; bei vielen Kindern liegt eine Kombination aus zwei oder auch allen drei Typen vor:

- *Qi*-Mangel in der Milz
- *Qi*-Stau in der Leber
- *Yin*-Mangel

Qi-Mangel in der Milz

Die konstitutionelle Milz-Schwäche bei Kindern kann dadurch verstärkt werden, dass das Kind in einer feuchten Umgebung lebt, zu viel Schleim-bildende oder süße Speisen isst oder eine entsprechende Veranlagung hat. Innere Kälte, ein Übermaß an geistiger oder körperlicher Aktivität ohne entsprechende Ruhepausen sowie wiederholte Erkrankungen können alle den *Qi*-Mangel in der Milz noch verstärken. Die Milz kann Flüssigkeiten nicht richtig umformen und transportieren, was zu einer Trockenheit im Dickdarm und Obstipation führt. Dieser Obstipationstyp kann eine Erklärung für die meisten westlichen Diagnosen sein: funktionelle Obstipation oder durch falsche Ernährung, durch Medikamente, die innere Kälte hervorrufen, sowie durch chronische Erkrankungen verursachte Obstipationen. Eine Enkopresis kann mit einer Obstipation aufgrund einer Milz-Schwäche oder einer Diarrhö aufgrund einer Milz-Kälte verbunden sein, wenn durch den gestauten trockenen Stuhl flüssiger Stuhl durchsickert. Daneben gibt es noch andere Anzeichen einer Milz-Schwäche wie ein blasses Gesicht, Müdigkeit, aufgeblähter Bauch oder Muskelschwäche.

Behandlung

Ausscheiden des Stuhls: Das erste Ziel besteht darin, dass der Stuhl den Dickdarm passiert. Anatomisch betrachtet beginnt der Dickdarm auf der rechten Seite mit dem aufsteigenden Teil, verläuft dann im Oberbauch quer und auf der linken Seite abwärts zum Rektum. Man zeigt der Mutter, wie sie den Bauch ihres Kindes im Uhrzeigersinn – wobei das Kind die Uhr ist – massieren soll: sie beginnt im rechten unteren Bauchbereich des Kindes, massiert dann aufwärts bis unter die Rippen, dann oben auf dem Bauch quer herüber auf die linke Seite des Kindes und dann die linke Seite herunter. Dies wird mindestens einmal am Tag 50 Mal ausgeführt.

Änderung der Ernährung: Man reduziert Schleim-bildende, künstlich gesüßte und fetthaltige/gebratene Nahrungsmittel sowie Nahrungsmittel mit einem Überschuss an energetischer Kälte oder Hitze oder setzt sie ganz ab.

Änderung des Lebensstil: Das Verhältnis von Ruhe, Lernen und körperlicher Betätigung sollte bei diesen Kindern ausgeglichen sein.

Akupunkturbehandlung:

- Stärkung der Milz:
  - Ma 36
  - Mi 3, Mi 6, Bl 20

- Oder man arbeitet nach dem Vier-Punkte-Protokoll:
  - Man stärkt Mi 2, He 8 und Sedierung von Mi 1, Le 1.
- Ma 40 zur Vertreibung der Feuchtigkeit
- Falls es Anzeichen von Kälte gibt, treibt man diese wie folgt aus der Milz:
  - Tonisierung von Mi 2 und Sedierung von Mi 9
- Oder man arbeitet nach dem Vier-Punkte-Protokoll:
  - Tonisierung von Mi 2, He 8 und Sedierung von Mi 9, Ni 10
- Moxibustion an Ren 8 zur Erwärmung des mittleren Erwärmers
- Der Nabel (Ren 8) darf nicht der Kälte ausgesetzt werden.
- Stärkung von die Niere von Kindern unter sechs Jahren, die sich in der Wasserphase ihrer Entwicklung befinden: Ni 3, Ni 6, Ni 7, Bl 23

Qi-Stau in der Leber

Feuchtigkeit aufgrund einer Milz-Schwäche kann den *Qi*-Fluss unterbinden und die Leber daran hindern, die Zirkulation des *Qi* richtig zu lenken, wodurch sich das *Qi* staut. Normalerweise besteht ein Völlegefühl im Oberbauch, das von Schmerzen in der Regio hypochondriaca begleitet ist. Zum *Qi*-Stau trägt bei, dass regelmäßig zu viele saure, fettige und gebratene Speisen gegessen und Medikamente, die in der Leber abgebaut werden, eingenommen werden; auch ein Leben voller Stress ist ein wichtiger Faktor. Emotionen, die wie Ärger, Angst und Frustration mit einem Ungleichgewicht in der Leber in Verbindung stehen, können bei einem Kind, das eine Obstipation hat, zu einer akuten Schmerzattacke führen. Die Schmerzen gehen durch eine Darmentleerung zurück. Kinder im Schulalter und der Holzphase ihrer Entwicklung sind besonders anfällig für eine Obstipation aufgrund eines *Qi*-Staus in der Leber. Diese Art der Obstipation wird bei westlichen Diagnosen häufig einer funktionellen oder psychogenen Obstipation zugeschrieben und Kind und Familie werden oft an einen Therapeuten überwiesen.

Behandlung

Wenn in der Milz *Qi*-Mangel herrscht, sorgt man mit einer Bauchmassage dafür, dass der Stuhl ausgeschieden wird. Man verändert die Ernährung und senkt oder streicht ein Übermaß an sauren, fettigen und gebratenen Speisen sowie die Einnahme freiverkäuflicher Medikamente. Man ändert die Lebensweise, um den Stress zu verringern, etwa indem man den Tag so einteilt, dass ein ausgewogenes Verhältnis zwischen Lern- und Ruhephasen sowie körperlichen Aktivitäten erreicht wird. Man zeigt den Kindern, wie sie sich selbst beruhigen können.

- Le 13, Le 14 zur Förderung eines steten Flusses von Leber-*Qi* und zur Auflösung des *Qi*-Staus
- Ma 40 zur Ausscheidung von Feuchtigkeit
- Stärkung der Milz:
  - Ma 36
  - Mi 3, Mi 6, Bl 20
- Oder man arbeitet nach dem Vier-Punkte-Protokoll:
  - Tonisierung von Mi 2, He 8 und Sedierung von Mi 1, Le 1

Yin-Mangel

Kinder haben konstitutionell einen *Yin*-Mangel. Wenn es wiederholt zu Erkrankungen kommt, bei denen Hitze eindringt und diese nicht genügend abgeführt wird, sowie bei einem chronisch übermäßigen Verzehr von energetisch heißen Speisen und der Einnahme von zu vielen frei verkäuflichen Antihistaminika-Präparaten kann *Yin* aufgebraucht werden und eintrocknen, was den *Yin*-Mangel verstärkt. Feuchtigkeit, die sich wegen einer Milz-Schwäche angesammelt hat, kann sich in Hitze verwandeln. *Yin*-Mangel kann sich als Trockenheit in verschiedenen Organen manifestieren: etwa in einem trockenen Mund, trockener Haut oder zu wenig Harn. *Yin*-Mangel im Darm führt zu Obstipation, die mit Hitze-Zeichen wie leicht erhöhter Temperatur und rotem Hautauschlag einhergehen kann.

Behandlung

- Bauchmassage, um den gestauten Kot auszuscheiden
- Keine oder weniger energetisch heiße Speisen
- Ni 3, Ni 6, Mi 6 zur generellen Stärkung des *Yin*
- Di 11 zur Beseitigung der Hitze
- Di 2 stärkt das Dickdarm-*Yin*.
- Mithilfe des Zwei- oder Vier-Punkte-Protokolls vertreibt man die Hitze aus dem Dickdarm:
  - Tonisierung von Di 2 und Sedierung von Di 5
  - Tonisierung von Di 2, Bl 66 und Sedierung von Di 5, Dü 5
- Stärkung der Milz
  - Ma 36
  - Mi 3, Mi 6, Bl 20
- Oder man arbeitet nach dem Vier-Punkte-Protokoll:
  - Tonisierung von Mi 2, He 8 und Sedierung von Mi 1, Le 1.[38, 39, 77, 242–245, 252, 270–274] (weitere Literatur zu diesem Thema findet man in der Bibliographie)

10.19 Otitis media

Die westliche Sicht

Es gibt eine akute und eine chronische Form der Mittelohrentzündung oder Otitis media bei Kindern; bei letzterer unterscheidet man eine chronisch eitrige von einer chronisch serösen Form.

Akute Mittelohrentzündung (Otitis media acuta)

Die akute Mittelohrentzündung ist mit die häufigste Infektionskrankheit bei Kindern. In den meisten Fällen erkranken Kleinkinder im Alter von acht bis 24 Monaten. Etwa zwei Drittel aller Kinder bekommen bis zum Alter von drei Jahren mindestens einmal eine akute Mittelohrentzündung, und die Hälfte von ihnen hat bis in die ersten Grundschuljahre wiederholt chronische seromuköse Mittelohrentzündungen.[659] Mit dem Eintritt ins Jugendalter kommt es nur noch selten zu einer akuten Mittelohrentzündung.[660] Fast ein Drittel der Arztbesuche von Kindern erfolgt aufgrund einer akuten Mittelohrentzündung.[394] Die meisten Ohrinfektionen werden durch Viren oder Bakterien in den oberen Atemwegen ausgelöst. Zu den häufigsten viralen Auslösern gehören RSV (*respiratory syncytial virus*),[661] Influenza-Virus[662] sowie Adenoviren.[394] Die Viren verursachen eine Ohrinfektion, indem sie direkt in das Mittelohr eindringen und zu einer Funktionsstörung der Ohrtrompete (Tuba auditiva Eustachii) führen[663] oder indem sie eine entzündliche Verletzung verursachen, die das Anheften der Bakterien an die Epithelzellen in den Atemwegen erleichtert.[664, 665]

Zwei Drittel der Mittelohrentzündungen werden durch Bakterien hervorgerufen: [394] vor allem durch Pneumokokken, *Haemophilus influenzae, Moraxella catarrhalis*[666–669] sowie Streptokokken der Gruppe B.[670] Die bakteriellen Keime heften sich an die Schleimhaut und besiedeln sie dann. Die Schwere der Infektion oder die Reaktion auf die eindringenden Bakterien hängt davon ab, wie stark das kindliche Immunsystem ist.[668] Das humorale System spielt beim Schutz des Mittelohrs vor der Krankheit eine besonders wichtige Rolle; die erste Abwehrfront gegen eine bakterielle Besiedlung bilden die Lymphgewebe im Nasenrachenraum.[671] Wie steril die Ohrtrompete und die Paukenhöhle sind, hängt vom mukoziliären System und der Sekretion antimikrobieller Substanzen wie Lysozym, Laktoferrin und Beta-Defensinen ab.[672] Es gibt Anhaltpunkte dafür, dass bei einer Reihe von Kindern mit wiederholt auftretender akuter Mittelohrentzündung das Immunsystem nicht vollständig intakt ist.[671] *Pneumococcus* ist das bei weitem virulenteste Bakterium bei einer akuten Mittelohrentzündung: es ist in den USA für etwa sechs Millionen Fälle jährlich verantwortlich.[673] Unbehandelt kann eine Pneumokokken-Entzündung eine Meningitis auslösen.[674] Das Pneumokokkentoxin Pneumolysin schädigt besonders die Zellwände und kann starke Gewebsverletzungen verursachen.[674] Weitere Keime sind *Mycoplasma* und *Chlamydia*.[394] Im Winter und zu Beginn des Frühjahrs treten vermehrt Fälle von akuter Mittelohrentzündung auf.

Die Pathogenese der akuten Mittelohrentzündung beruht vor allem auf einer Funktionsstörung der Ohrtrompete oder Tuba auditiva. Diese schützt das Mittelohr vor nasopharyngealen Sekreten, sorgt für den Abfluss von Sekreten aus dem Mittelohr in den Nasenrachenraum und für einen Druckausgleich zwischen Außenluft und Luft im Mittelohr. Säuglinge und Kinder bekommen besonders leicht eine Mittelohrinfektion, weil (1) ihre Tuben noch kürzer sind und mehr horizontal verlaufen, was die Drainage aus dem Mittelohr erschwert; und weil es (2) bei einer akuten Infektion der oberen Atemwege, durch Rauch, Umweltallergene oder Schadstoffe noch leicht zu einer Kongestion in ihrem Ohr kommt.[668, 675, 676] Durch diese entzündlich bedingte Hyperämie entsteht im Mittelohr ein Unterdruck, der zu einem intermittierenden Verschluss der Tuba auditiva[676] und schließlich zu einer Besiedlung mit Bakterien führen kann.[394] Kinder haben noch keine ausreichende mukoziliäre Klärfunktion, die erforderlich ist, damit die Eustachische Röhre steril bleibt.[677]

Das an akuter Mittelohrentzündung erkrankte Kind klagt über Ohrschmerzen und hat Fieber; hinzu kommen für gewöhnlich noch Symptome im oberen Atemtrakt wie eine Rhinorrhö. Das Trommelfell zeigt bei der Untersuchung mit dem Otoskop ein wechselndes Erscheinungsbild, das von einer Hyperämie mit noch erkennbarer Strukturierung der Membran bis zu einem hellroten, straff gespanntem, vorgewölbten und entstellten Trommelfell reicht. Wenn die Eiterung weiter fortgeschritten ist, reißt das Trommelfell und es ergießt sich eine eitrige oder blutigrot-gefärbte Flüssigkeit aus dem Ohr.[394] Da man bei der Otoskopie eine virale Mittelohrentzündung nicht von einer bakteriellen unterscheiden kann, wird eine akute Mittelohrentzündung normalerweise empirisch mit Antibiotika wie Amoxicillin behandelt, das in der Flüssigkeit im Mittelohr eine hohe Konzentration erreicht.[678, 679]

Der häufige Gebrauch von Antibiotika hat allerdings zu einer erhöhten Resistenz gegenüber den gebräuchlicheren Präparaten geführt.[666, 668] Aktuell sprechen zehn Prozent aller Kinder mit einer akuten Mittelohrentzündung nicht auf eine Antibiotikatherapie an.[680] Das Auftreten resistenter Erreger nimmt in den Wintermonaten tendenziell zu.[681] Aus wirtschaftlicher Sicht steigen die Kosten im Gesundheitssystem, weil die Therapien, die wegen einer Resistenz nicht anschlagen, die ohnehin schon enormen Geldsummen für die Behandlung akuter Mittelohrentzündungen noch weiter in die Höhe treiben.[682] Darüber hinaus zerstören Antibiotika die normale, für den Wirt wichtige Flora, die auf pathogene Keime reagiert, vor ihnen schützen und so die Genesung nach Infektionen der oberen Atemwege beschleunigen kann.[681] Andererseits sind mit der Entwicklung der Antibiotika auch die Anzahl der Komplikation wie eine Mastoiditis oder intrakraniale Infektionen deutlich zurückgegangen.[77, 394]

Inzwischen liegt der Schwerpunkt der Behandlung auf der Vorbeugung. Das Stillen vermittelt einen lebenslangen Schutz vor Infektionskrankheiten wie einer Mittelohrentzündung.[683, 684] Der im Jahre 2000 in den USA zugelassene Impfstoff PCV (Pneumokokken-Konjugat) deckt sieben Serotypen ab, die etwa 80 Prozent aller invasiven Infektionen bei Kindern unter sechs Jahren auslösen. PCV hat nachweislich eine Effizienz von über 90 Prozent[673] und hat insgesamt zu einem moderaten Rückgang der Fälle von akuter Mittelohrentzündung geführt.[685] Der Pneumokokken-Impfstoff soll symptomatische Infektionen im Mittelohr sowie eine Ansiedlung von Pneumokokken in den Atemwegen verhindern, aus der eine Infektion im Mittelohr entstehen kann.[686] Die bei Keimträgern in den oberen Atemwegen vorhandenen Pneumokokken könnten durch die Impfung ausgeschaltet werden.[687] Da allerdings PCV nur Erkrankungen verhindert, die von den häufigsten Serotypen hervorgerufen werden, besteht die Sorge, dass sich die Serotypen, die der Impfstoff nicht abdeckt, vor allem bei Kindern unter zwei Jahren stärker vermehren.[685] Eine effiziente RSV-Vakzine für Säuglinge und Kleinkinder könnte die Fälle von Mittelohrentzündung deutlich verringern.[661] Gegenwärtig arbeitet man an einem Nasenspray mit abgeschwächten Viren, in der Hoffnung, dass eine frühzeitige antivirale Therapie das Risiko einer akuten Mittelohrentzündung nach Infektionen der Atemwege verringert.[662, 665]

Chronische Mittelohrentzündung

Bei der chronischen Mittelohrentzündung unterscheidet man zwei Gruppen: eine chronische eitrige Form und eine chronische seromuköse Form. Die chronische eitrige Otitis media hat nichts mit der akuten Form zu tun, da die krankhaften Veränderungen im Mittelohr völlig anders sind. Die klassischen Symptome einer ausgeprägten eitrigen Otitis sind Otorrhö und Taubheit oder Schwerhörigkeit.[394] Diese Form der Otitis kann zur Bildung eines Cholesteatoms führen, einer Zyste, die abgeschilferte Epithelzellen enthält und zu einer lokalen Knochendestruktion sowie einer Retention von infektiösem Material führen kann.[394] Eine chronische seromuköse Mittelohrentzündung beziehungsweise ein Seromukotympanon ist eine der häufigsten Erkrankungen im Kindesalter.[675] Sie kann mit einer Infektion, einem Verschluss der Eustachischen Röhre, allergischen oder immunologischen Erkrankungen oder vergrößerten Rachenmandeln zusammenhängen.[394] Die seröse Flüssigkeit bei einer chronischen eitrigen Otitis media enthält noch Bakterien wie *H. influenzae* und Pneumokokken.[688] Die chronische seromuköse Otitis media könnte eine Immunerkrankung sein,[675] da in dem Erguss aus dem Mittelohr Immunkomplexe nachgewiesen wurden[689, 690] und man in der Schleimhaut des Mittelohrs hoch organisiertes Lymphgewebe gefunden hat.[691]

Man sorgt bei der Behandlung einer chronischen seromukösen Mittelohrentzündung dafür, dass nicht erneut eine akute Mittelohrentzündung auftritt. Gegenwärtig wird zur Prophylaxe empfohlen, einmal täglich ein Antibiotikum zu nehmen. Den Vorteilen steht allerdings das zunehmende Risiko entgegen, dass sich resistente Bakterien bilden.[684] Wenn man eine rezidivierende Otitis nicht mehr mit Antibiotika in den Griff bekommen kann, wird manchmal kurzzeitig eine Anwendung von Prednison empfohlen.[680] Ein chirurgischer Eingriff ist ratsam, wenn eine medikamentöse Behandlung nicht anschlägt,[680] vor allem wenn das Kind bereits einen Hörverlust erlitten hat.[667] Bei einer chronischen seromukösen Mittelohrentzündung scheinen Paukenröhrchen von Nutzen zu sein, während sie bei einer chronisch-eitrigen Otitis weniger hilfreich sind.[684] Wenn man Belüftungsröhrchen einsetzt, kommt es offenbar vermehrt zu Hörverlusten.[692] Manchmal ist es empfehlenswert, die Rachenmandeln herauszunehmen,[664] vor allem, wenn man mit den Paukenröhrchen keinen Erfolg hatte.[684]

Die chinesische Sicht

Aktuelle Daten zur Akupunktur

Es gibt überhaupt keine neueren Daten über Akupunkturbehandlungen von Mittelohrentzündungen bei Kindern. Es existiert nur eine klinische Studie aus dem Jahre 1985.[693] Die TCM-Diagnosen entsprechen gut der westlichen Einteilung in akute und chronische Mittelohrentzündungen.

Akute Mittelohrentzündung: Eindringen von Wind-Kälte, Wind-Hitze und Feuchtigkeit

Eine akute Mittelohrentzündung entspricht dem *Shao-Yang*-Stadium beim Eindringen der Wind-Kälte und der *Wei-Qi*-Ebene beim Eindringen der Wind-Hitze. Durch Feuchtigkeit – nach westlicher Vorstellung eine entzündlich bedingte Hyperämie und Flüssigkeitsansammlung in der Ohrtrompete – wird das Kind anfällig für das Eindringen externer Faktoren, und eine Eiterung entspricht der chinesischen Diagnose einer feuchten Hitze. Ein integrativer Ansatz, bei dem die Diagnostik mithilfe einer otoskopischen Untersuchung erfolgt und audiologische Nachuntersuchungen in Form von Tympanogrammen und anderen Hörtests durchgeführt werden, wäre hilfreich. Man kann den Einsatz von Antibiotika mit einer Akupunkturbehandlung verbinden, da die Ziele der chinesischen Medizin, die Keime zu vertreiben und das Immunsystem zu stärken, die westliche Behandlung ergänzen.

Behandlung

- Man nadelt die lokalen Ohrpunkte: Gb 2, Dü 19, 3E 21; man kann den Eltern zeigen, wie sie diese Punkte massieren sollen.
- Man kann die Entzündung mithilfe eines Ionenpumpenkabels, das Nah- und Fernpunkte verbindet, „nach unten ziehen“: dafür verbindet man die schwarze Klemme mit dem Nahpunkt Gb 2 und die rote Klemme mit Bl 60; wenn man mit Magneten arbeitet, setzt man den biologischen Nordpol (–) auf Gb 2 und den biologischen Südpol auf Bl 60 und verbindet sie über das Ionenpumpenkabel, wobei die schwarze Klemme am Magneten auf Gb 2 und die rote Klemme auf Bl 60 angebracht wird.
- Mithilfe des *Shao-Yang*-Protokolls (s. Kap. 7):
  - Gb 16, Gb 20 den Wind vertreiben
  - Di 4 + Ni 7, damit das Kind schwitzt
  - Du 14 bei Fieber
- Stärkung von prophylaktisch Magen und Dickdarm, damit die Erkrankung nicht in das *Yang-Ming*-Stadium einer Mastoiditis fortschreitet.
- Bei Kälte verwendet man das Vier-Punkte-Protokoll, um sie aus dem Gallenblasen-Meridian zu vertreiben: Tonisierung von Gb 38, Dü 5 und Sedierung von Gb 43, Bl 66.
- Bei Säuglingen und Kleinkinder akupunktiert man zwei Punkte: Tonisierung von Gb 38 und Sedierung von Gb 43.
- Hitze vertreibt man ebenfalls mithilfe des Vier-Punkte-Protokolls aus dem Gallenblasen-Meridian: Tonisierung von Gb 43, Bl 66 und Sedierung von Gb 38, Dü 5.
- Bei Säuglingen und Kleinkinder akupunktiert man zwei Punkte: Tonisierung von Gb 43 und sediert Gb 38.
- Feuchtigkeit vertreibt man folgendermaßen:
  - Gb 34 wandelt die *Shao-Yang*-Feuchtigkeit um.
  - Mi 9 vertreibt die feuchte Hitze.
  - Ma 40 vertreibt die Feuchte.
- Stärkung von die Milz über Mi 3, Mi 6 oder mithilfe des Vier-Punkte-Protokolls.
- Nach Beseitigung der Ohrinfektion stärkt man das Immunsystem.

Prophylaktische Behandlung: Da eine akute Mittelohrentzündung überwiegend im Winter oder frühen Frühjahr auftritt, sollte man entsprechend des TCM-Prinzips „Winter Krankheit, Sommer Heilung“ in den Sommermonaten das *Wei Qi* oder Immunsystem prophylaktisch stärken, die Nahpunkte am Ohr behandeln oder den *Shao-Yang*-Meridian der Gallenblase tonisieren.

- Stärkung der Gallenblase: Tonisierung von Gb 43, Bl 66 und Sedierung von Gb 44, Di 1
- Stärkung des Nieren-*Yin*
- Da die Ohren die äußeren Öffnungen der Niere sind, ist es mit einer vorbeugenden Behandlung gegen den Übergang in ein eitriges Stadium zu vergleichen, wenn man bei einer akuten Invasion das Nieren-*Yin* stärkt.
- Ni 6 stärkt das Nieren-*Yin*.

Chronische seromuköse Mittelohrentzündung

Qi-Mangel in der Milz

Die schleichende Ansammlung von Flüssigkeit beim Seromukotympanon ist ein Anhaltspunkt für Feuchtigkeit aufgrund einer Milz-Schwäche. Kinder haben von Natur aus einen *Qi*-Mangel in der Milz, der durch mehrere Faktoren noch vergrößert werden kann: durch die Vererbung eines schwachen Vorhimmels-*Qi* der Milz, wie es etwa bei einer starken familiären Veranlagung für einen *Qi*-Mangel der Milz der Fall wäre, durch eine Milz-Schwäche bei beiden Elternteilen während der Empfängnis oder bei der Mutter während der Schwangerschaft, durch eine Ernährung mit zu viel Süßigkeiten, Milchprodukten und fettigen Lebensmitteln, durch chronische Erkrankungen oder das Leben in einer feuchten Umgebung. Ein *Qi*-Mangel in der Milz führt dazu, dass sich Feuchtigkeit ansammelt. Chronische Feuchtigkeit schädigt wiederum die Milz. Der Milz sind Emotionen wie Sorge und Besessenheit sowie ein Übermaß an geistigen Aktivitäten zugeordnet. Im Rahmen einer gründlichen Anamnese sollten alle Situationen zur Sprache kommen, die aufgrund schulischer oder außerschulischer Aktivitäten leicht Sorgen bereiten und dazu führen, dass das Kind intellektuell zu stark beansprucht wird oder zu wenig Ruhepausen hat.

Behandlung

- Man behandelt die Nahpunkte am Ohr: Gb 2, Dü 19, 3E 21 (Abb. 10.1).
- Man nadelt die bei der akuten Behandlung genannten Nah- und Fernpunkte.
- Keine künstlich gesüßten Nahrungsmittel
- Man tonisiert mit dem Vier-Punkte-Protokoll die Milz.
- Man ändert die Lebensweise des Kindes, damit es nicht so viel Stress in der Schule und bei anderen Aktivitäten hat und sich keine Sorgen mehr machen muss.

Shao-Yang-Hitze

Diesen Zustand trifft man häufig bei Kindern in der Holzphase ihrer Entwicklung, in der die Gallenblase leicht erkrankt. Die Hitze im Gallenblasen-Meridian ist möglicherweise auf eine von früheren Krankheiten übrig gebliebene pathogene Hitze zurückzuführen, die

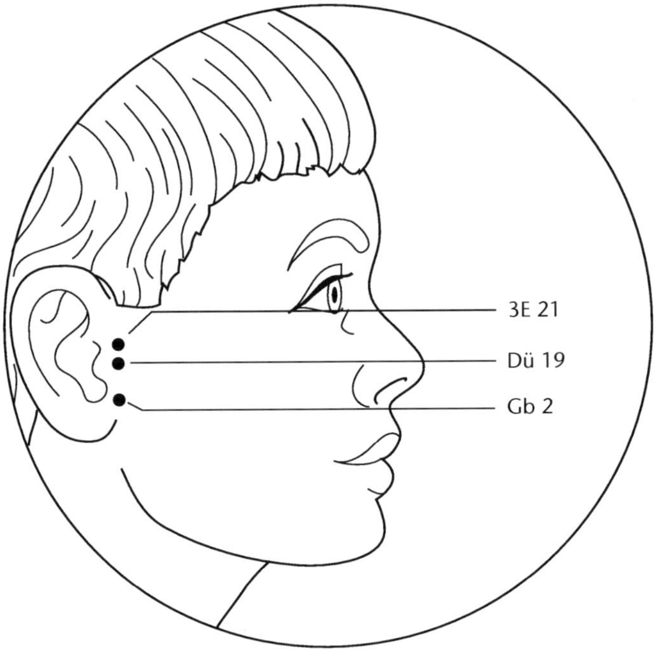

Abbildung 10.1 Lokalpunkte zur Behandlung einer Mittelohrentzündung

nicht vollständig beseitigt wurde, oder auf den Konsum von zu viel Fettigem oder Gebratenem oder von Medikamenten, die das Holzelement verletzen. Während die Leber als „General" das *Qi* lenkt, hat die Gallenblase die wichtige Funktion, die Entscheidungen zu treffen. Das Kind zeigt daher neben einer chronischen Otitis mit anderen Hitzesymptomen Anzeichen von Unentschlossenheit.

Behandlung

- Man behandelt Nah- und Fernpunkte.
- Keine fettigen, gebratenen oder sauren Speisen; möglichst wenig Medikamente
- Man vertreibt die Hitze aus der Gallenblase, indem man Gb 43, Bl 66 stärkt und Gb 38, Dü 5 dämpft.
  - zwei Punkte: Tonisierung von Gb 43 und Sedierung von Gb 38

Chronisch-eitrige Mittelohrentzündung: *Yin*-Mangel in der Niere/Feuchtigkeit in der Milz

Der mit einer chronisch-eitrigen Mittelohrentzündung verbundene Hörverlust ist ein Anzeichen für eine Schädigung des *Yin* und der Essenz der Niere sowie für persistierende Feuchtigkeit in der Milz.

Behandlung

- Man akupunktiert Nah- und Fernpunkte.
- Nicht zu viele salzige Speisen
- Ni 6 stärkt das Nieren-*Yin*.
- Stärkung der Milz mithilfe des Vier-Punkte-Protokolls
- Umwandlung der Feuchtigkeit

Prophylaktische Behandlung: In den Zeiten, in denen die Erkrankung nachlässt, stärkt man das Immunsystem (s. Kap. 10.13).

10.20 Pharyngitis

Auch bei gesunden Kindern und Jugendlichen kommt es häufig zu einer akuten Pharyngitis und Tonsillitis. Die Gaumen- und Rachenmandeln befinden sich an einer Stelle, wo viele Antigene eintreten, die über die Luft oder Nahrungsmittel verbreitet werden. Sie verhindern eine Besiedlung mit Bakterien und bilden Antikörper und sind sowohl für die lokale als auch für die systemische Immunität von Bedeutung. Daher gelten sie oft als Frontlinie der Abwehr gegen Atemwegsinfektionen.[694, 695]

Die westliche Sicht

Die meisten Fälle von Pharyngitis werden durch Viren wie etwa Rhinoviren, Adenoviren, das Epstein-Barr-Virus (Mononukleose) oder das Influenza-A- oder -B-Virus ausgelöst.[696, 697] Kleinkinder erkranken häufig, während Jugendliche zwei- bis viermal im Jahr eine Infektion im Nasenrachenraum haben.[698] Zu einer bakteriellen Pharyngitis kommt es, wenn sich die Keime an die Schleimhaut anheften und sie besiedeln. Wie stark die Schädigung durch die Pathogene ist, hängt vom Immunsystem des Wirts ab. Bei einem Gesunden treten nur leichte Ödeme oder Schwellungen auf.[699] Das wichtigste bakterielle Agens sind beta-hämolysierende Streptokokken der Gruppe A (GABHS), die bei Kinder für fünf[700] bis 20[701, 702] und bis zu 35 Prozent aller Fälle verantwortlich ist.[703–706] Selbst während der Hauptsaison für Streptokokken-Infektionen, Winter und Frühlingsanfang,[696] treten sie nur in weniger als 40 Prozent der Pharyngitis-Fälle auf.[707] Beta-hämolysierende Streptokokken der Gruppe A kommen vor allem bei Kindern im Alter von fünf bis 15 Jahren vor.[696] Das klinische Erscheinungsbild der GABHS besteht aus einer plötzlich einsetzenden Halsentzündung, Fieber und Schluckbeschwerden.[696, 708] Bei Kindern können auch Kopfschmerzen, Übelkeit, Erbrechen und Bauchschmerzen vorhanden sein.[696, 708] Bei der körperlichen Untersuchung findet man eine Rötung mit oder ohne Exsudat der Schleimhaut im Tonsillen- und Rachenbereich sowie druckschmerzhafte vordere Halslymphknoten.[696, 708] Allerdings zeigen nur etwa 15–30 Prozent der Kinder die klassischen klinischen Symptome,[708, 670] sodass man eine virale Pharyngitis und eine GABHS klinisch oft nicht voneinander unterscheiden kann.[696] Andere infektiöse Keime, die eine Halsentzündung verursachen, wie Streptokokken aus einer anderen Gruppe als Gruppe A, *Haemophilus influenzae*, *Mycoplasma*, *Chlamydia*, *Neisseria* und *Moraxella catarrhalis* sind selten. Man kann sie von GABHS unterscheiden, weil sie in der Regel mit anderen klinischen Erkrankungen einhergehen.[705, 706, 709]

Weil virale Fälle von Pharyngitis überwiegen, und aufgrund unzuverlässiger klinischer Befunde haben die Infectious Diseases Society of America[696] und die American Academy of Pediatrics Principles on Management of Common Office Infections[710] empfohlen, eine Kultur aus dem Rachenraum anzulegen und/oder einen Schnelltest auf Antigene von Streptokokken der Gruppe A (RADT) zu machen, um GABHS genau diagnostizieren zu können.[700, 703–705, 708] Diese Vorgehensweise ist offenbar kostengünstig und verringert erheblich die Anzahl der vergeblich verschriebenen Antibiotika.[670] Neuere Immuntests und Nukleinsäuretechniken, die entwickelt werden, werden empfindlicher und spezifischer sein.[711]

Westliche Behandlung

Eine virale Pharyngitis ist benigne und hört von selbst wieder auf, sodass man nur die Symptome bekämpfen, aber keine Antibiotika geben muss.[680, 696, 712] Bei einer Tonsillopharyngitis oder Angina mit Streptokokken der Gruppe A ist Penizillin seit den 1950er Jahren das Mittel der Wahl;[700, 708] die American Academy of Pediatrics und die American Heart Association empfehlen es gegenwärtig auch als Primärtherapie.[670]

Eine zehntägige orale oder perenterale Penizillin-Therapie gilt als gleichwertig. Bei Patienten mit einer Penizillinallergie verwendet man Erythromycin.[696, 705, 708, 712] Wenn die Antibiotikatherapie früh einsetzt, dauert die Pharyngitis nicht so lange und die Gefahr einer peritonsillären, retro- und parapharyngealen Abszedierung wird minimiert.[664, 676, 698, 708] Das Hauptziel einer Antibiotika-Therapie bei GABHS-Infektionen besteht allerdings darin, ein rheumatisches Fieber zu verhindern.[670] Seit den 1950er Jahren sind die Fälle von rheumatischem Fieber in den Industrieländern zurückgegangen; heutzutage liegt die Inzidenz bei jährlich etwa 0,5 Fällen pro 100.000 Kindern im schulpflichtigen Alter. In Entwicklungsländern ist sie mit jährlich 100–200 Fällen pro 100.000 Kindern im schulpflichtigen Alter weiterhin endemisch und eine Hauptursache für die kardiovaskuläre Mortalitätsziffer. Die Wahrscheinlichkeit, dass sich aufgrund einer unbehandelten Tonsillopharyngitis ein rheumatisches Fieber entwickelt, beträgt ein Prozent.[701, 702] Augenblicklich geht man davon aus, dass es eine genetisch bedingte Veranlagung gibt,[713] die eine Autoimmunreaktion des Wirts gegenüber GABHS hervorruft.[701, 702] Im größten Teil Europas besteht ein stillschweigendes Übereinkommen, sämtliche Fälle von Pharyngitis und Tonsillitis ohne Identifizierung der verursachenden Pathogene mit Antibiotika zu behandeln.[701, 702]

Aufgrund dieser weitverbreitenden empirischen Pharyngitisbehandlung mit Antibiotika gibt es resistente Bakterien.[699, 705, 670, 709] Bei bis zu 35 Prozent der Kinder kommt es zu einem Rezidiv[676, 699, 704, 670] – besonders häufig bei Kindern unter acht Jahren.[706] Wegen der hohen Versagerquote nach einer Penizillinbehandlung empfehlen einige, nicht ausschließlich Penizillin einzusetzen.[714]

Die Rezidive werden unter anderem auch mit einer mangelnden Compliance bei der Einnahme der Medikamente,[715] einer zusätzlichen Besiedlung mit anderen Organismen sowie einer erneuten Infektion über Familienmitglieder oder Spielkameraden erklärt.[705, 690] Gegenwärtig wird nicht empfohlen, häusliche Kontaktpersonen routinemäßig in die Laboruntersuchung und Behandlung mit einzubeziehen.[696] Die Compliance lässt sich durch eine kürzere Behandlungsdauer mit anderen Antibiotika als Penizillin verbessern, die tendenziell ein breiteres Wirkungsspektrum haben und oft teurer sind,[716] dafür aber geringere Nebenwirkungen für den Magen-Darm-Trakt haben können.[717] Es besteht auch die Sorge, dass Antibiotika die normalen Immunreaktionen unterdrücken, weil sie die normale Flora im Rachenraum zerstören, die, indem sie pathogene Aktivitäten stört und eine Infektion verhindert, als natürlicher Schutz für den Wirt wirkt.[676] Es gibt immer mehr Anhaltspunkte dafür, dass Antibiotika nur einen geringen Einfluss darauf haben, wie lange die Symptome einer Halsentzündung andauern – unabhängig von der Ursache. Komplikationen bei Halsentzündungen sind inzwischen so selten geworden, dass das Risiko von Nebenwirkungen aufgrund der Antibiotika-Therapie größer ist.[718] Bei wiederholt auftretender Pharyngitis die Gaumen- und Rachenmandeln herauszunehmen, bleibt umstritten.[694, 719]

Die chinesische Sicht

Aktuelle Daten zur Akupunktur

Gegenwärtig gibt es kaum Daten über Akupunkturbehandlungen bei einer Pharyngitis.

Vorgehen

Die Diagnosen der chinesische Medizin können sowohl mit einer akuten als auch einer rezidivierenden Pharyngitis nach westlicher Unterteilung in Einklang gebracht werden. Am besten wäre ein integrativer Ansatz mit westlicher Diagnose und chinesischer Therapie: Die Halsuntersuchung und Palpation der Halslymphknoten ist bei Kindern viel einfacher durchzuführen als ihnen nach der chinesischen Methode den Puls zu fühlen und eine Zungendiagnostik zu erstellen. Eine Laboruntersuchung zum Nachweis von GABHS ist ebenfalls wichtig.

Akute Pharyngitis

Wind-Kälte-Invasion

Sie entspricht einer viralen Pharyngitis mit einem negativen Laborbefund für GABHS. Die „leichte Halsentzündung" zeigt an, dass die Invasion das *Yang-Ming*-Stadium zu erreichen beginnt, das den Magen samt seinem Meridian betrifft.

Behandlung

- Zusätzliche Flüssigkeit, um eine Dehydrierung zu verhindern
- Du 16, Gb 20 zur Vertreibung des Windes
- Lu 7, Di 4, Bl 12 zur Vertreibung der Kälte
- Man nimmt Ren 22, Ni 27 als spezifische Punkte zur Behandlung des Rachens dazu.
- *Dazhui*-Punkt, Du 14, gegen Schmerzen oder Fieber
- Nachdem die Infektion abgeklungen ist: Tonisierung des Immunsystems (s. Kap. 10.13)

Wind-Hitze-Invasion

Sie entspricht einer bakteriellen Pharyngitis samt GABHS. Die Wind-Hitze-Invasion oder bakterielle Infektion ist sehr viel virulenter als die Wind-Kälte-Invasion und erreicht schnell die *Qi*-Ebene, was in diesem Fall ein tiefes Eindringen in die *Yang-Ming*-Organe und -Meridiane bedeutet. Man kann eine Antibiotika-Therapie mit einer Akupunkturbehandlung verbinden.

Behandlung

- Zusätzliche Flüssigkeit, um eine Dehydrierung zu verhindern
- Du 16, Gb 20 zur Vertreibung des Windes
- Man nimmt Ren 22, Ni 27 als spezifische Punkte zur Behandlung des Rachens dazu.
- *Dazhui*-Punkt, Du 14, kann gegen Schmerzen[720] oder Fieber verwendet werden.
- Mithilfe des Zwei-Punkte- oder Vier-Punkte-Protokolls vertreibt man die *Yang-Ming*-Hitze im Magen.
  - Tonisierung von Ma 44 und Sedierung von Ma 41
  - Tonisierung von Ma 44, Bl 66 und Sedierung von Ma 41, Dü 5
- Nebenwirkungen von Antibiotika auf den Magen-Darm-Trakt kann man durch eine Stärkung der Milz eindämmen.

Magen-Hitze

Zusätzlich zu den Wind-Invasionen, die eine *Yang-Ming*-Hitze auslösen, vertritt die chinesische Medizin auch die These, dass das brennende Gefühl im Hals durch eine Magen-Hitze hervorgerufen werden kann, die auf dem Verzehr von zu viel energetisch heißen, süßen oder fetten und gebratenen Speisen beruht. Da die westliche Medizin den Zusammenhang zwischen einer Halsentzündung und Ernährung nicht anerkennt, kommt es bei einem negativen Befund für eine Zellkultur zur Diagnose virale Pharyngitis. Ein charakteristisches Merkmal ist, dass diese Kinder oft über Bauchschmerzen klagen, die in zeitlichem Zusammenhang zum Essen stehen können.

Behandlung

- Man sorgt dafür, dass nicht zu viele heiße, süße, fettige und gebratene Speisen gegessen werden.
- Man beseitigt die Magen-Hitze mithilfe des Fünf-Elemente-Vier-Punkte-Protokolls: Tonisierung von Ma 44, Bl 66 und Sedierung von Ma 41, Dü 5.
- Mi 6, Ren 12 zur Stärkung des Magen-*Yin*

Chronische rezidivierende Pharyngitis

Yin-Mangel

Zwei Umstände können dazu führen, dass ein Kind leicht eine chronische Pharyngitis mit *Yin*-Mangel bekommt: pathogene Hitze, die zurückbleibt und sich anhäuft, wenn sie bei akuten Invasionen nicht richtig vertrieben wird, sowie der ständige Verzehr von zu vielen heißen Speisen. Beides kann zu einem chronischen Hitze-Zustand führen, durch den *Yin* aufgezehrt wird. Da alles *Yin* auf dem Nieren-*Yin* beruht, ist, wie gezeigt werden konnte, eine Stärkung von Ni 6 wichtig, um eine rezidivierende Halsentzündung zu therapieren.[721]

Behandlung

- Man sorgt dafür, dass nicht zu viele heiße, süße, fettige und gebratene Speisen gegessen werden.
- Man beseitigt die Magen-Hitze mithilfe des Vier-Punkte-Protokolls.
- Ni 6 zur Stärkung des Nieren-*Yin*
- Mi 6, Ren 12 zur Stärkung des Magen-*Yin*
- Immunprotokoll zur Stärkung der Immunität (s. Kap. 10.13)

Häusliche Behandlung: Man kann den Eltern zeigen, wie sie bei akuten Symptomen Ren 22 und Ni 27 akupressieren und bei einer chronischen wiederkehrenden Pharyngitis über eine Akupressur von Mi 6, Ni 6 das Milz- und Nieren-*Yin* stärken können. Der aktuelle westliche Ansatz sieht zwar keine Behandlung der häuslichen Kontaktpersonen vor, man kann aber vorbeugend eine Akupressur durchführen, da es dabei im Gegensatz zu den Antibiotika keinerlei Bedenken wegen Nebenwirkungen und einem zu häufigen Einsatz gibt (weitere Literatur zu diesem Thema findet man in der Bibliographie).

10.21 Sialorrhö

Bei normalen Kindern kommt es bis zum Alter von etwa sechs Monaten zu einem vermehrten Speichelfluss. Dann sind die Muskelreflexe, die das Schlucken und den Lippenschluss auslösen, stärker entwickelt. Später kann das Zahnen zu einer temporären Sialorrhö führen.[77]

Die westliche Sicht

Schätzungsweise zehn Prozent der Kinder mit neurologischen Störungen wie einer zerebralen Lähmung haben einen pathologisch vermehrten Speichelfluss, der im täglichen Leben stört.[333] Die Pathophysiologie beruht nicht darauf, dass zuviel Speichel gebildet wird, sondern vor allem darauf, dass der Speichel aufgrund einer mangelnden Koordination der Mundmotorik nicht richtig geschluckt wird.[334, 335]

Obwohl das kein ernsthaftes Gesundheitsproblem ist, ist es für Eltern und Pfleger lästig, dauernd Lätzchen und Kleidung wechseln zu müssen, aber auch für die Kinder schwierig, weil sie sich dadurch, dass zu ihren sonstigen Handicaps noch der gesteigerte Speichelfluss hinzukommt, unter Umständen noch mehr sozial ausgegrenzt fühlen.[336] Leichte Fälle werden normalerweise nicht behandelt. Schwerere Fälle versucht man, medikamentös[337] sowie durch verschiedene chirurgische Eingriffe wie eine Verlagerung des Ausführungsganges der Unterkieferspeicheldrüse (Glandula submandibularis)[335] oder die Entfernung dieser Drüse zu beheben.[336, 338]

Die chinesische Sicht

Aktuelle Daten zur Akupunktur

In der chinesischen Medizin kommt die Behandlung der Sialorrhö kaum zur Sprache. Der beste Punkt scheint der Nahpunkt Ma 4[39] zu sein, von dem in neuerer Zeit gezeigt werden konnte, dass er bei der Behandlung von Kindern mit zerebraler Lähmung wirkt, wenn auf ihm ein Magnet so aufgesetzt wird, dass der biologische Südpol (+) zur Haut hin weist.[339]

Behandlung

- Bei überschüssigem Magen-Wasser dämpft man Ma 44.
- Eine Stärkung der Milz kann den Strom und die Zirkulation der Flüssigkeit fördern:
  - Vier-Punkte-Protokoll: Tonisierung von Mi 2, He 8 und Sedierung von Mi 1, Le 1.
  - Zwei-Punkte-Protokoll: Tonisierung von Mi 2 und Sedierung von Mi 1.
- Oder Tonisierung von die Meridiane: man verbindet einen unteren Milz-Punkt, beispielsweise Mi 3 oder Mi 6, auf dem die schwarze Klemme befestigt wird, über ein Ionenpumpenkabel mit Mi 9, auf dem die rote Klemme aufgesetzt wird. Wenn man mit Magneten arbeitet, setzt man den biologischen Nordpol (–) auf Mi 3 oder Mi 6 und den biologischen Südpol (+) auf Mi 9 und verbindet beide, wie bereits beschrieben, mit einem Ionenpumpenkabel.
- Da die Sialorrhö meist bei Kindern mit neurologischen Störungen vorkommt, die einer Nieren-Schwäche entsprechen, könnte eine Stärkung der Niere dazu beitragen, die neurologischen Funktionen zu verbessern: Tonisierung von Ni 7, Lu 8 und Sedierung von Ni 3, Mi 3.
- Eine Zungenakupunktur hat sich bei der Behandlung von schweren Sialorhö-Fällen als nützlich erwiesen; ein erfahrener Akupunkteur kann es damit probieren, bevor über invasive chirurgische Maßnahmen nachgedacht wird.[340]

10.22 Singultus

Die westliche Sicht

Der Schluckauf oder Singultus beruht darauf, dass sich das Zwerchfell und die Atemhilfsmuskulatur beim Einatmen kurzzeitig unwillkürlich stark verkrampfen und kontrahieren, woraufhin es zu einem Verschluss der Stimmritze kommt. Die eingeatmete Luft wird durch den Krampf ruckartig nach unten gedrängt, was zum typischen Schluckaufgeräusch führt.[493, 494] Als chronischen Schluckauf bezeichnet man Singultus-Anfälle, die immer wieder auftreten oder länger als 48 Stunden dauern.[494] Der Schluckauf ist ein physiologischer gastrointestinaler Reflex, der bereits im Mutterleib auftritt[494] und auch bei Kleinkindern offenbar immer noch häufig vorkommt.[493] Zu den möglichen Ursachen gehören ein gastroösophagaler Reflux[494] oder eine Gastrostomie zur künstlichen Ernährung,[495] ein Tracheostoma[494] sowie eine Intubation.[493] Während man allgemein davon ausgeht, dass die physiologische Wirkung des Schluckaufs vernachlässigbar ist,[494] hat man bei nicht intubierten Kleinkindern eine Verlegung der oberen Atemwege[493] und bei Patienten mit einem Tracheostoma[494] und einer Gastrostomie[495] eine respiratorische Alkalose gefunden.

Die meisten akuten Schluckaufanfälle hören von selbst wieder auf. Im Lauf der Jahrhunderte wurden zahlreiche Gegenmittel ins Spiel gebracht, von denen keines als sehr effektiv anzusehen ist.[496] Zu den verschiedenen Hausmitteln gehört etwa, dass man dem Kind rät, seinen Atem so lange wie möglich anzuhalten oder in eine Papiertüte (einen begrenzten Raum) aus- und einzuatmen; beide Mechanismen beruhen auf dem Prinzip, dass sich der CO_2-Partialdruck erhöht und so die Atmung anregt. Chronischen und öfter auftretenden Singultus kann man medikamentös behandeln – meist mit Baclofen.[494, 495] Aggressivere Mittel für Erwachsene wie den Kalziumkanalblocker Nifedipin,[497] eine Blockade des N. phrenicus oder eine mikrovaskuläre Druckentlastung des N. vagus[498] sind für Kinder ungeeignet.

Die chinesische Sicht

In der chinesischen Medizin beruht der Schluckauf auf einem rebellischen Magen-*Qi*, das beim Einatmen den Abstieg des Lungen-*Qi* unterbindet. Zu den verschiedenen Ursachen, die bei Kindern eine Rolle spielen können, gehören eine falsche Essweise und Ernährung, etwa wenn zu schnell gegessen wird[499] oder zu viel kalte und rohe Nahrungsmittel verzehrt werden,[499, 500] ein Stau des Leber-*Qi* etwa aufgrund psychischer Störungen und längerer Erkrankungen, die dazu führen, dass der mittlere Erwärmer nicht genügend *Qi* hat.[501] Zur Behandlung eines Schluckaufs wurden bereits Körperpunkte[39, 499–501] Ohrpunkte[502–504] sowie andere Mikrosystempunkte[505, 506] akupunktiert.

Behandlung

Da Kinder bei akuten Singultus-Anfälle normalerweise nicht in die Praxis kommen, kann man den Eltern zeigen, wie sie bei einem Anfall an Körperpunkten eine Akupressur durchführen können. Wenn ein Kind wegen wiederholter oder chronischer Schluckauf-Anfälle in die Praxis kommt, kann man an den Körperpunkten tonisierende Südpol-Magnete und an Ohrpunkten Pellets anbringen.

- Hauptpunkte: Pe 6, Ren 17, Ma 36[39, 500]
- Der „Punkt zur Linderung des Schluckaufs" befindet sich auf der Mitte des hinteren Randes des M. sternocleidomastoideus, wo der N. phrenicus über den M. scalenus anterior verläuft.[499]
- Zu den Hilfspunkten gehören: Ren 14, Di 4[39], Ma 25[501] mittlerer Sifeng, (Zusatzpunkt 29)[507] des Mittelfingers
- Ohrpunkte: *Shenmen*, Nullpunkt, Magen, Singultus-Punkt[502–504]
- In seltenen, schweren Fällen kann man es bei Kindern mit der Nadelung von Di 18 (Futu) als *Yang-Ming*-Punkt[508] oder einer Elektroakupunktur des „Punkts zur Linderung des Schluckaufs" versuchen.[499]

10.23 Windeldermatitis

Zu einem Windelausschlag kann es jederzeit kommen, solange das Kind noch nicht gewohnt ist, auf die Toilette zu gehen. Er tritt in der Regel am häufigsten zwischen dem siebten und zwölften Monat auf.[275] Ein Windelausschlag macht nicht nur dem Baby

Beschwerden, sondern ist auch für die Mutter und Pflegepersonen beunruhigend, da sie sich oft schuldig fühlen und nicht richtig auf das Problem vorbereitet sind.[275]

Die westliche Sicht

Der Ausschlag wird durch Kontakt mit der nassen Windel und eine dadurch hervorgerufene Reizung und Vermehrung von Candida-Spezies verursacht. Er manifestiert sich in der Regel als rote Flecken mit „abgesprengten" Läsionen. Wund gescheuerte Haut kann sekundär zu einer Bakterieninfektion oder Impetigo führen. Sowohl Diarrhö als auch die orale Einnahme von Antibiotika machen den Säugling anfällig für einen Windelausschlag. Die Diarrhö erhöht die Feuchtigkeit und schafft ein gutes Milieu für Sprosspilze; da Antibiotika zu einer Veränderung der normalen bakteriellen Flora führen, können die Sprosspilze überhand nehmen.

Die effektivste Prävention und Behandlung besteht darin, den Windelbereich sauber und trocken zu halten.[275, 276] Im letzten Jahrzehnt sind Anzahl und Schwere der Fälle von Windelausschlag aufgrund einer Reihe von technologischen Neuerungen beim Aufbau und Material der Einwegwindeln zurückgegangen, beispielsweise dank der Entwicklung von Materialien, die die Feuchtigkeit besser aufnehmen können, um den Windelbereich trocken zu halten.[277]

Normalerweise verschreibt man gegen den Candidabefall lokale Salben wie Nystatin. Obwohl die lokale Anwendung von Kortikosteroiden generell kontraindiziert ist,[278] werden sie häufig wegen ihrer entzündungshemmenden Wirkung eingesetzt. Sekundäre bakterielle Impetigo-Läsionen werden mit antibiotikahaltigen Salben behandelt. Eine wichtige Komponente der Behandlung besteht außerdem darin, die Pflegepersonen des Kindes anzuleiten und zu unterstützen.[279]

Die chinesische Sicht

Wie ein Ekzem beruht auch Windelausschlag auf einer generellen Anhäufung von innerer feuchter Hitze auf der Haut. Es gibt augenblicklich keine Befunde über eine Akupunkturbehandlung oder Heilkräutertherapie bei Windelausschlag. Die traditionelle chinesische Medizin empfiehlt, die Hitze und Feuchtigkeit zu beseitigen.

Behandlung

- Der Windelbereich muss trocken gehalten werden.
- Ma 40 beseitigt allgemeine Feuchtigkeit.
- Le 11 beseitigt Hitze.
- Le 8, der Wasserpunkt auf dem Leber-Kanal, dämpft die Hitze im Blut sowie die Hitze im Genitalbereich.
- Ni 6 stärkt das *Yin*.
- Man reduziert den Anteil der energetisch heißen oder Schleim-bildenden Speisen in der Ernährung des Kindes.

- Bei Kindern, die mehrfach Windelausschlag bekommen, kann eine generelle Stärkung der Milz die Feuchtigkeit im Inneren verringern und so einen Rückfall erschweren:
  - Einzelpunkt: Ma 3 oder Mi 6
  - Vier-Punkte-Protokoll: Tonisierung von Mi 2, He 8 und Sedierung von Mi 1, Le 1[38, 242, 244, 273, 274]

10.24 Zystitis

Harnwegsinfektionen (in diesem Abschnitt sind damit nur Harnblasenentzündungen gemeint) sind bei Kindern häufig.[790–792] Etwa fünf Prozent aller Mädchen und 0,5 Prozent aller Jungen haben zwischen ihrer Geburt und dem Ende ihrer Teenagerjahre mindestens einmal eine Harnwegsinfektion. Während Jungen meist im ersten Lebensjahr infiziert werden und anschließend mit zunehmendem Alter immer seltener, bleiben Mädchen bis ins Jugendalter hinein anfällig für diese Erkrankungen.[791]

Bei Kindern bleiben Harnwegsinfektionen häufig unerkannt.[793] Sowohl die Diagnose als auch die Behandlung sind für einen allgemeinen Kinderarzt besonders bei Säuglingen und Kleinkindern eine Herausforderung.

Die westliche Sicht

Die Risikofaktoren für Harnwegsinfektionen ändern sich mit dem Alter der Kinder. Angeborene Anomalien, die eine Obstruktion und einen Reflux verursachen, gehören zu den Hauptfaktoren, die Säuglinge und Kleinkinder für Harnwegsinfektionen prädisponieren. Kinder im schulpflichtigen Alter halten oft den Harn zurück und zögern, besonders wenn sie auf dem Spielplatz sind, das Wasserlassen längere Zeit hinaus. In der Jugend sind oft sexuelle Aktivitäten mit Harnwegsinfektionen verbunden.[794] Eine lokale Verschlechterung des Immunsystems im Harntrakt – etwa in Form des P1-Blutgruppen-Antigens oder einer verstärkten Besiedlung des Urothels – kann ebenfalls zur Ausbildung von Harnwegsinfektionen beitragen.[791]

Der Gesundheitszustand des Kindes insgesamt und seine Abwehrkräfte spielen ebenfalls eine wichtige Rolle für die Schwere der Infektion.[795] Bei Säuglingen im Alter von unter einem Jahr ist die Anzahl der Erstinfektionen am größten.[796] Harnwegsinfektionen bei Säuglingen und Kleinkindern bis zum Alter von zwei Jahren sind aus mehreren Gründen eine besondere Herausforderung für den Kinderarzt: (1) Die Infektionen manifestieren sich in dieser Altersklasse unspezifisch, oft nur als hohes Fieber, das man sich nicht erklären kann,[397] so dass oft eine falsche Diagnose gestellt wird und die Häufigkeit unterschätzt wird.[795, 796] (2) Es ist schwer, von Säuglingen einen reinen Mittelstrahlurin zu bekommen. (3) Die junge Niere ist äußerst anfällig für Infektionen,[797] so dass aus einer frühen Infektion oft schnell eine Pyelonephritis wird.[796] Beschneidung[797, 798] und Stillen[797] scheinen einen gewissen Schutz vor einer Harnwegsinfektion bei Babys zu bieten.

Zu den klassischen Anzeichen und Symptomen für eine Harnblasenentzündung bei älteren Kindern gehören eine Dysurie, ein Brennen oder Schmerzen beim Wasserlassen, eine erhöhte Miktionsfrequenz, nächtliches Wasserlassen, abdominale und suprapubische Schmerzen, Harndrang, trüber (Pyurie) oder blutiger Harn (Hämaturie).[394]

Das Urinary Tract Subcommittee des American Academy of Pediatrics Committee on Quality Improvement empfiehlt, eine Kultur von einer ausreichenden, möglichst ohne Kontamination gewonnenen Urinprobe herzustellen. Bei Kindern unter zwei Jahren sind invasive Verfahren wie das Legen eines transurethraler Blasenkatheter oder eine suprapubische Blasenpunktion erforderlich, um eine nicht kontaminierte Harnprobe zu erhalten.[799] Eine Zahl von über 100.000 Bakterienkolonien spricht für eine Harnwegsinfektion. Der häufigste Erreger bei Kindern ist *Escherichia coli*,[797] das bei ihnen für 90 Prozent aller Ersterkrankungen an akuter Zystitis und für 75 Prozent aller öfter auftretenden Infektionen verantwortlich ist.[394] Die Virulenz von *E. coli* bei Harnwegsinfektionen beruht auf seiner Fähigkeit, an den Epithelzellen der Harnwege und den roten Blutkörperchen zu haften.[394] Andere Darmbakterien wie *Enterobacter*, *Klebsiella* und *Proteus* können ebenfalls Harnwegsinfektionen bei Kindern auslösen. Mädchen im Jugendalter sind anfällig für *Staphylococcus saprophyticus*.[394] Der Unterausschuss empfiehlt darüber hinaus, alle Kinder im Alter von zwei bis 24 Monaten vollständig mit bildgebenden Verfahren wie etwa Ultraschall und Miktionszystourethrographie zu erfassen,[799] um Anomalien feststellen zu können, durch die die Kinder für einen Rückfluss und eine Pyelonephritis prädisponiert sind, und um beurteilen zu können, in wieweit die Niere bei einer Infektion betroffen ist.[795, 800] Es gibt keinen Konsens, welche Kombination von Untersuchungen bei älteren Kindern am besten ist,[798] da ein invasives Verfahren gegenüber der geringen Wahrscheinlichkeit abgewogen werden muss, bei den Kindern eine kongenitale Anomalie zu finden.[791]

Eine sofortige Diagnose und Behandlung sind wichtig, um besonders im ersten Lebensjahr zu verhindern, dass sich aufgrund einer Pyelonephritis Narben bilden.[801] Narben an der Niere gehen bei etwa zehn Prozent der Kinder mit der Ausbildung eines Bluthochdrucks einher und sind für ungefähr 20 Prozent der Kinder im Endstadium einer Nierenerkrankung verantwortlich, die eine Dialyse oder sogar eine Nierentransplantation benötigen.[796, 802] Wie schwer die Narbenbildung an der Niere ist, hängt direkt davon ab, wie lange es bis zur richtigen Diagnose dauert.[803]

Eine akute Infektion kann man mit einer sieben- bis vierzehntägigen Antibiotika-Therapie bekämpfen, falls eine entsprechende klinische Reaktion zu beobachten ist.[799] Es empfiehlt sich, die mikrobiologische Untersuchungen 48–72 Stunden nach Beginn der Behandlung zu wiederholen und eine Woche nach Beendigung der Behandlung eine Nachuntersuchung durchzuführen.[394, 793] Auch eine Prophylaxe ist bei einer Harnwegsinfektion von Kindern wichtig. Kinder, bei denen ein vesikoureteraler Reflux diagnostiziert wurde, werden für drei bis sechs Monate mit einer einmal täglich verabreichten Dosis von Antibiotika behandelt, um einen Rückfall zu verhindern.[394, 797, 802] Kinder mit Anomalien im Urogenitalsystem wie angeborenen Anomalien oder einer obstruktiven urologischen Erkrankung müssen mindestens ein Jahr lang behandelt werden.[394] Kinder mit einem hohen Risiko, etwa Geschwister, sollten auf Reflux hin untersucht werden.[802, 803] Jugendliche sollten über den Zusammenhang zwischen sexuellen Aktivitäten und der Ausbildung einer Harnwegsinfektion aufgeklärt werden.[794]

Ein weiteres pädiatrisches Problem ist die asymptomatische Bakteriurie. Gegenwärtig scheint keine Notwendigkeit zu bestehen, gesunde Säuglinge und Kinder generell auf eine Bakteriurie hin zu testen. Obwohl eine Bakteriurie bei ein bis zwei Prozent aller Kinder auftritt, verschwindet diese Ausscheidung von Bakterien bei symptomlosen Kindern sehr häufig von selbst wieder,[796] und führt an sich nicht zur Zerstörung von Nierenparenchym.[791]

Die chinesische Sicht

Aktuelle Daten zur Akupunktur

Es gibt gegenwärtig keine Daten über Akupunkturbehandlungen bei Harnwegsinfektionen von Kindern. In einer dreiarmigen skandinavischen Studie mit regelrechter Akupunktur, Scheinakupunktur sowie einer unbehandelten Kontrollgruppe stellte sich heraus, dass eine Akupunktur wiederkehrende Infektionen der unteren Harnwege bei erwachsenen Frauen eindeutig verhindern kann.[804]

Wegen der Narbenbildung und der renalen Komplikationen wäre besonders für Säuglinge und Kleinkinder ein integrativer Ansatz bei einer Blasenentzündung wichtig. Dabei sollten sowohl für die Erstellung der endgültigen Diagnose als auch für Nachuntersuchung westliche Laboruntersuchungen erfolgen. In akuten Phasen und als Rezidivprophylaxe kann dann zur Unterstützung der Antibiotika-Theapie eine Akupunktur durchgeführt werden.

Die TCM definiert eine Blasenentzündung vor allem als feuchte Hitze in der Blase. Das kann aufgrund eines akuten Eindringens von feuchter Hitze passieren oder ein chronisch wiederkehrender Zustand sein, der auf eine Milz-Schwäche, Hitze in der Leber und Gallenblase oder einen *Yin*-Mangel in der Niere zurückzuführen ist. Akute Infektionen werden durch eine Kombination von eindringender Hitze und Feuchtigkeit in der Blase hervorgerufen. Aufgrund einer Milz-Schwäche bekommen Kinder leicht chronisch wiederkehrende Infektionen.

Akute Blasenentzündung: Eindringen von feuchter Hitze

Harnkulturen haben gezeigt, dass Blasen-Infektionen durch Bakterien – meist durch *E. coli* – hervorgerufen werden. Bakterielle Infektionen entsprechen in der chinesischen Medizin dem Eindringen einer externen Hitze. Während die Wind-Hitze vor allem in die oberen Teile des Körpers eindringt und Atemprobleme verursacht, stammen die Bakterien, die Harnwegsinfektionen auslösen, aus dem Magen-Darm-Trakt.[394] Da die Harnröhre bei Frauen nahe am Rektum mündet, steigen die Bakterien aus dem Magen-Darm-Trakt in die Harnblase auf und infizieren sie. Bei einer bakteriellen Entzündung steigt die Hitze normalerweise auf, doch durch die Feuchtigkeit wird sie im unteren Erwärmer zurückgehalten. Feuchtigkeit kann leicht von außen in den Körper eindringen, indem sie die Meridiane an den Beinen durchströmt und dann noch oben fließt, um sich in der Blase niederzulassen. Kinder ziehen sich eine externe Feuchtigkeit zu, wenn sie im feuchten Gras sitzen, im Regen unterwegs sind oder an einem Pool sitzen und ihre Füße im Wasser baumeln lassen. Mädchen im Jugendalter sind während ihrer Menstruationsperioden besonders anfällig für eindringende Feuchtigkeit.

Wenn sich in der Blase feuchte Hitze ansammelt, kommt es zu Fehlregulationen der Wasserwege, was zu Symptomen wie häufiges und schmerzhaftes Wasserlassen, Harndrang, Rückenschmerzen und Ruhelosigkeit führt. Die Hitze kann die Blutgefäße in den Harnwegen schädigen und zu einer Hämaturie (Blut im Urin) führen.

Behandlung

Die feuchte Hitze in den Harnwegen blockiert den Fluss des Wassers, so dass man bei der Behandlung aller Blasen-Infektionen die Hitze und Feuchtigkeit aus der Blase vertreiben und die Wasserwege öffnen muss.

- Man erhöht die Flüssigkeitszufuhr und rät dem Kind, seine Blase immer dann zu leeren, wenn es das Gefühl hat, dass sie voll ist.
- Man reduziert die energetisch heißen und Schleim-bildenden Speisen.
- Ma 40 vertreibt Feuchtigkeit.
- Man vertreibt mithilfe des Fünf-Elemente-Vier-Punkte-Protokolls die Hitze aus der Blase: Tonisierung von Bl 66 und Sedierung von Bl 60, Dü 5.
- Ren 3, Bl 28, Mu- und *Shu*-Punkte der Blase, um Hitze und Feuchtigkeit zu vertreiben
- Bl 22, *Shu*-Punkt am Rücken für den Dreifachen Erwärmer, fördert die Umformung von Flüssigkeiten und die Trennung des Klaren vom Trüben im unteren Erwärmer, leitet die Feuchtigkeit aus dem unteren Erwärmer ab.
- Mi 9 leitet feuchte Hitze aus dem unteren Erwärmer ab.
- Bl 63 beendet die Schmerzen im Blasen-Meridian.
- Lu 7, der Punkt des Zusammenfließens auf dem Konzeptionsgefäß, reguliert die Wasserpassage – besonders bei den zur Blase hinunterfließenden Flüssigkeiten.
- Stärkung von die Milz mit Mi 3, einer Tonisierung des Meridians oder dem Fünf-Elemente-Vier-Punkte-Protokoll: Tonisierung von Mi 2, He 8 und Sedierung von Mi 1, Le 1
- Wenn die akute Infektion vorüber ist: Tonisierung des Kindes mithilfe des Immunprotokolls (s. Kap. 10.13)

Chronisch wiederkehrende Blasenentzündung

Qi-Mangel in der Milz

Kinder haben von Natur aus einen *Qi*-Mangel in der Milz. Dieser Mangel kann sich aufgrund mehrerer Faktoren noch verstärken: aufgrund eines ererbten schwachen Vorhimmels-*Qi* in der Milz wie etwa einer starken familiären Veranlagung für einen *Qi*-Mangel in der Milz, aufgrund einer Milz-Schwäche beider Elternteile während der Empfängnis, bei der Mutter während der Schwangerschaft, aufgrund des Verzehrs von zu viel Süßigkeiten, Milchprodukten und fettigen Speisen, aufgrund eines Lebens in feuchter Umgebung sowie aufgrund chronischer Erkrankungen. Durch den *Qi*-Mangel in der Milz sammelt sich Feuchtigkeit an. Chronische Feuchtigkeit schädigt wiederum die Milz. Wenn pathogene

Hitze von außen in den unteren Erwärmer gelangt, vereinigt sich die Feuchtigkeit mit der Hitze und lässt sich häufig als feuchte Hitze im Harnsystem nieder, das dem weiter außen gelegenen *Tai-Yang*-Meridian entspricht. Der Milz sind Emotionen wie Sorgen und Besessenheit sowie übermäßige geistige Aktivitäten zugeordnet. Bei einer gründlichen Anamnese sollten alle Umstände bekannt werden, die zu Sorgen beim Kind führen könnten, ferner eine schulische Überlastung oder ein Mangel an Ruhepausen aufgrund schulischer oder außerschulischer Aktivitäten.

Behandlung

Da sowohl bei akuten als auch bei chronischen Fällen von Harnblasenentzündungen feuchte Hitze in der Blase vorhanden ist, kann man die Akutbehandlung auch bei einer chronischen Zystitis durchführen.

- Keine künstlich gesüßten Speisen
- Mit dem Vier-Punkte-Protokoll tonisiert man die Milz.
- Änderung der Lebensweise, damit das Kind aufgrund der schulischen und anderer Aktivitäten weniger unter Druck steht und möglichst wenig Sorgen hat.

Hitze in Leber und Gallenblase

Dieser Zustand ist bei Babys und ganz kleinen Kindern selten; er tritt häufig bei Kindern in der Holzphase der Entwicklung auf, wenn Leber und Gallenblase anfällig sind. Hitze kann sich in Leber und Gallenblase aus mehreren Gründen ansammeln:

- weil dort etwa aufgrund von früheren Wind-Hitze-Erkrankungen noch pathogene Hitze zurückgeblieben ist.
- weil zu viele Medikamente genommen werden, die in der Leber abgebaut werden.
- weil ein Übermaß an fetthaltigen, gebratenen Speisen verzehrt wurde.
- weil das Kind unter zu vielen Holz-Emotionen wie Frustration, Reizbarkeit und Ärger leidet.

Die meisten Kinder haben aufgrund ihrer konstitutionellen Milz-Schwäche, die durch eine Ernährungs- und Lebensweise, die für die Milz schädlich ist, noch verstärkt wird, einen gewissen Grad an innerer Feuchtigkeit. Überschüssige Hitze in der Leber wird durch die Feuchtigkeit nach unten „gezogen" und schlägt sich in der Blase als feuchte Hitze nieder.

Behandlung

- Behandlung wie bei akuten Harnwegsinfektionen
- Keine fettigen und sauren Speisen
- Le 3 und Le 13, um das Leber-*Qi* zu bewegen
- Man vertreibt mit dem Vier-Punkte-Protokoll die Hitze aus den Leber- und Gallenblasen-Meridianen:
  - Leber-Hitze: Tonisierung von Le 8, Ni 10 und Sedierung von Le 2, He 8; zwei Punkte: Tonisierung von Le 8 und Sedierung von Le 2.

  - Gallenblasen-Hitze: Tonisierung von Gb 43, Bl 66 und Sedierung von Gb 38, Dü 5; zwei Punkte: Tonisierung von Gb 43 und Sedierung von Gb 38.
- Man ändert die Lebensweise, um den Stress zu verringern, der Frustration und Reizbarkeit hervorruft.
- Man reduziert die Medikation, besonders die Einnahme zu vieler freiverkäuflicher Medikamente.
- Stärkung von die Milz.

Nieren-Schwäche

Da die Niere der Ursprung für alles *Yin* und *Yang* im Körper ist und weil Niere und Blase gekoppelte *Yin-Yang*-Organe sind, kann ein *Yin*-Mangel in der Niere leicht zu einem *Yin*-Mangel und einer Ansammlung von Hitze in der Blase führen. Da das Nieren-*Yang* den Harn hält, erhöht sich bei einem entsprechenden Mangel die Frequenz des Wasserlassens. Die Niere entspricht der Emotion Angst. Durch eine gründliche Anamnese muss man sämtliche Umstände aufdecken, die beim Kind Angst auslösen können: etwa Angst, in der Schule zu versagen, Furcht vor häuslichen Konflikten und sogar Gewalt.

In der westlichen Medizin befürchtet man vor allem, dass Säuglinge und Kleinkinder mit kongenitalen Anomalien leicht eine Pyelonephritis bekommen, die zur Narbenbildung an der Niere führen kann; daher werden diese Kinder längere Zeit prophylaktisch mit Antibiotika behandelt. Kongenitale Anomalien sind nach dem Verständnis der chinesischen Medizin auf das Nieren-*Yin*, vor allem einen Essenz- und auch einen *Yang*-Mangel in der Niere zurückzuführen. Man kann mit einer Akupunktur zwar nicht die anatomischen Anomalien korrigieren, die oft einen chirurgischen Eingriff erforderlich machen, die Akupunkturbehandlung kann jedoch das „Umfeld" der Blase soweit verändern, dass sich möglichst wenig feuchte Hitze ansammelt.

Behandlung

- Behandlung wie bei akuten Harnwegsinfektionen
- Keine salzige Speisen
- Stärkung des *Yin* und *Yang* der Niere: Ni 3 stärkt *Yin*, Essenz und *Yang* der Niere.
- Tonisierung der gesamten Niere mit dem Vier-Punkte-Protokoll: Tonisierung von Ni 7, Lu 8 und Sedierung von Ni 3, Mi 3
- Die Umgebung des Kindes wird möglichst angstfrei gestaltet. Falls es viele familiäre Probleme oder andere Faktoren gibt, die das Kind ängstlich machen, ist möglicherweise eine Familien- oder Einzeltherapie erforderlich.

Literatur

1. Antonson D.L. (1994) Abdominal pain. *Gastrointestinal Endoscopy Clinics of North America* 4(1), 1–21.
2. Reynolds S.L. & Jaffe D.M. (1992) Diagnosing abdominal pain in a pediatric emergency department. *Pediatric Emergency Care* 8, 126–128.
3. Ruddy R.M. (1993) Pain-Abdomen. In Fleisher G.R. & Ludwig S. (eds) *Textbook of Pediatric Emergency Medicine*, 3rd edition. Baltimore, Williams & Wilkins, pp 340–347.

4. Crady S.K., Jones J.S., Wyn T. *et al.* (1993) Clinical validity of ultrasound in children with suspected appendicitis. *Annals of Emergency Medicine* 22, 1125–1128.
5. Quillin S.P. & Siegel M.J. (1993) Color Doppler US of children with acute lower abdominal pain. *Radiographics* 13, 1281–1293.
6. Laing F.C. (1992) Ultrasonography of the acute abdomen. *Radiology Clinics of North America* 30, 389–404.
7. Rubin S.Z. & Martin D.J. (1990) Ultrasonography in the management of possible appendicitis in childhood. *Journal of Pediatric Surgery* 25, 737–740.
8. Siegel M.J., Carel C. & Surratt S. (1991) Ultrasonography of acute abdominal pain in children. *Journal of the American Medical Association* 266, 1987–1989.
9. Sivit C.J., Newman K.D., Boenning D.A. *et al.* (1992) Appendicitis: usefulness of ultrasound in a pediatric population. *Radiology* 185, 549–552.
10. Swischuk L.E. (1992) Abdominal pain and anorexia. *Pediatric Emergency Care* 8, 45–46.
11. Zheng X.L., Chen C. & Wu X.Z. (1985) Acupuncture therapy in acute abdomen. *American Journal of Chinese Medicine* 13(1–4), 127–131.
12. Li C.K., Nauck M., Loser C., Folsch U.R. & Creutzfeldt W. (1991) Acupuncture to alleviate pain during colonoscopy. *Deutsche Medizinische Wochenschrift* 116(10), 367–370. [Abstract. Article in German]
13. Ho R.T., Jawan B., Fung S.T., Cheung H.K. & Lee J.H. (1990) Electro-acupuncture and postoperative emesis. *Anaesthesia* 45(4), 327–329.
14. Chu H., Zhao S.Z. & Huang Y.Y. (1987) Application of acupuncture to gastroscopy using a fiberoptic endoscope. *Journal of Traditional Chinese Medicine* 7(4), 279.
15. Cheng Y.Q., Wang Z.Q., Zhang S.Y., Wu J.J. & Wu W.Y. (1984) The use of needling Zusanli in fiberoptic gastroscopy. *Journal of Traditional Chinese Medicine* 4(2), 91–92.
16. Sodipo J.O. & Ogunbiyi T.A. (1981) Acupuncture analgesia for upper gastrointestinal endoscopy: a Lagos experience. *American Journal of Chinese Medicine* 9(2), 171–173.
17. Cahn A.M., Carayon P., Hill C. & Flamant R. (1978) Acupuncture in gastroscopy. *Lancet* 1(8057), 182–183.
18. Belman A.B. (1991) Ureteropelvic junction obstruction as a cause for intermittent abdominal pain in children. *Pediatrics* 88, 1066–1069.
19. Ross A.J. (1994) Intestinal obstruction in the newborn. *Pediatrics in Review* 15, 338–347.
20. Swischuk L.E. (1992) Acute abdomen with right lower quadrant pain. *Pediatric Emergency Care* 8, 241–242.
21. Swischuk L.E. (1994) Sudden onset right side abdominal pain. *Pediatric Emergency Care* 8, 51–53.
22. Axon A.T., Long D.E. & Jones S.C. (1991) Editorial. Abdominal migraine: does it exist? *Journal of Clinical Gastroenterology* 13, 615–616.
23. Mason J.D. (1996) The Evaluation of Acute Abdominal Pain In Children. Gastrointestinal Emergencies, Part I. *Emergency Medicine Clinics of North America* Volume 14 Number 3, 629–643.
24. Singer H.S. (1994) Migraine headaches in children. *Pediatrics in Review* 15, 94–101.
25. Macarthur C., Saunders N. & Feldman W. (1995) *Helicobacter pylori*, gastroduodenal disease, and recurrent abdominal pain in children. *Journal of the American Medical Association* 273, 729–734.
26. Salvi E., Pistilli A., Romiti P., Bedogni G. & Pedrazzoli C. (1983) Duodenal ulcer. Gastroscopic aspects before and after acupuncture treatment. *Minerva Medica* 74(42), 2541–2546. [Abstract. Article in Italian]
27. Boyle T.J. (1997) Recurrent Abdominal Pain: An Update. *Pediatrics in Review* 18, 310–321.
28. Qi Q.H., Xue C.R. & Wang P.Z. (1995) Analysis of treatment in 84 cases of severe pancreatitis. *Zhongguo Zhong Xi Yi Jie He Za Zhi* 15(1), 28–30. [Abstract. Article in Chinese]
29. Ballegaard S., Christophersen S.J., Dawids S.G., Hesse J. & Olsen N.V. (1985) Acupuncture and transcutaneous electric nerve stimulation in the treatment of pain associated with chronic pancreatitis. A randomized study. *Scandinavian Journal of Gastroenterology* 20(10), 1249–1254.
30. Xu Y. (1992) Treatment of acute pain with auricular pellet pressure on ear Shenmen as the main point. *Journal of Traditional Chinese Medicine* 12(2), 114–115.
31. Rothrock S.G., Skeoch G., Rush J.J. *et al.* (1991) Clinical features of misdiagnosed appendicitis in children. *Annals of Emergency Medicine* 20, 45–73.
32. Cobb L.M. & Lelli J.L. (1993) Appendicitis. In Reisdorff E.J., Roberts M.R. & Wiegenstein J.G. (eds) *Pediatric Emergency Medicine.* Philadelphia, WB Saunders, pp 314–321.

33. Harberg F. (1989) The acute abdomen in childhood. *Pediatric Annals* 18, 169–178.
34. Rappaport W.D., Peterson M. & Stanton C. (1989) Factors responsible for the high perforation rate seen in early childhood appendicitis. *American Surgery* 55, 602–605.
35. Rasmussen O. & Hoffman J. (1991) Assessment of the reliability of the symptoms and signs of acute appendicitis. *Journal of the Royal College of Surgeons of Edinburgh (Scotland)* 36, 372–377.
36. Folkman J. & First L.R. (1995) Abdominal pain. Audio-Digest: *Pediatrics* 41(5).
37. Gilchrist B.F., Lobe T.E., Schropp K.P. *et al.* (1992) Is there a role for laparoscopic appendectomy in pediatric surgery? *Journal of Pediatric Surgery* 27, 209–214.
38. Maciocia G. (1994) *The Practice of Chinese Medicine, The Treatment of Diseases with Acupuncture and Chinese Herbs*. London, Churchill Livingstone.
39. Deadman P. & Al-Khafaji M. (1998) *A Manual of Acupuncture*. East Sussex, England, Journal of Chinese Medicine Publications.
40. Levy J.H. & Texidor M.S. (1988) The lack of importance of Lanwei point in the diagnosis of acute appendicitis. *Pain* 33(1), 79–80.
41. Gu Y. (1992) Treatment of acute abdomen by electro-acupuncture – a report of 245 cases. *Journal of Traditional Chinese Medicine* 12(2), 110–113.
42. Fan Y.K. & Zhang C.C. (1983) 20 years' acupuncture in 461 acute appendicitis cases. *Chinese Medicine Journal (England)* 96(7), 491–494.
43. Tang H. & Fu Y.D. (1981) Helium–neon laser irradiation of acupuncture points in treatment of 50 cases of acute appendicitis. *Journal of Traditional Chinese Medicine* 1(1), 43–44.
44. Chen H. (1993) Recent studies on auriculoacupuncture and its mechanism. *Journal of Traditional Chinese Medicine* 13(2), 129–143.
45. Sun P., Li L. & Si M. (1992) Comparison between of acupuncture and epidural anesthesia in appendectomy. *Zhen Ci Yan Jiu* 17(2), 87–89. [Abstract. Article in Chinese]
46. Chen P. & Chen Y. (1990) Clinical approaches to improvement of appendectomy effects under acupuncture anesthesia. *Zhen Ci Yan Jiu* 15(3), 167–169. [Abstract. Article in Chinese]
47. Luks F.I., Yazbeck S., Perreault G. *et al.* (1992) Changes in the presentation of intussusception. *American Journal of Emergency Medicine* 10, 574–576.
48. Losek J.D. (1991) Intussusception and the diagnostic value of testing stool for occult blood. *American Journal of Emergency Medicine* 9, 1.
49. Alford B.A. & McIlhenny J. (1992) The child with acute abdominal pain and vomiting. *Radiology Clinics of North America* 30, 441–453.
50. Bhisitkul D.M., Listernick R., Shkolnik A. *et al.* (1992) Clinical application of ultrasonography in the diagnosis of intussusception. *Journal of Pediatrics* 121, 182–186.
51. Lam A.H. & Firman K. (1992) Value of sonography including color Doppler in the diagnosis and management of long standing intussusception. *Pediatric Radiology* 22, 112–114.
52. Everarts P., Clapuyt P., Claus D. & Ninane J. (1994) The role of ultrasonography in abdominal pain in children in the emergency room. *Journal Belge Radiologie* 77(5), 201–203. [Abstract. Article in French]
53. Ong N.-T. & Beasley D.W. (1990) The leadpoint in intussusception. *Journal of Pediatric Surgery* 25, 640–643.
54. Choong C.K. & Beasley S.W. (1998) Intra-abdominal manifestations of Henoch–Schonlein purpura. *Journal of Pediatric Child Health* 34(5), 405–409.
55. Wan Y.G. & Yu L.Y. (1981) Volvulus of the stomach successfully treated with acupuncture report of 9 cases. *Journal of Traditional Chinese Medicine* 1(1), 39–42.
56. Ross J.H. (1994) Urologic concerns. Audio-Digest: *Pediatrics* 40(1).
57. Qian L.W. & Lin Y.P. (1993) Effect of electroacupuncture at zusanli (S. 36) point in regulating the pylorus peristaltic function. *Zhongguo Zhong Xi Yi Jie He Za Zhi* 13(6), 336–339, 324. [Abstract. Article in Chinese]
58. Singer J. (1996) Acute abdominal conditions that may require surgical intervention. In Strange G.R., Ahrens W., Lelyveld S. *et al.* (eds) *Pediatric Emergency Medicine: A Comprehensive Study Guide*. New York, McGraw-Hill, pp 311–319.
59. Sun Z.F. (1987) Herniorrhaphy under electro-acupuncture anesthesia – a clinical investigation. *Zhen Ci Yan Jiu* 12(2), 94–98. [Article in Chinese. No Abstract]

60. Reif S., Sloven D.G. & Lebenthal E. (1993) Gallstones in children: abdominal pain unrelated to trauma. *Pediatrics in Review* 14, 302–311.
61. Turck D. (1998) Chronic abdominal pain in children. *Rev Prat* 48(4), 369–375. [Abstract. Article in French]
62. Lake A.M. (1999) Chronic abdominal pain in childhood: diagnosis and management. *American Family Physician* 59(7), 1823–1830.
63. Scott R.B. (1994) Recurrent abdominal pain during childhood. *Canadian Family Physician* 40, 539–542, 545–547.
64. Croffie J.M., Fitzgerald J.F. & Chong S.K. (2000) Recurrent abdominal pain in children – a retrospective study of outcome in a group referred to a pediatric gastroenterology practice. *Clinical Pediatrics (Philadelphia)* 39(5), 267–274.
65. Oymar K., Fluge G. & Rosendahl K. (1993) Recurrent abdominal pain. A prospective study of 68 children. *Tidsskrift For Den Norske Laegeforening* 113(20), 2566–2568. [Abstract. Article in Norwegian]
66. Buller H.A. (1997) Problems in diagnosis of IBD in children. *Netherlands Journal of Medicine* 50(2), S8–S. 1.
67. Gremse D.A. & Shakoor S. (1993) Symptoms of acid-peptic disease in children. *Southern Medical Journal* 86(9), 997–100.
68. Salky B.A. & Edye M.B. (1998) The role of laparoscopy in the diagnosis and treatment of abdominal pain syndromes. *Surgical Endoscopy* 12(7), 911–914.
69. Hyams J.S. (1999) Functional gastrointestinal disorders. *Current Opinions in Pediatrics* 11(5), 375–378.
70. Thompson W.G., Longstreth G.F., Drossman D.A., Heaton K.W., Irvine E.J. & Muller-Lissner S.A. (1999) Functional bowel disorders and functional abdominal pain. *Gut* 45 Suppl 2, II43–II47.
71. Oberlander T.F. & Rappaport L.A. (1993) Recurrent abdominal pain during childhood. *Pediatrics in Review* 14, 313–323.
72. Forbes D. (1994) Abdominal pain in childhood. *Australian Family Physician* 23(3), 347–348, 351, 354–357.
73. Silverberg M. (1991) Chronic abdominal pain in adolescents. *Pediatric Annals* 20(4), 179–185.
74. Krowchuk D.P. (2000) Managing acne in adolescents. *Pediatric Clinics of North America* 47(4), 841–857.
75. Krowchuk D.P. (2000) Treating acne. A practical guide. *Medical Clinics of North America* 84(4), 811–828.
76. Goodman G.J. (2001) Post-acne scarring, a short review of its pathophysiology. *Australian Journal of Dermatology* 42(2), 84–90.
77. Nelson W.E. *et al.* (eds) (1996) *Nelson's Textbook of Pediatrics*, 15th edition. Philadelphia, WB Saunders, Co.
78. Jacob C.I., Dover J.S. & Kaminer M.S. (2001) Acne scarring: a classification system and review of treatment options. *Journal of the American Academy of Dermatology* 45(1), 109–117.
79. Fyrand O. (1997) Treatment of acne. *Tidsskrift For Den Norske Laegeforening* 117(20), 2985–2987. [Abstract. Article in Norwegian]
80. Usatine R.P. & Quan M.A. (2000) Pearls in the management of acne: an advanced approach. *Primary Care* 27(2), 289–308.
81. Shalita A.R. (1998) Clinical aspects of acne. *Dermatology* 196(1), 93–94.
82. Xu Y. (1990) Treatment of facial skin diseases with acupuncture. *Journal of Traditional Chinese Medicine* 10(1), 22–25.
83. Dai G.Q. (1997) Advances in the acupuncture treatment of acne. *Journal of Traditional Chinese Medicine* 17(1), 65–72.
84. Liu J. (1993) Treatment of adolescent acne with acupuncture. *Journal of Traditional Chinese Medicine* 13(3), 187–188.
85. Oleson T.D. (1992) *Auriculotherapy Manual, Chinese and Western Systems of Ear Acupuncture.* Los Angeles, Health Care Alternatives.
86. Werner H.A. (2001) Status asthmaticus in children: a review. *Chest* 119(6), 1913–1929.
87. National Center for Health Statistics (1990) Asthma – United States, 1980–1987. *MMWR Morbidity and Mortality Weekly Report* 39, 493–497.
88. Warner J.O. (1999) Worldwide variations in the prevalence of atopic symptoms: what does it all mean? *Thorax* 54, S. 6–S. 1.
89. Asthma mortality and hospitalization among children and young adults – United States, 1980–1993. *Morbidity and Mortality Weekly Report* 1996; 45, 350–353.

90. Sly R.M. (1999) Changing prevalence of allergic rhinitis and asthma. *Annals of Allergy, Asthma, and Immunology* 82, 233–248.
91. Blessing-Moore J. Asthma affects all age groups but requires special consideration in the pediatric age group especially in children less than five years of age. *Journal of Asthma* 31(6), 415–418.
92. Neville R.G., McCowan C., Hoskins G. & Thomas G. (2001) Cross-sectional observations on the natural history of asthma. *British Journal of General Practice* 51(466), 361–365.
93. Asthma–United States, 1980–1987. *Morbidity and Mortality Weekly Report* 1990; 39, 493–497.
94. Mannino D.M., Homa D.M., Pertowski C.A. *et al.* (1998) Surveillance for asthma – United States, 1960–1995. *Morbidity and Mortality Weekly Report CDC Surveillance* 47, 1–27.
95. Crane J., Pearce N., Flatt A. *et al.* (1989) Prescribed fenoterol and death from asthma in New Zealand, 1981–83: case control study. *Lancet* 1, 917–922.
96. Spitzer W.O., Suissa S., Ernst P. *et al.* (1992) The use of β-agonists and the risk of death and near death from asthma. *New England Journal of Medicine* 326, 501–506.
97. Chung K.F. (1999) Non-invasive biomarkers of asthma. *Pediatric Pulmonology Supplement* 18, 41–44.
98. Gaston B. (1998) Managing asthmatic airway inflammation: what is the role of expired nitric oxide measurement? *Current Problems in Pediatrics* 28, 245–252.
99. Szefler S.J. & Nelson H.S. (1998) Alternative agents for anti-inflammatory treatment of asthma. *Journal of Allergy and Clinical Immunology* 102(4 Pt 2), S. 3–S. 5.
100. Weisberg S.C. (2000) Pharmacotherapy of asthma in children, with special reference to leukotriene receptor antagonists. *Pediatric Pulmonology* 29(1), 46–61.
101. Kemp J.P. (2000) Role of leukotriene receptor antagonists in pediatric asthma. *Pediatric Pulmonology* 30(2), 177–182.
102. Larsen G.L. (2001) Differences between adult and childhood asthma. *Dis Mon* 47(1), 34–44.
103. Martinez F.D. (2001) Links between pediatric and adult asthma. *Journal of Allergy and Clinical Immunology* 107(5 Suppl), 449S–455S.
104. Bisgaard H. (2001) Pathophysiology of the cysteinyl leukotrienes and effects of leukotriene receptor antagonists in asthma. *Allergy* 56(S. 6), 7–11.
105. Laitinen L.A., Heino M., Laitinen A. *et al.* (1985) Damage of airway epithelium and bronchial reactivity in patients with asthma. *American Review of Respiratory Diseases* 131, 599–606.
106. Platts-Mills T.A., Rakes G. & Heymann P.W. (2000) The relevance of allergen exposure to the development of asthma in childhood. *Journal of Allergy and Clinical Immunology* 105(2 pt 2), 503–508.
107. Pilotto L.S., Smith B.J., Nitschke M. *et al.* (1999) Industry, air quality, cigarette smoke and rates of respiratory illness in Port Adelaide. *Australia and New Zealand Journal of Public Health* 23, 657–660.
108. Wahlgren D.R., Hovell M.F., Meltzer E.O. *et al.* (2000) Involuntary smoking and asthma. *Current Opinion in Pulmonary Medicine* 6, 31–36.
109. Avital A., Springer C., Bar-Yishay E. *et al.* (1995) Adenosine, methacholine, and exercise challenges in children with asthma or paediatric chronic obstructive pulmonary disease. *Thorax* 50, 511–516. [Abstract.]
110. Vamos M. & Kolbe J. (1999) Psychological factors in severe chronic asthma. *Australian and New Zealand Journal of Psychiatry* 33, 538–544.
111. Dubus J.C., Bosdure E., Mates M. & Mely L. (2001) Virus and respiratory allergy in children. *Allergy and Immunology (Paris)* 33(2), 78–81. [Abstract. Article in French]
112. Cohen N.H., Eigen H. & Shaughnessy T.E. (1997) Status asthmaticus. *Critical Care Clinic* 13, 459–476.
113. Helfaer M.A., Nichols D.G. & Rogers M.C. (1996) Lower airway disease: bronchiolitis and asthma. In Rogers M., Nichols D. (eds) *Textbook of Pediatric Intensive Care*, 3rd edition. Baltimore, Williams & Wilkins, pp 127–164.
114. Woodcock A. & Custovic A. (2000) Allergen avoidance: does it work? *British Medical Bulletin* 56(4), 1071–1086.
115. Bibi H., Shoychet E., Shoseyov D., Armoni M., Chai E. & Ater D. (1999) Evaluation of asthmatic children presenting at emergency rooms. *Harefuah* 137(9), 383–387, 430. [Abstract. Article in Hebrew]
116. Johnston S.L. (1999) The role of viral and atypical bacterial pathogens in asthma pathogenesis. *Pediatric Pulmonology* Suppl 18, 141–143.
117. Laurie S. & Khan D. (2001) Inhaled corticosteroids as first-line therapy for asthma. Why they work – and what the guidelines and evidence suggest. *Postgraduate Medicine* 109(5), 44–46, 49–52, 55–56.

118. Chipps B.E. & Chipps D.R. (2001) A review of the role of inhaled corticosteroids in the treatment of acute asthma. *Clinical Pediatrics (Philadelphia)* 40(4), 185–189.
119. Zorc J.J. & Pawlowski N.A. (2000) Prevention of asthma morbidity: recent advances. *Current Opinions in Pediatrics* 12(5), 438–443.
120. Skoner D.P. (2001) Management and treatment of pediatric asthma: update. *Allergy Asthma Proceedings* 22(2), 71–74.
121. Chen K., Li S., Shi Z., Liu S. & Zhao L. (2000) Two hundred and seventeen cases of winter diseases treated with acupoint stimulation in summer. *Journal of Traditional Chinese Medicine* 20(3), 198–201.
122. Personal observation. (1999) TCM Pediatric Ward, Xinhua Hospital, Shanghai, China.
123. Yan S. (1998) 14 cases of child bronchial asthma treated by auricular plaster and meridian instrument. *Journal of Traditional Chinese Medicine* 18(3), 202–204.
124. Hossri C.M. (1976) The treatment of asthma in children through acupuncture massage. *Journal of the American Society of Psychosomatic Dentistry and Medicine* 23(1), 3–16.
125. Haidvogl M. (1990) Alternative treatment possibilities of atopic diseases. *Padiatric Pädologie* 25(6), 389–396. [Abstract. Article in German]
126. Fung K.P., Chow O.K. & So S.Y. (1986) Attenuation of exercise-induced asthma by acupuncture. *Lancet* 2(8521–22), 1419–1422.
127. Yu D.Y. & Lee S.P. (1976) Effect of acupuncture on bronchial asthma. *Clinical Science and Molecular Medicine* 51(5), 503–509.
128. Zhou R.L. & Zhang J.C. (1997) An analysis of combined desensitizing acupoints therapy in 419 cases of allergic rhinitis accompanying asthma. *Zhongguo Zhong Xi Yi Jie He Za Zhi* 17(10), 587–589. [Article in Chinese]
129. Chen L.L., Li A.S. & Tao J.N. (1996) Clinical and experimental studies on preventing and treating anaphylactic asthma with Zusanli point immunotherapy. *Zhongguo Zhong Xi Yi Jie He Za Zhi* 16(12), 709–712. [Article in Chinese]
130. Zang J. (1990) Immediate antiasthmatic effect of acupuncture in 192 cases of bronchial asthma. *Journal of Traditional Chinese Medicine* 10(2), 89–93.
131. Rogers P.A., Schoen A.M. & Limehouse J. (1992) Acupuncture for immune-mediated disorders. Literature review and clinical applications. *Problems in Veterinary Medicine* 4(1), 162–193.
132. Sato T., Yu Y., Guo S.Y., Kasahara T. & Hisamitsu T. (1996) Acupuncture stimulation enhances splenic natural killer cell cytotoxicity in rats. *Japan Journal of Physiology* 46(2), 131–136.
133. Dong L., Yuan D., Fan L., Su L. & Fu Z. (1996) [Effect of HE-NE laser acupuncture on the spleen in rats]. *Zhen Ci Yan Jiu* 21(4), 64–67. [Abstract. Article in Chinese]
134. Sakic B., Kojic L., Jankovic B.D. & Skokljev A. (1989) Electro-acupuncture modifies humoral immune response in the rat. *Acupuncture Electrotherapy Research* 14(2), 115–120.
135. Joos S., Schott C., Zou H., Daniel V. & Martin E. (2000) Immunomodulatory effects of acupuncture in the treatment of allergic asthma: a randomized controlled study. *Journal of Alternative and Complementary Medicine* 6(6), 519–525.
136. Okumura M., Toriizuka K., Iijima K., Haruyama K., Ishino S. & Cyong J.C. (1999) Effects of acupuncture on peripheral T lymphocyte subpopulation and amounts of cerebral catecholamines in mice. *Acupuncture Electrotherapy Research* 24(2), 127–139.
137. Ma Z., Wang Y. & Fan Q. (1992) [The influence of acupuncture on interleukin 2 interferon-natural killer cell regulatory network of kidney-deficiency mice]. *Zhen Ci Yan Jiu.* 17(2), 139–142. [Abstract. Article in Chinese]
138. Yan W.X., Wang J.H. & Chang Q.Q. (1991) [Effect of leu-enkephalin in striatum on modulating cellular immune during electropuncture]. *Sheng Li Xue Bao.* 43(5), 451–456. [Abstract. Article in Chinese]
139. Sato T., Yu Y., Guo S.Y., Kasahara T. & Hisamitsu T. (1996) Acupuncture stimulation enhances splenic natural killer cell cytotoxicity in rats. *Japanese Journal of Physiology* 46(2), 131–136.
140. Petti F., Bangrazi A., Liguori A., Reale G. & Ippoliti F. (1998) Effects of acupuncture on immune response related to opioid-like peptides. *Journal of Traditional Chinese Medicine* 18(1), 55–63.
141. Bianchi M., Jotti E., Sacerdote P. & Panerai A.E. (1991) Traditional acupuncture increases the content of beta-endorphin in immune cells and influences mitogen induced proliferation. *American Journal of Chinese Medicine* 19(2), 101–104.

142. Hu J. (1998) Clinical observation on 25 cases of hormone dependent bronchial asthma treated by acupuncture. *Journal of Traditional Chinese Medicine* 18(1), 27–30.
143. Sun Y. (1995) External approach to the treatment of pediatric asthma. *Journal of Traditional Chinese Medicine* 15(4), 290–291.
144. Shaywitz B.A., Fletcher J.M. & Shaywitz S.E. (1997) Attention-deficit/ hyperactivity disorder. *Advances in Pediatrics* 44, 331–367.
145. Kidd P.M. (2000) Attention deficit/hyperactivity disorder (ADHS) in children: rationale for its integrative management. *Alternative Medicine Review* 5(5), 402–428.
146. Schweitzer J.B., Cummins T.K. & Kant C.A. (2001) Attention-deficit/ hyperactivity disorder. *Medical Clinics of North America* 85(3), 757–777.
147. Richardson A.J. & Ross M.A. (2000) Fatty acid metabolism in neurodevelopmental disorder: a new perspective on associations between attention-deficit/hyperactivity disorder, dyslexia, dyspraxia and the autistic spectrum. *Prostaglandins, Leukotrienes and Essential Fatty Acids* 63(1–2), 1–9.
148. Schneider S.C. & Tan G. (1997) Attention-deficit hyperactivity disorder. In pursuit of diagnostic accuracy. *Postgraduate Medicine* 101(4), 231–232, 235–240.
149. Modigh K., Berggren U. & Sehlin S. (1998) High risk for children with DAMP/ADHS to become addicts later in life. *Lakartidningen* 95(47), 5316–5319. [Article in Swedish]
150. Arnold L.E. (1996) Sex differences in ADHS: conference summary. *Journal of Abnormal Child Psychology* 24(5), 555–569.
151. Shelley-Tremblay J.F. & Rosen L.A. (1996) Attention deficit hyperactivity disorder: an evolutionary perspective. *Journal of Genetic Psychology* 157(4), 443–453.
152. Bradley J.D. & Golden C.J. (2001) Biological contributions to the presentation and understanding of attention-deficit/hyperactivity disorder: a review. *Clinical Psychology Review* 21(6), 907–929.
153. Biederman J. (1998) Attention-deficit/hyperactivity disorder: a life-span perspective. *Journal of Clinical Psychiatry* 59 Suppl 7, 4–16.
154. Taylor M.A. (1999) Attention-deficit hyperactivity disorder on the frontlines: management in the primary care office. *Comprehensive Therapy* 25(6–7), 313–325.
155. Hechtman L. (2000) Assessment and diagnosis of attention-deficit/ hyperactivity disorder. *Child and Adolescent Psychiatric Clinics of North America* 9(3), 481–498.
156. Faraone S.V., Biederman J., Spencer T., Wilens T., Seidman L.J., Mick E. & Doyle A.E. (2000) Attention-deficit/ hyperactivity disorder in adults: an overview. *Biological Psychiatry* 48(1), 9–20.
157. Zuddas A., Ancilletta B., Muglia P. & Cianchetti C. (2000) Attention-deficit/hyperactivity disorder: a neuropsychiatric disorder with childhood onset. *European Journal of Paediatric Neurology* 4(2), 53–62.
158. Williams C., Wright B. & Partridge I. (1999) Attention deficit hyperactivity disorder – a review. *British Journal for the General Practitioner* 49(444), 563–571.
159. Buitelaar J.K. & Kooij J.J. (2000) Attention deficit hyperactivity disorder (ADHS): etiology, diagnosis and treatment. *Nederlands Tijdschrift voor Geneeskunde* 2, 144(36), 1716–1723. [Abstract. Article in Dutch]
160. Denney C.B. (2001) Stimulant effects in attention deficit hyperactivity disorder: theoretical and empirical issues. *Journal of Clinical Child Psychology* 30(1), 98–109.
161. Eisenberg J., Zohar A., Mei-Tal G., Steinberg A., Tartakovsky E., Gritsenko I., Nemanov L. & Ebstein R.P. (2000) A haplotype relative risk study of the dopamine D4 receptor (DRD4) exon III repeat polymorphism and attention deficit hyperactivity disorder (ADHS). *American Journal of Medical Genetics* 96(3), 258–261.
162. Faraone S.V. & Doyle A.E. (2000) Genetic influences on attention deficit hyperactivity disorder. *Current Psychiatry Report* 2(2), 143–146.
163. Levy F., Barr C. & Sunohara G. (1998) Directions of aetiologic research on attention deficit hyperactivity disorder. *Australian and New Zealand Journal of Psychiatry* 32(1), 97–103.
164. Lou H.C. (1996) Etiology and pathogenesis of attention-deficit hyperactivity disorder (ADHS): significance of prematurity and perinatal hypoxic-haemodynamic encephalopathy. *Acta Pediatrica* 85(11), 1266–1271.
165. Mercugliano M. (1999) What is attention-deficit/hyperactivity disorder? *Pediatric Clinics of North America* 46(5), 831–843.
166. Faraone S.V. & Biederman J. (1998) Neurobiology of attention-deficit hyperactivity disorder. *Biological Psychiatry* 44(10), 951–958.

167. Barkley R.A. (1998) *Attention Deficit Hyperactivity Disorder, a Handbook for Diagnosis and Treatment.* New York, The Guilford Press.
168. Baird J., Stevenson J.C. & Williams D.C. (2000) The evolution of ADHS: a disorder of communication? *Quarterly Review of Biology* 75(1), 17–35.
169. Niedermeyer E. & Naidu S.B. (1997) Attention-deficit hyperactivity disorder (ADHS) and frontal-motor cortex disconnection. *Clinical Electroencephalography* 28(3), 130–136.
170. Cameron J. (2000) U.S. temperament researcher. Personal communications.
171. Breakey J. (1997) The role of diet and behaviour in childhood. *Journal of Pediatric Child Health* 33(3), 190–194.
172. Boris M. & Mandel F.S. (1994) Foods and additives are common causes of the attention deficit hyperactive disorder in children. *Annals of Allergy* 72(5), 462–468.
173. Max J.E., Lindgren S.D., Knutson C., Pearson C.S., Ihrig D. & Welborn A. (1998) Child and adolescent traumatic brain injury: correlates of disruptive behaviour disorders. *Brain Injury* 12(1), 41–52.
174. Accardo P. (1999) A rational approach to the medical assessment of the child with attention-deficit/ hyperactivity disorder. *Pediatric Clinics of North America* 46(5), 845–856, v.
175. Blackman J.A. (1999) Attention-deficit/hyperactivity disorder in preschoolers. Does it exist and should we treat it? *Pediatric Clinics of North America* 46(5), 1011–1025.
176. American Psychological Association (1994) *Diagnostic and Statistical Manual of Mental Disorders (DSM–IV)*, 4th edition. Washington, DC, American Psychiatric Press.
177. Pliszka S.R. (2000) Patterns of psychiatric comorbidity with attention-deficit/hyperactivity disorder. *Child and Adolescent Psychiatric Clinics of North America* 9(3), 525–540, vii.
178. Searight H.R., Rottnek F. & Abby S.L. (2001) Conduct disorder: diagnosis and treatment in primary care. *American Family Physician* 63(8), 1579–1588.
179. Faraone S.V. & Biederman J. (1997) Do attention deficit hyperactivity disorder and depression share familial risk factors? *Journal of Nervous and Mental Disorders* 185(9), 533–541.
180. Spencer T., Biederman J. & Wilens T. (1999) Attention-deficit/hyperactivity disorder and comorbidity. *Pediatric Clinics of North America* 46(5), 915–927, vii.
181. Vance A.L. & Luk E.S. (1998) Attention deficit hyperactivity disorder and anxiety: is there an association with neurodevelopmental deficits? *Australian and New Zealand Journal of Psychiatry* 32(5), 650–657.
182. Lorch E.P., Milich R. & Sanchez R.P. (1998) Story comprehension in children with ADHS. *Clinical Child and Family Psychology Review* 1(3), 163–178.
183. Shaywitz B.A., Fletcher J.M. & Shaywitz S.E. (1995) Defining and classifying learning disabilities and attention- deficit/hyperactivity disorder. *Journal of Child Neurology* 10 Suppl 1, S. 0–S. 7.
184. Chermak G.D., Hall J.W. 3rd & Musiek F.E. (1999) Differenzial diagnosis and management of central auditory processing disorder and attention deficit hyperactivity disorder. *Journal of American Academy of Audiology* 10(6), 289–303.
185. Damico J.S., Damico S.K. & Armstrong M.B. (1999) Attention-deficit hyperactivity disorder and communication disorders. Issues and clinical practices. *Child and Adolescent Psychiatric Clinics of North America* 8(1), 37–60, vi.
186. Blondis T.A. (1999) Motor disorders and attention-deficit/hyperactivity disorder. *Pediatric Clinics of North America* 46(5), 899–913, vi–vii.
187. Pineda D., Ardila A., Rosselli M., Cadavid C., Mancheno S. & Mejia S. (1998) Executive dysfunctions in children with attention deficit hyperactivity disorder. *International Journal of Neuroscience* 96(3–4), 177–196. [Colombia.]
188. Janzen T., Graap K., Stephanson S. *et al.* (1995) Differences in baseline EEG measures for ADD and normally achieving preadolescent males. *Biofeedback and Self Regulation* 20(1), 65.
189. Comings D.E. (1993) Serotonin and the biochemical genetics of alcoholism: lessons from studies of attention deficit hyperactivity disorder (ADHS) and Tourette syndrome. *Alcohol* Suppl 2, 237–241.
190. Stratton J. & Gailfus D. (1998) A new approach to substance abuse treatment. Adolescents and adults with ADHS. *Journal of Substance Abuse and Treatment* 15(2), 89–94.
191. DiScala C., Lescohier I., Barthel M. & Li G. (1998) Injuries to children with attention deficit hyperactivity disorder. *Pediatrics* 102(6), 1415–1421.
192. Wilens T.E. & Spencer T.J. (2000) The stimulants revisited. *Child and Adolescent Psychiatric Clinics of North America* 9(3), 573–603, viii.

193. Greenhill L.L. (1992) Pharmacologic treatment of attention deficit hyperactivity disorder, pediatric psychopharmacology. *Psychiatric Clinics of North America* 15, 1.
194. Bennett F.C., Brown R.T., Craver J. & Anderson D. (1999) Stimulant medication for the child with attention- deficit/hyperactivity disorder. *Pediatric Clinics of North America* 46(5), 929–944, vii.
195. Biederman J. *et al.* (1989) A double-blind placebo controlled study of desipramine in the treatment of ADD. I. Efficacy. *Journal of American Academy of Child and Adolescent Psychiatry* 28, 777.
196. Casat C.D., Pleasants D.Z., Schroeder D.h. & Parler D.W. (1989) Bupropion in children with attention deficit disorder. *Psychopharmacology Bulletin* 25(2), 198.
197. Chen S.W. & Vidt D.G. (1989) Patient acceptance of transdermal clonidine: a retrospective review of 25 patients. *Cleveland Clinical Journal of Medicine* 56(10), 21.
198. Dulcan M.K. (1990) Using psychostimulants to treat behavioral disorders of children and adolescents. *Journal of Child and Adolescent Psychopharmacology* 1, 7.
199. Ghuman J.K., Ginsburg G.S., Subramaniam G., Ghuman H.S., Kau A.S. & Riddle M.A. (2001) Psychostimulants in preschool children with attention-deficit/hyperactivity disorder: clinical evidence from a developmental disorders institution. *Journal of American Academy of Child and Adolescent Psychiatry* 40(5), 516–524.
200. Shevell M. & Schreiber R. (1997) Pemoline-associated hepatic failure: a critical analysis of the literature. *Pediatric Neurology* 16(1), 14–16.
201. Kappagoda C., Schell D.N., Hanson R.M. & Hutchins P. (1998) Clonidine overdose in childhood: implications of increased prescribing. *Journal of Pediatric and Child Health* 34(6), 508–512.
202. Connor D.F., Fletcher K.E. & Swanson J.M. (1999) A meta-analysis of clonidine for symptoms of attention-deficit hyperactivity disorder. *Journal of American Academy of Child and Adolescent Psychiatry* 38(12), 1551–1559.
203. Abikoff H. (1991) Cognitive training in ADHS children: less to it than meets the eye. *Journal of Learning Disabilities* 24, 205.
204. Abikoff H. & Gittleman R. (1985) Hyperactive children treated with stimulants: is cognitive training a useful adjunct? *Archives of General Psychiatry* 42, 953.
205. Brown R.T., Wynne M.E. & Medenis R. (1985) Methylphenidate and cognitive therapy: a comparison of treatmet approaches with hyperactive boys. *Journal of Abnormal Child Psychology* 13, 69.
206. Ialongo N.S. *et al.* (1993) The effects of a multimodal intervention with attention deficit hyperactivity disorder children: a 9-month follow-up. *Journal of American Academy of Child and Adolescent Psychiatry* 32(1), 182.
207. Jensen P.S., Hinshaw S.P., Swanson J.M. *et al.* (2001) Findings from the NIMH Multimodal Treatment Study of ADHA (MTA): implications and applications for primary care providers. *Journal of Developmental and Behavioral Pediatrics* 22(1), 60–73.
208. Lawrence J.D., Lawrence D.B. & Carson B.S. (1997) Optimizing ADHS therapy with sustained release methylphenidate. *American Family Physician* 55(5), 1705.
209. Bennett D.S., Power T.J., Rostain A.L. & Carr D.E. (1996) Parent acceptability and feasibility of ADHS intervention, assessment, correlates, and predictive validity. *Journal of Pediatric Psychiatry* 21, 643.
210. Power T.J., Hess L.E. & Bennett D.S. (1995) The acceptability of interventions for attention deficit hyperactivity disorder among elementary and middle school teachers. *Journal of Developmental and Behavioral Pediatrics* 16, 238.
211. Sun Y., Wang Y., Qu X., Wang J., Fang J. & Zhang L. (1994) Clinical observation and treatment of hyperkinesia in children by traditional Chinese medicine. *Journal of Traditional Chinese Medicine* 14(2), 105–109.
212. Zhang H. & Huang J. (1990) Preliminary study of traditional Chinese medicine treatment of minimal brain dysfunction: analysis of 100 cases. *Zhong Xi Yi Jie He Za Zhi* 10(5), 278–279, 260. [Article in Chinese]
213. Arnold L.E. (2001) Alternative treatments for adults with attention-deficit hyperactivity disorder (ADHS). *Annals of New York Academy of Science* 931, 310–341.
214. Loo M., Naeser M.A., Hinshaw S. & Bay R.B. Laser acupuncture treatment for ADHS. NIH grant #1 RO3 MH56009–01.
215. Pinyerd B.J. (1992) Strategies for consoling the infant with colic: fact or fiction? *Journal of Pediatric Nursing* 7(6), 403–411.

216. Barr R.G. (1998) Crying in the first year of life: good news in the midst of distress. *Child Care Health and Development* 24(5), 425–439.
217. Jordan N.B. & Lugo C.E. (1990) Infant Colic. [Abstract. Article in Spanish] *Boletin – Asociacion Medica de Puerto Rico.* 82(7), 302–306.
218. Colon A.R. & DiPalma J.S. (1989) Colic. Removal of cows' milk protein from the diet eliminates colic in 30Prozent of infants. *American Family Physician* 40(6), 122–124.
219. James-Roberts I.S., Conroy S. & Wilsher K. (1996) Bases for maternal perceptions of infant crying and colic behavior. *Archives of Diseases of Children* 75(5), 375–384.
220. Keefe M.R., Kotzer A.M., Froese-Fretz A. & Curtin M. (1996) A longitudinal comparison of irritable and nonirritable infants. *Nursing Research* 45(1), 4–9.
221. Hewson P., Oberklaid F. & Menahem, S. (1987) Infant colic, distress, and crying. *Clinical Pediatrics* 26(92), 69–76.
222. Walker A.M. & Menahem S. (1994) Normal early infant behavior patterns. *Journal of Pediatric and Child Health* 30(3), 260–262.
223. Canivet C., Jakobsson I. & Hagander B. (2000) Infantile colic. Follow-up at four years of age: still more "emotional". *Acta Paediatrica* 89(1), 13–17.
224. Stagnara J., Blanc J.P., Danjou G., Simon-Ghediri M.J. & Durr F. (1997) Clinical data on the diagnosis of colic in infants. Survey in 2773 infants aged 15–119 days. *Archives of Pediatrics* 4(10), 959–966.
225. Lehtonen L., Korvenranta H. & Eerola E. (1994) Intestinal microflora in colicky and noncolicky infants: bacterial cultures and gas-liquid chromatography. *Journal of Pediatric Gastroenterology and Nutrition* 19(3), 310–314.
226. Newman J. (1990) Breastfeeding problems associated with the early introduction of bottles and pacifiers. *Journal of Human Lactation* 6(2), 59–63.
227. Jakobsson I. & Lindberg T. (1978) Cows' milk as a cause of infantile colic in breast-fed infants. *Lancet* 2(8087), 437–439.
228. Jakobsson I. & Lindberg T. (1983) Cows' milk proteins cause infantile colic in breast-fed infants: a double-blind crossover study. *Pediatrics* 71(2), 268–271.
229. Jenkins G.H. (1981) Milk-drinking mothers with colicky babies. *Lancet* 2(8240), 261.
230. Gerrard J.W. (1984) Allergies in breastfed babies to foods ingested by the mother. *Clinical Reviews on Allergy* 2(2), 143–149.
231. Jacobson D. & Melvin N. (1995) A comparison of temperament and maternal bother in infants with and without colic. *Journal of Pediatric Nursing* 10(3), 181–188.
232. Lehtonen L., Korhonen T. & Korvenranta H. (1994) Temperament and sleeping patterns in colicky infants during the first year of life. *Journal of Developmental and Behavioral Pediatrics* 15(6), 416–420.
233. Miller A.R., Barr R.G. & Eaton W.O. (1993) Crying and motor behavior of six-week-old infants and postpartum maternal mood. *Pediatrics* 92(4), 551–558.
234. Crowcroft N.S. & Strachan D.P. (1997) The social origins of infantile colic: questionnaire study covering 76 747 infants. *British Medical Journal* 314(7090), 1325–1328.
235. McKenzie S. (1991) Troublesome crying in infants: effect of advice to reduce stimulation. *Archives of Diseases of Children* 66(12), 1416–1420.
236. Stifter C.A. & Bono M.A. (1998) The effect of infant colic on maternal self-perceptions and mother–infant attachment. *Child Care Health Development* 24(5), 339–351.
237. Menahem S. (1978) The crying baby – why colic? *Australian Family Physician* 7(10), 1262–1266.
238. Pauli-Pott U., Becker K., Mertesacker T. & Beckmann D. (2000) Infants with "colic" – mothers' perspectives on the crying problem. *Journal of Psychosomatic Research* 48(2), 125–132.
239. Levitzky S. & Cooper R. (2000) Infant colic syndrome – maternal fantasies of aggression and infanticide. *Clinical Pediatrics* 39(7), 395–400.
240. Rautava P., Helenius H. & Lehtonen L. (1993) Psychosocial predisposing factors for infantile colic. *British Medical Journal* 307(6904), 600–604.
241. Raiha H., Lehtonen L., Korhonen T. & Korvenranta H. (1997) Family functioning 3 years after infantile colic. *Journal of Developmental and Behavioral Pediatrics* 18(5), 290–294.
242. Cao J. *et al.* (1990) *Essentials of Traditional Chinese Pediatrics*. Beijing, Foreign Language Press.
243. Diagnosis and Treatment of Gynecology and Pediatrics. In *China Zhenjiuology, A Series of Teaching Videotapes*, coproduced by Chinese Medical Audio-Video Organization and Meditalent Enterprises Ltd.

244. Flaws B. (1997) *A Handbook of TCM Pediatrics, A Practitioner's Guide to the Care and Treatment of Common Childhood Diseases.* Denver, Blue Poppy Press.
245. Scott J. (1991) *Acupuncture in the Treatment of Children.* London, Eastland Press.
246. Friedlaender M.H. (1995) A review of the causes and treatment of bacterial and allergic conjunctivitis. *Clinical Therapeutics* 17(5), 800–810, discussion 779.
247. Howes D.S. (1988) The red eye. *Emergency Medical Clinics of North America* 6(1), 43–56.
248. Joss J.D. & Craig T.J. (1999) Seasonal allergic conjunctivitis: overview and treatment update. *Journal of American Osteopathic Association* 99(7 Suppl), S. 3–S. 8.
249. Perdomo de Ponce D., Uribe M. & Wolff I. (1990) Allergic and nonallergic rhinitis: their characterization in a tropical environment. *Investigacion Clinica* 31(3), 129–138. [Abstract. Article in Italian]
250. Nezabudkin S.N., Kachan A.T., Fedoseev G.B. & Gamaiunov K.P. (1992) The reflexotherapy of patients with respiratory allergoses. *Terapterticheskii Arkhiv* 64(1), 64–67. [Article in Russian]
251. Deng S.F. (1985) Treatment and prevention of fulminant red-eye by acupuncture and bloodletting. *Journal of Traditional Chinese Medicine* 5(4), 263–264.
252. Ellis E., Wiseman N. & Boss K. (1991) *Fundamentals of Chinese Acupuncture*, revised edition. Brookline, Paradigm Publications.
253. Maciocia G. (1989) *The Foundations of Chinese Medicine, a Comprehensive Text for Acupuncturists and Herbalists.* London, Churchill Livingstone.
254. Baker S.S., Liptak G.S., Colletti R.B., Croffie J.M., Di Lorenzo C., Ector W. & Nurko S. (1999) Constipation in infants and children: evaluation and treatment. A medical position statement of the North American Society for Pediatric Gastroenterology and Nutrition. *Journal of Pediatric Gastroenterology and Nutrition* 29(5), 612–626.
255. Roy C.C., Silverman A. & Alagille D. (1995) *Pediatric Clinical Gastroenterology*, 4th edition. New York, Mosby.
256. Loening-Baucke V. (1994) Management of chronic constipation in infants and toddlers. *American Family Physician* 49(2), 397–400, 403–406, 411–413.
257. Messina M., Meucci D., Di Maggio G., Garzi A., Lagana C. & Tota G. (2000) Idiopathic constipation in children, 10-year experience. *Pediatria Medica Chirugira* 21(4), 187–191. [Abstract. Article in Italian]
258. Nurko S. (2000) Advances in the management of pediatric constipation. *Current Gastroenterology Reports* 2(3), 234–240.
259. LaFranchi S. (1987) Diagnosis and treatment of hypothyroidism in children. *Comprehensive Therapy* 13(10), 20–30.
260. Hirschman G.H., Rao D.D., Oyemade O. & Chan J.C. (1976) Renal tubular acidosis: practical guides to diagnosis and treatment. *Clinical Pediatrics (Philadelphia)* 15(7), 645–650.
261. Loening-Baucke V. (1996) Encopresis and soiling. *Pediatric Clinics of North America* 43(1), 279–298.
262. Brooks R.C., Copen R.M., Cox D.J., Morris J., Borowitz S. & Sutphen J. (2000) Review of the treatment literature for encopresis, functional constipation, and stool-toileting refusal. *Annals of Behavioral Medicine* 22(3), 260–267.
263. Loening-Baucke V. (1995) Functional constipation. *Seminars in Pediatric Surgery* 4(1), 26–34.
264. Koletzko S. (1993) Constipation in childhood – from the pediatric viewpoint. *Kinderarztliche Praxis* 61(7–8), 245–249. [Abstract. Article in German]
265. Loening-Baucke V. (1994) Constipation in children. *Current Opinion in Pediatrics* 6(5), 556–561.
266. Marty T.L., Seo T., Matlak M.E., Sullivan J.J., Black R.E. & Johnson D.G. (1995) Gastrointestinal function after surgical correction of Hirschsprung's disease: long-term follow-up in 135 patients. *Journal of Pediatric Surgery* 30(5), 655–658.
267. Griffin G.C., Roberts S.D. & Graham G. (1999) How to resolve stool retention in a child. Underwear soiling is not a behavior problem. *Postgraduate Medicine* 105(1), 159–161, 165–166, 172–173.
268. Broide E., Pintov S., Portnoy S., Barg J., Klinowski E. & Scapa E. (2001) Effectiveness of acupuncture for treatment of childhood constipation. *Digestive Diseases and Sciences* 46(6), 1270–1275.
269. Khasaev K.M., Svarich V.G. & Kopylov S.M. (1993) A rehabilitative method for children operated on for Hirschsprung's disease. *Vestnik Khirurgii Imeni II Grekova* 150(1–2), 71–73. [Abstract. Article in Russian]
270. *English-Chinese Encyclopedia of Practical Traditional Chinese Medicine*, volumes 1–14, 1990. Beijing, Higher Education Press.

271. Helms J. (1995) *Acupuncture Energetics, A Clinical Approach for Physicians*. Berkeley, Medical Acupuncture Publishers.
272. Loo M. (1999) Alternative therapies in children. In Spencer *et al. Complementary/Alternative Medicine, An Evidence-Based Approach*. St Louis, Mosby.
273. *Nei Ching, The Yellow Emperor's Classic of Internal Medicine*, translated by Ilza Veith (1949) Berkeley, University of California Press.
274. O'Connor J. & Bensky, D (eds) (1981) *Acupuncture, A Comprehensive Text*. Seattle, Eastland Press.
275. Scowen P. (2000) Nappy rash: let's give mothers more help. *Professional Care of Mother and Child*. 10(1), 26–28, 30.
276. Boiko S. (1999) Treatment of diaper dermatitis. *Dermatology Clinic*. 17(1), 235–240.
277. Odio M. & Friedlander S.F. (2000) Dermatitis and advances in diaper technology. *Current Opinions in Pediatrics*. 12(4), 342–346.
278. Chosidow O., Lebrun-Vignes B. & Bourgault-Villada I. (1999) Local corticosteroid therapy in dermatology. *Presse Medicale* 28(37), 2050–2056. [Abstract. Article in French]
279. Singleton J.K. (1997) Pediatric dermatoses, three common skin disruptions in infancy. *Nurse Practitioner* 22(6), 32–33, 37, 43–44.
280. Northrup R.S. & Flanigan T.P. (1994) Gastroenteritis. *Pediatrics in Review* 15, 461–472.
281. Marbet U.A. (1994) Diagnosis and therapy of diarrhea. *Schweizerische Medizinische Wochenschrift* 124(11), 439–451. [Abstract. Article in German]
282. Guerrant R.L. *et al.* (2001) Practice guidelines for the management of infectious diarrhea. Infectious Diseases Society of America. *Clinical Infectious Diseases* 32, 331–350.
283. Oguz F., Sidal M., Uzel N., Ugur S., Suoglu O., Kartoglu U. & Nezyi O. (1994) The impact of systematic use of oral rehydration therapy on outcome in acute diarrheal disease in children. *Pediatric Emergency Care* 10(6), 326–329.
284. Thompson S.C. (1994) Infectious diarrhoea in children: controlling transmission in the child care setting. *Journal of Pediatric Child Health* 30(3), 210–219.
285. Laney D.W. Jr, & Cohen M.B. (1993) Approach to the pediatric patient with diarrhea. *Gastroenterology Clinics of North America* 22(3), 499–516.
286. Walter J.E. & Mitchell D.K. (2000) Role of astroviruses in childhood diarrhea. *Current Opinion in Pediatrics* 12(3), 275–279.
287. DeWitt T.G. (1989) Acute diarrhea in children. *Pediatrics in Review* 11(1), 6–13.
288. Koutkia P., Mylonakis E. & Flanigan T. (1997) Enterohemorrhagic *Escherichia coli* O157: H7 – an emerging pathogen. *American Family Physician* 56(3), 853–856, 859–861.
289. Trachtman H. & Christen E. (1999) Pathogenesis, treatment, and therapeutic trials in hemolytic uremic syndrome. *Current Opinion in Pediatrics* 11(2), 162–168.
290. Hart C.A., Batt R.M. & Saunders J.R. (1993) Diarrhoea caused by *Escherichia coli*. *Annals of Tropical Pediatrics* 13(2), 121–131.
291. Hjelt K., Paerregaard A. & Krasilnikoff P.A. (1993) Giardiasis in children with chronic diarrhea. Incidence, growth, clinical symptoms and changes in the small intestine. *Ugeskr Laeger* 155(50), 4083–4086. [Abstract. Article in Danish]
292. Liebelt E.L. (1998) Clinical and laboratory evaluation and management of children with vomiting, diarrhea, and dehydration. *Current Opinions in Pediatrics* 10(5), 461–469.
293. Gracey M. (1999) Nutritional effects and management of diarrhoea in infancy. *Acta Pediatria* Suppl 88(430), 110–126.
294. Schmitz J. (1999) Anti-rotavirus vaccinations. *Archives of Pediatrics* 6(9), 979–984. [Abstract. Article in French]
295. Meyers A. (1995) Modern management of acute diarrhea and dehydration in children. *American Family Physician* 51(5), 1103–1118.
296. Roncoroni A.J. Jr, de Cortigianni M.R. & Garcia Damiano M.C. (1989) Cost and effectiveness of fecal culture in the etiologic diagnosis of acute diarrhea. *Boletin de la Oficina Sanitaria Panamericana* 107(5), 381–387. [Abstract. Article in Spanish]
297. de Sousa J.S. (1996) Acute infectious diarrhea in children. *Acta Medica Portuguesa* 9(10–12), 347–352. [Abstract. Article in Portuguese]

298. Bernstein D.I., Glass R.I., Rodgers G. *et al.* (1995) Evaluation of rhesus rotavirus monovalent and tetravalent reassortant vaccines in US children. *Journal of the American Medical Association* 273, 1191–1196.
299. McFarland L.V. (1999) Microecologic approaches for traveler's diarrhea, antibiotic-associated diarrhea, and acute pediatric diarrhea. *Current Gastroenterology Reports* 1(4), 301–307.
300. Paerregaard A., Hjelt K. & Krasilnikoff P.A. (1990) Vitamin B12 and folic acid absorption and hematological status in children with postenteritis enteropathy. *Journal of Pediatrics Gastroenterology and Nutrition* 11(3), 351–355.
301. Stern M. (1989) Secondary carbohydrate and protein intolerances following gastroenteritis. *Monatsschrift fur Kinderheilkde* 137(9), 585–589. [Abstract. Article in German]
302. Davidson G.P. & Robb T.A. (1985) Value of breath hydrogen analysis in management of diarrheal illness in childhood: comparison with duodenal biopsy. *Journal of Pediatric Gastroenterology and Nutrition* 4(3), 381–387.
303. Davidson G.P., Robb T.A. & Kirubakaran C.P. (1984) Bacterial contamination of the small intestine as an important cause of chronic diarrhea and abdominal pain: diagnosis by breath hydrogen test. *Pediatrics* 74(2), 229–235.
304. Fenton T.R., Harries J.T. & Milla P.J. (1983) Disordered small intestinal motility: a rational basis for toddlers' diarrhoea. *Gut* 24(10), 897–903.
305. Hugot J.P. & Cezard J.P. (1998) Diarrhea in children. *Rev Prat* 48(4), 382–388. [Article in French]
306. Mehta D.I. & Blecker U. (1998) Chronic diarrhea in infancy and childhood. *Journal of the Louisiana State Medical Society* 150(9), 419–429.
307. Leung A.K. & Robson W.L. (1996) Evaluating the child with chronic diarrhea. *American Family Physician* 53(2), 635–643.
308. Baldassano R.N. & Liacouras C.A. (1991) Chronic diarrhea. A practical approach for the pediatrician. *Pediatric Clinics of North America* 38(3), 667–686.
309. Rudolph J.A. & Cohen M.B. (1999) New causes and treatments for infectious diarrhea in children. *Current Gastroenterology Reports* 1(3), 238–244.
310. Cervetto J.L., Ramonet M., Nahmod L.H. & Gallardo F. (1987) Giardiasis. Functional, immunological and histological study of the small bowel. Therapeutic trial with a single dose of tinidazole. *Arquives de Gastroenterologia* 24(2), 102–112. [Abstract]
311. Ansaldi N., Villata L., Santini B., Fantino N., Robazza V., Ciervo T., Barbera C., Elia G. & Oderda G. (1987) Irritable bowel syndrome in children. *Pediatria Medica Chirugica* 9(4), 453–459. [Abstract. Article in Italian]
312. Hambidge K.M. (1992) Zinc and diarrhea. *Acta Paediatrica* Suppl 381, 82–86.
313. Poole S.R. (1982) Irritable colon syndrome of infancy. *American Family Physician* 26(3), 127–131.
314. Bonamico M., Culasso F., Colombo C. & Giunta A.M. (1995) Irritable bowel syndrome in children: an Italian multicentre study. Collaborating Centres. *Italian Journal of Gastroenterology* 27(1), 13–20. [Abstract. Article in Italian]
315. Greene H.L. & Ghishan F.K. (1983) Excessive fluid intake as a cause of chronic diarrhea in young children. *Journal of Pediatrics* 102(6), 836–840.
316. Kneepkens C.M. & Hoekstra J.H. (1996) Chronic nonspecific diarrhea of childhood: pathophysiology and management. *Pediatric Clinics of North America*. 43(2), 375–390.
317. Rasquin-Weber A., Hyman P.E., Cucchiara S., Fleisher D.R., Hyams J.S., Milla P.J. & Staiano A. (1999) Childhood functional gastrointestinal disorders. *Gut* 45 Suppl 2, II60–II68. Review.
318. Montes R.G. & Perman J.A. (1991) Lactose intolerance: Pinpointing the source of nonspecific gastrointestinal symptoms. *Postgraduate Medicine* 89, 175–184.
319. Hoekstra J.H., van den Aker J.H., Ghoos Y.F., Hartemink R. & Kneepkens C.M. (1995) Fluid intake and industrial processing in apple juice induced chronic non-specific diarrhoea. *Archives of Diseases of Children* 73(2), 126–130.
320. Dennison B.A. (1996) Fruit juice consumption by infants and children: a review. *Journal of the American College of Nutrition* 15 (5 Suppl), 4S–11S.
321. Smith M.M. & Lifshitz F. (1994) Excess fruit juice consumption as a contributing factor in nonorganic failure to thrive. *Pediatrics* 93(3), 438–443.
322. Ament M.E. (1996) Malabsorption of apple juice and pear nectar in infants and children: clinical implications. *Journal of the American College of Nutrition* 15 (5 Suppl), 26S–29S.

323. Panizon F. (1987) Food allergy and psychosomatic medicine. New frontiers. *Pediatria Medica Chirugica* 9(6), 671–677. [Abstract. Article in Italian]
324. Perlmutter D.h., Leichtner A.M., Goldman H. & Winter H.S. (1985) Chronic diarrhea associated with hypogammaglobulinemia and enteropathy in infants and children. *Digestive Diseases and Sciences* 30(12), 1149–1155.
325. Boehm P., Nassimbeni G. & Ventura A. (1998) Chronic non-specific diarrhoea in childhood: how often is it iatrogenic? *Acta Pediatrica* 87(3), 268–271.
326. Lin Y.C. (1987) Observation of the therapeutic effects of acupuncture treatment in 170 cases of infantile diarrhea. *Journal of Traditional Chinese Medicine* 7(3), 203–204.
327. Feng W.L. (1989) Acupuncture treatment for 30 cases of infantile chronic diarrhea. *Journal of Traditional Chinese Medicine* 9(2), 106–107.
328. Jiang R. (1990) Analgesic effect of acupuncture on acute intestinal colic in 190 cases. *Journal of Traditional Chinese Medicine* 10(1), 20–21.
329. Su Z. (1992) Acupuncture treatment of infantile diarrhea: a report of 1050 cases. *Journal of Traditional Chinese Medicine* 12(2), 120–121.
330. Xu J.H., Lin L.H. & Zhang P.Y. (1996) [Treatment of infantile diarrhea with anisodamine by the injection method of Zu San Li acupuncture points.] *Zhonghua Hu Li Za Zhi* 31(6), 345–346. [Abstract. Article in Chinese]
331. Lin Y., Zhou Z. *et al.* (1993) Clinical and experimental studies on shallow needling technique for treating childhood diarrhea. *Journal of Traditional Chinese Medicine* 13(2), 107–114.
332. Fan, Y.L. (1994) *Chinese Pediatric Massage Therapy, A Parent's and Practitioner's Guide to the Treatment and Prevention of Childhood Disease.* Denver, Blue Poppy Press.
333. O'Dwyer T.P. & Conlon B.J. (1997) The surgical management of drooling – a 15 year follow-up. *Clinical Otolaryngology* 22(3), 284–287.
334. Sochaniwsky A.E., Koheil R.M., Bablich K., Milner M. & Kenny D.J. (1986) Oral motor functioning, frequency of swallowing and drooling in normal children and in children with cerebral palsy. *Archive of Physical Medicine and Rehabilitation* 67(12), 866–874.
335. Lespargot A., Langevin M.F., Muller S. & Guillemont S. (1993) Swallowing disturbances associated with drooling in cerebral-palsied children. *Developmental Medicine and Child Neurology* 35(4), 298–304.
336. Shott S.R., Myer C.M. 3rd & Cotton R.T. (1989) Surgical management of sialorrhea. *Otolaryngology, Head and Neck Surgery* 101(1), 47–50.
337. Talmi Y.P., Finkelstein Y., Zohar Y. & Laurian N. (1988) Reduction of salivary flow with Scopoderm TTS. *Annals of Otorhinolaryngology* 97(2 Pt 1), 128–130.
338. O'Dwyer T.P., Timon C. & Walsh M.A. (1989) Surgical management of drooling in the neurologically damaged child. *Journal of Laryngology and Otology* 103(8), 750–752.
339. Colbert A. (2001) *Magnet Treatments.* 1999 American Academy of Medical Acupuncture (AAMA), and personal communications.
340. Wong V., Sun J.G. & Wong W. (2001) Traditional chinese medicine (tongue acupuncture) in children with drooling problems. *Pediatric Neurology* 25(1), 47–54.
341. Thestrup-Pedersen K. (2000) Clinical aspects of atopic dermatitis. *Clinical Experimental Dermatology* 25(7), 535–543. [Article in Danish]
342. Fennessy M., Coupland S., Popay J. & Naysmith K. (2000) The epidemiology and experience of atopic eczema during childhood: a discussion paper on the implications of current knowledge for health care, public health policy and research. *Journal of Epidemiology and Community Health* 54(8), 581–589.
343. Kay A.B. & Lessof M.H. (1992) Allergy. Conventional and alternative concepts. A report of the Royal College of Physicians Committee on Clinical Immunology and Allergy. *Clinical and Experimental Allergy* 22 Suppl 3, 1–44.
344. Warner J.A. & Warner J.O. (2000) Early life events in allergic sensitisation. *British Medical Bulletin* 56(4), 883–893.
345. Kramer M.S. (2000) Maternal antigen avoidance during lactation for preventing atopic disease in infants of women at high risk. *Cochrane Database Systematic Review* (2), CD000132.
346. Lewis-Jones S. (2001) Atopic dermatitis in childhood. *Hospital Medicine* 62(3), 136–143.
347. Chosidow O., Lebrun-Vignes B. & Bourgault-Villada I. (1999) [Local corticosteroid therapy in dermatology]. *Presse Medicale* 28(37), 2050–2056. [Abstract. Article in French]

348. Lun X. & Rong L. (2000) Twenty-five cases of intractable cutaneous pruritus treated by auricular acupuncture. *Journal of Traditional Chinese Medicine* 20(4), 287–288.
349. Sun Y. & Wang D. (1996) Acupuncture treatment of dermopathies and pediatric diseases. *Journal of Traditional Chinese Medicine* 16(3), 214–217.
350. Lu S. (1993) Acupuncture and moxibustion in the treatment of dermatoses. *Journal of Traditional Chinese Medicine* 13(1), 69–75.
351. Liao S.J. (1988) Acupuncture for poison ivy contact dermatitis. A clinical case report. *Acupuncture Electrotherapy Research* 13(1), 31–39.
352. Caione P., Nappo S., Capozza N., Minni B. & Ferro F. (1994) Primary enuresis in children. Which treatment today. *Minerva Pediatrica* 46(10), 437–443. [Abstract. Article in Italian]
353. Chao S.M., Yap H.K., Tan A., Ong E.K., Murugasu B., Low E.H. & Tan S.P. (1997) Primary monosymptomatic nocturnal enuresis in Singapore – parental perspectives in an Asian community. *Annals of the Academy of Medicine Singapore* 26(2), 179–183.
354. Bhatia M.S., Dhar N.K., Rai S. & Malik S.C. (1990) Enuresis: an analysis of 82 cases. *Indian Journal of Medical Sciences* 44(12), 337–342.
355. Miller K. (1993) Concomitant nonpharmacologic therapy in the treatment of primary nocturnal enuresis. *Clinical Pediatrics (Philadelphia)* Spec No, 32–37.
356. Chiozza M.L. (1997) An update on clinical and therapeutic aspects of nocturnal enuresis. *Pediatria Medica Chirugira* 19(5), 385–390. [Abstract. Article in Italian]
357. Djurhuus J.C. & Rittig S. (1998) Current trends, diagnosis, and treatment of enuresis. *European Urology* 33 Suppl 3, 30–33.
358. Alon U.S. (1995) Nocturnal enuresis. *Pediatric Nephrology* 9(1), 94–103.
359. Schwobel M. & Bodmer C. (1998) Urodynamic studies in the child with urinary incontinence. *Wien Medizinische Wochenschrift* 148(22), 508–510. [Abstract. Article in German]
360. Von Gontard A. & Lehmkuhl G. (1997) Enuresis nocturna – new studies of genetic, pathophysiologie and psychiatric correlations. *Praxis der Kinderpsychologie und Kinderpsychiatrie* 46(10), 709–726. [Abstract. Article in German]
361. Kelleher R.E. (1997) Daytime and nighttime wetting in children: a review of management. *Journal of Social Pediatric Nursing* 2(2), 73–82.
362. MacKeith R. (1969) A frequent factor in the etiology of enuresis. Fear in the third year of life. *Casopis Lekaru Ceskych* 108(2), 36–37. [Article in Czech]
363. Guilleminault C. & Anders T.F. (1976) The pathophysiology of sleep disorders in pediatrics. Part II. Sleep disorders in children. *Advances in Pediatrics* 22, 151–174.
364. Kales A., Soldatos C.R. & Kales J.D. (1987) Sleep disorders: insomnia, sleepwalking, night terrors, nightmares, and enuresis. *Annals of Internal Medicine* 106(4), 582–592.
365. Koff S.A. (1996) Cure of nocturnal enuresis: why isn't desmopressin very effective? *Pediatric Nephrology* 10(5), 667–670.
366. Maizels M., Gandhi K., Keating B. & Rosenbaum D. (1993) Diagnosis and treatment for children who cannot control urination. *Current Problems in Pediatrics* 23(10), 402–450.
367. Djurhuus J.C. (1999) Definitions of subtypes of enuresis. *Scandinavian Journal of Urology and Nephrology, Supplement* 202, 5–7.
368. Brueziere J. (1992) Enuresis. *Annales de Urologie (Paris)* 26(4), 218–224. [Abstract. Article in French]
369. Heiliczer J.D., Canonigo B.B., Bishof N.A. & Moore E.S. (1987) Noncalculi urinary tract disorders secondary to idiopathic hypercalciuria in children. *Pediatric Clinics of North America* 34(3), 711–718.
370. Lettgen B. (1998) Differenzial diagnosis of enuresis nocturna. *Wiener Medizinische Wochenschrift* 148(22), 515–516. [Article in German]
371. Robson W.L. & Leung A.K. (2000) Secondary nocturnal enuresis. *Clinical Pediatrics (Philadelphia)* 39(7), 379–385.
372. Diamond J.M. & Stein J.M. (1983) Enuresis: a new look at stimulant therapy. *Canadian Journal of Psychiatry* 28(5), 395–397.
373. Hjalmas K. (1999) Desmopressin treatment: current status. *Scandinavian Journal of Urology and Nephrology* Supplement 202, 70–72.
374. Kong D.S. (1995) Psychiatric disorders in pre-schoolers. *Singapore Medical Journal* 36(3), 318–321.

375. Hara H. (1994) Diagnosis and drug treatment in hyperactive children. *No To Hattatsu* 26(2), 169–174. [Abstract. Article in Japanese]
376. Eidlitz-Markus T., Shuper A. & Amir J. (2000) Secondary enuresis, post-traumatic stress disorder in children after car accidents. *Israel Medical Association Journal* 2(2), 135–137.
377. Nowak K.C. & Weider D.J. (1998) Pediatric nocturnal enuresis secondary to airway obstruction from cleft palate repair. *Clinical Pediatrics (Philadelphia)* 37(11), 653–657.
378. Warzak W.J. (1993) Psychosocial implications of nocturnal enuresis. *Clinical Pediatrics (Philadelphia)* Spec No, 38–40.
379. Wiener J.M. (1984) Psychopharmacology in childhood disorders. *Psychiatric Clinics of North America* 7(4), 831–843.
380. Roje-Starcevic M. (1990) The treatment of nocturnal enuresis by acupuncture. *Neurologija* 39(3), 179–184. [Abstract. Text in Romanian]
381. Huo J.S. (1988) Treatment of 11 cases of chronic enuresis by acupuncture and massage. *Journal of Traditional Chinese Medicine* 8(3), 195–196.
382. Yang C.P. (1988) Acupuncture of guanyuan (Ren 4) and Baihui (Du 20) in the treatment of 500 cases of enuresis. *Journal of Traditional Chinese Medicine* 8(3), 197.
383. Chen Z. & Chen L. (1991) The treatment of enuresis with scalp acupuncture. *Journal of Traditional Chinese Medicine* 11(1), 29–30.
384. Xu B. (1991) 302 cases of enuresis treated with acupuncture. *Journal of Traditional Chinese Medicine* 11(2), 121–122.
385. Serel T.A., Perk H., Koyuncuoglu H.R., Kosar A., Celik K. & Deniz N. (2001) Acupuncture therapy in the management of persistent primary nocturnal enuresis – preliminary results. *Scandinavican Journal of Urology and Nephrology* 35(1), 40–43.
386. Hu J. (2000) Acupuncture treatment of enuresis. *Journal of Traditional Chinese Medicine* 20(2), 158–160.
387. Bjorkstrom G., Hellstrom A.L. & Andersson S. (2000) Electro-acupuncture in the treatment of children with monosymptomatic nocturnal enuresis. *Scandinavian Journal of Urology and Nephrology* 34(1), 21–26.
388. Capozza N., Creti G., De Gennaro M., Minni B. & Caione P. (1991) The treatment of nocturnal enuresis. A comparative study between desmopressin and acupuncture used alone or in combination. *Minerva Pediatria* 43(9), 577–582. [Abstract. Article in Italian]
389. Tret'iakova E.E. & Komissarov V.I. (1990) Characteristics of the electric activity of the projection areas of the large hemispheres in children with enuresis. *Zhurnal Nevropatologii i Psikhiatrii Imeni S S Korsakova* 90(8), 41–44. [Article in Russian]
390. Minni B., Capozza N., Creti G., De Gennaro M., Caione P. & Bischko J. (1990) Bladder instability and enuresis treated by acupuncture and electro-therapeutics: early urodynamic observations. *Acupuncture Electrotherapy Research* 15(1), 19–25. [Abstract. Article in Italian]
391. Kachan A.T., Trubin M.I., Skoromets A.A. & Shmushkevich A.I. (1993) Acupuncture reflexotherapy of neurogenic bladder dysfunction in children with enuresis. *Zhurnal Nevropatologii i Psikhiatrii Imeni S S Korsakova* 93(5), 40–42. [Abstract. Article in Russian]
392. Tuzuner F., Kecik Y., Ozdemir S. & Canakci N. (1989) Electro-acupuncture in the treatment of enuresis nocturna. *Acupuncture Electrotherapy Research* 14(3–4), 211–215. [Abstract]
393. Bartocci C. & Lucentini M. (1981) Acupuncture and micro-massage in the treatment of idiopathic nocturnal enuresis. *Minerva Medica* 72(33), 2237. [Abstract. Article in Italian]
394. Feigin R.D. & Cherry J.D. (1992) *Textbook of Pediatric Infectious Diseases*, 3rd edition. Philadelphia, WB Saunders Co.
395. Cranston W.I. (1992) Central mechanisms of fever. In Feigin R.D., Cherry J.D. (eds) *Textbook of Pediatric Infectious Diseases*, 3rd edition. Philadelphia, WB Saunders Co.
396. Rajadhyaksha S. & Shah K.N. (2000) Controversies in febrile seizures. *Indian Journal of Pediatrics* 67(1 Suppl), S. 1–S. 9.
397. Bourrillon A. (1999) Management of prolonged fever in infants. *Archives of Pediatrics* 6(3), 330–335. [Abstract. Article in French]
398. Crocetti M., Moghbeli N. & Serwint J. (2001) Fever phobia revisited: have parental misconceptions about fever changed in 20 years? *Pediatrics* 107(6), 1241–1246.
399. McErlean M.A., Bartfield J.M., Kennedy D.A., Gilman E.A., Stram R.L. & Raccio-Robak N. (2001) Home antipyretic use in children brought to the emergency department. *Pediatric Emergency Care* 17(4), 249–251.

400. Li S.F., Lacher B. & Crain E.F. (2000) Acetaminophen and ibuprofen dosing by parents. *Pediatric Emergency Care* 16(6), 394–397.
401. Stamm D. (1994) Paracetamol and other antipyretic analgesics: optimal doses in pediatrics. *Archives of Pediatrics* 1(2), 193–201. [Abstract. Article in French]
402. Plaisance K.I., Kudaravalli S., Wasserman S.S., Levine M.M. & Mackowiak P.A. (2000) Effect of antipyretic therapy on the duration of illness in experimental influenza A, *Shigella sonnei*, and *Rickettsia rickettsii* infections. *Pharmacotherapy* 20(12), 1417–1422.
403. Knudsen F.U. (2001) Febrile convulsions, treatment and prognosis. *Ugeskrift for Laeger* 163(8), 1098–1102. [Abstract. Article in Danish]
404. Fang J.Q., Guo S.Y., Asano K., Yu Y., Kasahara T. & Hisamitsu T. (1998) Antipyretic action of peripheral stimulation with electroacupuncture in rats. *In Vivo* 12(5), 503–510.
405. Rogers P.A., Schoen A.M. & Limehouse J. (1992) Acupuncture for immune-mediated disorders. Literature review and clinical applications. *Problems in Veterinary Medicine* 4(1), 162–193.
406. Nezhentsev M.V. & Aleksandrov S.I. (1992) The problem of fever and its elimination in children. *Eksperimentalnaia I Klinicheskaia Farmakologiia* 55(1), 58–61. [Abstract. Article in Russian]
407. Nezhentsev M.V. & Aleksandrov S.I. (1994) The current concepts of the humoral mechanisms of the analgetic and antipyretic actions of acupuncture (a review of the literature). *Sprava* (3–4), 39–42. [Abstract. Article in Russian]
408. Nezhentsev M. & Aleksandrov S. (1993) Effect of naloxone on the antipyretic action of acupuncture. *Pharmacology* 46(5), 289–293. [Abstract. Article in Russian]
409. Lin M.T., Chandra A., Chen-Yen S.M. & Chern Y.F. (1981) Stimulation of acupuncture loci Chu-Chih (LI-11) and Ho-Ku (LI-4) hypothermia effects and analgesia in normal adults. *Journal of Traditional Chinese Medicine* 9(1), 74–83.
410. Nezhentsev M.V. & Aleksandrov S.I. (1993) Evaluation of the antipyretic action of psychotropic drugs and their effect on the antipyretic effect of acupuncture therapy. *Biulleten Eksperimentalnoi Biologii I Meditsiny* 115(3), 262–264. [Abstract. Article in Russian]
411. Tan D. (1992) Treatment of fever due to exopathic wind-cold by rapid acupuncture. *Journal of Traditional Chinese Medicine* 12(4), 267–271.
412. Kuang X., Liang C., Liang Z., Lu C. & Zhong G. (1992) The effect of acupuncture on rabbits with fever caused by endotoxin. *Ci Yan Jiu* 17(3), 212–216. [Abstract. Article in Chinese]
413. Yu P., Hao X., Zhao R. & Qin M. (1992) Pasting acupoints with Chinese herbs applying in infant acute bronchitis and effect on humoral immune substances. *Zhen Ci Yan Jiu* 17(2), 110–112. [Abstract. Article in Chinese]
414. O'Neill-Murphy K., Liebman M. & Barnsteiner J.H. (2001) Fever education: does it reduce parent fever anxiety? *Pediatric Emergency Care* 17(1), 47–51.
415. Swaiman K. F. (1989) *Pediatric Neurology, Principles and Practice.* St. Louis, Mosby.
416. Szczepanik E. (2000) [Idiopathic headache in children]. *Medycyny Wieku Rozwojowego* 4(2), 185–195. [Abstract. Article in Polish]
417. Cano A. *et al.* (2000) Migraine without aura and migrainous disorder in children; International Headache Society (IHS) and revised IHS criteria. *Cephalalgia* 20(7), 617–620.
418. Winner P., Martinez W., Mate L. & Bello L. (1995) Classification of pediatric migraine: proposed revision to the IHS criteria. *Headache* 35(7), 407–410.
419. Wober-Bingol C., Wober C., Wagner-Ennsgraber C., Karwautz A., Vesely C., Zebenhoizer K. & Geldner J. (1996) IHS criteria for migraine and tension-type headache in children and adolescents. *Headache* 36(4), 231–238.
420. Metsahonkala L. & Sillanpaa M. (1994) Migraine in children – an evaluation of the IHS criteria. *Cephalalgia* 14(4), 285–290.
421. Seshia S.S., Wolstein J.R., Adams C., Booth F.A. & Reggin J.D. (1994) International headache society criteria and childhood headache. *Developmental Medicine Child Neurology* 36(5), 419–428.
422. Sanin L.C., Mathew N.T., Bellmeyer L.R. & Ali S. (1994) The International Headache Society (IHS) headache classification as applied to a headache clinic population. *Cephalalgia* 14(6), 443–446.
423. Burton L.J., Quinn B., Pratt-Cheney J.L. & Pourani M. (1997) Headache etiology in a pediatric emergency department. *Pediatric Emergency Care* 13(1), 1–4.
424. Kan L., Nagelberg J. & Maytal J. (2000) Headaches in a pediatric emergency department: etiology, imaging, and treatment. *Headache* 40(1), 25–29.

425. Wober-Bingol C., Wober C., Karwautz A. *et al.* (1995) Diagnosis of headache in childhood and adolescence: a study in 437 patients. *Cephalalgia* 15(1), 13–21.
426. Abbas A. (1989) Headache. *Practitioner* 233(1473), 1081–1082, 1084.
427. Zebenholzer K., Wober C., Kienbacher C. & Wober-Bingol C. (2000) Migrainous disorder and headache of the tension-type not fulfilling the criteria: a follow-up study in children and adolescents. *Cephalalgia* 20(7), 611–616.
428. Niczyporuk-Turek A. (1997) Factors contributing to so-called idiopathic headaches. *Neurologia i Neurochirugia Polska* 31(5), 895–904. [Abstract. Article in Polish]
429. Gervil M. (1997) Headache in children. *Ugeskrift for Laeger* 159(18), 2680–2685. [Article in Danish]
430. Silberstein S.D. (1990) Twenty questions about headaches in children and adolescents. *Headache* 30(11), 716–724.
431. Lipton R.B., Goadsby P. & Silberstein S.D. (1999) Classification and epidemiology of headache. *Clinical Cornerstone* 1(6), 1–10.
432. Wober C. & Wober-Bingol C. (2000) Clinical management of young patients presenting with headache. *Functional Neurology* 15 Suppl 3, 89–105.
433. Winner P.K. (1997) Headaches in children. When is a complete diagnostic workup indicated? *Postgraduate Medicine* 101(5), 81–85, 89–90.
434. Fichtel A. & Larsson B. (2001) Does relaxation treatment have differential effects on migraine and tension-type headache in adolescents? *Headache* 41(3), 290–296.
435. Bischko J.J. (1978) Acupuncture in headache. *Research Clinical Studies in Headache* 5, 72–85.
436. Melchart D., Linde K., Fischer P., Berman B., White A., Vickers A. & Allais G. (2001) Acupuncture for idiopathic headache (Cochrane Review). *Cochrane Database* 1, CD001218.
437. Dowson D.I., Lewith G.T. & Machin D. (1985) The effects of acupuncture versus placebo in the treatment of headache. *Pain* 21(1), 35–42.
438. Loh L., Nathan P.W., Schott G.D. & Zilkha K.J. (1984) Acupuncture versus medical treatment for migraine and muscle tension headaches. *Journal of Neurology, Neurosurgery, and Psychiatry* 47(4), 333–337.
439. Vesnina V.A. (1980) Current methods of migraine reflexotherapy. *Zhurnal Nevropatologii i Psikhiatrii Imeni SS Korsakova* 80(5), 703–709. [Article in Russian]
440. White A.R., Resch K.L., Chan J.C., Norris C.D., Modi S.K., Patel J.N. & Ernst E. (2000) Acupuncture for episodic tension-type headache: a multicentre randomized controlled trial. *Cephalalgia* 20(7), 632–637.
441. Tavola T., Gala C., Conte G. & Invernizzi G. (1992) Traditional Chinese acupuncture in tension-type headache: a controlled study. *Pain* 48(3), 325–329.
442. Wright M.S. (1995) Update on pediatric trauma care. *Current Opinion in Pediatrics* 7(3), 292–296.
443. Savitsky E.A. & Votey S.R. (2000) Current controversies in the management of minor pediatric head injuries. *American Journal of Emergency Medicine* 18(1), 96–101.
444. Mitchell K.A., Fallat M.E., Raque G.H., Hardwick V.G., Groff D.B. & Nagaraj H.S. (1994) Evaluation of minor head injury in children. *Journal of Pediatric Surgery* 29(7), 851–854.
445. Reece R.M. & Sege R. (2000) Childhood head injuries: accidental or inflicted? *Archives of Pediatric and Adolescent Medicine* 154(1), 11–15.
446. Gruskin K.D. & Schutzman S.A. (1999) Head trauma in children younger than 2 years: are there predictors for complications? *Archives of Pediatric and Adolescent Medicine* 153(1), 15–20.
447. Vera M., Fleisher G.R., Barnes P.D., Bjornson B.H., Allred E.N. & Goldmann D.A. (1993) Computed tomography imaging in children with head trauma: utilization and appropriateness from a quality improvement perspective. *Infection Control and Hospital Epidemiology* 14(8), 491–499.
448. Gallai V., Sarchielli P., Carboni F., Benedetti P., Mastropaolo C. & Puca F. (1995) Applicability of the 1988 IHS criteria to headache patients under the age of 18 years attending 21 Italian headache clinics. Juvenile Headache Collaborative Study Group. *Headache* 35(3), 146–153.
449. Annequin D., Dumas C., Tourniaire B. & Massiou H. (2000) [Migraine and chronic headache in children]. *Revue Neurologique (Paris)* 156, 4S68–4S74. [Abstract. Article in French]
450. Annequin D., Tourniaire B. & Dumas C. (2000) Migraine, misunderstood pathology in children. *Archives of Pediatrics* 7(9), 985–990. [Abstract. Article in French]
451. Peroutka S.J. (1997) Dopamine and migraine. *Neurology* 49(3), 650–656.
452. Spierings E.L. (2001) Mechanism of migraine and action of antimigraine medications. *Medical Clinics of North America* 85(4), 943–958, vi–vii.

453. Del Zompo M. (2000) Dopaminergic hypersensitivity in migraine: clinical and genetic evidence. *Functional Neurology* 15 Suppl 3, 163–170.
454. Di Piero V., Bruti G., Venturi P., Talamonti F., Biondi M., Di Legge S. & Lenzi G.L. (2001) Aminergic tone correlates of migraine and tension-type headache: a study using the tridimensional personality questionnaire. *Headache* 41(1): 63–71.
455. Markelova V.F., Tauleuv A.M., Belitskaia R.A. & Kozina G.S. (1982) Effect of reflexotherapy on catecholamine excretion in migraine. *Soviet Medicine* (2), 59–63. [Abstract. Article in Russian]
456. Markelova V.F., Vesnina V.A., Malygina S.I. & Dubovskaia L.A. (1984) Changes in blood serotonin levels in patients with migraine headaches before and after a course of reflexotherapy *Zhurnal Nevropatologii Psikhiatrii i Imeni S S Korsakova* 84(9), 1313–1316. [Abstract. Article in Russian]
457. Peroutka S.J. (1998) Beyond monotherapy: rational polytherapy in migraine. *Headache* 38(1), 18–22.
458. Ferrari M.D. (1992) Biochemistry of migraine. *Pathologie Biologie (Paris)* 40(4), 287–292.
459. Mascia A., Afra J. & Schoenen J. (1998) Dopamine and migraine: a review of pharmacological, biochemical, neurophysiological, and therapeutic data. *Cephalalgia* 18(4), 174–182.
460. Fanciullacci M., Alessandri M. & Del Rosso A. (2000) Dopamine involvement in the migraine attack. *Functional Neurology* 15 Suppl 3, 171–181.
461. Barth N., Riegels M., Hebebrand J. & Remschmidt H. (2000) "Cyclic vomiting" in childhood and adolescence. *Zeitschrift fur Kinder- und Jugendpsychiatrie und Psychotherapie* 28(2), 109–117. [Abstract. Article in German]
462. Rashed H., Abell T.L., Familoni B.O. & Cardoso S. (1999) Autonomic function in cyclic vomiting syndrome and classic migraine. *Digestive Diseases and Sciences* 44(8 Suppl), 74S–78S.
463. Guitera V., Gutierrez E., Munoz P., Castillo J. & Pascual J. (2001) Personality changes in chronic daily headache: a study in the general population. *Neurologia* 16(1), 11–16. [Abstract. Article in Spanish]
464. Schafer M.L., Lautenbacher S. & Postberg-Flesch C. (2000) New investigations on the melancholic type personality structure in migraine patients. *Nervenarzt* 71(7), 573–579. [Abstract. Article in German]
465. Hassinger H.J., Semenchuk E.M. & O'Brien W.H. (1999) Appraisal and coping responses to pain and stress in migraine headache sufferers. *Journal of Behavioral Medicine* 22(4), 327–340.
466. Guillem E., Pelissolo A. & Lepine J.P. (1999) Mental disorders and migraine: epidemiologic studies. *Encephale* 25(5), 436–442. [Abstract. Article in French]
467. Lanzi G., Zambrino C.A., Ferrari-Ginevra O., Termine C., D'Arrigo S., Vercelli P., De Silvestri A. & Guglielmino C.R. (2001) Personality traits in childhood and adolescent headache. *Cephalalgia* 21(1), 53–60.
468. Linder S.L. & Winner P. (2001) Pediatric headache. *Medical Clinics of North America.* 85(4), 1037–1053.
469. Riederer P., Tenk H., Werner H., Bischko J., Rett A. & Krisper H. (1975) Manipulation of neurotransmitters by acupuncture (?) (A preliminary communication). *Journal of Neural Transmission* 37(1), 81–94.
470. Pintov S., Lahat E., Alstein M., Vogel Z. & Barg J. (1997) Acupuncture and the opioid system: implications in management of migraine. *Pediatric Neurology* 17(2), 129–133.
471. Yu S., Kuang P., Zhang F. & Liu J. (1995) Anti-inflammatory effects of tianrong acupoint on blood vessels of dura mater. *Journal of Traditional Chinese Medicine* 15(3), 209–213.
472. Duo X. (1999) 100 cases of intractable migraine treated by acupuncture and cupping. *Journal of Traditional Chinese Medicine* 19(3), 205–206.
473. Reilly R. (1994) Acute and prophylactic treatment of migraine. *Nursing Times* 90(29), 35–36.
474. Massiou H. (2000) Prophylactic treatments of migraine. *Revue Neurologique (Paris)* 156 Suppl 4, 4S79–4S86.
475. Hesse J., Mogelvang B. & Simonsen H. (1994) Acupuncture versus metoprolol in migraine prophylaxis: a randomized trial of trigger point inactivation. *Journal of Internal Medicine* 235(5), 451–456.
476. Baischer W. (1995) Acupuncture in migraine: long-term outcome and predicting factors. *Headache* 35(8), 472–474.
477. Gao S., Zhao D. & Xie Y. (1999) A comparative study on the treatment of migraine headache with combined distant and local acupuncture points versus conventional drug therapy. *American Journal of Acupuncture* 27(1–2), 27–30.
478. Vincent C.A. (1989) A controlled trial of the treatment of migraine acupuncture, *Clinical Journal of Pain* 5, 305.

479. Liguori A., Petti F., Bangrazi A., Camaioni D., Guccione G., Pitari G.M., Bianchi A. & Nicoletti W.E. (2000) Comparison of pharmacological treatment versus acupuncture treatment for migraine without aura – analysis of socio-medical parameters. *Journal of Traditional Chinese Medicine* 20(3), 231–240.
480. Johnson G.D. (1998) Medical management of migraine-related dizziness and vertigo. *Laryngoscope* 108(1 Pt 2), 1–28.
481. Baischer W. (1993) Psychological aspects as predicting factors for the indication of acupuncture in migraine patients. *Wiener Klinische Wochenschrift* 105(7), 200–203. Review. [Abstract. Article in German]
482. Chrubasik S., & Kress W. (1995) Value of acupuncture in treatment of migraine. *Anesteziologiia Reanimatologia* 20(6), 150–152. Review. [Abstract. Article in German]
483. Hu J. (1998) Acupuncture treatment of migraine in Germany. *Journal of Traditional Chinese Medicine* 18(2), 99–101.
484. Seiden A.M. & Martin V.T. (2001) Headache and the frontal sinus. *Otolaryngology Clinics of North America* 34(1), 227–241.
485. Diener H.C., Dichgans J., Scholz E., Geiselhart S., Gerber W.D. & Bille A. (1989) Analgesic-induced chronic headache: long-term results of withdrawal therapy. *Journal of Neurology* 236(1), 9–14. [Abstract]
486. Hu J. (1994) Headache. *Journal of Traditional Chinese Medicine* 14(3), 237–240.
487. Gao S., Zhao D. & Xie Y. (1999) A comparative study on the treatment of migraine headache with combined distant and local acupuncture points versus conventional drug therapy. *American Journal of Acupuncture* 27(1–2), 27–30.
488. Zhu Z. & Wang X. (1998) Clinical observation on the therapeutic effects of wrist-ankle acupuncture in treatment of pain of various origins. *Journal of Traditional Chinese Medicine* 18(3), 192–194.
489. Zhang X., Li Y., Ren S., Kuang P., Wu W., Zhang F. & Liu J. (2000) Efficacy and effect of S. 17 therapy on pancreatic polypeptide in vascular and tension-type headache. *Journal of Traditional Chinese Medicine* 20(3), 206–209.
490. Rao X. (2000) Clinical application of Taichong acupoint. *Journal of Traditional Chinese Medicine* 20(1), 38–39, 2000.
491. Lin B. (1991) Treatment of frontal headache with acupuncture on zhongwan – a report of 110 cases. *Journal of Traditional Chinese Medicine* 11(1), 7–8.
492. Liu H. (1998) Illustrative cases treated by the application of the extra point sishencong. *Journal of Traditional Chinese Medicine* 18(2), 111–114.
493. Brouillette R.T., Thach B.T., Abu-Osba Y.K. & Wilson S.L. (1980) Hiccups in infants: characteristics and effects on ventilation. *Journal of Pediatrics* 96(2), 219–225.
494. Federspil P.A. & Zenk J. (1999) Hiccup. *HNO* 47(10), 867–875. [Article in German]
495. Johnson B.R. & Kriel R.L. (1996) Baclofen for chronic hiccups. *Pediatric Neurology* 15(1), 66–67.
496. Lewis J.H. (1985) Hiccups: causes and cures. *Journal of Clinical Gastroenterology* 7(6), 539–552.
497. Lipps D.C., Jabbari B., Mitchell M.H. & Daigh J.D. Jr. (1990) Nifedipine for intractable hiccups. *Neurology* 40(3 Pt 1), 531–532.
498. Johnson D.L. (1993) Intractable hiccups: treatment by microvascular decompression of the vagus nerve. Case Report. *Journal of Neurosurgery* 78(5), 813–816.
499. Yan L.S. (1988) Treatment of persistent hiccupping with electro-acupuncture at "hiccup-relieving" point. *Journal of Traditional Chinese Medicine* 8(1), 29–30.
500. Zhao C.X. (1989) Acupuncture and moxibustion treatment of hiccup. *Journal of Traditional Chinese Medicine* 9(3), 182–183.
501. Cui S. (1992) Clinical application of acupoint tianshu. *Journal of Traditional Chinese Medicine* 12(1), 52–54.
502. Oleson T.D. (1992) *Auriculotherapy Manual, Chinese and Western Systems of Ear Acupuncture.* Los Angeles, Health Care Alternatives.
503. Li X., Yi J. & Qi B. (1990) Treatment of hiccough with auriculo-acupuncture and auriculo-pressure – a report of 85 cases. *Journal of Traditional Chinese Medicine* 10(4), 257–259.
504. Li F., Wang D. & Ma X. (1991) Treatment of hiccoughs with auriculoacupuncture. *Journal of Traditional Chinese Medicine* 11(1), 14–16.
505. Yoo T.W. (1977) *Koryo Hand Acupuncture*, Vol. I. Seoul, Korea, Eum Yang Mek Jin Publishing Co.

506. Schlager A. (1998) Korean hand acupuncture in the treatment of chronic hiccups. *American Journal of Gastroenterology* 93(11), 2312–2313.
507. Qi Y. (1993) Treatment of hiccough with acupuncture on middle sifeng. *Journal of Traditional Chinese Medicine* 13(3), 202.
508. Jiang Y. G. (1986) Clinical applications of point futu. *Journal of Traditional Chinese Medicine* 6(1), 6–8.
509. Herrod H. G. (1997) Follow-up of pediatric patients with recurrent infection and mild serologic immune abnormalities. *Annals of Allergy, Asthma and Immunology* 79(5), 460–464.
510. Gross T. G., Steinbuch M., DeFor T., Shapiro R.S., McGlave P., Ramsay N.K., Wagner J. E. & Filipovich A. H. (1999) B cell lymphoproliferative disorders following hematopoietic stem cell transplantation: risk factors, treatment and outcome. *Bone Marrow Transplant* 23(3), 251–258.
511. Jorissen M. (2000) Differenzial diagnosis of local defense mechanism diseases in ENT. *Acta Otorhinolaryngolia Belgica* 54(3), 413–415.
512. Chandra R.K. (1999) Nutrition and immunology: from the clinic to cellular biology and back again. *Proceedings of Nutrition Society* 58(3), 681–683.
513. Beisel W.R. (1996) Nutrition in pediatric HIV infection: setting the research agenda. Nutrition and immune function: overview. *Journal of Nutrition* 126(10 Suppl), 2611S–2615S.
514. Bhaskaram P. (1992) Nutritional modulation of immunity to infection. *Indian Journal of Pathology and Microbiology* 35(4), 392–400.
515. Martin T.R. (1987) The relationship between malnutrition and lung infections. *Clinical Chest Medicine* 8(3), 359–372.
516. Keusch G. T. (1991) Nutritional effects on response of children in developing countries to respiratory tract pathogens: implications for vaccine development. *Review of Infectious Diseases* 13 Suppl 6, S. 86–S. 91.
517. Dhur A., Galan P. & Hercberg S. (1989) Iron status, immune capacity and resistance to infections. *Comparative Biochemistry and Physiology A* 94(1), 11–19.
518. Oppenheimer S.J. (2001) Iron and its relation to immunity and infectious disease. *Journal of Nutrition* 131(2S–2), 616S–633S; discussion 633S–635S.
519. Harris B. H. & Gelfand J. A. (1995) The immune response to trauma. *Seminars in Pediatric Surgery* 4(2), 77–82.
520. Koller M., Wick M. & Muhr G. (2001) Decreased leukotriene release from neutrophils after severe trauma: role of immature cells. *Inflammation* 25(1), 53–59.
521. Crowe J. E. Jr. (1998) Immune responses of infants to infection with respiratory viruses and live attenuated respiratory virus candidate vaccines. *Vaccine* 16(14–15), 1423–1432.
522. Bot A. (2000) DNA vaccination and the immune responsiveness of neonates. *International Reviews of Immunology* 19(2–3), 221–245.
523. Dekaris D. (1998) [Characteristics of immunoreactivity in neonates and young children. Review of the literature]. *Lijecnicki Vjesnik* 120(3–4), 65–72. [Abstract. Article in Romanian]
524. Wolach B. (1997) Neonatal sepsis: pathogenesis and supportive therapy. *Seminars in Perinatology* 21(1), 28–38.
525. Haeney M. (1994) Infection determinants at extremes of age. *Journal of Antimicrobial Chemotherapy* 34 Suppl A, 1–9.
526. Fleer A., Gerards L.J. & Verhoef J. (1988) Host defence to bacterial infection in the neonate. *Journal of Hospital Infection* 11 Suppl A, 320–327.
527. Sakkas L. I. & Platsoucas C. D. (1995) Immunopathogenesis of juvenile rheumatoid arthritis: role of T cells and MHC. *Immunology Research* 14(3), 218–236.
528. Tucker L. B. (1993) Juvenile rheumatoid arthritis. *Current Opinions in Rheumatology* 5(5), 619–628.
529. Kolbas V. (1990) [Immunology of cardiovascular diseases in children]. *Lijecnicki Vjesnik* 112(11–12), 404–407. [Article in Serbo-Croatian]
530. Fohlman J. & Friman G. (1993) Is juvenile diabetes a viral disease? *Annals of Medicine* 25(6), 569–574.
531. Rogers P.A., Schoen A.M. & Limehouse J. (1992) Acupuncture for immune-mediated disorders. Literature review and clinical applications. *Problems in Veterinary Medicine* 4(1), 162–193.
532. Pahwa S. & Morales M. (1998) Interleukin-2 therapy in HIV infection. *AIDS Patient Care STDS* 12(3), 187–197.
533 Bellanti J. A. (1997) Recurrent respiratory tract infections in paediatric patients. *Drugs* 54 Suppl 1, 1–4.

534. Seki S., Habu Y., Kawamura T., Takeda K., Dobashi H., Ohkawa T. & Hiraide H. (2000) The liver as a crucial organ in the first line of host defense: the roles of Kupffer cells, natural killer (NK) cells and NK1.1 Ag+ T cells in T helper 1 immune responses. *Immunology Review* 174, 35–46.
535. Sato T., Yu Y., Guo S.Y., Kasahara T. & Hisamitsu T. (1996) Acupuncture stimulation enhances splenic natural killer cell cytotoxicity in rats. *Japan Journal of Physiology* 46(2), 131–136.
536. Dong L., Yuan D., Fan L., Su L. & Fu Z. (1996) [Effect of HE-NE laser acupuncture on the spleen in rats]. *Zhen Ci Yan Jiu* 21(4), 64–67. [Abstract. Article in Chinese]
537. Ketiladze E.S., Krylov V.F., Ershov F.I., Kniazeva L.D. & Umanskaia A.A. (1987) [Interferon and other immunological indices of influenza patients undergoing different methods of treatment]. *Voprosy Virusologii* 32(1), 35–39. [Article in Russian]
538. Liu W.G. & Zhao J.C. (1989) Relationship between acupuncture-induced immunity and the regulation of central neurotransmitters in the rabbit: VI. The influence of NDR stimulation on acupuncture regulation of immune function in rabbit. *Acupuncture Electrotherapy Research* 14(3–4), 197–203.
539. Sakic B., Kojic L., Jankovic B.D. & Skokljev A. (1989) Electro-acupuncture modifies humoral immune response in the rat. *Acupuncture Electrotherapy Research* 14(2), 115–120.
540. Joos S., Schott C., Zou H., Daniel V. & Martin E. (2000) Immunomodulatory effects of acupuncture in the treatment of allergic asthma: a randomized controlled study. *Journal of Alternative and Complementary Medicine* 6(6), 519–525.
541. Okumura M., Toriizuka K., Iijima K., Haruyama K., Ishino S. & Cyong J.C. (1999) Effects of acupuncture on peripheral T lymphocyte subpopulation and amounts of cerebral catecholamines in mice. *Acupuncture Electrotherapy Research* 24(2), 127–139.
542. Liu X., Sun L., Xiao J., Yin S., Liu C., Li Q., Li H. & Jin B. (1993) Effect of acupuncture and point-injection treatment on immunologic function in rheumatoid arthritis. *Journal of Traditional Chinese Medicine* 13(3), 174–178.
543. Zhai D., Din B., Liu R., Hua X. & Chen H. (1996) [Regulation on ACTH, beta-EP and immune function by moxibustion on different acupoints]. *Zhen Ci Yan Jiu* 21(2), 77–81. [Abstract. Article in Chinese]
544. Du L., Jiang J. & Cao X. (1995) [Time course of the effect of electroacupuncture on immunomodulation of normal rat]. *Zhen Ci Yan Jiu* 20(1), 36–39. [Abstract. Article in Chinese]
545. Zhao R., Ma C., Tan L., Zhao X. & Zhuang D. (1994) [The effect of acupuncture on the function of macrophages in rats of immunodepression]. *Zhen Ci Yan Jiu* 19(2), 66–68. [Abstract. Article in Chinese]
546. Petti F., Bangrazi A., Liguori A., Reale G. & Ippoliti F. (1998) Effects of acupuncture on immune response related to opioid-like peptides. *Journal of Traditional Chinese Medicine* 18(1), 55–63.
547. Yu Y., Kasahara T., Sato T., Guo S.Y., Liu Y.A., Asano K. & Hisamitsu T. (1997) Enhancement of splenic interferon-gamma, interleukin-2, and NK cytotoxicity by S. 6 acupoint acupuncture in F344 rats. *Japanese Journal of Physiology* 47(2), 173–178.
548. Deng Y., Zeng T., Zhou Y. & Guan X. (1996) [The influence of electroacupuncture on the mast cells in the acupoints of the stomach meridian]. *Zhen Ci Yan Jiu* 21(3), 68–70. [Abstract. Article in Chinese]
549. Cheng X.D., Wu G.C., He Q.Z. & Cao X.D. (1997) Effect of continued electroacupuncture on induction of interleukin-2 production of spleen lymphocytes from the injured rats. *Acupuncture Electrotherapy Research* 22(1), 1–8.
550. Yuan D., Fu Z. & Li S. (1992) [Effect of He–Ne laser acupuncture on lymph-nodes in ras]. *Zhen Ci Yan Jiu* 17(1), 54–58. [Abstract. Article in Chinese]
551. Zhao J.C. & Liu W.G. (1988) Relationship between acupuncture-induced immunity and the regulation of central neurotransmitters in the rabbit: I. Effect of central catecholaminergic neurons in regulating acupuncture-induced immune function. *Acupuncture Electrotherapy Research* 13(2–3), 79–85.
552. Zhao J.C. & Liu W.Q. (1989) Relationship between acupuncture-induced immunity and the regulation of central neurotransmitter system in rabbits – II. Effect of the endogenous opioid peptides on the regulation of acupuncture-induced immune reaction. *Acupuncture Electrotherapy Research* 14(1), 1–7.
553. Lundeberg T., Eriksson S.V. & Theodorsson E. (1991) Neuroimmunomodulatory effects of acupuncture in mice. *Neuroscience Letter* 128(2), 161–164.
554. Zhao J. (1996) [The effects of C-fibers of primary afferent on immune responses regulated by EA in mice]. *Zhen Ci Yan Jiu* 21(3), 36–41. [Abstract. Article in Chinese]
555. Fujiwara R., Tong Z.G., Matsuoka H., Shibata H., Iwamoto M. & Yokoyama M.M. (1991) Effects of acupuncture on immune response in mice. *International Journal of Neuroscience* 57(1–2), 141–150.

556. Ma Z., Wang Y. & Fan Q. (1992) [The influence of acupuncture on interleukin 2 interferon-natural killer cell regulatory network of kidney-deficiency mice]. *Zhen Ci Yan Jiu* 17(2), 139–142. [Abstract. Article in Chinese]
557. Yan W.X., Wang J.H. & Chang Q.Q. (1991) [Effect of leu-enkephalin in striatum on modulating cellular immune during electropuncture]. *Sheng Li Xue Bao* 43(5), 451–456. [Abstract. Article in Chinese]
558. Bianchi M., Jotti E., Sacerdote P. & Panerai A.E. (1991) Traditional acupuncture increases the content of beta-endorphin in immune cells and influences mitogen induced proliferation. *American Journal of Chinese Medicine* 19(2), 101–104.
559. Janssens L.A., Rogers P.A. & Schoen A.M. (1988) Acupuncture analgesia: a review. *Veterinary Record* 122(15), 355–358.
560. Gollub R.L., Hui K.K. & Stefano G.B. (1999) Acupuncture: pain management coupled to immune stimulation. *Zhongguo Yao Li Xue Bao* 20(9), 769–777.
561. Zhao X. (1995) [Effect of HC-3 on electroacupuncture-induced immunoregulation]. *Zhen Ci Yan Jiu* 20(2), 59–62. [Abstract. Article in Chinese]
562. Sternfeld M., Fink A., Bentwich Z. & Eliraz A. (1989) The role of acupuncture in asthma: changes in airways dynamics and LTC4 induced LAI. *American Journal of Chinese Medicine* 17(3–4), 129–134.
563. Shen D., Wei D., Liu B. & Zhang F. (1995) [Effects of electroacupuncture on gastrin, mast cell and gastric mucosal barrier in the course of protecting rat stress peptic ulcer]. *Zhen Ci Yan Jiu* 20(3), 46–49. [Abstract. Article in Chinese]
564. Fang J. (1994) [The influence of acupuncture at zusanli on cyclic nucleotide contents of plasma, different brain regions and spleen in rats]. *Zhen Ci Yan Jiu* 19(1), 42–45. [Abstract. Article in Chinese]
565. Wu B., Zhou R.X. & Zhou M.S. (1996) [Effect of acupuncture on immunomodulation in patients with malignant tumors]. *Zhongguo Zhong Xi Yi Jie He Za Zhi* 16(3), 139–141. [Abstract. Article in Chinese]
566. Liu L.J., Guo C.J. & Jiao X.M. (1995) [Effect of acupuncture on immunologic function and histopathology of transplanted mammary cancer in mice]. *Zhongguo Zhong Xi Yi Jie He Za Zhi* 15(10), 615–617. [Abstract. Article in Chinese]
567. Yuan J. & Zhou R. (1993) [Effect of acupuncture on T-lymphocyte and its subsets from the peripheral blood of patients with malignant neoplasm]. *Zhen Ci Yan Jiu* 18(3), 174–177. [Abstract. Article in Chinese]
568. Du L.N., Jiang J.W., Wu G.C. & Cao X.D. (1998) Naloxone and electroacupuncture (EA) improve the immune function of traumatized rats. *Sheng Li Xue Bao* 50(6), 636–642.
569. Yang J., Zhao R., Yuan J., Chen G., Zhang L., Yu M., Lu A. & Zhang Z. (1994) [The experimental study of prevention and treatment of the side-effects of chemotherapy with acupuncture (comparison among the effect of acupuncture at different acupoint)]. *Zhen Ci Yan Jiu* 19(1), 75–78. [Abstract. Article in Chinese]
570. Baldassano R.N. & Piccoli D.A. (1999) Inflammatory bowel disease in pediatric and adolescent patients. *Gastroenterology Clinics of North America* 28(2), 445–458.
571. Farmer R.G. & Michener W.M. (1979) Prognosis of Crohn's Disease with onset in childhood or adolescence. *Digestive Diseases and Sciences* 24, 752. [Abstract]
572. Buller H.A. (1997) Problems in diagnosis of IBD in children. *Netherlands Journal of Medicine* 50(2), S8–S. 1. [Article in Dutch]
573. Scholmerich J. (2000) Future developments in diagnosis and treatment of inflammatory bowel disease. *Hepatogastroenterology* 47(31), 101–114. [Abstract]
574. Mendeloff A.I. & Calkins B.M. (1988) The epidemiology of idiopathic Inflammatory Bowel Disease. In Kirsner J.B. & Shorter R.G. (eds): *Inflammatory Bowel Disease*. Philadelphia, Lea & Febiger, pp 3–34.
575. Calkins B.M., Lilienfield A.M. & Garland C.G. *et al.* (1984) Trends in incidence rates of ulcerative colitis and Crohn's Disease. *Digestive Diseases and Sciences* 29, 913. [Abstract]
576. Andres P.G. & Friedman L.S. (1999) Epidemiology and the natural course of inflammatory bowel disease. *Gastroenterology Clinics of North America* 28(2), 255–281, vii.
577. Tysk C., Lindberg E., Jarnerot G. *et al.* (1988) Ulcerative colitis and Crohn's disease in an unselected population of monozygotic and dizygotic twins: A study of heritability and the influence of smoking. *Gut* 29, 990–996. [Abstract]
578. Duerr R.H., Barmada M.M., Zhang L., Davis S., Preston R.A., Chensny L.J., Brown J.L., Ehrlich G.D., Weeks D.E. & Aston C.E. (1998) Linkage and association between inflammatory bowel disease and a locus on chromosome 12. *American Journal of Human Genetics* 63(1), 95–100.

579. Duerr R.H., Barmada M.M., Zhang L., Pfutzer R. & Weeks D.E. (2000) High-density genome scan in Crohn disease shows confirmed linkage to chromosome 14q11–12. *American Journal of Human Genetics* 66(6), 1857–1862.
580. Devroede G.J., Taylor W.F., Sauer J. *et al.* (1973) Cancer risk and life expectancy of children with ulcerative colitis. *New England Journal of Medicine* 289, 491. [Citation]
581. Casati J. & Toner B.B. (2000) Psychosocial aspects of inflammatory bowel disease. *Biomedical Pharmacotherapy* 54(7), 388–393.
582. Lee J.C. & Lennard-Jones J.E. (1996) Inflammatory bowel disease in 67 families each with three or more affected first-degree relatives. *Gastroenterology* 111(3), 587–596.
583. Markowitz J., Daum F., Algar M. *et al.* (1984) Perianal Disease in children and adolescents with Crohn's Disease. *Gastroenterology* 86, 829. [Abstract]
584. Griffiths A.M. (1992) Crohn's Disease. *Recent Advances in Pediatrics* 10, 145 ff.
585. Goulet O. (1998) Inflammatory bowel disease in children. *Revue Pratique* 48(4), 403–409. [Abstract. Article in French]
586. Booth I.W. (1991) The nutritional consequences of gastrointestinal disease in adolescence. *Acta Pediatrica Scandinavica* 373(suppl), 91–102.
587. Hildebrand H., Karlberg J. & Kristiansson B. (1994) Longitudinal growth in children and adolescents with Inflammatory Bowel Disease. *Journal of Pediatric Gastroenterology and Nutrition* 18, 165–173. [Abstract]
588. O'Gorman M. & Lake A.M. (1993) Chronic inflammatory bowel disease in childhood. *Pediatrics Review* 14, 475–480.
589. Langholz E., Munkholm P. & Krasilnikoff P.A. (1997) Inflammatory Bowel Disease with onset in childhood. *Scandinavian Journal of Gastroenterology* 32, 139–147. [Abstract]
590. Grand R.J. & Homer D.R. (1975) Inflammatory Bowel Disease in childhood and adolescence. *Pediatric Clinics of North America* 22, 835. [Citation]
591. Binder S.C., Patterson J.F. & Glotzer D.J. (1974) Toxic megacolon in ulcerative colitis. *Gastroenterology* 66, 1088. [Citation]
592. Ekbom A., Helmick C., Zack M. *et al.* (1990) Ulcerative colitis and colorectal cancer: A population-based study. *New England Journal of Medicine* 323, 1228–1233. [Abstract]
593. Griffiths A.M. & Sherman P.M. (1997) Colonoscopic surveillance for cancer in ulcerative colitis: A critical review. *Journal of Pediatric Gastroenterology and Nutrition* 24, 202–210. [Citation]
594. Danzi J.T. (1988) Extraintestinal manifestations of idiopathic Inflammatory Bowel Disease. *Archives of Internal Medicine* 148, 297. [Abstract]
595. Gryboski J.D. & Spiro H.M. (1978) Prognosis in children with Crohn's Disease. *Gastroenterology* 74, 807. [Abstract]
596. Winesett M. (1997) Inflammatory bowel disease in children and adolescents. *Pediatric Annals* 26(4), 227–234.
597. Hassall E., Barclay G.N. & Ament M.E. (1984) Colonoscopy in childhood. *Pediatrics* 73, 594. [Abstract]
598. Hyams J.S., Ferry G.D., Mandel F.S. *et al.* (1991) Development and validation of a pediatric Crohn's Disease Activity Index. *Journal of Pediatric Gastroenterology and Nutrition* 12, 439. [Abstract]
599. Oliva M.M. & Lake A.M. (1996) Nutritional considerations and management of the child with inflammatory bowel disease. *Nutrition* 12(3), 151–158.
600. Belluzzi A., Brignola C., Campieri M. *et al.* (1996) Effect of enteric-coated fish oil preparation on relapses in Crohn's Disease. *New England Journal of Medicine* 334, 1557–1560. [Abstract]
601. Aranda R. & Horgan K. (1998) Immunosuppressive drugs in the treatment of inflammatory bowel disease. *Seminars in Gastrointestinal Diseases* 9(1), 2–9.
602. Haller C. & Markowitz J. (2001) A perspective on inflammatory bowel disease in the child and adolescent at the turn of the millennium. *Current Gastroenterology Report* 3(3), 263–271.
603. Kozarek R.A. (1993) Review article: immunosuppressive therapy for inflammatory bowel disease. *Alimentary Pharmacologic Therapy* 7(2), 117–123.
604. Lofberg R., Rutgeerts P., Malchow H. *et al.* (1996) Budesonide prolongs time to relapse in ileal ileocecal Crohn's Disease: A placebo controlled one year study. *Gut* 39, 82–86. [Abstract]
605. Stotland B.R. & Lichtenstein G.R. (1996) Newer treatments for inflammatory bowel disease. *Primary Care* 23(3), 577–608.

606. Choi P.M. & Targan S.R. (1994) Immunomodulator therapy in inflammatory bowel disease. *Digestive Diseases and Sciences* 39(9), 1885–1892.
607. Hilsden R.J., Scott C.M. & Verhoef M.J. (1998) Complementary medicine use by patients with inflammatory bowel disease. *American Journal of Gastroenterology* 93(5), 697–701.
608. Moum B. (2000) Medical treatment: does it influence the natural course of inflammatory bowel disease? *European Journal of Internal Medicine* 11(4), 197–203.
609. Wang B., Ren S., Feng W., Zhong Z. & Qin C. (1997) Kui jie qing in the treatment of chronic non-specific ulcerative colitis. *Journal of Traditional Chinese Medicine* 17(1), 10–13.
610. Diehl D. (1991) Acupuncture for gastrointestinal and hepatobiliary disorders. *Journal of Alternative and Compelmentary Medicine* 5(1), 27–45.
611. Zhang X. (1998) 23 cases of chronic nonspecific ulcerative colitis treated by acupuncture and moxibustion. *Journal of Traditional Chinese Medicine* 18(3), 188–191.
612. Yang C. & Yan H. (1999) Observation of the efficacy of acupuncture and moxibustion in 62 cases of chronic colitis. *Journal of Traditional Chinese Medicine* 19(2), 111–114.
613. Chen Z. (1995) Treatment of ulcerative colitis with acupuncture. *Journal of Traditional Chinese Medicine* 15(3), 231–233.
614. Proimos J. & Sawyer S. (2000) Obesity in childhood and adolescence. *Australian Family Physician* 29(4), 321–327.
615. Stettler N. (2000) Obesity in children and adolescents. *Therapeutische Umschau* 57(8), 532–536. [Abstract. Article in German]
616. Troiano R.P., Flegal K.M. & Kuczmarski R.J. (1995) Overweight prevalence and trends for children and adolescents. *Archives of Pediatric and Adolescent Medicine* 149, 1085–1091.
617. Goran M.I. (2001) Metabolic precursors and effects of obesity in children: a decade of progress, 1990–1999. *American Journal of Clinical Nutrition* 73(2), 158–171.
618. Perusse L. & Bouchard C. (1999) Role of genetic factors in childhood obesity and in susceptibility to dietary variations. *Annals of Medicine* 31 Suppl 1, 19–25.
619. Freedman D.S., Srinivasan S.R., Valdez R.A., Williamson D.F. & Berenson G.S. (1997) Secular increases in relative weight and adiposity among children over two decades: the Bogalusa Heart Study. *Pediatrics* 99, 420–426. [Abstract]
620. Rudloff L.M. & Feldmann E. (1999) Childhood obesity: addressing the issue. *Journal of American Osteopathic Association* 99(4 Suppl), S1–S6.
621. Strauss R. (1999) Childhood obesity. *Current Problems in Pediatrics* 29(1), 1–29.
622. Holtz C., Smith T.M. & Winters F.D. (1999) Childhood obesity. *Journal of American Osteopathic Association* 99(7), 366–371.
623. Moran R. (1999) Evaluation and treatment of childhood obesity. *American Family Physician* 59(4), 861–868, 871–873.
624. Klish W.J. (1995) Childhood obesity: pathophysiology and treatment. *Acta Paediatrica Japan* 37(1), 1–6.
625. Berenson G.S., Wattigney W.A., Tracy R.E. *et al.* (1992) Atherosclerosis of the aorta and coronary-arteries and cardiovascular risk-factors in persons aged 6 to 30 years and studied at necropsy (The Bogalusa Heart Study). *American Journal of Cardiology* 70, 851–858.
626. Dietz W. (1999) How to tackle the problem early? The role of education in the prevention of obesity. *International Journal of Obesity and Related Metabolic Disorders* 23 Suppl 4, S7–S9.
627. Whitaker R.C., Wright J.A., Pepe M.S., Seidel K.D. & Dietz W. (1997) Predicting obesity in young adulthood from childhood and parental obesity. *New England Journal of Medicine* 337, 869–873.
628. Wilding J. (1997) Science, medicine, and the future: obesity treatment. *British Medical Journal* 315, 997–1000 (18 October).
629. Andersen R.E., Crespo C.J., Bartlett S.J., Cheskin L.J. & Pratt M. (1998) Relationship of physical activity and television watching with body weight and level of fatness in among children. *Journal of the American Medical Association* 279, 938–942.
630. Feld L.G., Springate J.E. & Waz W.R. (1998) Special topics in pediatrics hypertension. *Seminars in Nephrology* 18(3), 295–303.
631. Bartosh S.M. & Aronson A.J. (1999) Childhood hypertension. An update on etiology, diagnosis, and treatment. *Pediatric Clinics of North America* 46(2), 235–252.

632. Bronfin D.R. & Urbina E.M. (1995) The role of the pediatrician in the promotion of cardiovascular health. *American Journal of Medicine and Science* 310 Suppl 1, S. 2–S. 7.
633. Pinhas-Hamericaniel O., Dolan L.M., Daniels S.R., Standiford D., Khoury P.R. & Zeitler P. (1996) Increased incidence of non-insulin-dependent diabetes mellitus among adolescents. *Journal of Pediatrics* 128, 608–615.
634. Libman I. & Arslanian S.A. (1999) Type II diabetes mellitus: no longer just adults. *Pediatric Annals* 28(9), 589–593.
635. Marcus C.L. & Loughlin G.M. (1996) Obstructive sleep apnea in children. *Seminars in Pediatric Neurology* 3(1), 23–28.
636. Macdonald I.A. (2000) Obesity: are we any closer to identifying causes and effective treatments? *Trends in Pharmacologic Science* 21(9), 334–336.
637. Keller C. & Stevens K.R. (1996) Assessment, etiology, and intervention in obesity in children. *Nurse Practitioner* 21(9), 31–36, 38, 41–42.
638. Liu Z.C., Sun F.M. & Wang Y.Z. (1995) Good regulation of acupuncture in simple obesity patients with stomach-intestine excessive heat type. *Zhongguo Zhong Xi Yi Jie He Za Zhi* 15(3), 137–140. [Article in Chinese]
639. Liu Z. (1995) Recent progress in the studies on weight reduction by acupuncture and moxibustion. *Journal of Traditional Chinese Medicine* 15(3), 224–230.
640. Zhan J. (1993) Observations on the treatment of 393 cases of obesity by semen pressure on auricular points. *Journal of Traditional Chinese Medicine* 13(1), 27–30.
641. Tang X. (1997) 75 cases of simple obesity treated with auricular and body acupuncture. *Journal of Traditional Chinese Medicine* 17(1), 55–56.
642. Shiraishi T., Onoe M., Kagey A.T., Saeshima Y., Kojima T., Konishi S., Yoshimatsu H. & Sakata T. (1995) Effects of auricular acupuncture stimulation on nonobese, healthy volunteer subjects. *Obesity Research* 3 Suppl 5, 667S–673S.
643. Liu Z., Sun F., Li J., Wang Y. & Hu K. (1993) Effect of acupuncture on weight loss evaluated by adrenal function. *Journal of Traditional Chinese Medicine* 13(3), 169–173.
644. Zhao M., Liu Z. & Su J. (2000) The time-effect relationship of central action in acupuncture treatment for weight reduction. *Journal of Traditional Chinese Medicine* 20(1), 26–29.
645. Liu Z. (1996) Effects of acupuncture on lipid, TXB2, 6-keto-PGF, alpha in simple obese patients complicated with hyperlipidemia. *Zhen Ci Yan Jiu* 21(4), 17–21. [Article in Chinese]
646. Liu Z. (1990) Effect of acupuncture and moxibustion on the high density lipoprotein cholesterol in simple obesity. *Zhen Ci Yan Jiu* 15(3), 227–231. [Article in Chinese]
647. Gadzhiev A.A., Mugarab-Samericanedicinei V.V., Isaev I.I. & Rafieva S.K. (1993) Acupuncture therapy of constitution-exogenous obesity in children. *Problemi Endokrinologii (Moskow)* 39(3), 21–24. [Abstract. Article in Russian]
648. Sun Q. & Xu Y. (1993) Simple obesity and obesity hyperlipemia treated with otoacupoint pellet pressure and body acupuncture. *Journal of Traditional Chinese Medicine* 13(1), 22–26.
649. Zhao Y. (1992) Effect of acupuncture on carbohydrate metabolism in patients with simple obesity. _*Journal of Traditional Chinese Medicine* 12(2), 129–132.
650. Sun F. (1996) The antiobesity effect of acupuncture and its influence on water and salt metabolism. *Zhen Ci Yan Jiu* 21(2), 19–24. [Abstract. Article in Chinese]
651. Liu Z., Sun F., Li J., Shi X., Hu L., Wang Y. & Qian Z. (1992) Prophylactic and therapeutic effects of acupuncture on simple obesity complicated by cardiovascular diseases. *Journal of Traditional Chinese Medicine* 12(1), 21–29.
652. Liu Z.C., Sun F.M. & Shen D.Z. (1991) Effect of acupuncture and moxibustion on antiobesity in the variation of plasma cyclic nucleotide and the function of vegetative nervous system. *Zhong Xi Yi Jie He Za Zhi* 11(2), 83–86, 67–68. [Abstract. Article in Chinese]
653. Mazzoni R., Mannucci E., Rizzello S.M., Ricca V. & Rotella C.M. (1999) Failure of acupuncture in the treatment of obesity: a pilot study. *Eating Weight Disorders* 4(4), 198–202.
654. Huang M.H., Yang R.C. & Hu S.H. (1996) Preliminary results of triple therapy for obesity. *International Journal of Obesity and Related Metabolism* 20(9), 830–836.
655. Zhang Z. (1990) Weight reduction by auriculo-acupuncture – a report of 110 cases. *Journal of Traditional Chinese Medicine* 10(1), 17–18.

656. Tang X. (1993) 75 cases of simple obesity treated with auricular and body acupuncture. *Journal of Traditional Chinese Medicine* 13(3), 194–195.
657. Gu Y.S., Zheng X.L., Cui S.G., Chu H. & Xu Z.Z. (1989) Clinical observations on weight reduction by pressing auricular points with semen vaccariae – a report of 473 cases. *Journal of Traditional Chinese Medicine* 9(3), 166.
658. Xu B. & Fei J.Z. (1985) Clinical observation of the weight-reducing effect of ear acupuncture in 350 cases of obesity. *Journal of Traditional Chinese Medicine* 5(2), 87–88.
659. Gellis S. & Kagan B.M. (1993) *Current pediatric Therapy*, vol 14. Philadelphia, WB Saunders.
660. White C.B. & Foshee W.S. (2000) Upper respiratory tract infections in adolescents. *Adolescent Medicine* 11(2), 225–249.
661. Anderson L.J. (2000) Respiratory syncytial virus vaccines for otitis media. *Vaccine* 19 Suppl 1, S. 9–S. 5.
662. Hayden F.G. (2000) Influenza virus and rhinovirus-related otitis media: potential for antiviral intervention. *Vaccine* 19 Suppl 1, S. 6–S. 0.
663. Heikkinen T. (2000) The role of respiratory viruses in otitis media. *Vaccine* 19 Suppl 1, S. 1–S. 5.
664. Jund R. & Grevers G. (2000) Rhinitis, sore throat and otalgia... Benign common cold or dangerous infection? *Fortschritte der Medizin* 142(48), 32–36. [Abstract. Article in German]
665. Glezen W.P. (2000) Prevention of acute otitis media by prophylaxis and treatment of influenza virus infections. *Vaccine* 19 Suppl 1, S. 6–S. 8. Review.
666. Ruoff G. (1998) Upper respiratory tract infections in family practice. *Pediatric Infectious Diseases Journal* 17(8 Suppl), S. 3–S. 8.
667. Oh H.M. (1995) Upper respiratory tract infections – otitis media, sinusitis and pharyngitis. *Singapore Medical Journal* 36(4), 428–431.
668. Cappelletty D. (1998) Microbiology of bacterial respiratory infections. *Pediatric Infectious Diseases Journal* 17(8 Suppl), S. 5–S. 1.
669. St Geme J.W. 3rd. (2000) The pathogenesis of nontypable *Haemophilus influenzae* otitis media. *Vaccine* 19 Suppl 1, S. 1–S. 0. Review.
670. Pichichero M.E. (1998) Group A beta-hemolytic streptococcal infections. *Pediatrics in Review* 19(9), 291–302.
671. Rynnel-Dagoo B. & Agren K. (2000) The nasopharynx and the middle ear. Inflammatory reactions in middle ear disease. *Vaccine* 19 Suppl 1, S. 6–S. 1.
672. Park K. & Lim D.J. (1993) Development of secretory elements in murine tubotympanum: lysozyme and lactoferrin immunohistochemistry. *Annals of Otology, Rhinology, Laryngology* 102(5), 385–395.
673. Zimmerman R.K. (2001) Pneumococcal conjugate vaccine for young children. *American Family Physician* 63(10), 1991–1998.
674. Tuomanen E.I. (2000) Pathogenesis of pneumococcal inflammation: otitis media. Vaccine 19 Suppl 1, S. 8–S. 0.
675. Dunne A.A. & Werner J.A. (2001) [Status of the controversial discussion of the pathogenesis and treatment of chronic otitis media with effusion in childhood]. *Laryngorhinootologie* 80(1), 1–10. [Article in German]
676. Knight L.C. & Eccles R. (1993) The relationship between nasal airway resistance and middle ear pressure in subjects with acute upper respiratory tract infection. *Otolaryngology* 113(2), 196–200.
677. Lim D.J., Chun Y.M., Lee H.Y., Moon S.K., Chang K.H., Li J.D. & Andalibi A. (2000) Cell biology of tubotympanum in relation to pathogenesis of otitis media – a review. *Vaccine* 19 Suppl 1, S. 7–S. 5.
678. Krause P.J. *et al.* (1982) Penetration of amoxicillin, cefaclor, erythromycin-sulfisoxazole, and trimethoprim–Sulfamethoxazole into the middle ear fluid of patients with chronic serous otitis media. *Journal of Infectious Diseases* 145(6), 815–821.
679. Klimek J.J. *et al.* (1977) Comparison of concentrations of amoxicillin and ampicillin in serum and middle ear fluid of children with chronic otitis media. *Journal of Infectious Diseases* 135(6), 999–1002.
680. Middleton D.B. (1996) Pharyngitis. *Primary Care* 23(4), 719–739.
681. Brook I. (1998) Microbial factors leading to recurrent upper respiratory tract infections. *Pediatric Infectious Diseases Journal* 17(8 Suppl), S. 2–S. 7.
682. Mogyoros M. (2001) Challenges of managed care organizations in treating respiratory tract infections in an age of antibiotic resistance. *American Journal of Managed Care* 7(6 Suppl), S. 63–S. 69.
683. Heinig M.J. (2001) Host defense benefits of breastfeeding for the infant. Effect of breastfeeding duration and exclusivity. *Pediatric Clinics of North America* 48(1), 105–123, ix.

684. Giebink G.S. (2000) Otitis media prevention: non-vaccine prophylaxis. *Vaccine* 19 Suppl 1, S. 29–S. 33.
685. Pelton S.I. (2000) Acute otitis media in the era of effective pneumococcal conjugate vaccine: will new pathogens emerge? *Vaccine* 19 Suppl 1, S. 6–S. 9.
686. Briles D.E., Hollingshead S.K., Nabors G.S., Paton J.C. & Brooks-Walter A. (2000) The potential for using protein vaccines to protect against otitis media caused by *Streptococcus pneumoniae*. *Vaccine* 19 Suppl 1, S. 7–S. 5.
687. Ledwith M. (2001) Pneumococcal conjugate vaccine. *Current Opinions in Pediatrics* 13(1), 70–74.
688. Cabenda S.I. *et al.* (1988) Serous otitis media (SOM). A bacteriological study of the ear canal and the middle ear. *International Journal of Pediatric Otolaryngology* 16(2), 119–124.
689. Maxim P.E. *et al.* (1977) Chronic serous otitis media: an immune complex disease. *Transactions of the American Academy of Ophthalmology and Otolaryngology* 84(2), 234–238.
690. Prellner K. *et al.* (1980) Complement and C1q binding substances in otitis media. *Annals of Otology, Rhinology and Laryngology* Supplement 89(3 Pt 2), 129–132.
691. Van der Baan S. *et al.* (1988) Serous otitis media and immunological reactions in the middle ear mucosa. *Acta Otolaryngologia* 106(5–6), 428–434.
692. Gundersen T. *et al.* (1984) Ventilating tubes in the middle ear. Long-term observations. *Archives of Otolaryngology* 110(12), 783–784.
693. Tian Z.M. (1985) Acupuncture treatment for aerotitis media. *Journal of Traditional Chinese Medicine* 5(4), 259–260.
694. Paulussen C., Claes J., Claes G. & Jorissen M. (2000) Adenoids and tonsils, indications for surgery and immunological consequences of surgery. *Acta Otorhinolaryngolia Belgica* 54(3), 403–408.
695. Rynnel-Dagoo B. & Agren K. (2000) The nasopharynx and the middle ear. Inflammatory reactions in middle ear disease. *Vaccine* 19 Suppl 1, S. 6–S. 1.
696. Bisno A.L., Gerber M.A., Gwaltney J.M. Jr, Kaplan E.L. & Schwartz R.H. (1997) Diagnosis and management of group A streptococcal pharyngitis: a practice guideline. *Clinical Infectious Diseases* 25(3), 574–583.
697. Peter J. & Ray C.G. (1998) Infectious mononucleosis. *Pediatrics Review* 19(8), 276–279.
698. White C.B. & Foshee W.S. (2000) Respiratory tract infections in adolescents. *Adolescent Medicine* 11(2), 225–249.
699. Cappelletty D. (1998) Microbiology of bacterial respiratory infections. *Pediatric Infectious Diseases Journal* 17(8 Suppl), S. 5–S. 1.
700. Hayes C.S. & Williamson H. Jr. (2001) A beta-hemolytic streptococcal pharyngitis. *Family Physician* 63(8), 1557–1564.
701. Olivier C. (2000) Rheumatic fever – is it still a problem? *Journal of Antimicrobial Chemotherapy* 45 Suppl, 13–21.
702. Olivier C. (1998) [Acute articular rheumatism in the child in 1997]. *Pathologie Biologie (Paris)* 46(10), 802–812. [Abstract. Article in French]
703. Tsevat J. & Kotagal U.R. (1999) Management of sore throats in children: a cost-effectiveness analysis. *Archives of Pediatric and Adolescent Medicine* 153(7), 681–688.
704. Guggenbichler J.P. (1994) Cefetamet pivoxil in the treatment of pharyngitis/tonsillitis in children and adults. *Drugs* 47 Suppl 3, 27–33; discussion 34.
705. Pichichero M.E. (1995) Group A streptococcal tonsillopharyngitis: cost-effective diagnosis and treatment. *Emergency Medicine* 25(3), 390–403.
706. Pichichero M.E., Green J.L., Francis A.B. *et al.* (1998) Recurrent group A streptococcal tonsillopharyngitis. *Pediatric Infectious Diseases Journal* 17(9), 809–815.
707. Pichichero M.E. (1997) Sore throat after sore throat after sore throat. Are you asking the critical questions? *Postgraduate Medicine* 101(1), 205–206, 209–212, 215–218.
708. Kiselica D. (1994) Group A beta-hemolytic streptococcal pharyngitis: current clinical concepts. *American Family Physician* 49(5), 1147–1154.
709. Ruoff G. (1998) Upper respiratory tract infections in family practice. *Pediatric Infectious Diseases Journal* 17(8 Suppl), S. 3–S. 8.
710. Hover A.R., Cornwell V., Stevenson S. & Sponenberg D. (2000) Evaluation of the American Academy of Pediatrics Principles on Management of Common Office Infections in a managed care setting. *Medicine* 97(12), 541–544.

711. Garcia-de-Lomas J. & Navarro D. (1997) New directions in diagnostics. *Pediatric Infectious Diseases Journal* 16(3 Suppl), S. 3–S. 8.
712. Oh H.M. (1995) Upper respiratory tract infections – otitis media, sinusitis and pharyngitis. *Singapore Medical Journal* 36(4), 428–431.
713. Bezold L.I. & Bricker J.T. (1994) Acquired heart disease in children. *Current Opinions in Cardiology* 9(1), 121–129.
714. Sanabria Gomez F., Cenjor Espanol C., Marquez Dorsch F. & Barrientos Augustinus J.C. (1993) [Acute pharyngo- tonsillitis. Penicillin, yes or no?] *Revista Clinica Espanola* 193(1), 31–34. [Abstract. Article in Spanish]
715. Dajani A.S. (1996) Adherence to physicians' instructions as a factor in managing streptococcal pharyngitis. *Pediatrics* 97(6 Pt 2), 976–980.
716. Gerber M.A. & Tanz R.R. (2001) Approaches to the treatment of group A streptococcal pharyngitis. *Opinions in Pediatrics* 13(1), 51–55.
717. Adam D. (2000) Short-course antibiotic therapy for infections with a single causative pathogen. *Internal Medicine Research* 28 Suppl 1, 13A–24A.
718. Wolter J.M. (1998) Management of a sore throat. Antibiotics are no longer appropriate. *Australian Family Physician* 27(4), 279–281.
719. Bicknell P.G. (1994) Role of adenotonsillectomy in the management of pediatric ear, nose and throat infections. *Pediatric Infectious Diseases Journal* 13(1 Suppl 1), S. 5–S. 8; discussion S. 8–S. 9.
720. Wu J.S. (1989) Observation on analgesic effect of acupuncturing the dazhui point. *Journal of Traditional Chinese Medicine* 9(4), 240–242.
721. Lu F. (1995) Experience in the clinical application of acupoint zhaohai (K 6). *Journal of Traditional Chinese Medicine* 15(2), 118–121.
722. Thiele E.A., Gonzalez-Heydrich J. & Riviello J.J. Jr. (1999) Epilepsy in children and adolescents. *Child and Adolescent Psychiatric Clinics of North America* 8(4), 671–694.
723. (No author listed) Managing childhood epilepsy. *Drug Therapy Bulletin* 2001 39(2), 11–16.
724. Arnold S.T. & Dodson W.E. (1996) Epilepsy in children. Baillières *Clinical Neurology* 5(4), 783–802.
725. Barron T. (1991) The child with spells. *Pediatric Clinics of North America* 38(3), 711–724.
726. Appleton R.E. (1995) Treatment of childhood epilepsy. *Pharmacologic Therapy* 67(3), 419–431.
727. Jensen F.E. (1999) Acute and chronic effects of seizures in the developing brain: experimental models. *Epilepsia* 40 Suppl 1, S. 1–S. 8; discussion S. 4–S. 6.
728. Engelborghs S., D'Hooge R. & De Deyn P.P. (2000) Pathophysiology of epilepsy. *Acta Neurologica Belgica* 100(4), 201–213.
729. Korinthenberg R. (1992) Grand mal epilepsy in childhood. *Monatsschrift Kinderheilkde* 140(9), 614–618. [Abstract. Article in German]
730. Dam M. (1990) Children with epilepsy: the effect of seizures, syndromes, and etiological factors on cognitive functioning. *Epilepsia* 31 Suppl 4, S. 6–S. 9.
731. Cavazzuti G.B. (1998) Discontinuing of antiepileptic therapy. *Pediatrica Medica Chirugica* 20(5), 317–322. [Abstract. Article in Italian]
732. Nordli D.R. Jr. & Kelley K.R. (2001) Selection and evaluation of children for epilepsy surgery. *Pediatric Neurosurgery* 34(1), 1–12.
733. Olson D.M. (2001) Evaluation of children for epilepsy surgery. *Pediatric Neurosurgery* 34(3), 159–165.
734. Wong M. & Trevathan E. (2001) Infantile spasms. *Pediatric Neurology* 24(2), 89–98.
735. Ormrod D. & McClellan K. (2001) Topiramate: a review of its use in childhood epilepsy. *Paediatric Drugs* 3(4), 293–319.
736. Dulac O. (2000) Benign epilepsies of childhood – distinct syndromes and overlap. *Epileptic Disorders* 2 Suppl 1, S. 1–S. 3.
737. Baumann R.J. & Duffner P.K. (2000) Treatment of children with simple febrile seizures: the AAP practice parameter. American Academy of Pediatrics. *Pediatric Neurology* 23(1), 11–17.
738. Rajadhyaksha S. & Shah K.N. (2000) Controversies in febrile seizures. *Indian Journal of Pediatrics* 67(1 Suppl), S. 1–S. 9.
739. Knudsen F.U. (2001) Febrile convulsions: Treatment and prognosis. *Ugeskrift for Laeger* 163(8), 1098–1102. [Article in Danish]

740. Bettis D.B. & Ater S.B. (1985) Febrile seizures: emergency department diagnosis and treatment. *Journal of Emergency Medicine* 2(5), 341–348.
741. Mirsky A.F., Duncan C.C. & Myslobodsky M.S. (1986) Petit mal epilepsy: a review and integration of recent information. *Journal of Clinical Neurophysiology* 3(3), 179–208.
742. Duncan J.S. (1997) Idiopathic generalized epilepsies with typical absences. *Journal of Neurology* 244(7), 403–411.
743. Porter R.J. (1993) The absence epilepsies. *Epilepsia* 34 Suppl 3, S. 2–S. 8.
744. Costeff H., Groswasser Z. & Goldstein R. (1990) Long-term follow-up review of 31 children with severe closed head trauma. *Journal of Neurosurgery* 73(5), 684–687.
745. Lai C.W. & Lai Y.H. (1991) History of epilepsy in Chinese traditional medicine. *Epilepsia* 32(3), 299–302.
746. Chen K.Y., Chen G.P. & Feng X. (1983) Observation of immediate effect of acupuncture on electroencephalograms in epileptic patients. *Journal of Traditional Chinese Medicine* 3(2), 121–124.
747. Liu A. (1999) Clinical application of moxibustion over point dazhui. *Journal of Traditional Chinese Medicine* 19(4), 283–286.
748. Kloster R., Larsson P.G., Lossius R., Nakken K.O., Dahl R., Xiu-Ling X., Wen-Xin Z., Kinge E. & Rossberg E. (1999) The effect of acupuncture in chronic intractable epilepsy. *Seizure* 8(3), 170–174.
749. Yang J. (1990) Treatment of status epilepticus with acupuncture. *Journal of Traditional Chinese Medicine* 10(2), 101–102.
750. Shi Z.Y., Gong B.T., Jia Y.W. & Huo Z.X. (1987) The efficacy of electro-acupuncture on 98 cases of epilepsy. *Journal of Traditional Chinese Medicine* 7(1), 21–22.
751. Xiang L., Wang H. & Li Z. (1996) TCD observation on cerebral blood flow dynamics inference of cerebral palsy with scalp therapy. *Zhen Ci Yan Jiu* 21(4), 7–9. [Article in Chinese]
752. Wu Y., Shen Q. & Zhang Q. (1992) The effect of acupuncture on high oxygen pressure-induced convulsion and its relationship to the brain GABA concentration in mice. *Zhen Ci Yan Jiu* 17(2), 104–109. [Article in Chinese]
753. Lu F. (1995) Experience in the clinical application of acupoint zhaohai (K 6). *Journal of Traditional Chinese Medicine* 15(2), 118–121.
754. Stickler G.B., Smith T.F. & Broughton D.D. (1985) The common cold. *European Journal of Pediatrics* 144(1), 4–8.
755. Freymuth F., Vabret A., Gouarin S., Petitjean J. & Campet M. (2001) Epidemiology of respiratory virus infections. *Allergy and Immunology (Paris)* 33(2), 66–69. [Abstract. Article in French]
756. Kirkpatrick G.L. (1996) The common cold. *Primary Care* 23(4), 657–675.
757. Middleton D.B. (1991) An approach to pediatric upper respiratory infections. *American Family Physician* 44(5 Suppl), 33S–40S, 46S–47S.
758. Goldmann D.A. (2000) Transmission of viral respiratory infections in the home. *Pediatric Infectious Diseases Journal* 19(10 Suppl), S. 7–S. 02.
759. El-Sahly H.M., Atmar R.L., Glezen W.P. & Greenberg S.B. (2000) Spectrum of clinical illness in hospitalized patients with "common cold" virus infections. *Clinical Infectious Diseases* 31(1), 96–100.
760. Pierres-Surer N., Beby-Defaux A., Bourgoin A., Venot C., Berthier M., Grollier G., Oriot D. & Agius G. (1998) Rhinovirus infections in hospitalized children: a 3-year study. *Archives of Pediatrics* 5(1), 9–14. [Abstract. Article in French]
761. Pitkaranta A. & Hayden F.G. (1998) Rhinoviruses: important respiratory pathogens. *Annals of Medicine* 30(6), 529–537.
762. Rakes G.P., Arruda E., Ingram J.M., Hoover G.E., Zambrano J.C., Hayden F.G., Platts-Mills T.A. & Heymann P.W. (1999) Rhinovirus and respiratory syncytial virus in wheezing children requiring emergency care. IgE and eosinophil analyses. *American Journal of Respiratory Critical Care Medicine* 159(3), 785–790.
763. Walker T.A., Khurana S. & Tilden S.J. (1994) Viral respiratory infections. *Pediatric Clinics of North America* 41(6), 1365–1381.
764. Turner R.B. (1997) Epidemiology, pathogenesis, and treatment of the common cold. *Annals of Allergy, Asthma, Immunology* 78(6), 531–539.
765. Hendley J.O. (1999) Clinical virology of rhinoviruses. *Advances in Virus Research* 54, 453–466.
766. Nahmias A., Yolken R. & Keyserling H. (1985) Rapid diagnosis of viral infections: a new challenge for the pediatrician. *Advances in Pediatrics* 32, 507–525.

767. Kasa R.M. (1983) Vitamin C: from scurvy to the common cold. *American Journal of Medical Technology* 49(1), 23–26.
768. Hemila H. (1996) Vitamin C supplementation and common cold symptoms: problems with inaccurate reviews. *Nutrition* 12(11–12), 804–809. [Abstract]
769. Fireman P. (1993) Pathophysiology and pharmacotherapy of common upper respiratory diseases. *Pharmacotherapy* 13(6Pt 2), 101S;143S.
770. Luks D. & Anderson M.R. (1996) Antihistamines and the common cold: a review and critique of the literature. *Journal of General Internal Medicine* 11(4), 240.
771. Smith M.B. & Feldman W. (1993) Over the counter cold medications: a critical review of clinical trials between 1950 and 1991. *Journal of the American Medical Association* 269(17), 2258.
772. Murray S. & Brewerton T. (1993) Abuse of over-the-counter dextromethorphan by teenagers. *South Medical Journal* 86(10), 1151–1153.
773. Eccles R. (1996) Codeine, cough and upper respiratory infection. *Pulmonary Pharmacology* 9(5–6), 293–297.
774. English J.A. & Bauman K.A. (1997) Evidence-based management of upper respiratory infection in a family practice teaching clinic. *Family Medicine* 29(1), 38.
775. Mainous A.G. III, Hueston W.J. & Clark J.R. (1996) Antibiotics and upper respiratory infection: do some folks think there is a cure for the common cold? *Journal of Family Practice* 42(4), 357.
776. Houglum J.E. (1983) Interferon: mechanisms of action and clinical value. *Clinical Pharmacology* 2(1), 20–28.
777. Seidenberg J. (1989) Antihistamines in pediatrics. *Monatsschrift Kinderheilkunde* 137(1), 54–56. [Abstract. Article in German]
778. Saroea H.G. (1993) Common colds. Causes, potential cures, and treatment. *Canadian Family Physician* 39, 2215–2216; 2219–2220.
779. Isaacson G. (1996) Sinusitis in childhood. *Pediatric Clinics of North America* 436, 1297.
780. Crome M.A., Dickinson J.A. & Reid A.L. (1983) The use of antibiotics in upper respiratory tract infection. *Australian Family Physician* 12(8), 585–587.
781. Zhu S., Wang N., Wang D., Wang M., Tong K., Xu H., Wang J., Li Q., Peng J. & Wang J. (1998) A clinical investigation on massage for prevention and treatment of recurrent respiratory tract infection in children. *Journal of Traditional Chinese Medicine* 18(4), 285–291.
782. Hu J. (2000) Acupuncture treatment of common cold. *Journal of Traditional Chinese Medicine* 20(3), 227–230.
783. Xu J. (1989) Influence of acupuncture on human nasal mucociliary transport. *Zhonghua Er Bi Yan Hou Ke Za Zhi* 24(2), 90–91, 127. [Article in Chinese]
784. Yu S., Cao J. & Yu Z. (1993) Acupuncture treatment of chronic rhinitis in 75 cases. *Journal of Traditional Chinese Medicine* 13(2), 103–105.
785. Oskolkova M.K., Podgalo D.A., Briazgunov I.P., Lukina O.F. & Meshcheriakov L.P. (1980) Acupuncture and electropuncture in the overall therapy of diseases in children. *Pediatriia* (3), 53–56. [Article in Russian]
786. Long X., Chang Q. & Shou Q. (2001) Clinical observation on 46 cases of infantile repeated respiratory tract infection treated by mild-moxibustion over acupoints on back. *Journal of Traditional Chinese Medicine* 21(1), 23–26.
787. Davies A., Lewith G., Goddard J. & Howarth P. (1998) The effect of acupuncture on nonallergic rhinitis: a controlled pilot study. *Alternative Therapy and Health Medicine* 4(1), 70–74.
788. Takeuchi H., Jawad M.S. & Eccles R. (1999) The effects of nasal massage of the "yingxiang" acupuncture point on nasal airway resistance and sensation of nasal airflow in patients with nasal congestion associated with acute upper respiratory tract infection. *American Journal of Rhinology* 13(2), 77–79.
789. Pothman R. & Yeh H.L. (1982) The effects of treatment with antibiotics, laser and acupuncture upon chronic maxillary sinusitis in children. *American Journal of Chinese Medicine* 10(1–4), 55–58.
790. Lindert K.A. & Shortliffe L.M. (1999) Evaluation and management of pediatric urinary tract infections. *Urology Clinics of North America* 26(4), 719–728, viii.
791. Lettgen B. (1993) Urinary tract infections in childhood. Old and new aspect. *Klinische Padiatrie* 205(5), 325–331. [Abstract. Article in German]
792. Ey J.L., Aldous M.B., Duncan B. & Williams R.L. (1994) Office laboratory procedures, economics of practice, patient and parent education, and urinary tract infection. *Current Opinions in Pediatrics* 6(6), 717–728.

793. Jadresic L., Cartwright K., Cowie N., Witcombe B. & Stevens D. (1993) Investigation of urinary tract infection in childhood. *British Medical Journal* 307(6907), 761–764.
794. Weir M. & Brien J. (2000) Adolescent urinary tract infections. *Adolescent Medicine* 11(2), 293–313.
795. Feld L.G. (1991) Urinary tract infections in childhood: definition, pathogenesis, diagnosis, and management. *Pharmacotherapy* 11(4), 326–335.
796. Jodal U. (1987) The natural history of bacteriuria in childhood. *Infectious Diseases Clinics of North America* 1(4), 713–729.
797. Watson A.R. (1994) Urinary tract infection in early childhood. *Journal of Antimicrobial Chemotherapy* 34 Suppl A, 53–60.
798. Linshaw M.A. (1999) Controversies in childhood urinary tract infections. *World Journal of Urology* 17(6), 383–395.
799. Downs S.M. (1999) Technical report: urinary tract infections in febrile infants and young children. The Urinary Tract Subcommittee of the American Academy of Pediatrics Committee on Quality Improvement. *Pediatrics* 103(4), e54.
800. Roberts K.B. (2000) The AAP practice parameter on urinary tract infections in febrile infants and young children. American Academy of Pediatrics. *American Family Physician* 62(8), 1815–1822.
801. Misselwitz J. & Handrick W. (1991) Urinary tract infection in childhood – an overview. Therapy. *Kinderarztliche Praxis* 59(3), 64–67. [Abstract. Article in German]
802. Arant B.S. Jr. (1991) Vesicoureteric reflux and renal injury. *American Journal of Kidney Disease* 17(5), 491–511.
803. Smellie J.M., Poulton A. & Prescod N.P. (1994) Retrospective study of children with renal scarring associated with reflux and urinary infection. *British Medical Journal* 308(6938), 1193–1196.
804. Aune A., Alraek T., LiHua H. & Baerheim A. (1998) Acupuncture in the prophylaxis of recurrent lower urinary tract infection in adult women. *Scandinavian Journal of Primary Health Care* 16(1), 37–39.

Anhang

Die Meridiane

	Abkürzungen	
Name des Meridians	**International**	**Deutsch (und hier in diesem Buch verwendete)**
Lunge	LU	Lu
Dickdarm	LI	Di
Magen	ST	Ma
Milz	SP	Mi
Herz	HT	He
Dünndarm	SI	Dü
Blase	BL	Bl
Niere	KI	Ni
Perikard	PC	Pe
Dreifacher Erwärmer	TE	3E
Gallenblase	GB	Gb
Leber	LR	Le
Lenkergefäß	GV	Du
Konzeptionsgefäß	CV	Ren

Tabelle A.1 Internationale Standardnomenklatur für die 14 Meridiane

Die Meridiane werden in den Abbildungen A.1 bis A.14 dargestellt.

Die wichtigsten Akupunkturpunkte zeigen die Abbildungen A.15 bis A.31.

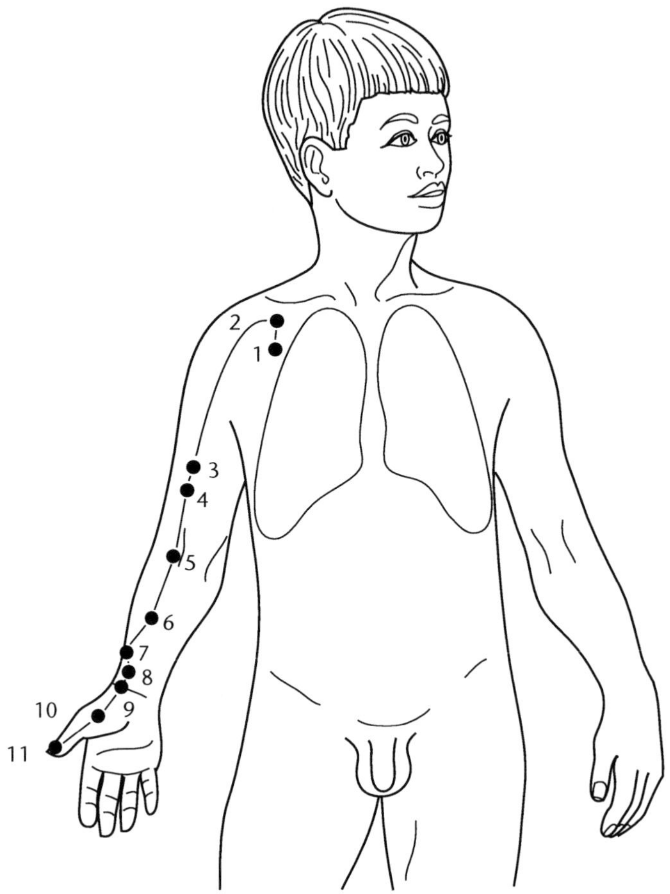

Abbildung A.1 Der Lungenmeridian

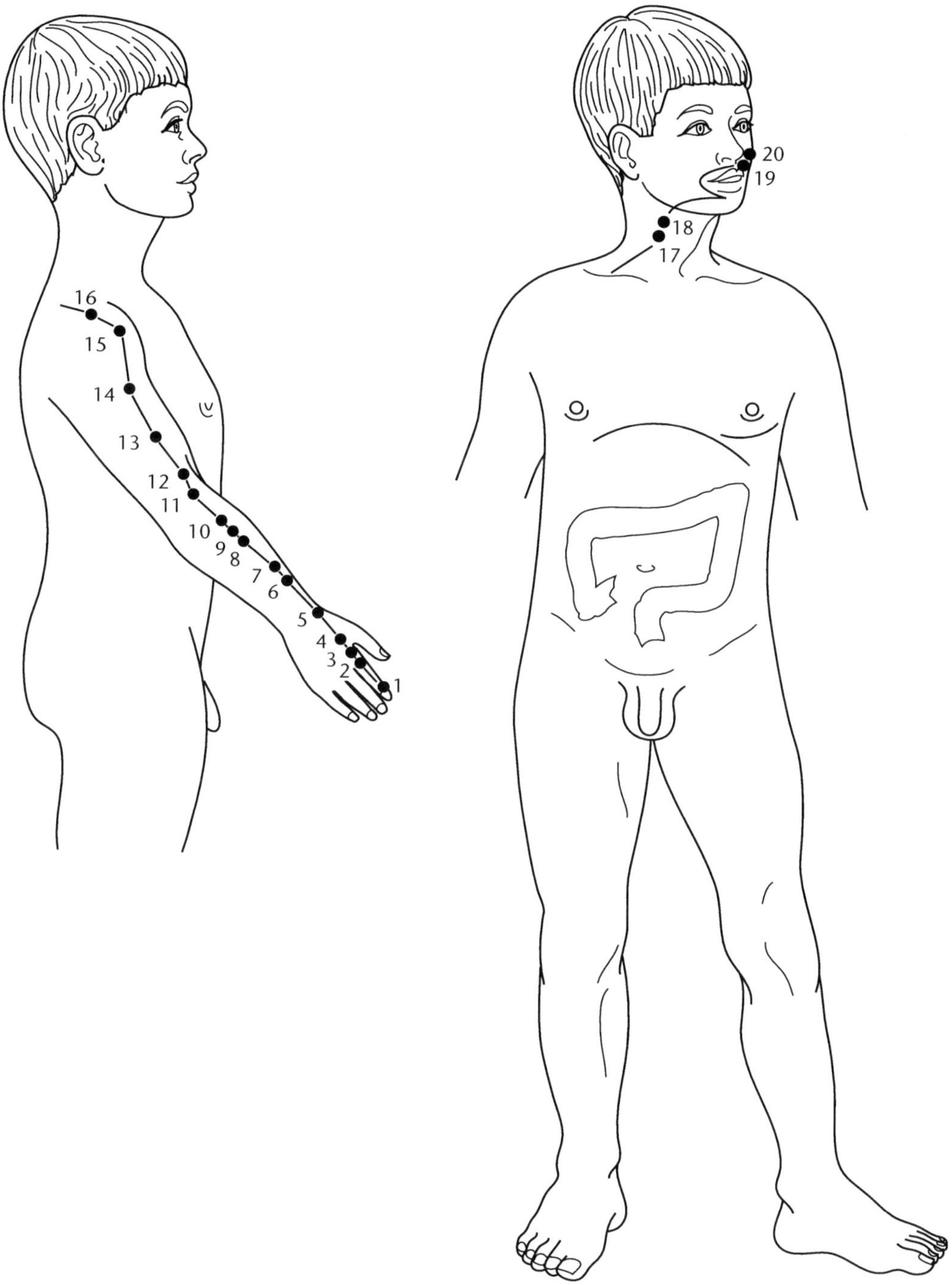

Abbildung A.2 Der Dickdarmmeridian

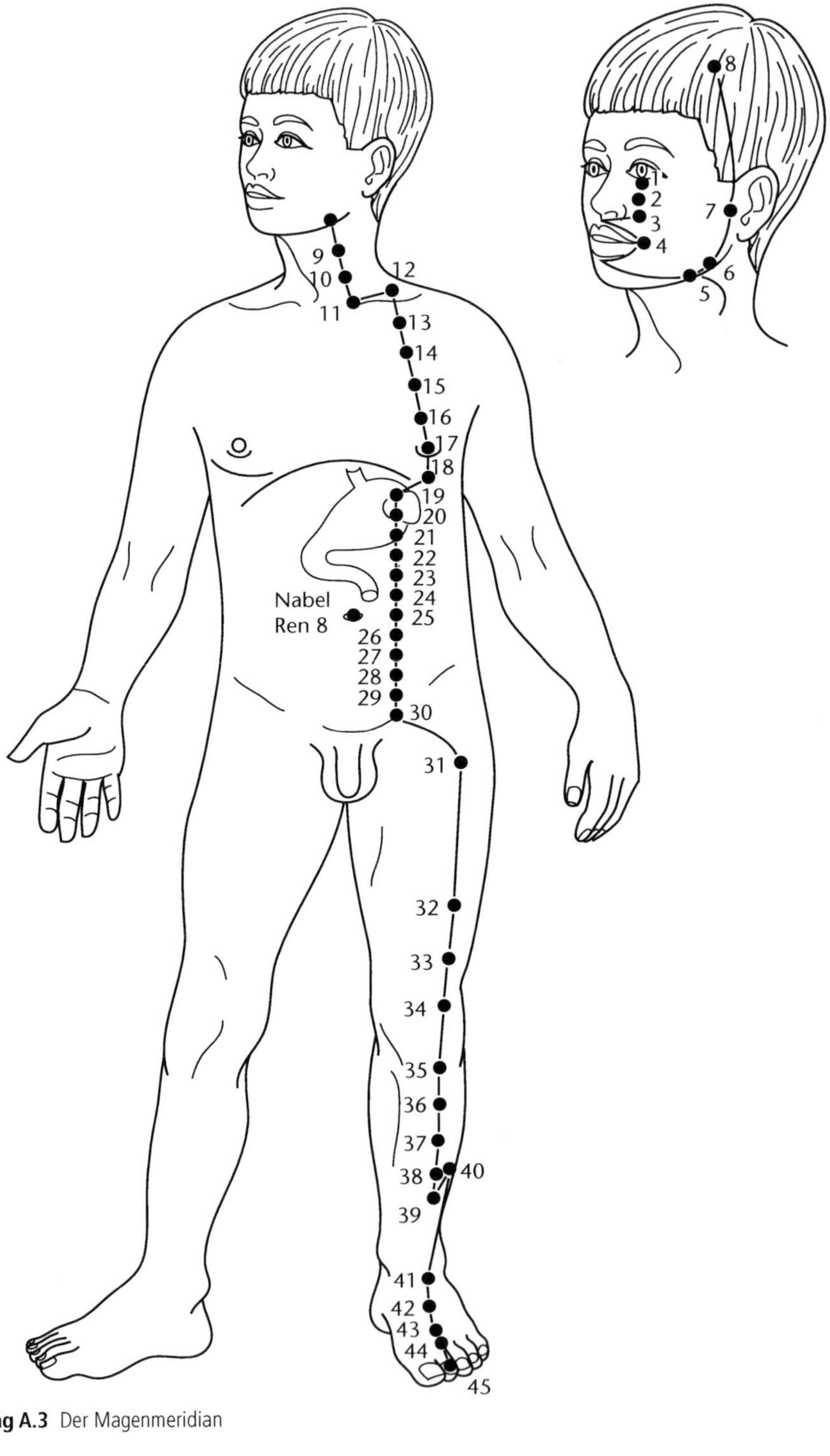

Abbildung A.3 Der Magenmeridian

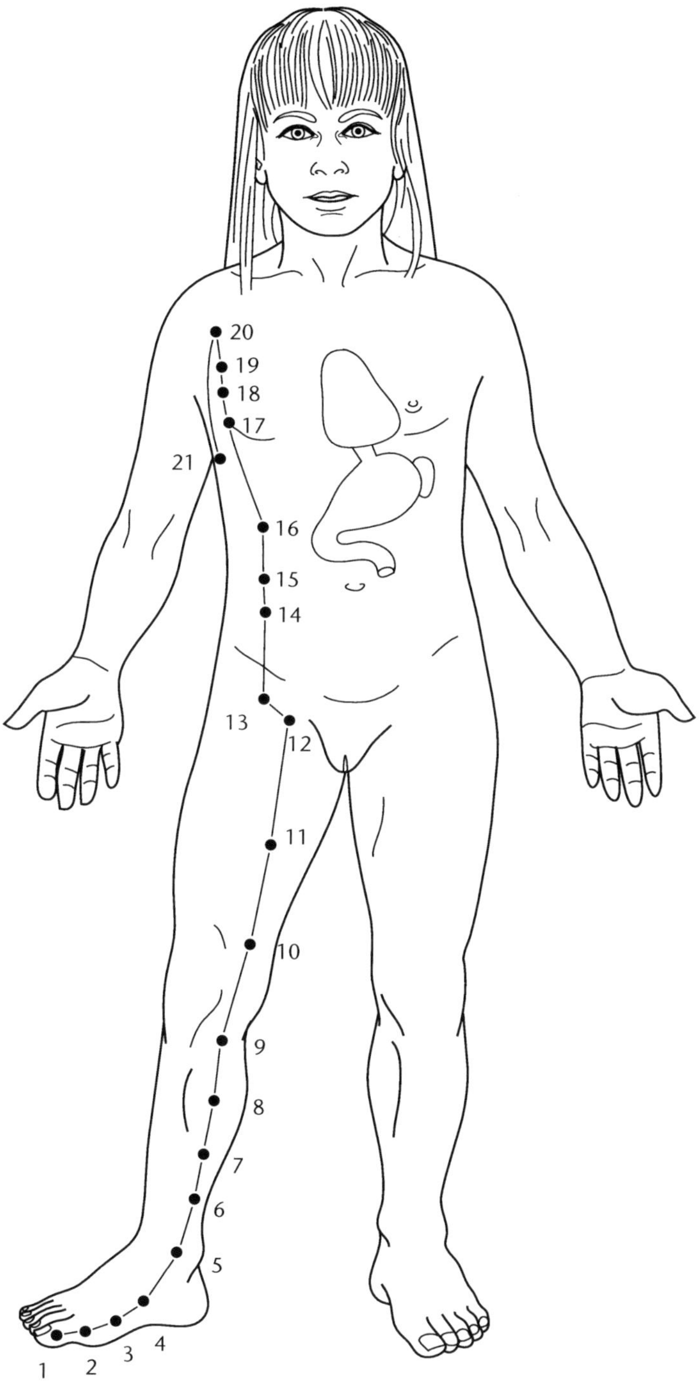

Abbildung A.4 Der Milzmeridian

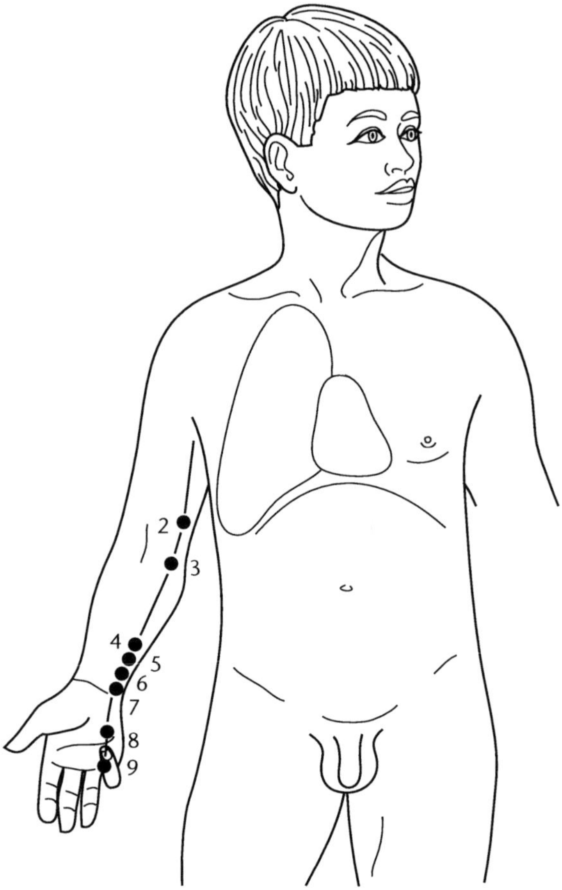

Abbildung A.5 Der Herzmeridian

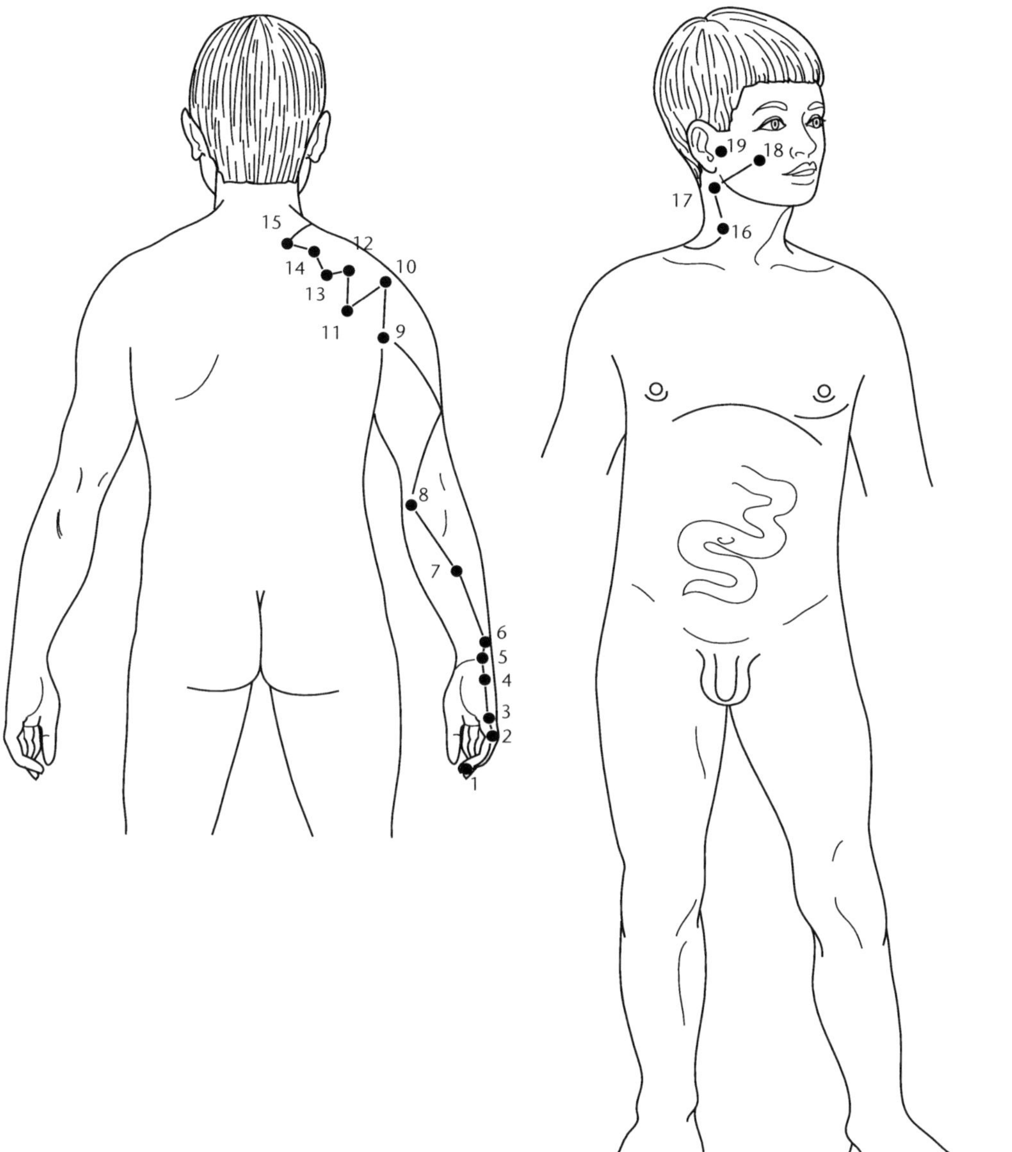

Abbildung A.6 Der Dünndarmmeridian

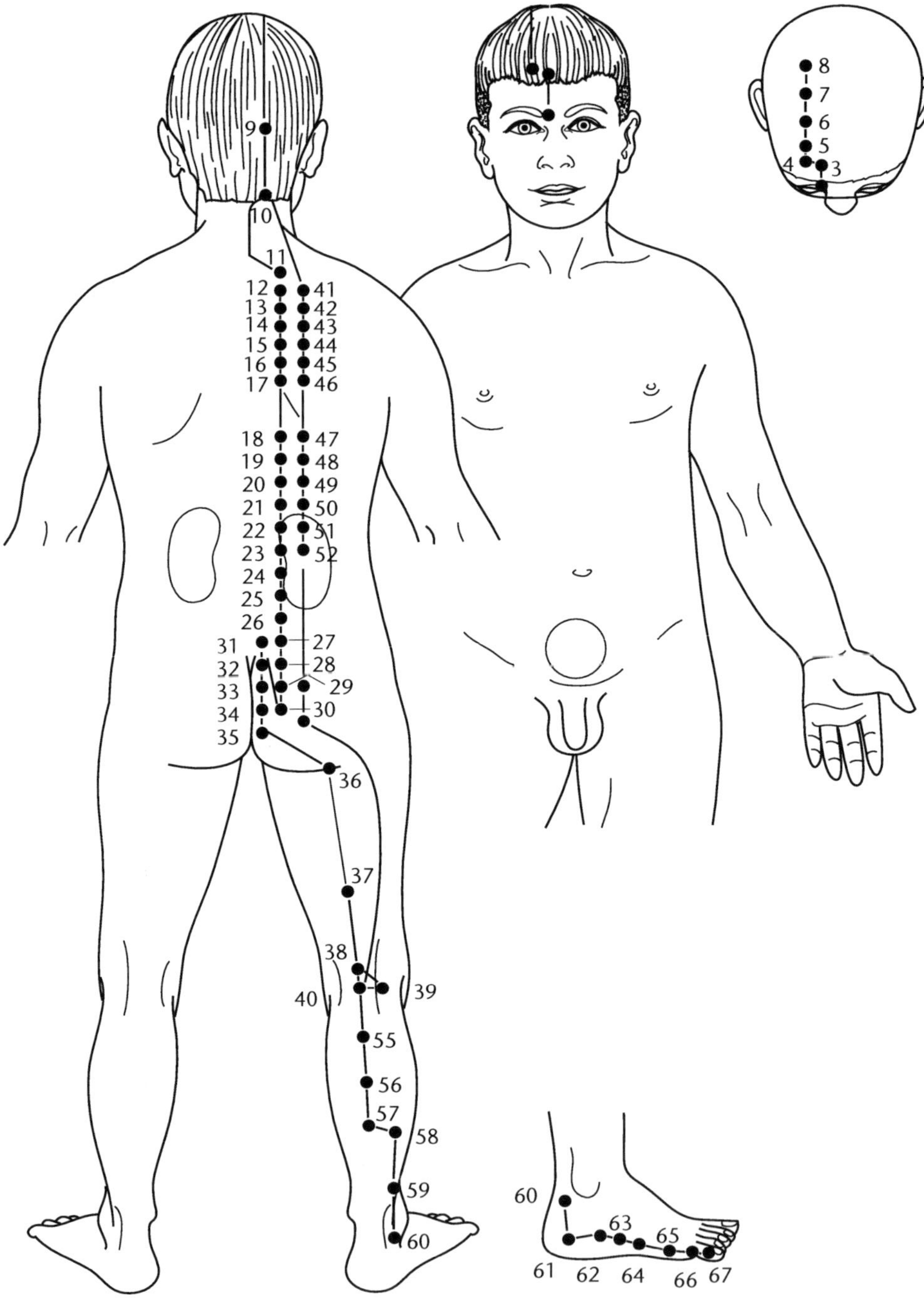

Abbildung A.7 Der Blasenmeridian

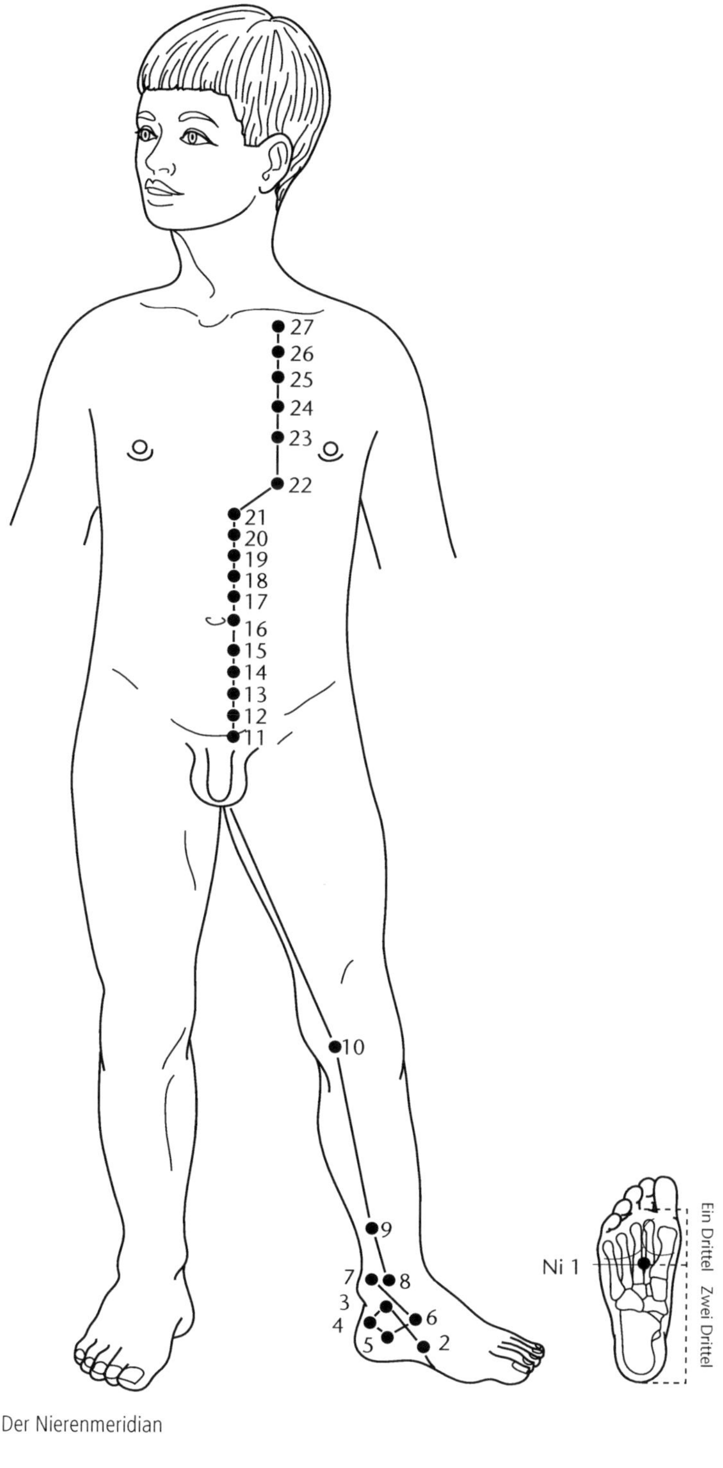

Abbildung A.8 Der Nierenmeridian

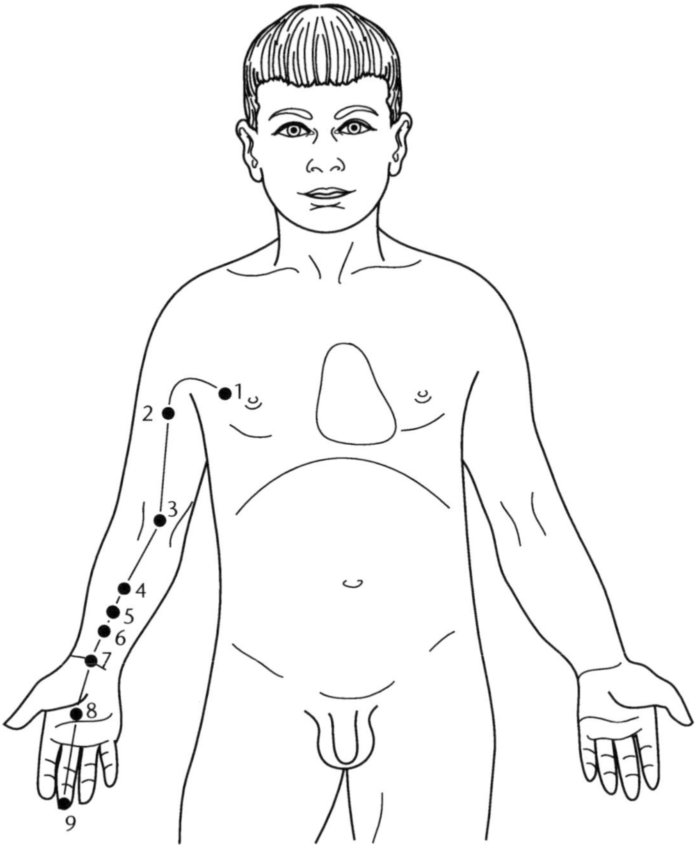

Abbildung A.9 Der Perikardmeridian

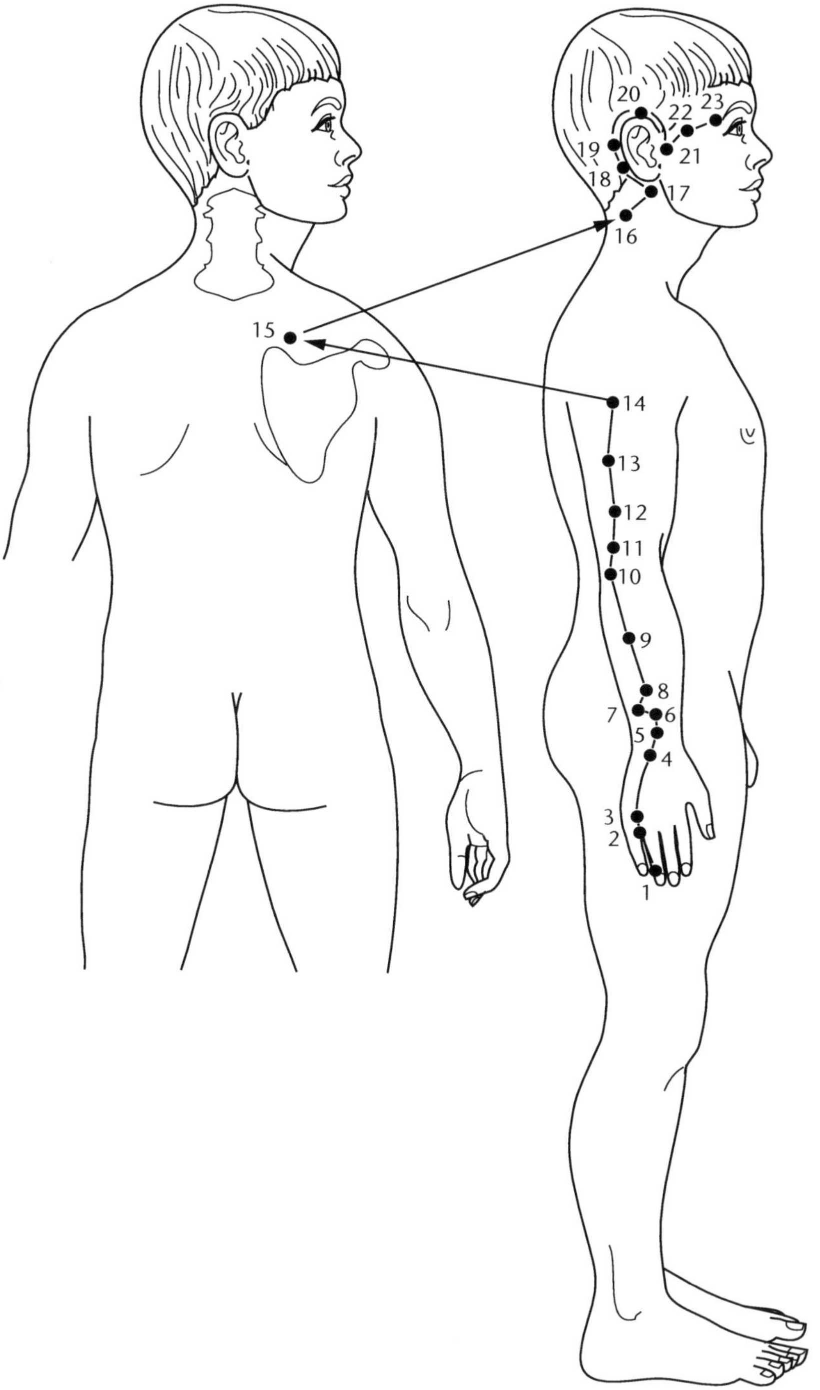

Abbildung A.10 Der Drei-Erwärmer-Meridian

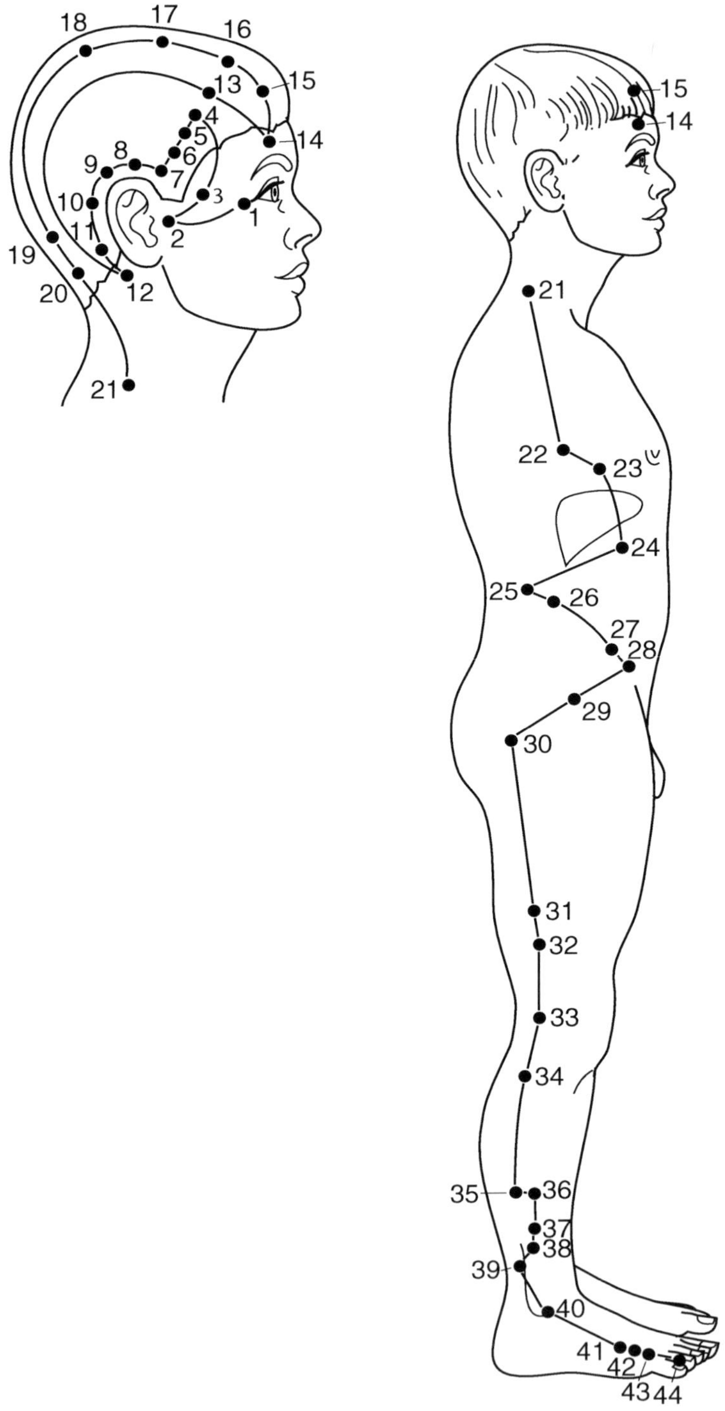

Abbildung A.11 Der Gallenblasenmeridian

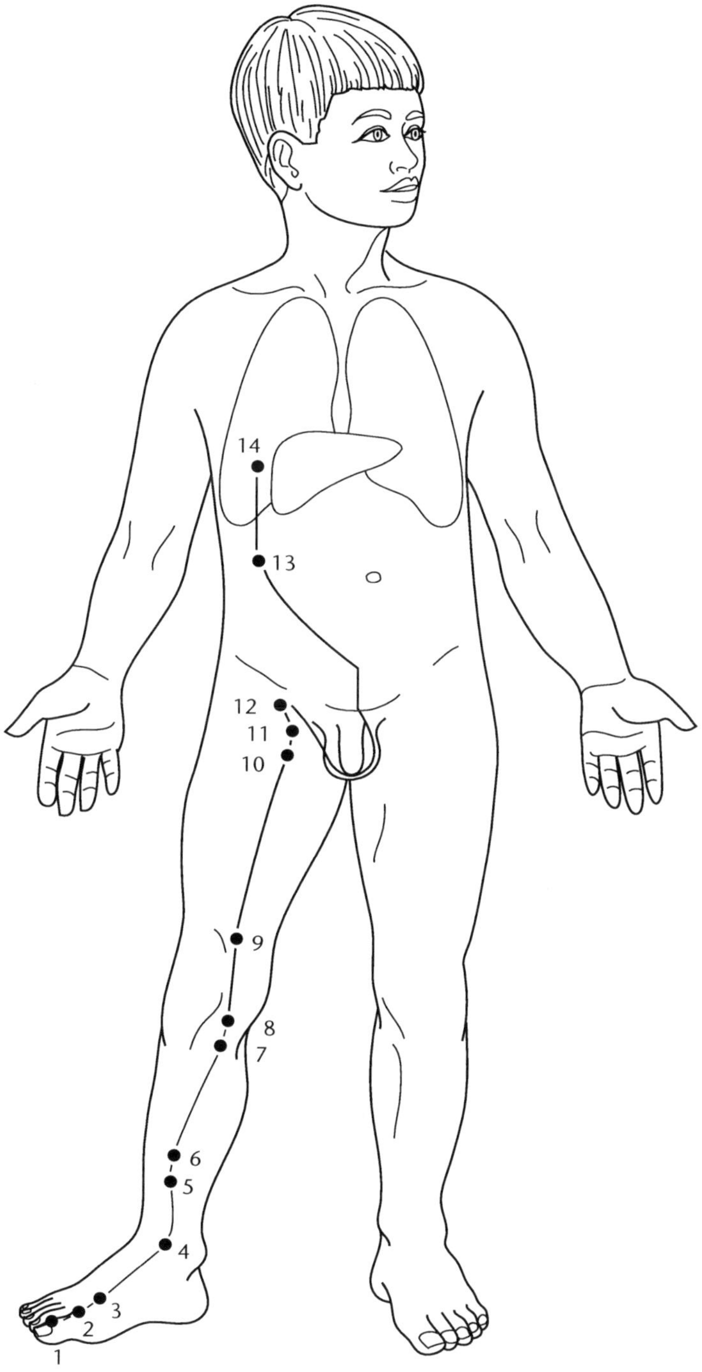

Abbildung A.12 Der Lebermeridian

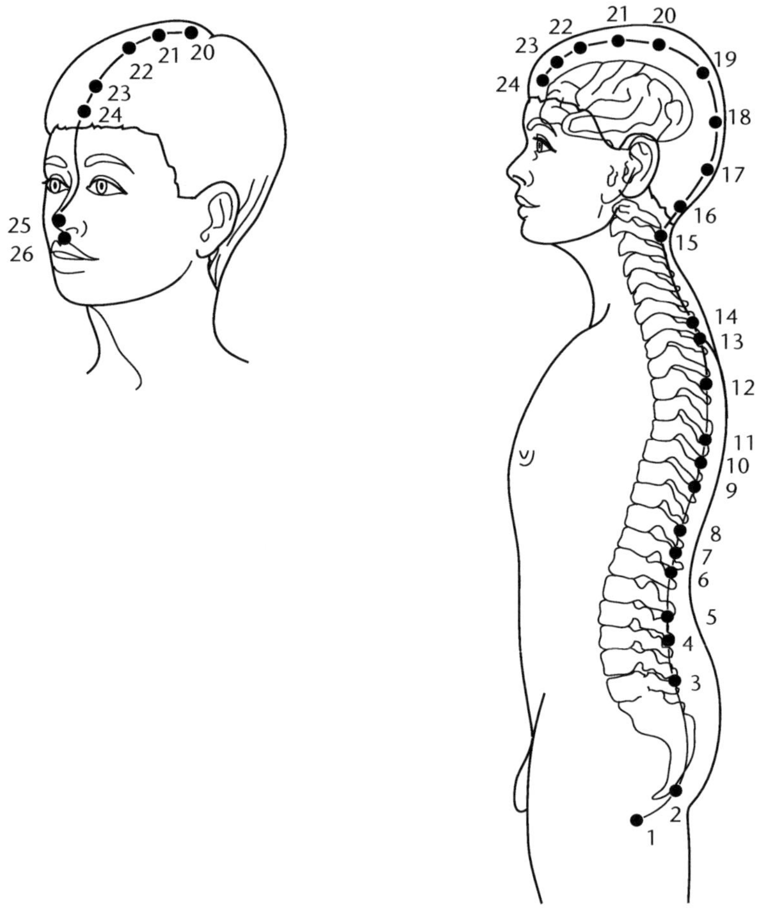

Abbildung A.13 Das Lenkergefäß

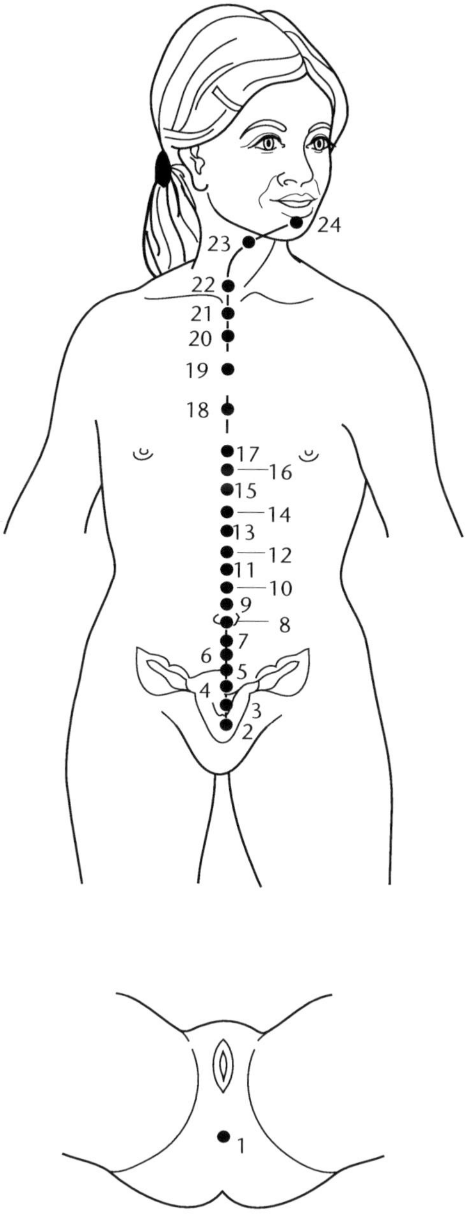

Abbildung A.14 Das Konzeptionsgefäß

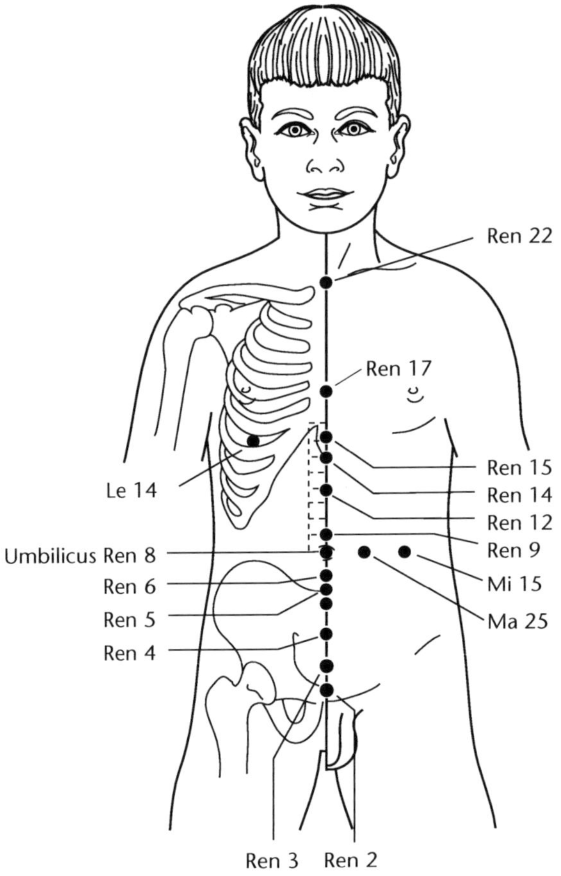

Abbildung A.15 Hauptpunkte für den Oberbauch

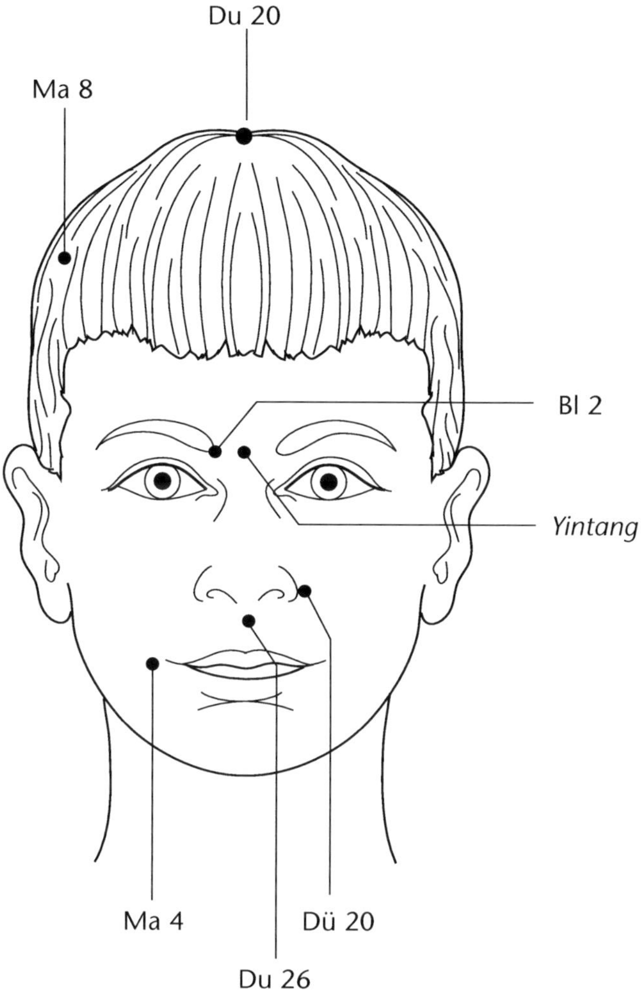

Abbildung A.16 Hauptpunkte für das Gesicht

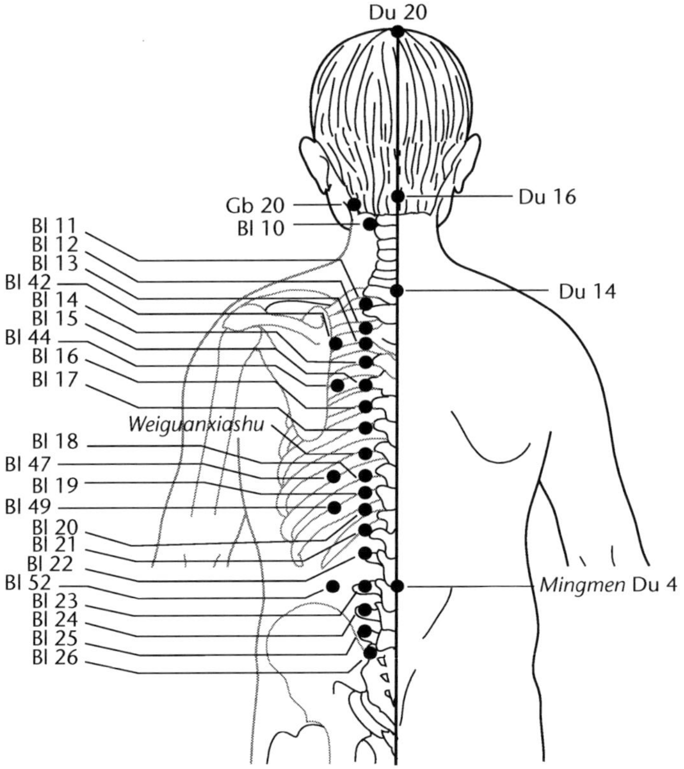

Bl 42 *Pohu* Tor zur Körperseele
Bl 44 *Shentang* Halle des Geistes
Bl 47 *Hunmen* Tor zur Wanderseele
Bl 49 *Yishe* Haus des Denkens
Bl 52 *Zhishi* Raum des Willens

Bl 13 *Feishu Shu*-Punkt der Lunge
Bl 15 *Xinshu Shu*-Punkt des Herzens
Bl 18 *Ganshu Shu*-Punkt der Leber
Bl 20 *Pishu Shu*-Punkt der Milz
Bl 23 *Shenshu Shu*-Punkt der Niere

Abbildung A.17 Wichtige Punkte des Lenkergefäßes und des Blasenmeridians

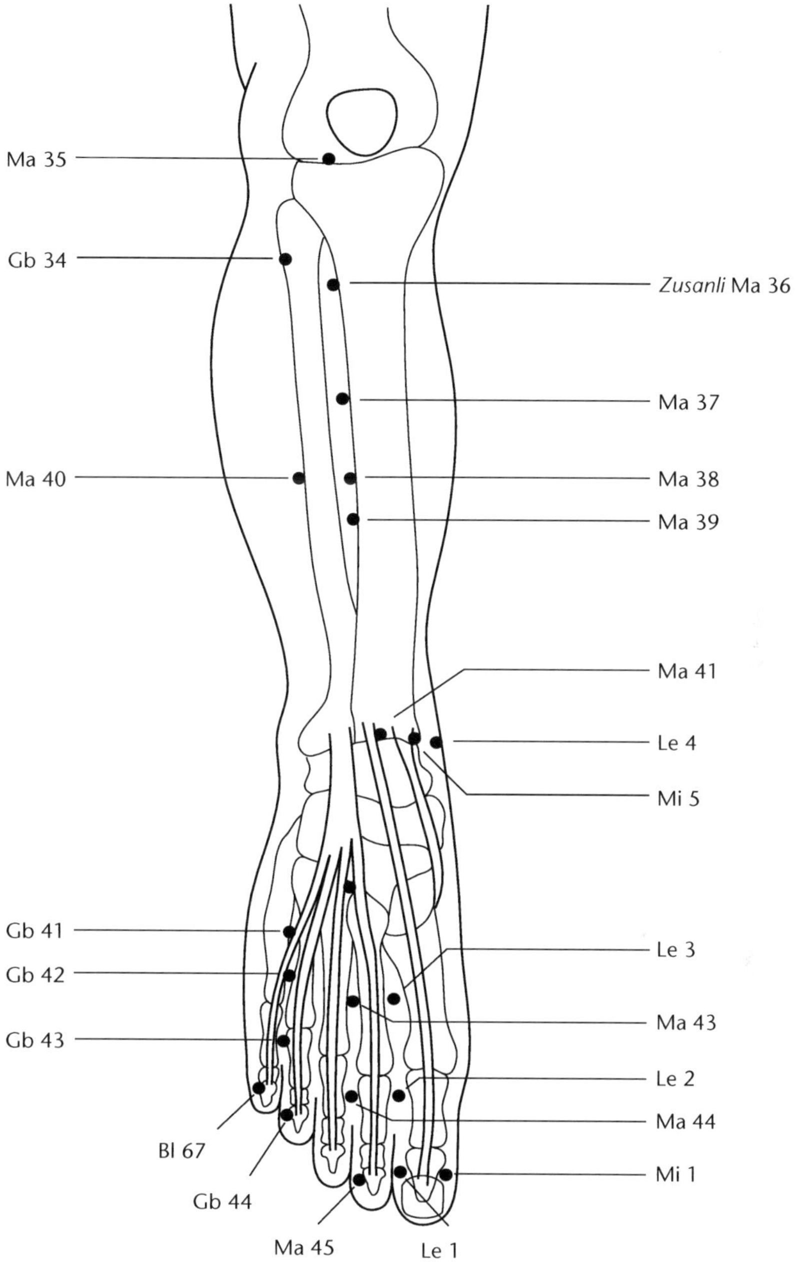

Abbildung A.18 Wichtige Punkte am vorderen Unterschenkel und Fuß

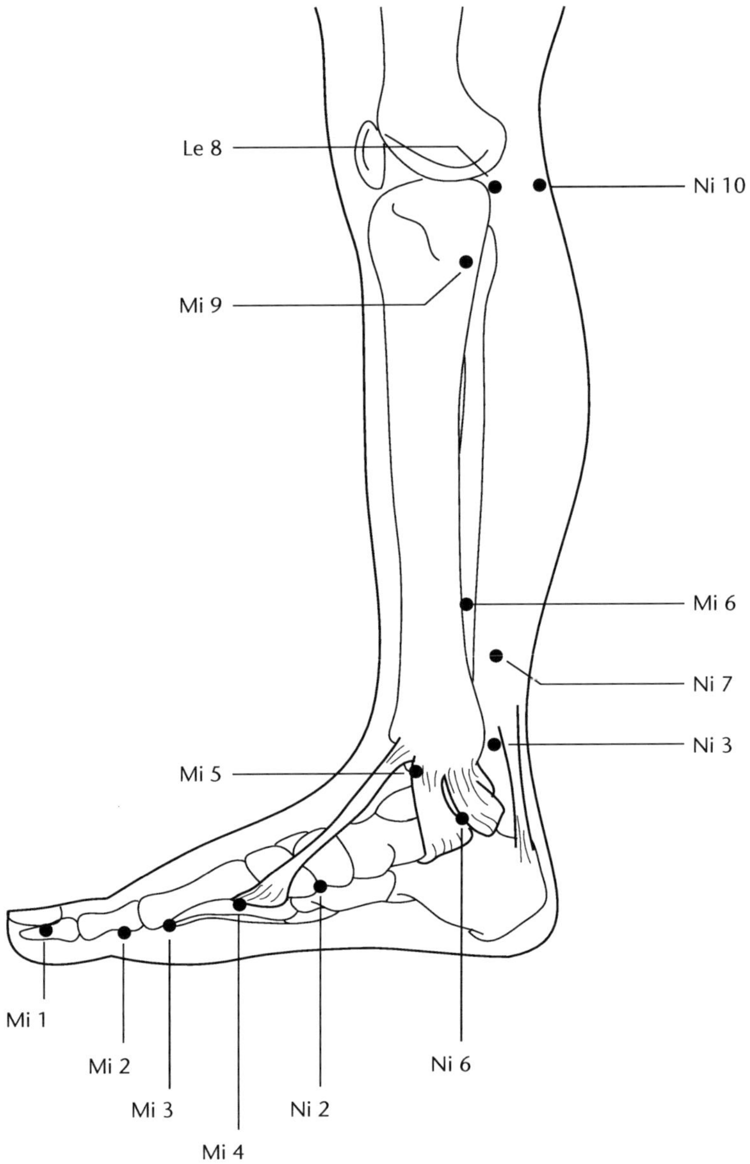

Abbildung A.19 Wichtige Punkte am medialen Unterschenkel und Fuß

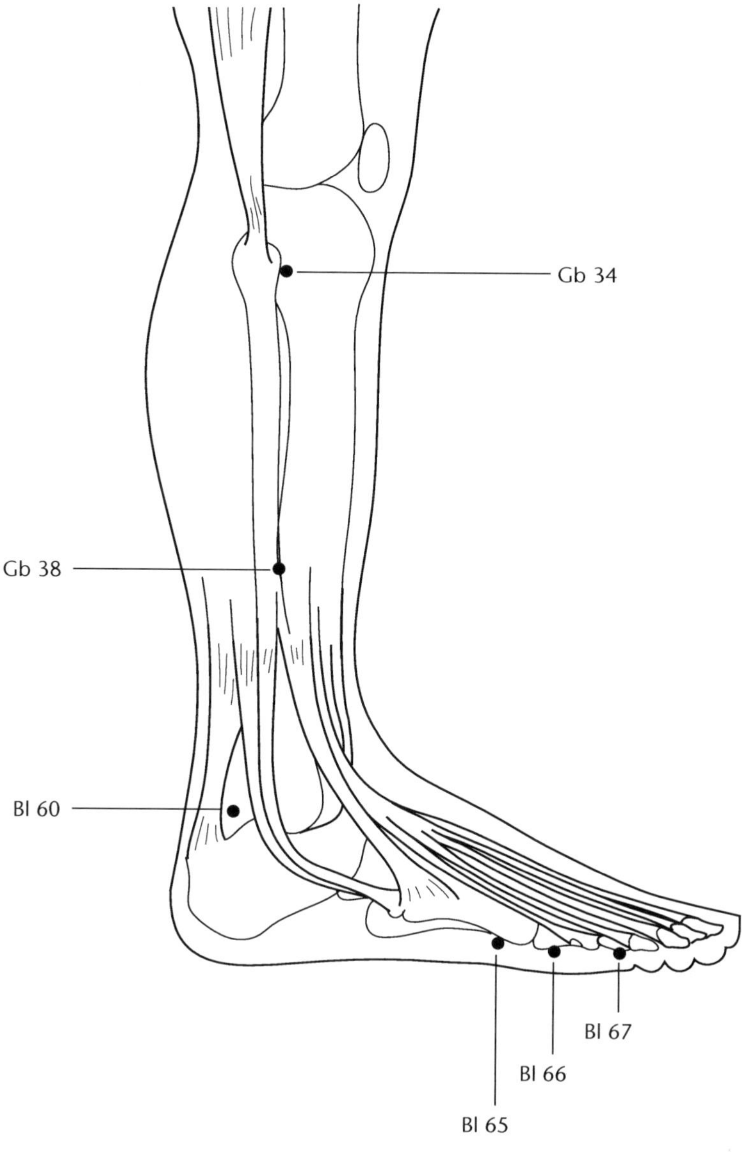

Abbildung A.20 Wichtige Punkte am lateralen Unterschenkel und Fuß

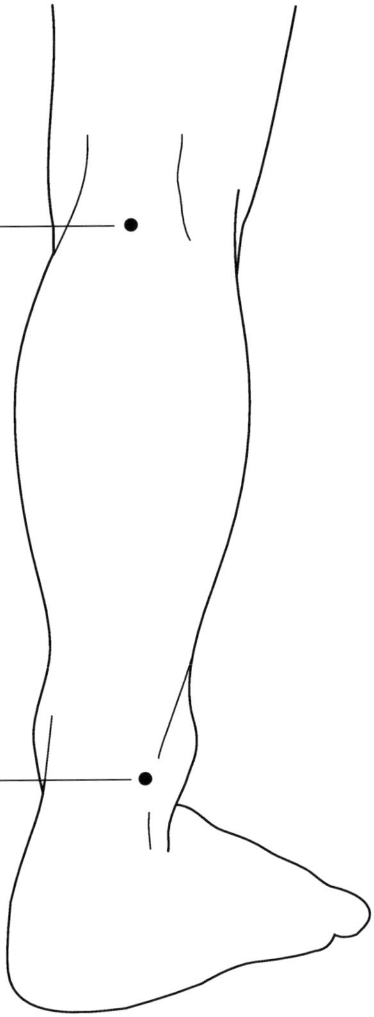

Abbildung A.21 *Weizhong*-Punkt Bl 40 auf dem Bein

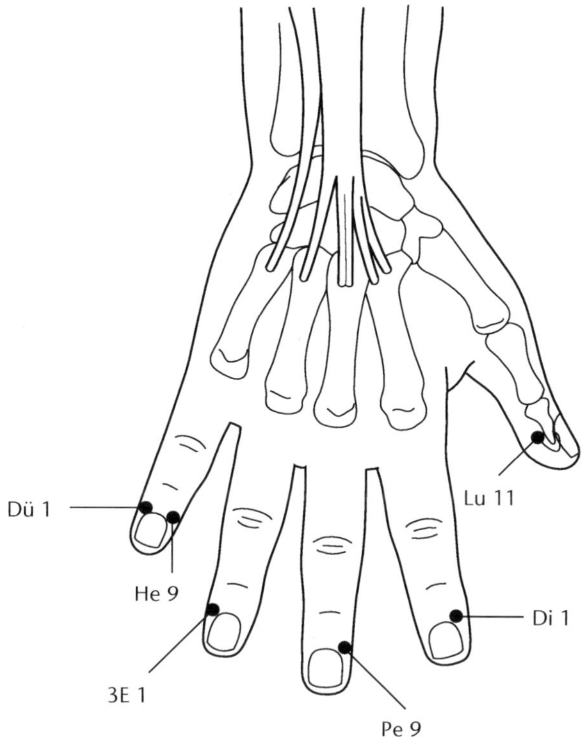

Abbildung A.22 *Shaochong*-Punkte auf der Hand für He 9

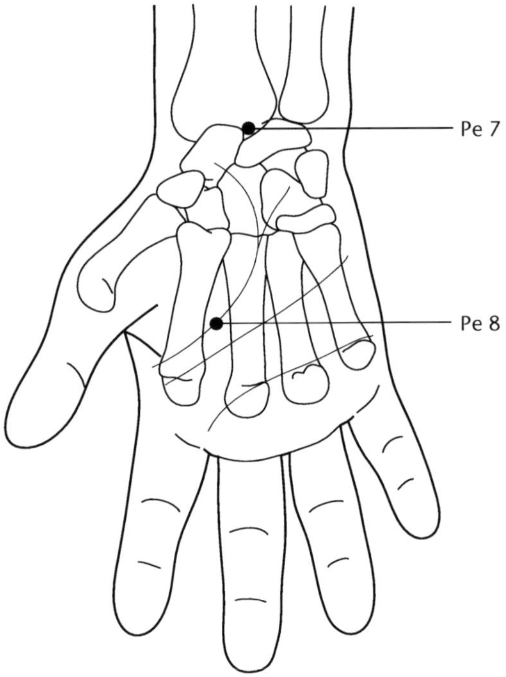

Abbildung A.23 *Zhongchong*-Punkte auf der Hand für den Perikardmeridian

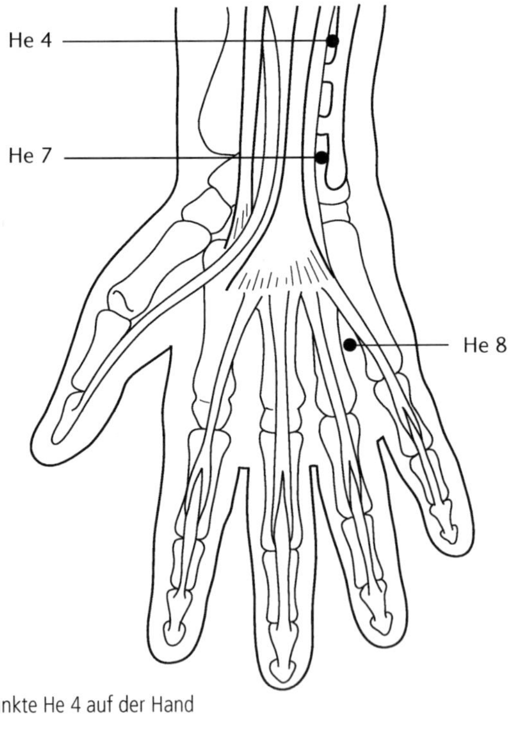

Abbildung A.24 *Lingdao*-Punkte He 4 auf der Hand

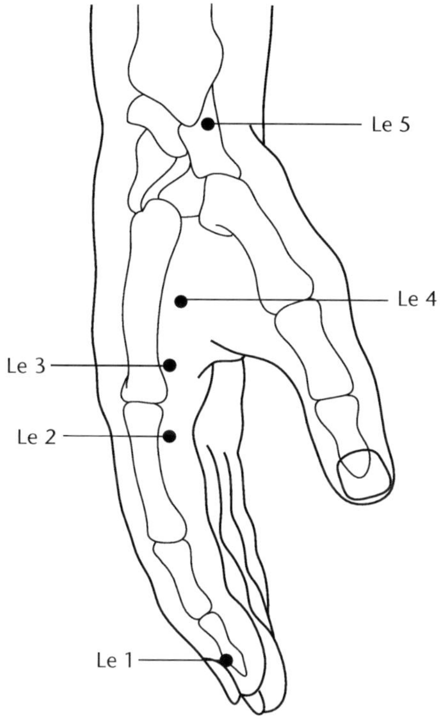

Abbildung A.25 *Yangxi*-Punkte Di 5 auf der Hand

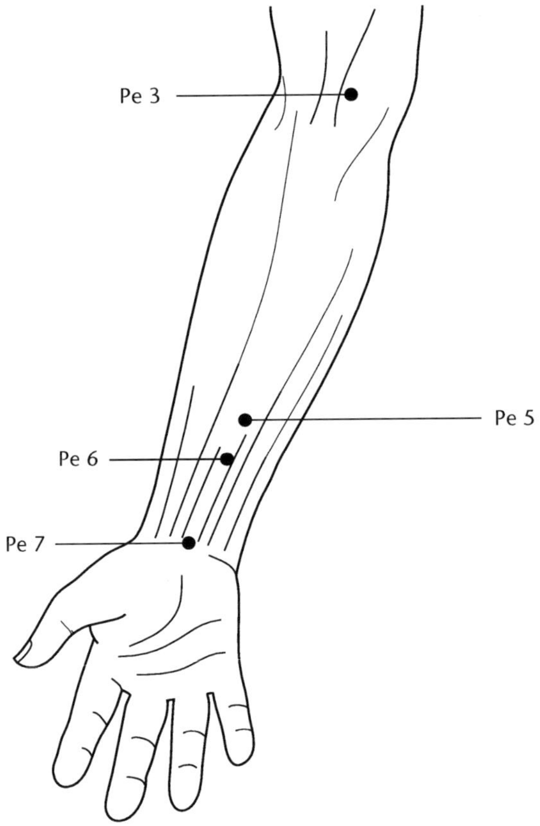

Abbildung A.26 *Ximen*-Punkte Pe 4 auf dem Arm und der Hand

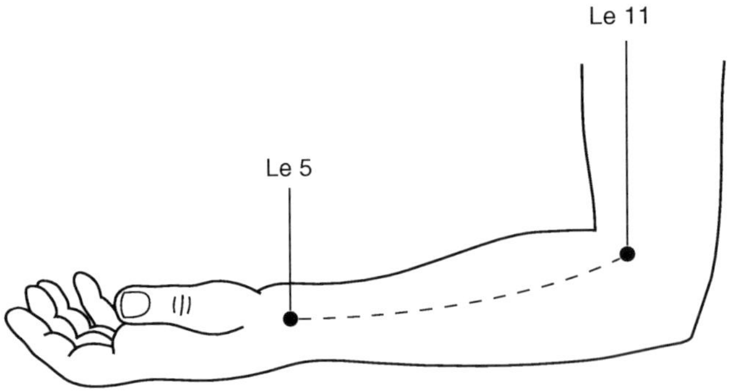

Abbildung A.27 *Pianli*-Punkte Di 6 auf dem Arm

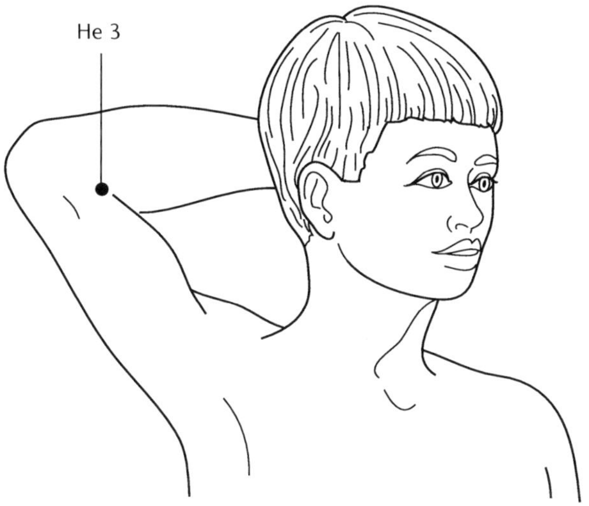

Abbildung A.28 *Shaohai*-Punkt He 3

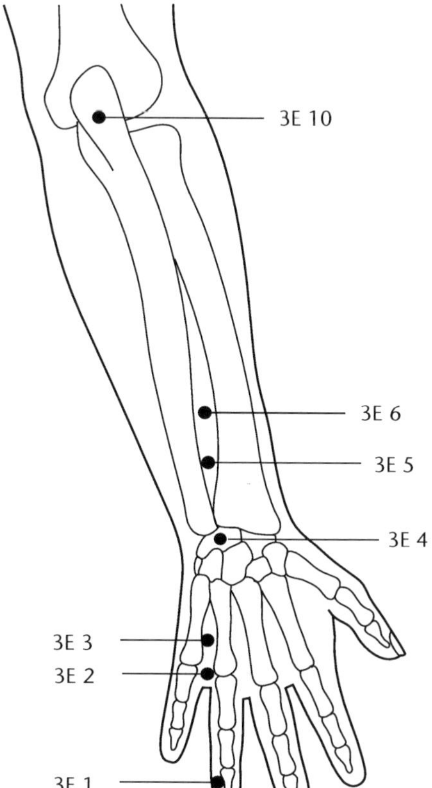

Abbildung A.29 *Waiguan*-Drei-Erwärmer-Punkte auf dem Arm und der Hand

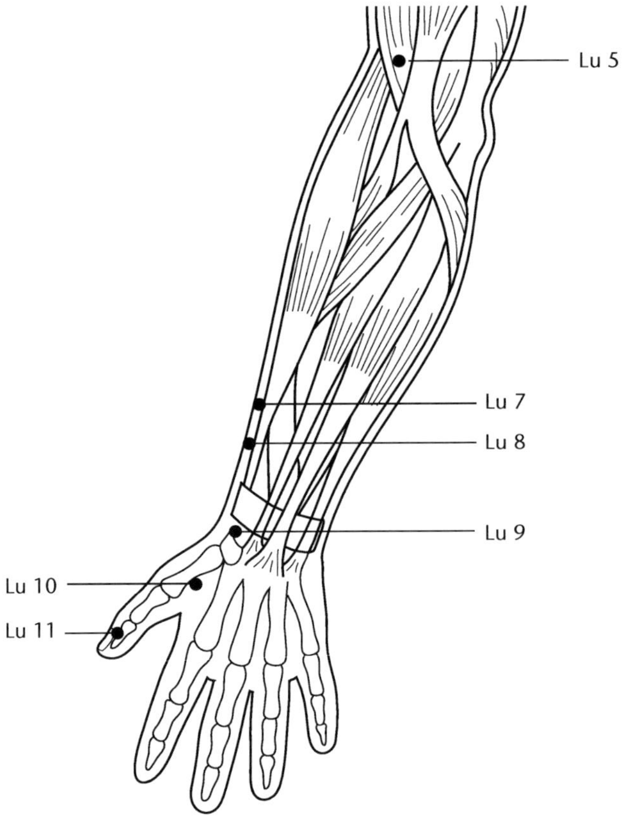

Abbildung A.30 *Kongzui*-Lungenpunkte auf dem Arm

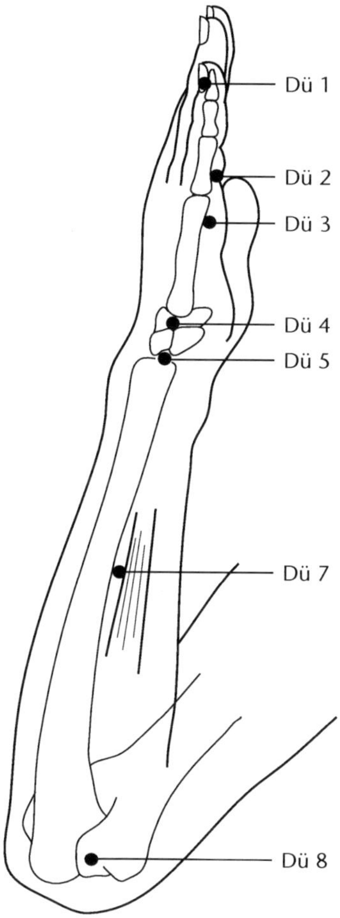

Abbildung A.31 *Zhizheng*-Dünndarmpunkte auf dem Arm und der Hand

Allgemeine Literaturhinweise

Bass, J.W. (1996) A review of rationale and advantages of various mixtures of benzathine penicillin G. *Pediatrics* 97(6 pt2), 960–963.

Beinfield, H. & Korngold, E. (1991) *Between Heaven and Earth, A Guide to Chinese Medicine*. New York, Balantine Books.

Bensky, D. & Gamble, A. (1993) Translated and compiled, *Materia Medica, Chinese Herbal Medicine*. Seattle, Eastland Press.

Cao, J. *et al.* (1990) *Essentials of Traditional Chinese Pediatrics*. Beijing, Foreign Language Press.

Chang, C.C. (1981) *Shang Han Lun: Wellspring of Chinese Medicine*, edited by Hong-Yen Hsu and William G. Peacher. Long Beach, Keats Publishing.

Chang, C.C. (1991) *Shang Han Lun* (in Chinese). Beijing, Beijing Press.

China Zhenjiuology, a series of video teaching tapes produced by "hundreds of renowned professors and specialists" from numerous Chinese Medical Colleges, coproduction by Chinese Medical Audio-Video Organization and Meditalent Enterprises Ltd.

Dahn, K.A., Glode, M.P. & Chan, K.H. (2000) Periodic fever and pharyngitis in young children: a new disease for the otolaryngologist? *Archives of Otolaryngology Head and Neck Surgery* 126(9), 1146–1149.

Deadman, P. & Al-Khafaji, M. (1988) *A Manual of Acupuncture*. Hove, Journal of Chinese Medicine Publications.

Diagnosis and Treatment of Gynecology and Pediatrics, in *China Zhenjiuology, A Series of Teaching Videotapes*, coproduced by Chinese Medical Audio-Video Organization and Meditalent Enterprises Ltd.

Ellis, E., Wiseman, N. & Boss, K. (1991) *Fundamentals of Chinese Acupuncture*, revised edition. Brookline, Paradigm Publications.

English-Chinese Encyclopedia of Practical Traditional Chinese Medicine. Beijing, Higher Education Press, volumes 1–14.

Flaws, B. (1997) *A Handbook of TCM Pediatrics, A Practitioner's Guide to the Care and Treatment of Common Childhood Diseases*. Denver, Blue Poppy Press.

Gunsberger, M. (1973) Acupuncture in the treatment of sore throat symptomatology. *American Journal of Chinese Medicine* 1(2), 337–340.

Helms, J. (1995) *Acupuncture Energetics, A Clinical Approach for Physicians*. Berkeley, Medical Acupuncture Publishers.

Hudson, D.E. (1997) Preliminary study to measure laser light and LED penetration through tissue. Respond Systems (Brand Ford, CT) Technical Report, 1–4.

Loo, M. (1999) Alternative therapies in children. In Spencer *et al.* (ed.) *Complementary/Alternative Medicine, An Evidence-Based Approach*. St Louis, Mosby.

Loo, M. Personal observations at TCM children's ward, Xinhua Hospital, Shanghai, China, 1999.

Lowrey, G.H. (1974) *Growth and Development of Children*. Chicago, Yearbook Medical Publishers.

Maciocia, G. (1994) *The Practice of Chinese Medicine, The Treatment of Diseases with Acupuncture and Chinese Herbs*. London, Churchill Livingstone.

Maciocia, G. (1995) *Tongue Diagnosis in Chinese Medicine*. Seattle, Eastland Press.

Maciocia, G. (1989) *The Foundations of Chinese Medicine, A Comprehensive Text for Acupuncturists and Herbalists*. London, Churchill Livingstone.

Matsumoto, K. & Birch, S. (1983) *Five Elements and Ten Stems, Nan Ching Theory, Diagnostics and Practice*. Brookline, Paradigm Publications.

Mussat, M. *Acupuncture Energetic Lectures*, part of video film library for UCLA acupuncture course.

Nei Ching, *The Yellow Emperor's Classic of Internal Medicine*, translated by Ilza Veith. Berkeley, University of California Press, 1949.

Nelson W.E. *et al.* (1996) *Nelson's Textbook of Pediatrics*, 15th edition. Philadelphia, W.B. Saunders Co.

Ni, M., & McNease, C. (1987) *The Tao of Nutrition*. Santa Monica, Seven Star Communications.

O'Connor, J. & Bensky, D. (eds) (1981) *Acupuncture, A Comprehensive Text*. Seattle, Eastland Press.

Oleson, T. (1996) *Auriculotherapy Manual: Chinese and Western Systems of Ear Acupuncture*. Los Angeles, Health Care Alternatives.

Raquena, Y. (1986) *Terrains and Pathology in Acupuncture, Volume One: Correlations with Diathetic Medicine*. Brookline, Paradigm Publications.

Reid, D. (1995) *The Complete Book of Chinese Health and Healing, Guarding the Three Treasures*. Boston, Shambhala.
Roy, C. C., Silverman, A. & Alagille, D. (1995) *Pediatric Clinical Gastroenterology*. New York, Mosby.
Ruppert, S.D. (1996) Differential diagnosis of common causes of pediatric pharyngitis. *Nurse Practitioner* 21(4), 38–42, 44, 47–48.
Schechter, N. L. (1995) Common pain problems in the general pediatric setting. *Pediatric Annals* 24(3), 139, 143–146.
Scott, J. (1991) *Acupuncture in the Treatment of Children*. London, Eastland Press.
Thomas, M., Del Mar, C. & Glasziou, P. (2000) How effective are treatments other than antibiotics for acute sore throat? *British Journal of General Practice* 50(459), 817–820.
Treatise on Febrile Diseases Caused by Cold with 500 Cases. Beijing, New World Press, 1993.

Index

E

L

M

N

O

R

S

T

FSC
www.fsc.org
MIX
Papier | Fördert gute Waldnutzung
FSC® C083411

Kolibri 360 GmbH
Ferdinand-Jühlke-Straße 7
99095 Erfurt, Deutschland
produktsicherheit@kolibri360.de